《中医医术确有专长人员医师资格考核重点辅导》编委会　编

中医医术确有专长人员医师资格考核重点辅导

中国中医药出版社

·北京·

图书在版编目（CIP）数据

中医医术确有专长人员医师资格考核重点辅导/《中医医术确有专长人员医师资格考核重点辅导》编委会编．—北京：中国中医药出版社，2018.12

ISBN 978 - 7 - 5132 - 5272 - 0

Ⅰ．①中…　Ⅱ．①中…　Ⅲ．①中医师 - 资格考试 - 自学参考资料　Ⅳ．①R2

中国版本图书馆 CIP 数据核字（2018）第 238062 号

中国中医药出版社出版

北京市朝阳区北三环东路 28 号易亨大厦 16 层

邮政编码　100013

传真　010 - 64405750

山东百润本色印刷有限公司印刷

各地新华书店经销

开本 787×1092　1/16　印张 35　字数 762 千字

2018 年 12 月第 1 版　2018 年 12 月第 1 次印刷

书号　ISBN 978 - 7 - 5132 - 5272 - 0

定价　198.00 元

网址　www.cptcm.com

答 疑 热 线　010 - 86464504

购 书 热 线　010 - 89535836

维 权 打 假　010 - 64405753

微信服务号　zgzyycbs

微商城网址　https://kdt.im/LIdUGr

官 方 微 博　http://e.weibo.com/cptcm

天猫旗舰店网址　https://zgzyycbs.tmall.com

如有印装质量问题请与本社出版部联系（010 - 64405510）

编写说明

为响应 2017 年 7 月 1 日起施行的《中华人民共和国中医药法》中第三十五条"国家发展中医药师承教育，支持有丰富临床经验和技术专长的中医医师、中药专业技术人员在执业、业务活动中带徒授业，传授中医药理论和技术方法，培养中医药专业技术人员"的规定，国家卫生和计划生育委员会于 2017 年 11 月 10 日发布了第 15 号令《中医医术确有专长人员医师资格考核注册管理暂行办法》，并于 2017 年 12 月 20 日正式开始实施。

以师承方式学习中医或者经多年实践，医术确有专长的人员，可以申请参加中医医术确有专长人员医师资格考核。根据参加考核者使用的中医药技术方法分为内服方药和外治技术两类进行考核。考核程序分为医术专长陈述、现场问答、诊法技能操作和现场辨识相关中药等。考试时间各省有所不同，考生需查看自己所在省份的中医药管理局官网，一般提前 3 个月公示。

为帮助参加中医医术确有专长考核的广大考生在短时间内快速掌握自己所擅长治疗的病证的各项知识点，顺利通过考核，我们研究了多省中医药管理局发布的《中医医术确有专长人员医师资格考核注册管理实施细则》，归纳总结编写本书。

本书主要具有以下特色：

1. 学科众多，内容全面

本书将考核涵盖的学科划分为上、中、下三篇。上篇为基础篇，包括中医基础理论、中医诊断学、中药学、方剂学；中篇为技能篇，包括针灸技术、推拿技术；下篇为临床篇，包括常见急症、中医内科学、中医外科学、中医妇科学、中医儿科学、中医眼科学、中医耳鼻喉科学、中医骨伤科学。

2. 形式精练，重点突出

首先，编者通过多年从事医考辅导工作的经验，认真研究医考高频考点，提炼出重点内容并在书中以蓝色文字呈现，提示考生重点掌握，因其可能在现场问答中涉及。其次，书中去粗取精，摒弃逐条繁冗铺叙的形式，将同类内容或具有对比性的内容制成表格，方便考生更加直观地记忆、掌握相关知识点。另外，书中每一章均设有章节提示，主要介绍本章包含的内容，并评估该章在整个中医学习过程中的地位。每一单元均设有学前导航及学习要点，前者主要说明该单元需要重点掌握及注意的问题，后者则对该单元病证的内容，包括治疗过程中需要特别注意的安全问题进行详述。

3. 贴近考试，实用性强

编者通过仔细研读《中医医术确有专长人员医师资格考核注册管理暂行办法》，并结合各省中医药管理局发布的《中医医术确有专长人员医师资格考核注册实施细则》，将考核过程中普遍涉及的重点内容均收入书中。尤其是辨识相关中药，除了加入性状鉴别相关文字描述外，本书还以二维码的形式插入常见中药图片137张，为考生备考提供极大便利。技能篇详述每一手法的操作要点、注意事项、适应证及禁忌证，临床篇详述常见急症的辨证治疗，临床常见病证的概述、病因病机、诊断与类证鉴别、辨证论治、其他治疗、预防与调护等，为所有考核程序提供理论依据。特别是需要重点考察的治疗疾病过程中的用药安全及风险评估，本书均有重点说明。

由于参加中医医术确有专长考核的考生平日大多工作繁忙，用于巩固相关基础知识的时间甚少，本书经过精挑细选载入的内容将为您省去在书堆中独自盲目摸索的时间，助您在最短的时间内汲取精华，一考通关。

微 信 公 众 号
更多免费题库

考核介绍

中医医术确有专长人员医师资格考核实行专家评议方式。分为内服方药和外治技术两类进行考核。

一、 内服方药

1. 考核内容　医术渊源或传承脉络、医术内容及特点；与擅长治疗的病证范围相关的中医基础知识、中医诊断技能、中医治疗方法、中药基本知识和用药安全等。

2. 考核程序

考核程序	考核内容	考核方式	考核时间
一、医术专长陈述	①医术的基本内容及特点。 ②适应证或适用范围。 ③安全性及风险防范措施。 ④有效性		5 分钟
二、现场问答	围绕申请者医术专长陈述回答		10 分钟
三、诊法技能操作	①专家抽取与申报医术相关的基础理论题 2 道进行口述。 ②专家抽取与申报医术专长相关的模拟病例题 1 道进行口述	口述	10 分钟
四、现场辨识中药	①专家在申请者申报的常用中药目录中随机抽取考核。 ②中药种类、药性、药量、配伍等安全性评估。 ③用药禁忌、中药毒性知识等风险点考核		5 分钟

二、 外治技术

1. 考核内容　医术渊源或传承脉络、外治技术内容及特点；与其使用的外治技术相关的中医基础知识、擅长治疗的病证诊断要点、外治技术操作要点、技术应用规范及安全风险防控方法或措施等。如外治技术中无中药的可不进行现场中药辨识。

2. 考核程序

考核程序	考核内容	考核方式	考核时间
一、医术专长陈述	①医术的基本内容及特点。 ②适应证或适用范围。 ③安全性及风险防范措施。 ④有效性		5分钟
二、现场问答	围绕申请者医术专长陈述回答		10分钟
三、外治技术操作	①专家抽取与申报医术专长相关的基础理论题2道进行口述。 ②专家抽取与申报医术相关的模拟病例题1道进行模拟操作，对外治技术的操作部位、操作难度、创伤程度、感染风险等进行安全性评估，根据风险点重点考核其操作安全风险认知和有效防范方法等	口述	10分钟
四、现场辨识中药	①专家在申请者申报的常用中药目录中随机抽取考核。 ②中药种类、药性、药量、配伍等进行安全性评估。 ③用药禁忌等风险点考核。 ④申报外敷药物中含毒性中药的，考核相关的中药毒性知识以及常用解毒处置方法		5分钟

　　治疗方法以内服方药为主、配合使用外治技术，或以外治技术为主、配合使用中药的，增加相关考核内容。

　　另外，需要注意的是，现场问答会有5位以上的专家围绕报考的医术专长和所擅长的专病进行考查，涉及的问题有：①医术所治疾病的概念（或定义）；②医术所治疾病的病因或病机；③医术所治疾病怎样辨证分型；④医术所治疾病的辨证要点；⑤医术有何专长及独特经验；⑥治疗过程中应注意的安全风险；⑦这些安全风险有哪些防范措施和处理预案。

　　俗话说，学中医不可不学经典。考生在中医之路上积累的与医术专长相关的经典，如《黄帝内经》《伤寒杂病论》《难经》《神农本草经》等均需牢记，医术渊源陈述可涉及。

目　录

上篇

基础篇

第一章

中医基础理论

章 ▼ 节 ▼ 提 ▼ 示 ···

　　本章主要介绍中医学的基础理论和基本知识，包括中医学理论体系的主要特点、精气学说、阴阳五行学说、藏象学说、气血津液学说、经络学说、病因病机学说、防治原则等内容。中医基础理论是每一位中医入门者首要学习的知识，只有基础牢固，才能在今后的中医学习之路上披荆斩棘。

第一单元　中医学理论体系的主要特点

学 ▼ 前 ▼ 导 ▼ 航 ···

　　本单元重点掌握症、证、病的概念，理解同病异治与异病同治的实质，知悉中医学理论体系的主要特点是整体观念和辨证论治。

学 ▼ 习 ▼ 要 ▼ 点 ···

一、整体观念

　　1. **概念**　内外环境的统一性和机体自身的完整性。

　　2. **内容**

　　（1）人体是一个有机整体：五脏一体观、形神一体观。

　　（2）人与自然环境的统一性。

　　（3）人与社会环境的统一性。

二、辨证论治

　　1. **症、证、病的概念**

　　（1）症：疾病的外在表现，即症状。

　　（2）证：机体在疾病发展过程中某一阶段的病理概括。

　　（3）病：即疾病。

　　2. **辨证与论治的概念**　辨证是把四诊收集的资料、症状和体征，通过分析、综合，辨清疾病的病因、性质、部位以及邪正之间的关系，概括、判断为某种性质证候的过程。论治是根据辨证的结果，确定相应的治疗方法。

　　（1）辨病与辨证的关系：中医认识、治疗疾病既辨病又辨证，并通过辨证进一步认识疾病。

（2）同病异治与异病同治

1）同病异治：同一疾病可因人、因时、因地不同，或处于不同阶段出现的不同证，治法就各异。

2）异病同治：不同的疾病在发展过程中出现相同的病机，因而可以采用同样的治疗方法。

第二单元　精气学说

学 ▽ 前 ▽ 导 ▽ 航

本单元重点掌握精气是构成宇宙的本原、精气是天地万物的中介。了解精气学说的概念。

学 ▽ 习 ▽ 要 ▽ 点

一、精气学说的概念

1. **精的概念**　指充塞于宇宙之中不断运动又无形可见的精微物质。

2. **气的概念**　指一切细微、精粹的物质，是生成宇宙万物的原始物质。

二、精气学说的基本内容

1. 精气是构成宇宙的本原。

2. 精气的运动变化升降与出入是精气运动的基本形式。

3. 精气是天地万物的中介。

4. 天地精气化生为人。

三、精气学说在中医学中的应用

1. **对中医学精气生命理论构建的影响**　中医学的精气学说是研究人体内精与气的内涵、来源、分布、功能、相互关系以及与脏腑经络关系的系统理论。古代哲学精气学说关于精或气是宇宙万物本源的认识，对中医学中精是人体生命之本源、气是人体生命之维系、人体诸脏腑形体官窍由精化生、人体的各种机能由气推动和调控等理论的产生，具有极为重要的影响。中医学的精气理论融汇了古代哲学精气学说的精髓，将其作为一种思维方法引入其中，与其自身固有的理论和实践相融合，创立了独特的中医学精气生命理论。

2. **对中医学整体观念构建的影响**　精气是宇宙万物的构成本源，人类为自然万物之一，与自然万物有着共同的化生之源；运行于宇宙中的精气，充塞于各个有形之物间，具有传递信息的中介作用，使万物之间产生感应。作为哲学思想的精气学说渗透于中医学，促使中医学形成了同源性思维和相互联系的观点，构建了表达人体自身完整性及人与自然、社会环境统一性的整体观念。

第三单元　阴阳学说

学 ▼ 前 ▼ 导 ▼ 航

　　本单元重点掌握阴阳学说的基本内容，尤其是阴阳的对立制约、阴阳的互根互用。可结合概念、例证理解。注意根据阴阳互根互用原则确立的治法。其余内容熟悉即可。

学 ▼ 习 ▼ 要 ▼ 点

一、阴阳学说的概念

　　1. 阴阳和阴阳学说的含义

　　（1）阴阳的含义：相互关联的某些事物或现象对立双方属性的概括。

　　（2）阴阳学说的含义：通过分析相关事物的阴阳属性及变化规律，从而把握自然界变化的本质和发生发展基本规律的学说。

　　2. 事物阴阳属性的绝对性和相对性　事物的阴阳属性不是绝对的，而是相对的。

　　（1）阴阳的可分性：阴阳双方中的任何一方又可以再分阴阳，即阴中有阳，阳中有阴。

　　（2）阴阳的相互转化性：在一定条件下，阴阳可以发生相互转化。

二、阴阳学说的基本内容

基本内容	概念	例证
阴阳的对立制约	属性相反的阴阳双方在一个统一体中的互相斗争、互相制约和互相排斥	"动极者镇之以静，阴亢者胜之以阳" "阳盛则阴病" "阴盛则阳病"
阴阳的互根互用	对立的阴阳双方始终具有相互依存、相互为用的关系	"孤阴不生，独阳不长" "阴在内，阳之守也；阳在外，阴之使也"
阴阳的交感互藏	阴阳二气的升降运动而引起的交感相错、相互作用	"天地氤氲，万物化醇；男女构精，万物化生" "阳中有阴，阴中有阳"
阴阳消长平衡	阴阳双方处于不断地增长和消减的量变之中，在彼此消长的运动过程中保持着动态平衡	从冬至春及夏，从寒转暖变热，即阴消阳长。由夏至秋及冬，由热转凉变寒，即阳消阴长
阴阳的相互转化	对立双方都能在一定条件下向其相反的方向转化	"重阴必阳，重阳必阴" "寒极生热，热极生寒"

三、阴阳学说在中医学中的应用

　　1. 在组织结构和生理功能方面的应用　根据脏腑所在位置、生理功能特点分：六腑为阳，五脏为阴。五脏分阴阳：心为阳中之阳，肺为阳中之阴，肝为阴中之阳，肾为阴中之阴，脾为阴中之至阴。

　　2. 在病理方面的应用　阴阳盛衰的病理表现：阳胜则热、阴胜则寒、阴虚则热、阳虚则寒。

3. **在疾病诊断方面的应用**　用阴阳的属性来分析四诊收集到的临床症状和体征。如以色泽的明暗分阴阳，鲜明者病在阳分，晦暗者病在阴分等。

4. **在疾病治疗方面的应用**

（1）确定治疗原则

原则	阴阳盛衰		治则	
对立制约原则	阴阳偏盛	阳盛则热（实热证）	"损其有余"，"实则泻之"	"热者寒之"
		阴盛则寒（实寒证）		"寒者热之"
	阴阳偏衰		兼顾其不足，配合以扶阳或益阴之法	
互根互用原则	阴偏衰（虚热证）		"壮水之主，以制阳光"	
	阳偏衰（虚寒证）		"益火之源，以消阴翳"	

（2）归纳药物的性能

药物性能	阴	阳
药性	寒、凉	温、热
五味	酸、苦、咸	辛、甘、淡
升降浮沉	升、浮	降、沉

第四单元　五行学说

学 ▼ 前 ▼ 导 ▼ 航

本单元重点掌握五行的特性、事物与现象的五行归类及五行学说的基本内容。应特别注意五行之间相生与相克、相乘与相侮、五行的母子相及关系的应用。

学 ▼ 习 ▼ 要 ▼ 点

一、五行学说的概念

1. **五行的含义**　即木、火、土、金、水五类物质元素的运动。

2. **五行的特性**　木曰曲直、火曰炎上、土爰稼穑、金曰从革、水曰润下。

3. **事物与现象的五行归类**

自然界							五行	人体						
五音	五味	五色	五化	五气	五方	五季		五脏	五腑	五官	形体	情志	五声	变动
角	酸	青	生	风	东	春	木	肝	胆	目	筋	怒	呼	握
徵	苦	赤	长	暑	南	夏	火	心	小肠	舌	脉	喜	笑	忧
宫	甘	黄	化	湿	中	长夏	土	脾	胃	口	肉	思	歌	哕

续表

自然界							五行	人体						
五音	五味	五色	五化	五气	五方	五季		五脏	五腑	五官	形体	情志	五声	变动
商	辛	白	收	燥	西	秋	金	肺	大肠	鼻	皮	悲	哭	咳
羽	咸	黑	藏	寒	北	冬	水	肾	膀胱	耳	骨	恐	呻	栗

二、 五行学说的基本内容

1. 五行相生与相克

	含义	次序	关系
相生	五行之间有序的相生、促进作用	木→火→土→金→水→木	"生我"者为"母"，"我生"者为"子"，故相生关系又可称作"母子"关系
相克	五行之间有序的克制、制约作用	木→土→水→火→金→木	"克我"者为"所不胜"，"我克"者为"所胜"，故相克关系又可称作"所不胜"和"所胜"关系

2. 五行制化　五行相生与相克相结合的自我调节。

3. 五行相乘与相侮

	含义	次序	例证
相乘	相克太过，超过正常的制约程度（太过、不及）	木→土→水→火→金→木	太过如"木旺乘土"，不及如"土虚木乘"
相侮	反向制约和克制（太过、不及）	木→金→火→水→土→木	太过如"木亢侮金"，不及如"木虚土侮"

4. 五行的母子相及

（1）母病及子：母行虚弱，引发子行不足，终致母子两行皆虚。

（2）子病及母

1）子病犯母：子行亢盛，引起母行亦亢盛，结果是子母两行皆亢盛。

2）子盗母气：子行虚弱，上累母行，引起母行亦不足。

三、 五行学说在中医学中的应用

1. 在生理方面的应用

（1）说明五脏的生理特点。

（2）构建天人一体的五脏系统。

（3）说明五脏之间的生理联系。

2. 在病理方面的应用

（1）说明五脏疾病的发生。

（2）五脏病变的相互影响和传变。

3. **在疾病诊断中的应用**　依据五行属性归类和五行生克乘侮规律，以确定五脏病变的部位，并推断病情的轻重顺逆。

4. **在疾病治疗方面的运用**

（1）指导脏腑用药。

（2）控制五脏疾病的传变。

（3）确定治则治法。

根据相生规律确定的治则治法：滋水涵木法、金水相生法、培土生金法、益火补土法。

根据相克关系确定的治则治法：抑木扶土法、培土制水法、佐金平木法、泻南补北法。

第五单元　五脏

学▼前▼导▼航

　　本单元重点掌握五脏的生理功能与特性、五脏之间的关系。注意五脏与五体、五官九窍、五志、五液和五时的关系。

学▼习▼要▼点

一、五脏的生理功能与特性

五脏	生理功能	生理特性
心	①主血脉；②主神明，又称心藏神（故心为"五脏六腑之大主"）	①心为阳脏而主阳气；②心主通明；③心气宜降
肺	①主气，司呼吸；②主宣发与肃降；③主通调水道（故称"肺为水上之源"和"肺主行水"）；④朝百脉，主治节	①肺为娇脏；②肺气以降为顺；③肺喜润恶燥
脾	①主运化（故"脾为后天之本，气血生化之源"）；②主统血；③主升	①脾宜升则健；②脾喜燥恶湿
肝	①主疏泄；②主藏血	①体阴而用阳；②肝为刚脏；③肝主升发；④肝性喜条达而恶抑郁
肾	①藏精，主生长、发育与生殖；②主水；③主纳气	①肾为封藏之本；②肾为水火之宅；③肾恶燥

二、五脏之间的关系

1. **心与肺的关系**　表现在心主血与肺主气，肺气助心行血，心血布散肺气。连结心之搏动和肺之呼吸之间的中心环节是积于胸中的"宗气"。

2. **心与脾的关系**　表现在血液的生成和运行两方面。

3. **心与肝的关系**　表现在血液与神志方面的依存与协同。

4. **心与肾的关系**　表现在心肾阴阳水火既济与心血肾精之间的依存关系。

5. **肺与脾的关系**　表现在气的生成和津液的输布代谢两个方面。

6. **肺与肝的关系**　表现于气机的调节。肺主降而肝主升，二者相互协调，对全身气机的调畅是个重要的环节。

7. **肺与肾的关系**　表现于津液代谢和呼吸运动两方面。

8. **肝与脾的关系**　表现在饮食物的消化和血液生成、贮藏及循行方面。

9. **肝与肾的关系**　表现于精血同源、藏泄互用及阴阳互资三个方面。

10. **脾与肾的关系**　表现于先天后天相辅相成和津液代谢方面。

三、 五脏与五体、 五官九窍、 五志、 五液和五时的关系

五脏	五体	五官九窍	五志	五液	五时
肝	筋	目	怒	泪	春
心	脉	舌	喜	汗	夏
脾	肉	口	思	涎	长夏
肺	皮	鼻	悲	涕	秋
肾	骨	耳及二阴	恐	唾	冬

第六单元　六腑

学▽前▽导▽航

　　本单元重点掌握六腑的生理功能、六腑与五脏的关系。其中胃、小肠、大肠的功能为重中之重。脏腑之间的关系注意脾与胃的关系。注意六腑的别称。

学▽习▽要▽点

一、 六腑的生理功能

六腑	生理功能
胆	①贮藏和排泄胆汁；②主决断
胃	①主受纳水谷（故称"太仓""水谷之海"）；②主腐熟水谷
小肠	①主受盛和传化；②泌别清浊（故称"小肠主液"）
大肠	①传化糟粕（故称"传导之官"）；②主津
膀胱	贮尿和排尿
三焦	①通行诸气；②运行水液。"孤府"。"上焦如雾""中焦如沤""下焦如渎"

二、 六腑与五脏的关系

五脏六腑	关系	
心与小肠	表里关系	心主血，心火下降小肠，保证小肠化物；小肠化物，清者上输心、肺，化赤为血，保证心血充足
肺与大肠		肺司呼吸，主行水，赖于大肠通畅；大肠主传导、主津，赖于肺气肃降
脾与胃		纳运协调；升降相因；燥湿相济
肝与胆		肝主疏泄，分泌胆汁，胆则贮藏胆汁；肝主疏泄，调畅情志，胆主决断，肝胆相互为用
肾与膀胱		主水，司开合，控制膀胱开合；膀胱为水府，开合有度则贮尿、排尿正常

第七单元　奇恒之腑

学 ▼ 前 ▼ 导 ▼ 航

本单元应熟悉脑、女子胞的生理功能及其与脏腑的关系。

学 ▼ 习 ▼ 要 ▼ 点

奇恒之腑包括脑、髓、骨、脉、胆、女子胞。

一、 脑

1. **脑的生理功能**　脑为髓海，主宰生命活动；脑主司感觉运动；脑主司精神意识。

2. **脑与五脏的关系**　藏象学说以五脏为中心，脑主管思维、意识及情志活动等，又分属于五脏，肝藏魂，心藏神，脾藏意，肺藏魄，肾藏志。由于心主神志、肝主疏泄而调节情志活动，肾藏精而生髓充脑，故精神情志活动与心、肝、肾三脏的联系更为密切。

二、 女子胞

1. **女子胞的生理功能**　主持月经；孕育胎儿。

2. **女子胞与脏腑经脉的关系**

（1）与天癸的关系：天癸具有促进生殖能力的作用。

（2）与经脉的关系：女子胞与冲脉、任脉关系最密切，"冲为血海""任主胞胎"。

（3）与脏腑的关系：女子胞与心、肝、脾的关系更为密切。

第八单元　气、 血、 津液

学 ▼ 前 ▼ 导 ▼ 航

本单元重点掌握气的功能、分类及气、血、津液之间的关系。熟悉血、津液的内容。

学 ▽ 习 ▽ 要 ▽ 点

一、气

1. **气的概念**　气是人体内活力很强、运行不息的极精微物质，是构成人体和维持人体生命活动的基本物质之一。

2. **气的生成**

（1）气的生成之源：先天之精所化生的先天之气（即元气）、水谷之精所化生的水谷之气和自然界的清气，后两者又合称为后天之气（即宗气）。

（2）与气生成相关的脏腑功能：肾为生气之根，脾胃为生气之源，肺为生气之主。

3. **气的运动**　即气机。基本形式为升降出入。

4. **气的功能**　推动作用、温煦作用、防御作用、固摄作用、气化作用。

5. **气的分类**

分类	概念	来源	功能
元气	是人体最基本、最重要的气，是人体生命的原动力	先天之精化生	推动和促进人体的生长发育，温煦和激发各脏腑、经络等组织器官的生理活动
宗气	是积于胸中之气。宗气在胸中集聚之处，称作"气海"，又称"膻中"	肺吸入的清气和脾胃运化产生的水谷精气相互结合而生成	上走息道以行呼吸，贯注心脉以行气血
营气	与卫气相对而言，营气行于脉内而属阴，故又有"营阴"之称	水谷精气中的精华部分所化生	营养人体和化生血液
卫气	卫气行于脉外而属阳，又称"卫阳"	水谷精气中的悍气所化生	护卫肌表，防御外邪入侵；温养脏腑、肌肉、皮毛等；调节控制汗孔的开合和汗液的排泄，以维持体温的相对恒定

二、血

1. **血的概念**　血是脉管中流动的红色液体，是构成人体和维持人体生命活动的基本物质之一，由脾胃运化的水谷之精微所化生。由于血液仅存在于脉管之中，所以称"脉为血之府"。

2. **血的生成**

（1）血液生化之源：水谷之精化血；肾精化血。

（2）相关脏腑功能：脾胃是血的生化之源；心肺对血的生成起重要作用；肾藏精，精生髓，髓化生血。

3. **血的功能**　濡养、化神。

4. **血的运行**

（1）影响因素：气的推动与固摄作用的协调平衡。

（2）相关脏腑功能：心气的推动为基本动力；肺朝百脉，助心行血；肝主疏泄，调畅气机，气行则血行；脾主统血和肝之藏血依赖气的固摄作用，使血液在脉内运行不逸出脉外。

三、津液

1. 津液的概念　津液是体内各种正常水液的总称，包括各脏腑组织器官的内在体液及正常的分泌物，也是构成人体和维持人体生命活动的基本物质。一般来说，质地较清稀，流动性较大，布散于体表皮肤、肌肉和孔窍，并能渗注于血脉，起滋润作用的，称为津；质地较稠厚，流动性较小，灌注于骨节、脏腑、脑、髓等组织，起濡养作用的，则称为液。

2. 津液的代谢

（1）生成：脾主运化；小肠泌别清浊；大肠主津。

（2）输布：脾气输布津液；肺宣发肃降，通调水道；肾气蒸腾气化水液；肝主疏泄，调畅气机；三焦决渎，利水道。

（3）排泄：通过尿液和汗液排出。主要与肾、肺、脾的生理功能有关。

3. 津液的功能　滋润、濡养；充养血脉；运输代谢废料。

四、气、血、津液之间的关系

1. 气与血的关系

（1）气为血之帅：气能生血、气能行血、气能摄血。

（2）血为气之母：血能养气、血能载气。

2. 气与津液的关系　气能生津、气能行津、气能摄津、津能载气以养气。

3. 血与津液的关系　津血同源。

第九单元　经络与腧穴

学▽前▽导▽航

　　本单元重点掌握十二经脉的交接规律、走向规律，腧穴的骨度分寸定位法，十四条经脉的循行、主治及常用腧穴的定位和主治要点、五输穴。注意腧穴的特殊主治。其余内容熟悉即可。掌握经脉的循行及常用腧穴的定位和主治要点对临床常用的体针疗法意义重大。

学▽习▽要▽点

一、经络概论

1. 经络的基本概念　经络是运行全身气血，联络脏腑肢节，沟通表里上下内外，调节体内各部分功能活动的通路，是人体特有的组织结构和联络系统。

2. 经络系统的组成

（1）经脉：正经、奇经、经别。

（2）络脉：别络、浮络、孙络。

（3）连属部分：经筋、皮部。

二、十二经脉

十二经脉的名称分别为手太阴肺经、手阳明大肠经、足阳明胃经、足太阴脾经、手少阴心经、手太阳小肠经、足太阳膀胱经、足少阴肾经、手厥阴心包经、手少阳三焦经、足少阳胆经、足厥阴肝经。

1. **十二经脉的走向规律** 手三阴经，从胸走手；手三阳经，从手走头；足三阳经，从头走足；足三阴经，从足走胸腹。

2. **十二经脉的交接规律**

（1）相为表里的阴经与阳经在四肢部交接。

（2）同名的手、足阳经在头面部交接。

（3）同名的手、足阴经在胸部交接。

3. **十二经脉的分布规律**

（1）四肢部位

三阴经	上肢	太阴在前，厥阴在中，少阴在后
	下肢	内踝上8寸以下：厥阴在前，太阴在中，少阴在后 内踝上8寸以上：太阴在前，厥阴在中，少阴在后
三阳经	上肢	阳明在前，少阳在中，太阳在后
	下肢	阳明在前，少阳在中，太阳在后

（2）头面部位：手、足阳明经行于面部、额部，手、足太阳经行于面颊、头顶及头后部，手、足少阳经行于头侧部。

（3）躯干部位：手三阳经行于肩胛部，手三阴经均从腋下走出。足三阳经则是阳明在前，太阳在后，少阳在侧，足三阴经均行于腹面。循行于腹面的十二经脉自内向外为足少阴经、足阳明经、足太阴经、足厥阴经。

4. **十二经脉的表里关系**

阴经	阳经
手太阴肺经	手阳明大肠经
手厥阴心包经	手少阳三焦经
手少阴心经	手太阳小肠经
足太阴脾经	足阳明胃经
足厥阴肝经	足少阳胆经
足少阴肾经	足太阳膀胱经

5. 十二经脉的流注次序记忆歌诀　肺大胃脾心小肠，膀肾胞焦胆肝藏。

三、 奇经八脉

1. 奇经八脉的特点　在十二经脉之外"别道而行"的八条经脉，包括督脉、任脉、冲脉、带脉及阴跷、阳跷、阴维、阳维脉。

2. 奇经八脉的主要功能　进一步密切了十二经脉之间的关系；调节十二经脉气血；参与人体生殖及脑髓功能的调节。

3. 奇经八脉的基本功能

经脉	功能
督脉	①调节阳经气血，故称"阳脉之海"；②与脑、髓和肾的功能有关
任脉	①调节阴经气血，故称"阴脉之海"；②主持妊养胞胎
冲脉	①调节十二经气血，故称"十二经脉之海"；②"血海"，同妇女月经有关
带脉	①约束纵行诸经；②主司带下
跷脉	①主司下肢运动；②主司眼睑开合
维脉	①阳维脉维络诸阳，阴维脉维络诸阴；②阴、阳维脉互相维系，对气血盛衰起调节溢蓄作用

四、 经别、 别络、 经筋、 皮部

1. 经别的概念　从十二经别行分出，深入躯体深部，循行于胸腹及头部的重要支脉。

2. 别络的概念　是经脉的分支，多分布于体表，是络脉系统中较大的和较主要的络脉。"十五别络"加上胃之大络，可称"十六络脉"。

3. 经筋的概念　十二经脉之气结、聚、散、络于筋肉、关节的体系，是十二经脉的附属部分。

4. 皮部的概念　体表的皮肤按经络循行分布部位的分区。

五、 经络的生理功能和经络学说的应用

1. 经络的生理功能　沟通联络、运输气血、感应传导、调节功能活动。

2. 经络学说的应用　阐释病理变化、指导临床诊断、指导疾病治疗。

六、 腧穴概论

1. 腧穴的分类　十四经穴、奇穴、阿是穴。

2. 腧穴的主治特点和规律

（1）主治特点

1）近治作用："腧穴所在，主治所在"。

2）远治作用："经脉所通，主治所及"。

3）特殊作用：双向的良性调整和相对的特异性治疗作用。

（2）主治规律：分经主治。

3. 腧穴的定位方法

（1）骨度分寸定位法

部位	起止点	折量寸
头面部	前发际正中至后发际正中	12
	眉间（印堂）至前发际正中	3
	两额角发际（头维）之间	9
	耳后两乳突（完骨）之间	9
胸腹胁部	胸骨上窝（天突）至剑胸联合中点（歧骨）	9
	剑胸联合中点（歧骨）至脐中	8
	脐中至耻骨联合上缘（曲骨）	5
	两肩胛骨喙突内侧缘之间	12
	两乳头之间	8
	腋窝顶点至第11肋游离端（章门）	12
背腰部	肩胛骨内缘至后正中线	3
上肢部	腋前、后纹头至肘横纹（平尺骨鹰嘴）	9
	肘横纹（平尺骨鹰嘴）至腕掌（背）侧远端横纹	12
下肢部	耻骨联合上缘至髌底	18
	髌底至髌尖	2
	髌尖（膝中）至内踝尖	15
	胫骨内侧髁下方阴陵泉至内踝尖	13
	股骨大转子至腘横纹（平髌尖）	19
	臀沟至腘横纹	14
	腘横纹（平髌尖）至外踝尖	16
	内踝尖至足底	3

（2）体表解剖标志定位法

①固定标志：是各部位由骨节、肌肉所形成的突起、凹陷及五官轮廓、发际、指（趾）甲、乳头、肚脐等部位作为取穴标志。

②活动标志：是指利用关节、肌肉、皮肤，随活动而出现的孔隙、凹陷、皱纹等作为取穴标志。

（3）手指同身寸取穴法

①中指同身寸：以患者的中指中节桡侧两端纹头之间作为1寸。

②拇指同身寸：以患者拇指指间关节的宽度作为1寸。

③横指同身寸（一夫法）：患者的食、中、无名、小指四指并拢，以中指中节横纹为准，其四指的宽度作为3寸。

七、 手太阴肺经、 穴

1. **经脉循行**　起于中焦，向下联络大肠，再返回沿胃上口，穿过横膈，入属于肺。从肺系向外横行至腋窝下，沿上臂内侧下行，循行于手少阴与手厥阴经之前，下至肘中，沿着前臂内侧桡骨尺侧缘下行，经寸口动脉搏动处，行至大鱼际，再沿大鱼际桡侧缘循行直达拇指末端。其支脉，从手腕后分出，沿着食指桡侧直达食指末端。

2. **常用腧穴的定位和主治要点**

（1）尺泽

【定位】在肘区，肘横纹上，肱二头肌腱桡侧缘凹陷中。

【主治】①咳嗽、气喘、咯血、咽喉肿痛等肺系实热性病证；②肘臂挛痛；③急性吐泻、中暑、小儿惊风等急症。

（2）太渊

【定位】在腕前区，桡骨茎突与舟状骨之间，拇长展肌腱尺侧凹陷中。

【主治】①咳嗽、气喘、咽痛、胸痛等肺系疾患；②无脉症；③腕臂痛。

（3）列缺

【定位】在前臂，腕掌侧远端横纹上1.5寸，拇短伸肌腱和拇长展肌腱之间，拇长展肌腱沟的凹陷中。简便取穴法：两手虎口自然平直交叉，一手食指按在另一手桡骨茎突上，指尖下凹陷中是穴。

【主治】①咳嗽、气喘、咽喉肿痛等肺系病证；②头痛、齿痛、项强、口眼㖞斜等头面部疾患；③手腕痛。

（4）鱼际

【定位】在手外侧，第一掌骨桡侧中点赤白肉际处。

【主治】①咳嗽、咯血、咽干、咽喉肿痛、失音等肺系热性病证；②掌中热；③小儿疳积。

（5）少商

【定位】在手指，拇指末节桡侧，指甲根角侧上方0.1寸（指寸）。

【主治】①咽喉肿痛、鼻衄等肺系实热证；②高热，昏迷，癫狂；③指肿，麻木。

八、 手阳明大肠经、 穴

1. **经脉循行**　起于食指之尖端，沿食指桡侧，经过第一、二掌骨之间，上行至腕后两筋之间，沿前臂外侧前缘，至肘部外侧，再沿上臂外侧前缘上行到肩部，经肩峰前，向上循行至背部，与诸阳经交会于大椎穴，再向前行进入缺盆，络于肺，下行穿过横膈，属于大肠。其支脉，从缺盆部上行至颈部，经面颊进入下齿之中，又返回经口角到上口唇，交会于人中，左脉右行，右脉左行，止于对侧鼻孔旁。

2. **常用腧穴的定位和主治要点**

（1）商阳

【定位】在手指，食指末节桡侧，指甲根角侧上方0.1寸（指寸）。

【主治】①齿痛、咽喉肿痛等五官疾患；②热病、昏迷等热证、急症；③手指麻木。

（2）合谷

【定位】在手背，第二掌骨桡侧的中点处。简便取穴法：以一手的拇指指间关节横纹，放在另一手拇、食指之间的指蹼缘上，当拇指尖下是穴。

【主治】①头痛、目赤肿痛、鼻衄、齿痛、口眼㖞斜、耳聋等头面五官诸疾；②发热恶寒等外感病证；③热病无汗或多汗；④经闭、滞产等妇产科病证；⑤上肢疼痛、不遂；⑥牙拔除术、甲状腺手术等口面五官及颈部手术针麻常用穴。

（3）手三里

【定位】在前臂，阳溪与曲池连线上，肘横纹下2寸处。

【主治】肩臂痛麻、上肢不遂等上肢病证。

（4）曲池

【定位】在肘区，屈肘成直角，在尺泽与肱骨外上髁连线中点凹陷处。

【主治】①手臂痹痛、上肢不遂等上肢病证；②热病；③眩晕；④腹痛、吐泻等肠胃病证；⑤咽喉肿痛、齿痛、目赤肿痛等五官热性病证；⑥瘾疹、湿疹、瘰疬等皮外科疾患；⑦癫狂。

（5）臂臑

【定位】在臂部，曲池上7寸，三角肌前缘处。

【主治】①肩臂疼痛；②瘰疬。

（6）迎香

【定位】在面部，鼻翼外缘中点旁，鼻唇沟中。

【主治】①鼻塞、鼽衄等鼻病；②口㖞、面痒等面部病证；③胆道蛔虫症。

九、足阳明胃经、穴

1. **经脉循行**　起于鼻旁，上行鼻根，与足太阳经脉相汇合，再沿鼻的外侧下行，入上齿龈中，返回环绕口唇，入下唇交会于承浆穴；再向后沿下颌下缘，至大迎穴处，再沿下颌角至颊车穴，上行到耳前，过足少阳经的上关穴处，沿发际至额颅部。其支脉，从大迎前下走人迎穴，沿喉咙入缺盆，下横膈，入属于胃，联络于脾。其直行的经脉，从缺盆沿乳房内侧下行，经脐旁到下腹部的气冲部；一支脉从胃口分出，沿腹内下行，至气冲部与直行经脉相汇合。由此经髀关、伏兔穴下行，至膝关节中。再沿胫骨外侧前缘下行，经足背到第二足趾外侧端；一支脉从膝下3寸处分出，下行到中趾外侧端；一支脉从足背分出，沿足大趾内侧直行到末端。

2. **常用腧穴的定位和主治要点**

（1）地仓

【定位】在面部，口角旁约0.4寸（指寸）。

【主治】口㖞、流涎、面痛等局部病证。

（2）颊车

【定位】在面部，下颌角前上方一横指（中指），闭口咬紧牙时咬肌隆起，放松时按之凹陷处。

【主治】齿痛、牙关不利、颊肿、口角㖞斜等局部病证。

（3）下关

【定位】在面部，颧弓下缘中央与下颌切迹之间凹陷中。

【主治】①牙关不利、面痛、齿痛、口眼㖞斜等面口病证；②耳聋、耳鸣、聤耳等耳疾。

（4）头维

【定位】在头部，当额角发际直上0.5寸，头正中线旁开4.5寸。

【主治】头痛、眩晕、目痛、迎风流泪等头目病证。

（5）天枢

【定位】在腹部，横平脐中，前正中线旁开2寸。

【主治】①腹痛、腹胀、便秘、腹泻、痢疾等胃肠病证；②月经不调、痛经等妇科疾患。

（6）归来

【定位】在下腹部，脐中下4寸，前正中线旁开2寸。

【主治】①小腹痛，疝气；②月经不调、带下、阴挺、闭经等妇科病证。

（7）足三里

【定位】在小腿外侧，犊鼻下3寸，胫骨前嵴外一横指处，犊鼻与解溪连线上。

【主治】①胃痛、呕吐、噎膈、腹胀、腹泻、痢疾、便秘等胃肠病证；②下肢痿痹；③心悸、眩晕、癫狂等神志病；④乳痈、肠痈等外科疾患；⑤虚劳诸证，为强壮保健要穴。

（8）上巨虚

【定位】在小腿外侧，犊鼻下6寸，犊鼻与解溪连线上。

【主治】①肠鸣、腹痛、腹泻、便秘、肠痈等胃肠病证；②下肢痿痹。

（9）丰隆

【定位】在小腿外侧，外踝尖上8寸，胫骨前嵴外缘；条口旁开1寸。

【主治】①头痛、眩晕、癫狂；②咳嗽、痰多等痰饮病证；③下肢痿痹；④腹胀，便秘。

（10）内庭

【定位】在足背，第二、三趾间，趾蹼缘后方赤白肉际处。

【主治】①齿痛、咽喉肿痛、鼻衄等五官热性病证；②热病；③胃病吐酸、腹泻、痢疾、便秘等肠胃病证；④足背肿痛，跖趾关节痛。

十、足太阴脾经、穴

1. **经脉循行**　起于足大趾末端，沿着大趾内侧赤白肉际，经过大趾本节后的第一跖趾关节后面，上行至内踝前面，再沿小腿内侧胫骨后缘上行，至内踝上 8 寸处交于足厥阴经之前，再沿膝股部内侧前缘上行，进入腹部，属脾，联络胃；再经过横膈上行，夹咽部两旁，连系舌根，分散于舌下。其支脉，从胃上膈，注心中。

2. 常用腧穴的定位和主治要点

（1）隐白

【定位】在足趾，大趾末节内侧，趾甲根角侧后方 0.1 寸（指寸）。

【主治】①月经过多、崩漏等妇科病；②便血、尿血等出血证；③癫狂，多梦；④惊风；⑤腹满，暴泄。

（2）公孙

【定位】在跖区，第一跖骨基底部的前下方赤白肉际处。

【主治】①胃痛、呕吐、腹痛、腹泻、痢疾等脾胃肠腑病证；②心烦失眠、狂证等神志病证；③逆气里急、气上冲心（奔豚气）等冲脉病证。

（3）三阴交

【定位】在小腿内侧，内踝尖上 3 寸，胫骨内侧缘后际。

【主治】①肠鸣腹胀、腹泻等脾胃病证；②月经不调、带下、阴挺、不孕、滞产等妇产科病证；③遗精、阳痿、遗尿等生殖泌尿系统疾患；④心悸，失眠，眩晕；⑤下肢痿痹；⑥阴虚诸证；⑦湿疹，荨麻疹。

（4）阴陵泉

【定位】在小腿内侧，胫骨内侧髁下缘与胫骨内侧缘之间的凹陷中。

【主治】①腹胀、腹泻、水肿、黄疸等脾湿证；②小便不利、遗尿、尿失禁等泌尿系统疾患；③膝痛、下肢痿痹等下肢病证；④阴部痛、痛经、带下、遗精等妇科、男科病证。

（5）血海

【定位】在股前区，髌底内侧端上 2 寸，股内侧肌隆起处。简便取穴法：患者屈膝，医者以左手掌心按于患者右膝髌骨上缘，第 2～5 指向上伸直，拇指约呈 45°斜置，拇指尖下是穴。

【主治】①月经不调，痛经，经闭，崩漏；②瘾疹，湿疹，丹毒，皮肤瘙痒。

十一、手少阴心经、穴

1. **经脉循行**　起于心中，出属心系；下行经过横膈，联络小肠。其支脉，从心系向上，夹着食道上行，连于目系。其直行经脉，从心系上行到肺部，再向外下到达腋窝部，沿着上臂内侧后缘，行于手太阴经和手厥阴经的后面，到达肘窝；再沿前臂内侧后缘，至掌后豌豆骨部，进入掌内，止于小指桡侧末端。

2. 常用腧穴的定位和主治要点

（1）少海

【定位】在肘前区，横平肘横纹，肱骨内上髁前缘。

【主治】①心痛、癫症等心病、神志病；②肘臂挛痛，臂麻手颤；③瘰疬。

（2）阴郄

【定位】在前臂前区，腕掌侧远端横纹上 0.5 寸，尺侧腕屈肌腱的桡侧缘。

【主治】①心痛、惊悸等心病；②骨蒸盗汗；③吐血，衄血。

（3）通里

【定位】在前臂前区，腕掌侧远端横纹上 1 寸，尺侧腕屈肌腱的桡侧缘。

【主治】①心悸、怔忡等心病；②舌强不语，暴喑；③腕臂痛。

（4）神门

【定位】在腕前区，腕掌侧远端横纹尺侧端，尺侧腕屈肌腱的桡侧凹陷处。

【主治】心痛、心烦、惊悸、怔忡、健忘、失眠、痴呆、癫狂病等心与神志病证。

（5）少冲

【定位】在手指，小指末节桡侧，指甲根角侧上方 0.1 寸（指寸）。

【主治】①心悸、心痛、癫狂、昏迷等心与神志病证；②热病。

十二、 手太阳小肠经、 穴

1. **经脉循行**　起于手小指尺侧端，沿着手背外侧至腕部，出于尺骨茎突，直上沿着前臂外侧后缘，经尺骨鹰嘴与肱骨内上髁之间，沿上臂外侧后缘，到达肩关节，绕行肩胛部，交会于大椎，向下进入缺盆部，联络心，沿着食管，经过横膈，到达胃部，属于小肠。其支脉，从缺盆分出，沿着颈部，上达面颊，到目外眦，向后进入耳中。另一支脉，从颊部分出，上行目眶下，抵于鼻旁，至目内眦，斜行络于颧骨部。

2. **常用腧穴的定位和主治要点**

（1）少泽

【定位】在手指，小指末节尺侧，指甲根角侧上方 0.1 寸（指寸）。

【主治】①乳痈、乳少等乳疾；②昏迷、热病等急症、热证；③头痛、目翳、咽喉肿痛等头面五官病证。

（2）后溪

【定位】在手内侧，第五掌指关节尺侧近端赤白肉际凹陷中。

【主治】①头项强痛、腰背痛、手指及肘臂挛痛等痛证；②癫狂病。

（3）养老

【定位】在前臂后区，腕背横纹上 1 寸，尺骨头桡侧凹陷中。

【主治】①目视不明，头痛；②肩、背、肘、臂酸痛，急性腰痛等痛证。

（4）天宗

【定位】在肩胛区，肩胛冈中点与肩胛骨下角连线上 1/3 与下 2/3 交点凹陷中。

【主治】①肩胛疼痛、肩背部损伤等局部病证；②乳痈；③气喘。

（5）听宫

【定位】在面部，耳屏正中与下颌骨髁突之间的凹陷中。

【主治】①耳鸣、耳聋、聤耳等耳疾；②齿痛；③癫狂痫。

十三、 足太阳膀胱经、 穴

1. **经脉循行**　起始于内眼角，向上过额部，与督脉交会于头顶。其支脉，从头顶分出到耳上角。其直行经脉，从头顶入颅内络脑，再浅出沿枕项部下行，从肩胛内侧脊柱两旁下行到达腰部，进入脊旁肌肉，入内络于肾，属于膀胱。一支脉从腰中分出，向下夹脊旁，通过臀部，进入腘窝中；一支脉从左右肩胛内侧分别下行，穿过脊旁肌肉，经过髋关节部，沿大腿外侧后缘下行，会合于腘窝内，向下通过腓肠肌，出外踝的后方，沿第五跖骨粗隆，至小趾的外侧末端。

2. **常用腧穴的定位和主治要点**

（1）睛明

【定位】在面部，目内眦内上方眶内侧壁凹陷中。

【主治】①目赤肿痛、流泪、视物不明、目眩、近视、夜盲、色盲等目疾；②急性腰扭伤，坐骨神经痛。

（2）攒竹

【定位】在面部，眉头凹陷中，额切迹处。

【主治】①头痛，眉棱骨痛；②眼睑眴动、眼睑下垂、口眼㖞斜、目视不明、流泪、目赤肿痛等眼疾；③呃逆；④急性腰扭伤。

（3）天柱

【定位】在颈后区，横平第二颈椎棘突上际，斜方肌外缘凹陷中。

【主治】①后头痛、项强、肩背痛；②眩晕，咽喉肿痛，鼻塞，目赤肿痛，近视。

（4）肺俞

【定位】在脊柱区，第三胸椎棘突下，后正中线旁开1.5寸。

【主治】①咳嗽、气喘、咯血等肺疾；②骨蒸潮热、盗汗等阴虚病证；③皮肤瘙痒、瘾疹等皮肤病。

（5）心俞

【定位】在脊柱区，第五胸椎棘突下，后正中线旁开1.5寸。

【主治】①心痛、惊悸、失眠、健忘、癫痫、盗汗等心与神志病证；②盗汗，遗精。

（6）膈俞

【定位】在脊柱区，第七胸椎棘突下，后正中线旁开1.5寸。

【主治】①呕吐、呃逆、气喘等上逆之证；②贫血、吐血、便血等血证；③瘾疹、皮肤瘙痒等皮肤病证。

（7）肝俞

【定位】在脊柱区，第九胸椎棘突下，后正中线旁开1.5寸。

【主治】①黄疸、胁痛等肝胆病证；②目赤、目视不明、目眩、夜盲、迎风流泪等目疾；③癫狂痫；④脊背痛。

（8）脾俞

【定位】在脊柱区，第十一胸椎棘突下，后正中线旁开1.5寸。

【主治】①腹胀、纳呆、呕吐、腹泻、痢疾、便血、水肿等脾胃肠腑病证；②多食善饥，身体消瘦；③背痛。

（9）肾俞

【定位】在脊柱区，第二腰椎棘突下，后正中线旁开1.5寸。

【主治】①头晕、耳鸣、耳聋等肾虚病证；②遗尿、遗精、阳痿、早泄、不育等泌尿生殖系疾患；③月经不调、带下、不孕等妇科病证；④腰痛；⑤慢性腹泻。

（10）大肠俞

【定位】在脊柱区，第四腰椎棘突下，后正中线旁开1.5寸。

【主治】①腰腿痛；②腹胀、腹泻、便秘等胃肠病证。

（11）次髎

【定位】在骶区，正对第二骶后孔中。

【主治】①月经不调、痛经、带下等妇科病证；②小便不利；③遗精、疝气等男科病证；④腰骶痛，下肢痿痹。

（12）委中

【定位】在膝后区，腘横纹中点。

【主治】①腰背痛、下肢痿痹等腰及下肢病证；②腹痛、急性吐泻等急症；③小便不利，遗尿；④丹毒，皮肤瘙痒，疔疮。

（13）承山

【定位】在小腿后区，腓肠肌两肌腹与肌腱交角处。

【主治】①腰腿拘急、疼痛；②痔疾，便秘；③腹痛，疝气。

（14）昆仑

【定位】在踝区，外踝尖与跟腱之间的凹陷中。

【主治】①后头痛，项强，腰骶疼痛，足踝肿痛；②癫痫；③滞产。

（15）申脉

【定位】在踝区，外踝尖直下，外踝下缘与跟骨之间凹陷中。

【主治】①头痛，眩晕；②癫狂痫、失眠等神志疾患；③腰腿酸痛。

（16）至阴

【定位】在足趾，小趾末节外侧，趾甲根角侧后方0.1寸（指寸）。

【主治】①胎位不正，滞产；②头痛，目痛，鼻塞，鼻衄。

十四、 足少阴肾经、 穴

1. **经脉循行**　起于足小趾下，斜走足心，行舟骨粗隆下，经内踝的后方，向下进入足跟中，沿小腿内侧上行，经腘窝内侧，沿大腿内侧后缘上行，贯脊柱，属于肾，络于膀胱。其直行支脉，从肾脏向上经过肝、膈，进入肺脏，沿着喉咙，夹舌根旁；另一支脉，从肺分出，联络心，流注于胸中。

2. **常用腧穴的定位和主治要点**

（1）涌泉

【定位】在足底，屈足卷趾时足心最凹陷中。约当足底第2、3趾蹼缘与足跟连线的前1/3 与后 2/3 交点凹陷中。

【主治】①昏厥、中暑、小儿惊风、癫狂痫、头痛、头晕、目眩、失眠等急症及神志病证；②咯血、咽喉肿痛、喉痹、失音等肺系病证；③大便难，小便不利；④奔豚气；⑤足心热。

（2）照海

【定位】在踝区，内踝尖下 1 寸，内踝下缘边际凹陷中。

【主治】①癫痫、失眠等精神、神志病证；②咽喉干痛、目赤肿痛等五官热性病证；③月经不调、痛经、带下、阴挺、阴痒等妇科病证；④小便频数，癃闭。

（3）太溪

【定位】在踝区，内踝尖与跟腱之间的凹陷中。

【主治】①头痛、目眩、失眠、健忘、遗精、阳痿等肾虚证；②咽喉肿痛、齿痛、耳鸣、耳聋等阴虚性五官病证；③咳嗽、气喘、咯血、胸痛等肺系疾患；④消渴，小便频数，便秘；⑤月经不调；⑥腰脊痛，下肢厥冷，内踝肿痛。

（4）复溜

【定位】在小腿内侧，太溪穴上 2 寸，当跟腱的前缘。

【主治】①水肿、腹胀、腹泻等胃肠病证；②水肿、汗证（盗汗、无汗或多汗）等津液输布失调病证；③腰脊强痛，下肢痿痹。

（5）阴谷

【定位】在膝后区，腘横纹上，半腱肌肌腱外侧缘。

【主治】①阳痿，月经不调，崩漏，疝气，阴中痛，癃闭；②膝股内侧痛。

十五、 手厥阴心包经、 穴

1. **经脉循行**　起于胸中，属心包络，向下经过横膈自胸至腹依次联络上、中、下三焦。其支脉，从胸部向外侧循行，至腋下 3 寸处，再向上抵达腋部，沿上臂内侧下进入肘中，再向下到前臂，沿两筋之间，进入掌中，循行至中指的末端。一支脉从掌中分出，沿无名指到指端。行于手太阴、手少阴经之间。

2. **常用腧穴的定位和主治要点**

（1）曲泽

【定位】在肘前区，肘横纹上，肱二头肌腱的尺侧缘凹陷中。

【主治】①心痛、心悸、善惊等心系病证；②胃痛、呕血、呕吐等胃腑热性病证；③热病，中暑；④肘臂挛痛，上肢颤动。

（2）郄门

【定位】在前臂前区，腕掌侧远端横纹上5寸，掌长肌腱与桡侧腕屈肌腱之间。

【主治】①心痛、心悸、心烦、胸痛等心胸病证；②咳血、呕血、衄血等热性出血证；③疔疮；④癫痫。

（3）内关

【定位】在前臂前区，腕掌侧远端横纹上2寸，掌长肌腱与桡侧腕屈肌腱之间。

【主治】①心痛、胸闷、心动过速或过缓等心系病证；②胃痛、呕吐、呃逆等胃腑病证；③中风，偏瘫，眩晕，偏头痛；④失眠、郁证、癫狂病等神志病证；⑤肘臂挛痛。

（4）劳宫

【定位】在掌区，横平第三掌指关节近端，第二、三掌骨之间偏于第三掌骨。简便取穴法：自然握拳，中指尖下是穴。

【主治】①中风昏迷、中暑等急症；②心痛、烦闷、癫狂病等心与神志疾患；③口疮，口臭。

十六、 手少阳三焦经、 穴

1. **经脉循行**　起于无名指尺侧末端，向上经小指与无名指之间、手腕背侧，上达前臂外侧，沿桡骨和尺骨之间，过肘尖，沿上臂外侧上行至肩部，交出足少阳经之后，进入缺盆部，分布于胸中，散络于心包，向下通过横膈，从胸至腹，依次属上、中、下三焦。其支脉，从胸中分出，进入缺盆部，上行经颈项旁，经耳后直上，到达额角，再下行至面颊部，到达眼眶下部。另一支脉，从耳后分出，进入耳中，再浅出到耳前，经上关、面颊到目外眦。

2. **常用腧穴的定位和主治要点**

（1）中渚

【定位】在手背，第四、五掌骨间，第四掌指关节近端凹陷中。

【主治】①头痛、耳鸣、耳聋、目赤、喉痹等头面五官病证；②肩背肘臂酸痛，手指不能屈伸。

（2）支沟

【定位】在前臂后区，腕背侧远端横纹上3寸，尺骨与桡骨间隙中点。

【主治】①便秘；②耳鸣，耳聋，暴喑；③胁肋疼痛。

（3）外关

【定位】在前臂后区，腕背侧远端横纹上2寸，尺骨与桡骨间隙中点。

【主治】①热病；②头痛、目赤肿痛、耳鸣、耳聋等头面五官病证；③瘰疬，胁肋痛；④上肢痿痹不遂。

（4）肩髎

【定位】在三角肌区，肩峰角与肱骨大结节两骨间凹陷中。

【主治】①肩臂挛痛不遂；②风疹。

（5）翳风

【定位】在颈部，耳垂后方，乳突下端前方凹陷中。

【主治】①耳鸣、耳聋等耳疾；②口眼㖞斜、牙关紧闭、颊肿等面、口病证；③瘰疬。

（6）丝竹空

【定位】在面部，眉梢凹陷处。

【主治】①癫痫；②头痛、眩晕、目赤肿痛、眼睑瞤动等头目病证；③齿痛。

十七、 足少阳胆经、 穴

1. **经脉循行** 起于目外眦，上行额角部，下行至耳后，沿颈项部至肩上，下入缺盆。耳部分支，从耳后进入耳中，出走耳前到目外眦后方。外眦部支脉，从目外眦下走大迎，会合于手少阳经到达目眶下，行经颊车，由颈部下行，与前脉在缺盆部会合，再向下进入胸中，穿过横膈，络肝，属胆，再沿胁肋内下行至腹股沟动脉部，经过外阴部毛际横行入髋关节部。其直行经脉从缺盆下行，经腋部、侧胸部、胁肋部，再下行与前脉会合于髋关节部，再向下沿着大腿外侧、膝外缘下行经腓骨之前，至外踝前，沿足背部，止于第四趾外侧端。足背部分支，从足背上分出，沿第一、二跖骨间，出于大趾端，穿过趾甲，出趾背毫毛部。

2. **常用腧穴的定位和主治要点**

（1）阳白

【定位】在头部，眉上1寸，瞳孔直上。

【主治】①头痛，眩晕；②眼睑瞤动，眼睑下垂，口眼㖞斜；③目赤肿痛、视物模糊等目疾。

（2）听会

【定位】在面部，耳屏间切迹与下颌骨髁突之间的凹陷中。

【主治】①耳鸣、耳聋、聤耳等耳疾；②齿痛，口㖞，面痛。

（3）风池

【定位】在颈后区，枕骨之下，胸锁乳突肌上端与斜方肌上端之间的凹陷中。

【主治】①头痛、眩晕、失眠、中风、癫痫、耳鸣、耳聋等内风所致的病证；②感冒、热病、口眼㖞斜等外风所致的病证；③目赤肿痛、视物不明、鼻塞、衄鼽、咽痛等五官病证；④颈项强痛。

（4）环跳

【定位】在臀部，股骨大转子最凸点与骶管裂孔连线的外1/3与内2/3交点处。

【主治】①腰腿痛、下肢痿痹、半身不遂等腰腿疾患；②风疹。

（5）风市

【定位】在股部，髌底上7寸；直立垂手，掌心贴于大腿时，中指尖所指凹陷中，髂胫束后缘。

【主治】①下肢痿痹、麻木，半身不遂；②遍身瘙痒。

（6）阳陵泉

【定位】在小腿外侧，腓骨小头前下方凹陷中。

【主治】①黄疸、胁痛、口苦、呕吐、吞酸等肝胆及胃病证；②膝肿痛，下肢痿痹、麻木；③小儿惊风。

（7）悬钟

【定位】在小腿外侧，外踝尖上3寸，腓骨前缘。

【主治】①痴呆、中风、半身不遂等髓海不足疾患；②颈项强痛，胸胁满痛，下肢痿痹，脚气。

（8）丘墟

【定位】在踝区，外踝的前下方，趾长伸肌腱的外侧凹陷中。

【主治】①目赤肿痛、目生翳膜等目疾；②下肢痿痹，颈项痛，腋下肿，胸胁痛，外踝肿痛，足内翻，足下垂；③疟疾。

（9）足临泣

【定位】在足背，第四、五跖骨底结合部的前方，第五趾长伸肌腱外侧凹陷中。

【主治】①偏头痛、目赤肿痛、胁肋疼痛、足跗疼痛等痛证；②月经不调，乳痈；③瘰疬；④疟疾。

十八、足厥阴肝经、穴

1. 经脉循行　起于足大趾背毫毛部，沿足背经内踝前上行，至内踝上8寸处交于足太阴经之后，上经腘窝内缘，沿大腿内侧，上入阴毛中，环绕阴器；再上行抵达小腹，夹胃，属于肝，络于胆；再上行通过横膈，分布于胁肋部；继续上行经喉咙的后面，上入鼻咽部，连目系，从额部浅出，与督脉在颠顶部相会。其支脉，从目系下循面颊，环绕唇内。另一支脉，从肝部分出，穿过横膈，注于肺。

2. 常用腧穴的定位和主治要点

（1）大敦

【定位】在足趾，足大趾末节外侧，趾甲根角侧后方0.1寸（指寸）。

【主治】①疝气，少腹痛；②遗尿、癃闭、五淋、尿血等泌尿系病证；③月经不调、崩漏、阴缩、阴中痛、阴挺等月经病及前阴病证；④癫痫，善寐。

（2）行间

【定位】在足背，第一、二趾间，趾蹼缘后方赤白肉际处。

【主治】①中风、癫痫、头痛、目眩、目赤肿痛、青盲、口㖞等肝经风热病证；②月经不调、痛经、闭经、崩漏、带下等妇科经带病证；③阴中痛，疝气；④遗尿、癃闭、五淋等泌尿系病证。

（3）太冲

【定位】在足背，第一、二跖骨间，跖骨底结合部前方凹陷中，或触及动脉搏动。

【主治】①中风、癫狂痫、小儿惊风、头痛、眩晕、耳鸣、目赤肿痛、口㖞、咽痛等肝经风热病证；②月经不调、痛经、经闭、崩漏、带下、难产等妇科病证；③黄疸、胁痛、腹胀、呕逆等肝胃病证；④癃闭，遗尿；⑤下肢痿痹，足跗肿痛。

（4）期门

【定位】在胸部，第六肋间隙，前正中线旁开4寸。

【主治】①胸胁胀痛、呕吐、吞酸、呃逆、腹胀、腹泻等肝胃病证；②奔豚气；③乳痈。

十九、 督脉经、 穴

1. **经脉循行**　起于小腹内，下行于会阴部，向后从尾骨端上行脊柱的内部，上达项后风府，进入脑内，上行至颠顶，沿前额下行鼻柱，止于上唇系带处。

2. **常用腧穴的定位和主治要点**

（1）腰阳关

【定位】在脊柱区，第四腰椎棘突下凹陷中，后正中线上。

【主治】①腰骶疼痛，下肢痿痹；②月经不调、赤白带下等妇科病证；③遗精、阳痿等男科病证。

（2）大椎

【定位】在脊柱区，第七颈椎棘突下凹陷中，后正中线上。

【主治】①热病、疟疾、恶寒发热、咳嗽、气喘等外感病证；②骨蒸潮热；③癫狂痫证、小儿惊风等神志病证；④项强，脊痛；⑤风疹，痤疮。

（3）哑门

【定位】在颈后区，第二颈椎棘突上际凹陷中，后正中线上。

【主治】①暴喑，舌强不语；②癫狂病、癔症等神志病证；③头痛，颈项强痛。

（4）百会

【定位】在头部，前发际正中直上5寸。

【主治】①痴呆、中风、失语、瘛疭、失眠、健忘、癫狂痫证、癔症等神志病证；②头风、头痛、眩晕、耳鸣等头面病证；③脱肛、阴挺、胃下垂、肾下垂等气失固摄而致的下陷性病证。

（5）神庭

【定位】在头部，前发际正中直上0.5寸。

【主治】①癫狂痫，不寐，惊悸；②头痛，眩晕，目赤，目翳，鼻渊，鼻衄。

（6）水沟

【定位】在面部，人中沟的上1/3与下2/3交界点处。

【主治】①昏迷、晕厥、中风、中暑、休克、呼吸衰竭等急危重症，为急救要穴之一；②癫症、癫狂痫、急慢惊风等神志病证；③鼻塞、鼻衄、面肿、口喎、齿痛、牙关紧闭等面鼻口部病证；④闪挫腰痛。

（7）印堂

【定位】在头部，两眉毛内侧端中间的凹陷中。

【主治】①不寐，健忘，痴呆，痫病，小儿惊风；②头痛，眩晕，鼻渊，鼻衄，鼻衄。

二十、任脉经、穴

1. **经脉循行**　起于小腹内，下出于会阴部，向前上行于阴毛部，循腹沿前正中线上行，经关元等穴至咽喉，再上行环绕口唇，经面部进入目眶下，联系于目。

2. **常用腧穴的定位和主治要点**

（1）中极

【定位】在下腹部，脐中下4寸，前正中线上。

【主治】①遗尿、小便不利、癃闭等泌尿系病证；②遗精、阳痿、不育等男科病证；③月经不调、崩漏、阴挺、阴痒、不孕、产后恶露不止、带下等妇科病证。

（2）关元

【定位】在下腹部，脐中下3寸，前正中线上。

【主治】①中风脱证、虚劳冷惫、羸瘦无力等元气虚损病证；②少腹疼痛，疝气；③腹泻、痢疾、脱肛、便血等肠腑病证；④五淋、尿血、尿闭、尿频等泌尿系病证；⑤遗精、阳痿、早泄、白浊等男科病；⑥月经不调、痛经、经闭、崩漏、带下、阴挺、恶露不尽、胞衣不下等妇科病证；⑦保健灸常用穴。

（3）气海

【定位】在下腹部，脐中下1.5寸，前正中线上。

【主治】①虚脱、形体羸瘦、脏气衰惫、乏力等气虚病证；②水谷不化、绕脐疼痛、腹泻、痢疾、便秘等肠腑病证；③小便不利、遗尿等泌尿系病证；④遗精、阳痿、疝气；⑤月经不调、痛经、经闭、崩漏、带下、阴挺、产后恶露不止、胞衣不下等妇科病证；⑥保健灸常用穴。

（4）神阙

【定位】在脐区，脐中央。

【主治】①虚脱、中风脱证等元阳暴脱；②腹痛、腹胀、腹泻、痢疾、便秘、脱肛等肠腑病证；③水肿，小便不利；④保健灸常用穴。

（5）中脘

【定位】在上腹部，脐中上4寸，前正中线上。

【主治】①胃痛、腹胀、纳呆、呕吐、吞酸、呃逆、小儿疳疾等脾胃病证；②黄疸；③癫狂痫、脏躁、失眠等神志病。

（6）膻中

【定位】在胸部，横平第四肋间隙，前正中线上。

【主治】①咳嗽、气喘、胸闷、心痛、噎膈、呃逆等胸中气机不畅的病证；②产后乳少、乳痈、乳癖等胸乳病证。

（7）廉泉

【定位】在颈前区，喉结上方，舌骨上缘凹陷中，前正中线上。

【主治】中风失语、暴喑、吞咽困难、舌缓流涎、舌下肿痛、口舌生疮、喉痹等咽喉口舌病证。

（8）承浆

【定位】在面部，颏唇沟的正中凹陷处。

【主治】①口喎、齿龈肿痛、流涎、面肿等口面部病证；②暴喑；③癫痫。

二十一、　常用奇穴

（1）四神聪

【定位】在头部，百会前后左右各旁开1寸，共4穴。

【主治】①头痛，眩晕；②失眠、健忘、癫痫等神志病证。

（2）太阳

【定位】在头部，当眉梢与目外眦之间，向后约一横指的凹陷处。

【主治】①头痛；②目疾；③面瘫，面痛。

（3）夹脊

【定位】在脊柱区，第一胸椎至第五腰椎棘突下两侧，后正中线旁开0.5寸，每侧17穴。

【主治】上胸部的穴位治疗心肺、上肢疾病；下胸部的穴位治疗胃肠疾病；腰部的穴位治疗腰腹及下肢疾病。

（4）十宣

【定位】在手指，十指尖端，距指甲游离缘0.1寸（指寸），左右共10穴。

【主治】①昏迷；②癫痫；③高热，咽喉肿痛；④手指麻木。

（5）四缝

【定位】在手指，第二至五指掌面的近侧指间关节横纹的中央，每手4穴。

【主治】①小儿疳积；②百日咳。

（6）阑尾

【定位】在小腿前侧上部，当犊鼻下5寸，胫骨前缘旁开一横指。

【主治】①急、慢性阑尾炎；②下肢痿痹。

（7）膝眼

【定位】屈膝，在髌韧带两侧凹陷处，在内侧的称为内膝眼，在外侧的称为外膝眼。

【主治】①膝痛，腿痛；②脚气。

经脉的主治概要

经脉	主治概要
手太阴肺经	①胸、肺、咽喉部与肺脏有关病证；②经脉循行部位的其他病证
手阳明大肠经	①头面五官病；②热病；③神志病；④肠胃病；⑤皮肤病；⑥经脉循行部位的其他病证
足阳明胃经	①胃肠病；②头面五官病；③神志病；④热病；⑤皮肤病；⑥经脉循行部位的其他病证
足太阴脾经	①脾胃病；②妇科病；③前阴病；④经脉循行部位的其他病证
手少阴心经	①心、胸、神志病；②经脉循行部位的其他病证
手太阳小肠经	①头面五官病；②热病；③神志病；④经脉循行部位的其他病证
足太阳膀胱经	①脏腑病证；②神志病；③头面五官病；④经脉循行部位的其他病证
足少阴肾经	①头和五官病；②妇科病；③经脉循行部位的其他病证
手厥阴心包经	①心胸、神志病；②胃腑病证；③经脉循行部位的其他病证
手少阳三焦经	①头面五官病；②热病；③胸胁病；④经脉循行部位的其他病证
足少阳胆经	①头面五官病；②肝胆病；③热病；④神志病；⑤胸胁病；⑥经脉循行部位的其他病证
足厥阴肝经	①肝胆病；②妇科病、前阴病；③经脉循行部位的其他病证
督脉	①脏腑病；②神志病；③热病；④头面五官病；⑤经脉循行部位的其他病证
任脉	①脏腑病；②妇科病、前阴病；③颈及面口病；④神志病；⑤虚证；⑥胸腹局部病证

二十二、特定穴

1. **五输穴**　十二经脉肘膝关节以下，被称为井、荥、输、经、合的五个腧穴。《灵枢·九针十二原》曰："所出为井、所溜为荥、所注为输、所行为经、所入为合。"《难经·六十八难》曰："井主心下满，荥主身热，输主体重节痛，经主喘咳寒热，合主逆气而泄。"井穴多用于急救，荥穴多用于治疗热证，输穴多用于治疗关节疼痛，经穴治疗作用不典型，合穴多用于治疗相关脏腑病证。

2. **原穴、络穴**　原穴是十二经脉在腕、踝关节附近各有一个腧穴，是脏腑原气经过和留止的部位。可用于诊断和治疗脏腑疾病。络穴是指络脉从本经别出的部位。临床上常把先病经脉的原穴和后病的相表里经脉的络穴相配合，称为"原络配穴法"。

3. **背俞穴、募穴**　背俞穴是脏腑之气输注于背腰部的腧穴。募穴是脏腑之气结聚于胸腹部的腧穴。腑病多选其募穴治疗，脏病多选其背俞穴治疗。

4. **八脉交会穴**　与奇经八脉相通的十二经脉在四肢部的八个腧穴。

穴名	主治	相配合主治
公孙	冲脉病证	心、胸、胃疾病
内关	阴维脉病证	
后溪	督脉病证	目内眦、颈项、耳、肩部疾病
申脉	阳跷脉病证	
足临泣	带脉病证	目锐眦、耳后、颊、颈、肩部疾病
外关	阳维脉病证	
列缺	任脉病证	肺系、咽喉、胸膈疾病
照海	阴跷脉病证	

5. **八会穴**　脏、腑、气、血、筋、脉、骨、髓等精气所会聚的腧穴。脏会章门，腑会中脘，气会膻中，血会膈俞，筋会阳陵泉，脉会太渊，骨会大杼，髓会绝骨。

6. **郄穴**　十二经脉和奇经八脉中的阴跷脉、阳跷脉、阴维脉、阳维脉之经气深聚的部位。多用于治疗本经循行部位及所属脏腑的急性病证。

第十单元　病因

学▽前▽导▽航

本单元重点掌握六淫的性质及致病特点、七情内伤致病的特点、痰饮的致病特点。注意六淫中寒邪、湿邪的致病特点。饮食偏嗜、瘀血的致病特点为次重点。其余内容熟悉即可。

学▽习▽要▽点

一、六淫

1. **六淫的概念**　风、寒、暑、湿、燥、火六种外感病邪的统称，共同致病特点是外感性、季节性、地域性、相兼性。

2. **六淫的性质及致病特点**

六淫	性质及致病特点
风邪	①风为阳邪，其性开泄，易袭阳位；②风邪善行而数变；③风为百病之长
寒邪	①寒为阴邪，易伤阳气；②寒性凝滞，主痛；③寒性收引
暑邪	①暑为阳邪，其性炎热；②暑性升散，耗气伤津；③暑多夹湿
湿邪	①湿为阴邪，易阻遏气机，损伤阳气；②湿性重浊；③湿性黏滞；④湿性趋下，易袭阴位
燥邪	①燥性干涩，易伤津液；②燥易伤肺
火（热）邪	①火热为阳邪，其性炎上；②火易伤津耗气；③火热易生风动血；④火邪易发肿疡

二、疠气

1. **疠气的概念**　一类具有强烈传染性的外感致病邪气。

2. **疠气的致病特点**　发病急骤，病情较重；一气一病，症状相似；传染性强，易于流行。

三、七情内伤

1. **七情的基本概念**　七情，即喜、怒、忧、思、悲、恐、惊七种情志变化，是人体对客观外界事物的不同反应。

2. **七情内伤致病的特点**

（1）直接伤及内脏：怒伤肝、喜伤心、思伤脾、悲忧伤肺、惊恐伤肾。

（2）影响内脏气机：怒则气上，喜则气缓，恐则气下，惊则气乱，悲则气消，忧则气聚，思则气结。

四、饮食失宜

1. 饮食不节。

2. 饮食不洁。

3. 饮食偏嗜　《素问·五脏生成》曰："多食咸，则脉凝泣而变色；多食苦，则皮槁而毛拔；多食辛，则筋急而爪枯；多食酸，则肉胝皱而唇揭；多食甘，则骨痛而发落。"《素问·生气通天论》曰："味过于酸，肝气以津，脾气乃绝；味过于咸，大骨气劳，短肌，心气抑；味过于甘，心气喘满，色黑，肾气不衡；味过于苦，脾气不濡，胃气乃厚；味过于辛，筋脉沮弛，精神乃央。"

五、劳逸失度

1. **过度劳累**　劳力过度、劳神过度、房劳过度。

2. **过度安逸**　久卧伤气。

六、痰饮

1. **痰饮的概念**　水液代谢的局部或全身障碍所形成的病理产物，浓度较大、黏稠的叫痰，浓度较小、清稀的叫饮。

2. **痰饮的致病特点**

（1）痰饮的病机特点：阻滞气机运行；影响水液代谢的进行；易于蒙蔽心神；致病广泛，变幻多端；病程长。

（2）痰饮的病证特点

分类	病证特点
痰证	喘咳，咳痰；胸闷心悸，神昏，痴呆，癫狂；恶心呕吐，胃脘痞满；瘰疬痰核，肢体麻木，或半身不遂，或成阴疽流注等；眩晕，昏瞀；梅核气证

续表

分类		病证特点
饮证	悬饮	饮留胸胁，则胸胁胀满，咳唾引痛
	支饮	饮在胸膈，则胸闷咳喘，不能平卧
	痰饮	饮留肠间，肠鸣沥沥有声
	溢饮	饮溢肌肤，则肌肤水肿，无汗，身体痛重

七、瘀血

1. **瘀血的概念**　因血运不畅，阻滞于经脉、脏腑及其他部位，包括离经之血积存于体内而形成的病理产物。

2. **瘀血的形成**　气虚、气滞、血寒、血热使血行不畅而瘀滞；内外伤，或气虚失摄，或血热妄行引起血离经脉积存体内而成。

3. **瘀血的共同致病特点**　疼痛；肿块；出血；伴肌肤甲错，脉细涩或结代等。

八、结石

1. **结石的概念**　体内某些部位形成并停滞为病的砂石样病理产物。

2. **结石的致病特点**　多发于肝、肾、胆、胃、膀胱等脏腑；病程较长，病情轻重不一；阻滞气机，损伤脉络。

第十一单元　发病

学 ▼ 前 ▼ 导 ▼ 航

本单元重点掌握发病的基本原理。其余内容熟悉即可。

学 ▼ 习 ▼ 要 ▼ 点

一、发病的基本原理

1. **正气与邪气的概念**　正气是存在于人体内的具有抗邪愈病作用的各种物质的总称。邪气是存在于外在环境中的，或人体内部产生的，具有致病作用的各种因素的总称。

2. 正气不足是发病的内在因素。

3. 邪气是发病的重要条件。

二、影响发病的主要因素

1. **环境因素与发病**　气候因素、地域因素、生活工作环境、社会环境。

2. **体质因素与发病**　决定发病的倾向性；产生对某种病邪的易感性。

3. **精神状态与发病**　精神状态能影响内环境的协调平衡，故能影响发病。

三、 发病的类型

1. **感邪即发**　指感邪后立即发病、发病迅速。

2. **徐发**　感邪后缓慢发病。

3. **伏而后发**　感受邪气后，病邪在机体潜伏一段时间，或在诱因的作用下，过时发病。

4. **继发**　在原发疾病的基础上，继而发生新的疾病。

5. **合病与并病**　合病是两经或两个部位以上同时受邪所出现的病证。并病是感邪后某一部位的证候未了，又出现另一部位的病证。

6. **复发**　疾病初愈或疾病的缓解阶段，在某些诱因的作用下，引起疾病再度发作或反复发作的一种发病形式。

第十二单元　病机

学 ▽ 前 ▽ 导 ▽ 航 ···

本单元重点掌握邪正盛衰、阴阳失调。阴阳格拒易混淆，须特别注意。其余内容熟悉即可。

学 ▽ 习 ▽ 要 ▽ 点 ···

一、 邪正盛衰

1. 邪正盛衰与虚实变化

（1）实：指邪气亢盛，是以邪气盛为矛盾主要方面的一种病理反映。

（2）虚：指正气不足，是以正气虚损为矛盾主要方面的一种病理反映。

2. 邪正盛衰与疾病转归

（1）由实转虚：指因疾病失治或治疗不当，以致病邪久留，损伤人体正气，导致疾病由实转化为虚。

（2）因虚致实：指因正气不足，无力驱邪外出，或正虚，而内生水湿、痰饮、瘀血等病理产物的凝结阻滞，导致疾病由虚转化致实。

（3）虚实夹杂

1）实中夹虚：指以邪实为主，兼见正气虚损的病机变化。

2）虚中夹实：指以正虚为主，兼夹邪实的病机变化。

（4）虚实真假

1）真实假虚：因实邪结聚，阻滞经络，气血不能外达，可导致真实假虚的现象，称为"大实有羸状"。

2）真虚假实：因脏腑的气血不足，运化无力，可导致真虚假实的现象，称为"至虚有盛候"。

二、 阴阳失调

1. 阴阳偏盛

（1）阳偏盛：机体在疾病过程中阳邪偏盛，机能亢奋，热量过剩的病理状态。表现为实热证。

（2）阴偏盛：机体在疾病过程中阴邪偏盛，机能障碍或减退，产热不足，以及病理性代谢产物积聚的病理状态。表现为实寒证。

2. 阴阳偏衰

（1）阳偏衰：机体阳气虚损，机能减退或衰弱，热量不足的病理状态。表现为虚寒证。

（2）阴偏衰：机体精、血、津液等物质亏耗，以及阴不制阳，导致阳相对亢盛、机能虚性亢奋的病理状态。表现为虚热证。

3. 阴阳互损

（1）阴损及阳：阴虚导致阳虚，继而形成阴阳两虚的病机。

（2）阳损及阴：阳虚导致阴虚，继而形成阴阳两虚的病机。

4. 阴阳格拒

（1）阴盛格阳：阴寒之邪壅盛于内，逼迫阳气浮越于外，使阴阳之气不相顺接，相互格拒的病理状态。属真寒假热证。

（2）阳盛格阴：邪热过盛，深伏于里，阳气被遏，郁闭于内，不能外透布达于肢体，从而形成阴阳格拒、排斥，而格阴于外的病理状态。属真热假寒证。

5. 阴阳亡失

（1）亡阳：机体的阳气发生突然性脱失，而致全身机能突然严重衰竭的一种病理状态。

（2）亡阴：机体由于阴液发生突然性的大量消耗或丢失，而致阴精亏竭、滋养濡润功能丧失、全身机能严重衰竭的一种病理状态。

三、 气血失常

1. **气的失常**　气滞、气逆、气陷、气闭、气脱。
2. **血的失常**　血不足、出血、血瘀。
3. **气血关系失调**　气滞血瘀、气不摄血、气随血脱、气血两虚、气血失和。

四、 津液代谢失常

1. **津液不足**　津液亏少，脏腑组织失于濡养，产生一系列干燥失润的病理状态。
2. **津液输布、排泄障碍**　湿浊困阻、痰饮凝聚、水液潴留。
3. **津液与气血关系失调**　水停气阻、气随津脱、津枯血燥、津亏血瘀、血瘀水停。

五、 内生"五邪"

1. **风气内动**　是机体阳气亢逆变动而形成的一种病理状态。《素问·至真要大论》

云："诸风掉眩，皆属于肝。"表现为热极生风、肝阳化风、阴虚风动、血虚生风、血燥生风。

2. **寒从中生**　指机体阳气虚衰，温煦气化功能减退，导致生理功能活动衰退，虚寒内生，或阳虚阴盛，阴寒之邪弥漫的病理状态。《素问·至真要大论》云"诸寒收引，皆属于肾。"

3. **湿浊内生**　指由于脾的运化功能和输布津液的功能障碍，引起水湿痰浊等蓄积停滞的病理状态。《素问·至真要大论》云："诸湿肿满，皆属于脾。"

4. **津伤化燥**　指机体津液不足，机体各组织器官和孔窍失其濡润，出现干燥枯竭的病理状态。《素问·阴阳应象大论》云："燥胜则干。"

5. **火热内生**　指阳盛有余，或阴虚阳亢，或气血郁滞，或病邪郁结，产生的火热内扰、机能亢奋的病理状态。表现为阳气过盛化火、邪郁化火、五志过极化火、阴虚火旺。

六、疾病传变

1. **疾病传变的形式**　病位传变、病性传变（寒热转化、虚实转化）。
2. **影响疾病传变的因素**　体质因素、病邪因素、地域因素和气候因素、生活因素。

第十三单元　防治原则

学 ▽ 前 ▽ 导 ▽ 航 ....

本单元重点掌握正治与反治的概念、适应证，两者极易混淆，要特别注意。调整阴阳、三因制宜为次重点，其余内容熟悉即可。

学 ▽ 习 ▽ 要 ▽ 点 ....

一、预防

1. **未病先防**

（1）养生以增强正气。

（2）防止病邪损害：避其邪气、药物预防。

2. **既病防变**　疾病已经发生，则应争取早期诊断，早期治疗，采取控制疾病传变的方法，以防止疾病的发展，即"先安未受邪之地"。

（1）早期诊治。

（2）控制疾病的传化。

二、治则

1. 正治与反治

（1）正治：指采用与其疾病证候性质相反的方药进行治疗的原则。又称"逆治"。包括寒者热之、热者寒之、虚则补之、实则泻之等。

（2）反治：指顺从病证的外在假象而治的原则。又称"从治"。

治法	概念	适应证
热因热用	以热治热，用热性药物来治疗具有假热征象的病证	用于阴盛格阳的真寒假热证
寒因寒用	以寒治寒，用寒性药物来治疗具有假寒征象的病证	用于阳盛格阴的真热假寒证
塞因塞用	以补开塞，用补益方药来治疗具有闭塞不通症状的病证	用于体质虚弱，脏腑精气功能减退而出现闭塞症状的真虚假实证
通因通用	以通治通，用通利之方药治疗具有实性通泄症状的病证	用于因实邪内阻出现通泄症状的真实假虚证

2. 治标与治本　"本"和"标"主要用以说明病变过程中各种矛盾的主次关系。包括急则治其标，缓则治其本，标本兼治。

3. 扶正与祛邪

（1）概念：扶正即扶助正气，增强体质，提高机体的抗邪及康复能力。祛邪即祛除病邪，使邪去而正安。

（2）运用：单纯扶正、单纯祛邪、扶正与祛邪兼用、先祛邪后扶正、先扶正后祛邪。

4. 调整阴阳

（1）损其偏盛：如阳热亢盛的实热证，应"治热以寒"，即用"热者寒之"之法。

（2）补其虚衰：如阴虚不能制阳，应滋阴以制阳，所谓"壮水之主，以制阳光"。如阳虚不能制阴，应补阳以制阴，所谓"益火之源，以消阴翳"。根据阴阳互根互用的原理，在治疗阴阳偏衰时，还应注意"阳中求阴"或"阴中求阳"。

（3）阴阳并补。

（4）回阳救阴。

5. 调理气血　可按"余者泻之，不足补之"的原则治疗，使气血关系恢复协调。

6. 三因制宜

（1）因时制宜："用寒远寒，用凉远凉，用温远温，用热远热。食宜同法。"

（2）因地制宜："西北之气，散而寒之；东南之气，收而温之。所谓同病异治也。"

（3）因人制宜：根据患者的年龄、性别、体质、生活习惯等不同考虑治疗原则。

1）年龄：老年人生机衰退，气血阴阳亏虚，病多虚证或虚实夹杂，虚证宜补，攻邪宜慎，药量较青壮年为轻。小儿生机旺盛，但气血未充，脏腑娇嫩，易寒易热，易虚易实，病情变化较快，忌投峻剂，少用补益，药量宜轻。

2）性别：妇女有经、带、胎、产之别，用药宜慎。妊娠期间，凡峻下、破血、滑利、走窜等伤胎或有毒之品，当禁用或慎用。

3）体质：阳盛或阴虚之体，慎用温热之剂；阳虚或阴盛之体，则应慎用寒凉之药。

第二章

中医诊断学

章 ▼ 节 ▼ 提 ▼ 示

本章主要介绍中医诊断疾病的基本原则、望闻问切四诊、八纲、病性辨证、脏腑辨证等内容。学习重中之重在对中医四诊的梳理、掌握。无论是学习还是临床诊疗都应夯实基础，注重中医思维，理论联系实际。

第一单元　中医诊断疾病的基本原则

学 ▼ 前 ▼ 导 ▼ 航

本单元熟悉中医诊断疾病的基本原则。

学 ▼ 习 ▼ 要 ▼ 点

1. **整体审查**　诊察疾病时，既要观察病人当前的、局部的、明显的病理改变，又要审察其全身情况及其外在环境，内外结合，整体与局部统一审察。

2. **诊法合参**　诊察疾病时，要望、闻、问、切四诊并重，诸法参用，综合收集病情资料。

3. **病证结合**　诊断疾病时，既要辨别所患的疾病，从疾病全过程、特征上认识疾病的本质，又要辨别所属的证候，从疾病当前的表现中判断病变的位置与性质，把辨病与辨证结合起来，全面认识疾病的本质。

第二单元　问诊

学 ▼ 前 ▼ 导 ▼ 航

本单元重点掌握问寒热、问饮食口味、问二便，因其在临床诊疗中意义重大。其余内容为次重点。

学 ▼ 习 ▼ 要 ▼ 点

一、问寒热

寒热	临床表现	临床意义
恶寒发热	恶寒重发热轻	风寒表证，主外感风寒
	发热重恶寒轻	风热表证，主外感风热
	发热轻而恶风	伤风表证，主外感风邪

续表

寒热			临床表现	临床意义
但寒不热			新病恶寒	实寒证
			久病畏寒	里虚寒证
但热不寒	壮热		高热持续不退，体温在39℃以上，不恶寒反恶热	里实热证
	潮热	日晡潮热	日晡申时（下午3~5时）热势较高	阳明腑实证
		午后潮热	午后发热明显，身热不扬	湿温潮热
		午后或夜间潮热	午后或入夜低热，或五心烦热，骨蒸发热	阴虚潮热
	微热		发热不高，体温一般在38℃以下，或仅自觉发热	气虚、阴虚、气郁证
寒热往来			恶寒与发热交替发作	半表半里证

二、问汗

汗证	临床表现	临床意义
自汗	醒时经常汗出，活动后更甚	气虚证和阳虚证
盗汗	睡则汗出，醒则汗止	阴虚证
绝汗	冷汗淋漓如水，伴面色苍白，肢冷脉微	亡阳
	汗热而黏如油，伴躁扰烦渴，脉细数疾	亡阴
战汗	先见恶寒战栗而后汗出	见于温病或伤寒邪正剧烈斗争的阶段，是疾病发展的转折

三、问疼痛

1. 疼痛的性质

性质	临床表现	临床意义
冷痛	疼痛有冷感而喜暖	寒证
灼痛	疼痛有灼热感而喜凉	热证
走窜痛	疼痛部位游走不定，或走窜攻冲作痛	气滞证
	四肢关节疼痛游走不定	风胜行痹证
固定痛	胸胁脘腹等处固定作痛	血瘀证
	四肢关节固定作痛	寒湿、湿热阻滞或热壅血瘀
胀痛	时发时止、气泄得缓	气滞证
	头部胀痛或目胀而痛	肝阳上亢或肝火上炎
刺痛	疼痛如针刺	血瘀证
重痛	疼痛兼有沉重感	湿证、肝阳上亢，气血上壅
酸痛	疼痛兼有酸软感	湿证、肾虚骨髓失养、剧烈运动后肌肉疲劳

续表

性质	临床表现	临床意义
绞痛	疼痛剧烈如刀绞割	实证、寒证
空痛	疼痛兼有空虚感	气血精髓亏虚，脏腑经络失养，属虚证
隐痛	疼痛不甚剧烈，绵绵不休，但尚可忍耐	精血亏损或阳气不足，脏腑经络失养虚证
掣痛	抽掣牵引作痛，由一处连及他处疼痛	血虚经脉失养，或寒凝经脉阻滞

2. 疼痛的部位

部位	临床表现	临床意义
头痛	前额部疼痛连及眉棱骨	阳明经头痛
	头部两侧疼痛	少阳经头痛
	后头枕部疼痛连及项部	太阳经头痛
	颠顶痛	厥阴经头痛
胸痛	胸前"虚里"部位作痛，或心痛彻背，掣及左肩、左臂	病位在心
	胸膺作痛，伴咳嗽	病位在肺
胁痛	胁的一侧或两侧疼痛	与肝胆病变有密切关系
胃脘痛	进食后疼痛加剧	实证，因寒、热、食积、气滞和瘀血等致胃失和降所致
	进食后疼痛缓解	虚证，因胃阴虚，或胃阳不足致胃失所养所致
腹痛	大腹痛	为脾胃及肝胆病变
	脐腹痛	为小肠和脾的病变
	小腹痛	为肾、大小肠、膀胱、女子胞宫的病变
	少腹痛	为肝经不畅或大肠的病变

四、 问头身胸腹

1. 头晕胀痛，伴口苦易怒、舌红、脉弦数者，为肝火上炎所致。

2. 头晕而重，如物缠裹，伴痰多、苔腻者，为痰湿内阻所致。

3. 外伤后头晕刺痛者，属瘀血阻滞所致。

4. 头晕胀痛，头重脚轻，伴耳鸣目花，腰膝酸软，舌红少苔，每因恼怒而加剧者，为肝阳上亢证。

五、　问耳目

1. 问耳

耳病	临床表现	临床意义
耳鸣	突发耳鸣，声大如雷，或如蛙叫，或如潮声，按之鸣声不减	肝胆火盛、痰火壅结、气血瘀阻、风邪上袭及药毒损伤耳窍，属实证
	渐觉耳鸣，声音细小，如闻蝉鸣，按之鸣声减轻或暂止	肾精亏虚、肝肾阴血亏虚、脾气亏虚等致耳窍失养，属虚证
耳聋	新病耳暴聋，如棉塞耳	外邪或肝胆之火循经上扰所致，属实证
	久病耳渐聋	精气虚衰，清窍失充所致，属虚证

2. 问目

（1）目眩，兼面赤、头胀、头痛、头重等，为风火上扰、痰湿上蒙、肝火上炎所致，属实证。

（2）目眩，伴神疲、气短或头晕、耳鸣等，为中气下陷，清阳不升，或肝肾不足，精血亏虚所致，属虚证。

六、　问睡眠

睡眠	临床表现	临床意义	
失眠	伴心悸心烦、腰酸耳鸣	虚证	阴虚火旺
	伴多梦易醒、心悸、神疲、食少		心脾两虚
	伴多梦易惊、胆怯心悸		心虚胆怯
	伴心烦、口干、舌燥	实证	心火炽盛
	伴急躁易怒、头胀头晕		肝郁化火
	伴胸闷心烦、泛恶嗳气		痰热内扰
	伴嗳腐吞酸、脘腹胀满		食滞胃脘
嗜睡	困倦嗜睡，伴头目昏沉、脘痞肢重	痰湿困脾	
	饭后困倦嗜睡，伴纳呆腹胀、少气懒言	脾虚失运	

七、　问饮食口味

1. 口渴与饮水

口渴与饮水	临床表现	临床意义
口渴多饮	大渴喜冷饮，伴壮热、大汗出	里热证
	口渴咽干，夜间尤甚，伴颧红盗汗、五心烦热	阴虚火旺证
	口渴多饮，伴多尿、多食易饥、体渐消瘦	肺燥津伤，消烁肺胃肾之气阴

续表

口渴与饮水	临床表现	临床意义
渴不多饮	口渴而不多饮，伴身热不扬、身重脘闷、苔黄腻	湿热证
	口渴饮水不多，伴身热夜甚、心烦不寐、舌红绛	热入营血证
	口渴喜热饮，饮水不多，或水入即吐	痰饮内停证
	口干，但欲漱水不欲咽，舌紫暗或有紫斑	瘀血内阻证

2. 食欲与食量

食欲与食量	临床表现	临床意义
食欲减退	新病食欲减退	邪气影响脾胃功能，正气抗邪的保护性反应
	久病食欲减退，伴食后腹胀、面黄肢倦	脾胃虚弱证
	食少纳呆，伴脘闷腹胀、身重、苔腻	湿盛困脾证
	纳呆少食，嗳腐食臭，脘腹胀闷	食滞胃肠证
厌食	厌食，兼嗳气酸腐、脘腹胀闷	食滞胃肠证
	厌食油腻，伴胁肋灼热胀痛	肝胆湿热证
	孕妇有厌食反应	妊娠后冲脉之气上逆，影响胃之和降，轻者为妊娠早期的生理现象
消谷善饥	兼口干渴、形体消瘦、大便秘结	胃火炽盛证
	形体反见消瘦，伴多饮、多尿	消渴病
饥不欲食	有饥饿感，但不想进食，或勉强进食，量亦很少	胃阴虚证、蛔虫内扰

3. 口味

口味	临床表现	临床意义
口淡	味觉减退，口中乏味，甚至无味	脾胃虚弱或寒湿困脾证
口甜	自觉口中有甜味	脾胃湿热证
口黏腻	自觉口中黏腻不爽	湿证、痰饮证和食滞胃肠证
口酸	自觉口中有酸味，或泛酸，甚则闻之有酸腐气味	肝胃不和证
口涩	自觉口中有涩味，如食生柿子	燥证、热证
口苦	自觉口中有苦味	热证
口咸	自觉口中有咸味	肾虚、寒证

八、问二便

1. 大便

大便异常	临床表现		临床意义
便次异常	便秘	便秘，兼见腹胀满拒按、壮热、舌红	肠热腑实证
		便干，兼咽干、少苔	阴虚证
		便秘，兼畏寒喜热	阳虚寒凝证
		有便意，但临厕努挣难出，或大便难解，便后乏力	脾肺气虚证
	泄泻	腹痛泄泻，泻后痛减，便臭如败卵，兼嗳腐酸臭	伤食证
		泻下急迫，泻而不爽，色黄糜秽臭，伴肛门灼热	大肠湿热证
		腹痛作泄，泻后痛减，与情志有关	肝郁脾虚证
		五更腹痛泄泻，泻后则安	脾肾阳虚证
		便溏，兼纳少、腹胀	脾气虚证
便质异常	完谷不化		病久体弱见之，多为脾肾阳虚；新起者，多为食滞胃肠
	溏结不调	大便时干时稀	肝郁脾虚证
		大便先干后溏	脾虚证
	脓血便		肠道湿热证
	便血	血附在大便表面或于排便前后滴出，血色鲜红，为近血	病在大肠、肛门，属热证、实证，病较轻浅
		血色暗红或紫黑，或色黑如柏油状者，为远血	病在小肠和胃脘，病情深重，虚证居多
排便感异常	肛门灼热		大肠湿热下注，或大肠郁热下迫直肠
	里急后重		湿热内阻，肠道气滞
	肛门气坠		脾虚气陷证

2. 小便

小便异常	临床表现		临床意义
尿次异常	小便频数	新病小便频数，短赤而急迫	湿热蕴结膀胱，属实证
		久病小便频数，量多色清，夜间明显	肾阳不足，肾气不固，膀胱失约，属虚证
	癃闭	小便不畅，点滴而出者为癃；小便不通，点滴不出者为闭	肾阳气虚，气化不利，属虚证
			湿热下注，或瘀血、结石、败精阻滞，膀胱气化失司，尿路阻塞，属实证

续表

小便异常	临床表现		临床意义
尿量异常	尿量异常	小便清长、量多	阳虚不能蒸化水液，水津直趋膀胱，属虚证、寒证
		多尿、多饮而形体消瘦	消渴病
	尿量减少	小便短少而赤	热盛津伤，属热证
		小便量少，伴身体浮肿	脏腑功能失常，气化不利，水湿内停，属虚证或虚实夹杂证
排尿感异常	尿道涩痛		见于湿热下注所致的淋证
	尿后余沥		肾气虚弱所致，见于老年或久病体衰
	小便失禁		属肾气不固证
	遗尿		属肾气不固证

第三单元　望诊

学▼前▼导▼航

本单元重点掌握望神、望面色的临床表现及临床意义。望排出物与分泌物、望小儿指纹为次重点。其余内容熟悉即可。

学▼习▼要▼点

一、望神

		临床表现	临床意义
得神		神志清楚，语言清晰，面色荣润，含蓄不露，表情自然，两目灵活，明亮有神，反应灵敏，活动自如，呼吸平稳，肌肉不削	健康者；有病，精气未衰，病轻易治，预后良好
失神	精亏神衰	精神萎靡，甚则意识模糊，语声低微，面色无华，晦暗暴露，两目晦暗，呆滞无光，反应迟钝，动作艰难，呼吸气微或喘促，形体消瘦，甚至骨枯肉脱，手撒尿遗	精气大伤，机能衰减，多见于慢性久病之人，预后不良
	邪盛神乱	壮热烦躁，四肢抽搐，或神昏谵语，循衣摸床，撮空理线，或猝倒神昏，两手握固，牙关紧闭等	邪气亢盛，热扰神明，机能严重障碍，多见于急性病人，病情较重
假神		神昏或精神极度萎靡，突然神识似清，想见亲人，或言语不休，但精神烦躁不安；面色晦暗，却一时出现两颧泛红如妆；本无食欲，突然索食，且饮食增多，甚者暴食等	脏腑精气极度衰竭，正气将脱，阴不敛阳，虚阳外越，阴阳即将离决

二、 望面色

1. 常色与病色

（1）常色：健康人面部的色泽。特点是明润、含蓄。分为主色、客色。

（2）病色：疾病状态时的面部色泽。特点是晦暗、暴露。

2. 五色主病

五色	临床表现		临床意义
赤色	满面通红	热证、戴阳证	实热证
	午后两颧潮红		阴虚证
	久病重病面色苍白，仅颧红如妆，游移不定		戴阳证
白色	淡白无华，唇舌色淡	虚证（血虚、气虚、阳虚）、寒证、失血	血虚或失血证
	面色㿠白		阳虚证
	面色㿠白伴虚浮		阳虚水泛证
	面色苍白		阳气暴脱、气血暴脱或阴寒内盛证
黄色	萎黄（淡黄、枯槁无光）	脾虚、湿证	脾胃气虚证
	黄胖（面黄浮肿）		脾虚湿蕴证
	黄疸　色黄鲜明如橘皮		阳黄（湿热证）
	面黄晦暗如烟熏		阴黄（寒湿证）
青色	面色淡青或青黑	寒证、痛证、血瘀、惊风	寒证
	面色青灰，口唇青紫		心脉瘀阻
	小儿高热，两眉之间、鼻柱、唇周色青		惊风先兆
黑色	面黑暗淡	肾虚、寒证、水饮、血瘀、痛剧	肾阳虚证
	面黑干焦		肾阴虚证
	眼眶周围发黑		肾虚水饮或寒湿带下
	面色黧黑，肌肤甲错		瘀血

三、 望形态

1. 望形体

（1）体强：形气有余。

（2）体弱：形气不足。

（3）肥胖

1）胖而能食，肌肉坚实：形盛有余，健康。

2）肥而食少，肉松皮缓：形盛气虚，属脾虚湿盛证。

（4）消瘦

1）形瘦食少：脾胃虚弱证。

2）形瘦食多：胃火炽盛证。

2. 望姿态

（1）动静姿态

1）喜动：阳证、热证、实证。

2）喜静：阴证、寒证、虚证。

（2）体位变化

体位	临床表现	临床意义
坐形	坐而仰首，胸胀气粗	肺实气逆证
	坐而喜俯，少气懒言	肺虚体弱
卧式	面常向外，仰面躁动，身轻易转，揭去衣被	阳证、实证、热证
	面常向内，蜷缩静卧，身重难转，喜加衣被	阴证、寒证、虚证
立姿	站立不稳，其态似醉，并见眩晕	肝风内动或脑有病变
	不耐久立，欲依靠他物支撑	气血虚衰
特殊姿态	行走时突然止步，以手护心胸，面色青灰，口唇青紫	心脉痹阻的真心痛
	以手护脘腹，俯身前倾	脘腹痛
	以手护腰，弯腰曲背，行动艰难	腰腿病

（3）异常动作

1）抽搐：属痉病。

2）颤动：见于外感急性热病，为动风先兆；见于内伤久病虚证，属阴血亏虚，筋脉失养，虚风内动证。

3）偏瘫：属中风病。

4）萎软：属痿证。

5）强直：属痹病。

四、望头面五官

1. 望头面

（1）头形：一般新生儿约 34cm，6 个月时约 42cm，1 周岁时约 45cm，2 岁时约 47cm，3 ~4 岁约增加 1.5cm。

1）头大：先天不足，肾精亏损，水液停聚于脑。

2）头小：肾精不足，颅骨发育不良。

3）方形：先天不足，后天失养，颅骨发育不良。

（2）囟门：前囟呈菱形，出生后 12 ~18 个月内闭合。后囟呈三角形，出生后 2 ~4 个月内闭合。

1）囟填：温病火邪上攻，或脑髓有病，或颅内水液停聚。

2）囟陷：吐泻伤津、气血不足和先天精气亏虚、脑髓失充。

3）解颅：肾气不足，发育不良，多见于佝偻病。

（3）头发

	临床表现	临床意义
发黄	病后发黄稀疏而细，干枯，缺乏光泽，易折易落	精血不足证
	发结如穗，枯黄无泽	疳积病
发白	伴耳鸣、腰膝酸软	肾精亏损
	伴失眠健忘	劳神伤血
脱发	青壮年头发稀疏易落，兼眩晕健忘、腰膝酸软	肾虚早衰
	伴头皮发痒、多屑、多脂	血热化燥
	突然片状脱落，显露圆形或椭圆形光亮头皮	血虚受风

2. 望目

（1）目部的脏腑部位

1）瞳仁：水轮，属肾。

2）黑睛：风轮，属肝。

3）两眦血络：血轮，属心。

4）白睛：气轮，属肺。

5）眼睑：肉轮，属脾。

（2）目形

1）目胞浮肿：水肿。

2）眼窝凹陷：津伤液脱或气血不足。

3）眼球突出，兼喘咳上逆为肺胀；兼颈前肿胀，急躁易怒，为瘿气。

4）针眼、眼丹：风热邪毒或脾胃蕴热上攻于目。

（3）目态

目态		临床意义
瞳孔缩小		肝胆火炽，或劳损肝肾，虚火上扰。亦可见于中毒。某些西药可导致药物性瞳孔缩小
瞳孔散大		常见于眼部疾病，亦可见于杏仁中毒，以及某些西药导致的药物性瞳孔散大
目睛凝视	瞪目直视	精血受伤，筋脉失养，脏腑精气将绝，属病危
	戴眼反折	多见于惊风、痉厥或为脏腑精气衰极而肝风内动之危候
	横目斜视	属肝风内动之危候
昏睡露睛		属脾胃虚衰，或吐泻伤津和慢脾风的患儿
眼睑下垂	双睑下垂	先天不足，脾肾亏虚
	单睑下垂，或双睑下垂不一	脾气虚衰，或外伤

3. 望齿龈

（1）牙齿

	临床表现	临床意义
色泽	牙齿干燥	热盛伤津，胃阴已伤
	齿燥如石	胃肠热极，津液大伤
	齿燥如枯骨	肾精枯竭，精不上荣之重证
	牙齿枯黄脱落	见于久病者，多为骨绝
	齿焦有垢	胃肾热盛，但气液未竭
	齿焦无垢	胃肾热甚，气液已竭
动态	牙齿稀疏松动，齿根外露	肾虚、虚火上炎
	咬紧牙关难开	风痰阻络，或热盛动风
	病中咬牙龂齿	热盛动风证
	睡中龂齿	胃热或虫积所致，亦可见于常人

（2）牙龈

	临床表现		临床意义
色泽	牙龈淡白		气虚或失血
	牙龈红肿兼疼痛		胃火亢盛
形态	牙龈肿胀	牙龈红肿	胃火上炎
		肿胀不红	虚火，或湿证
	牙龈干瘪（牙宣）		胃阴不足，或肾气亏虚，虚火燔灼
	牙缝出血（齿衄）	牙龈红肿热痛而出血	胃火上炎、心肝火盛
		牙龈不痛不红微肿而出血	脾不统血或肾火伤络
	齿龈溃烂（牙疳）		外感疫疠之气，毒火上燔

4. 望咽喉

	临床表现		临床意义
色泽	咽部深红，肿痛明显		肺胃热毒上攻咽喉
	咽部嫩红，肿痛不显		肾阴亏虚、虚火上炎
	咽部淡红微肿，或漫肿		痰湿凝聚
形态	红肿	咽喉红肿肥大，表面或有脓点，咽痛（乳蛾）	肺胃热毒
	成脓	咽部肿痛，肿势高突，色深红，周围红晕紧束	脓已成
		肿势散漫，无明显界限，疼痛不甚	未成脓
	溃烂	分散浅表	肺胃之热尚轻或虚火上炎
		成片或洼陷	肺胃火毒壅盛
		咽部溃腐日久，周围淡红，或苍白	虚证

续表

	临床表现	临床意义
伪膜	松厚，容易拭去	肺胃热浊之邪上壅于咽
	坚韧，不易拭去，重剥出血，很快复生（白喉、疫喉）	肺胃热毒伤阴

五、望皮肤

1. 斑疹

斑疹	临床表现
斑	皮肤黏膜出现深红色或青紫色片状斑块，平铺于皮肤，抚之不碍手，压之不褪色
疹	皮肤出现红色或紫红色粟粒状疹点，高出皮肤，抚之碍手，压之褪色

2. 疮疡

疮疡	临床表现	临床意义
痈	患部红肿高大，根盘紧束，焮热疼痛，并能形成脓疡。特点为未脓易消、已脓易溃、脓液黏稠、疮口易敛	湿热火毒蕴结，气滞血瘀
疽	患部漫肿无头，皮色不变或晦暗，局部麻木，不热少痛。特点为未脓难消、已脓难溃、脓汁稀薄、疮口难敛、溃后易伤筋骨	气血亏虚，阴寒凝滞
疔	患部形小如粟，根深如钉，漫肿灼热，麻木痒痛	竹木刺伤，或外感风热火毒、疫毒
疖	患部形小而圆，红肿热痛不甚，根浅，出脓即愈	外感热毒或湿热蕴结

六、望排出物与分泌物

1. 望痰

痰色	临床表现	临床意义
白痰	痰白清稀，量较多（寒痰）	寒邪阻肺，津凝成痰，或脾阳不足，湿聚为痰
	痰白滑，量多，易于咳出（湿痰）	脾气湿聚成痰
	痰白质黏，量少难于咳出（燥痰）	燥邪伤肺或阴虚肺燥
黄痰	痰黄黏稠有块（热痰）	邪热犯肺，煎津为痰
痰中带血	痰中带有血丝或鲜血，或有血块	阴虚火旺或热邪灼伤肺络

2. 望涕

望涕	临床表现	临床意义
清涕	新病鼻塞流清涕	外感风寒证
	阵发性清涕，量多如注，伴喷嚏频作（鼻鼽）	风寒束肺证
浊涕	新病鼻流浊涕	外感风热证
	久流浊涕，质稠量多，气腥臭（鼻渊）	湿热蕴滞证

七、 望小儿指纹

1. **正常小儿指纹**　在食指掌侧前缘，隐隐显露于掌指横纹附近，纹色淡红，呈单支且粗细适中。

2. **病理小儿指纹**

（1）三关测轻重

1）风关附近：邪气入络。

2）达气关：邪气入经。

3）达命关：邪入脏腑。

4）透关射甲：病属凶险，预后不良。

（2）浮沉分表里

1）浮而显露：病邪在表。

2）沉隐不显：病邪在里。

（3）红紫辨寒热

1）色鲜红：外感表证、寒证。

2）色紫红：里热证。

3）色青：惊风证、痛证。

4）色淡白：脾虚、疳积。

（4）淡滞定虚实

1）浅淡而纤细：虚证。

2）浓滞而增粗：实证。

第四单元　望舌

学 ▼ 前 ▼ 导 ▼ 航

本单元的内容在临床各科的辨证论治中都会用到，为重中之重。望舌质、望舌苔均应重点掌握。特别注意淡白舌、绛舌、齿痕舌、黄腻苔的临床意义。熟悉舌与脏腑的关系。

学 ▼ 习 ▼ 要 ▼ 点

一、 舌诊原理

舌与脏腑的关系：①舌尖：心肺。②舌中：脾胃。③舌根：肾。④舌两侧：肝胆。

二、 望舌质

1. 舌色

舌色	临床表现		临床意义
淡白舌	淡白舌，舌体瘦薄	气血两虚证、阳虚证	气血两虚证
	淡白舌，舌体胖嫩，舌边有齿痕		阳虚水停证
红舌	舌色稍红，或仅见舌边尖略红	热证	外感表热证初起
	红舌，兼有芒刺或黄苔		实热证
	舌尖红		心火上炎
	舌两边红		肝经有热
	红舌而少苔，舌体小，或有裂纹		虚热证
绛舌	舌绛有苔	里热亢盛、阴虚火旺证	温热病热入营血，或脏腑内热炽盛
	舌绛少苔或无苔，或有裂纹		久病阴虚火旺，或热病后期阴液耗损
青紫舌	舌淡而青紫，舌苔湿润	血气瘀滞	阴寒内盛，阳气虚衰，血脉瘀滞，属阳虚阴盛证
	舌红绛泛青紫色，苔少而干		热毒炽盛，灼耗营血，气血壅滞，属热证
	舌色紫暗，或舌上有瘀斑、瘀点		血瘀证

2. 舌形

舌形		临床表现	临床意义	
老嫩舌	老舌	舌质纹理粗糙或皱缩，坚敛而不柔软，舌色较暗	实证	
	嫩舌	舌质纹理细腻，浮胖娇嫩，舌色浅淡	虚证	
胖瘦舌	胖大舌	舌淡胖大	水湿、痰饮证	脾肾阳虚，痰湿内盛
		舌红胖大		脾胃湿热，或痰热内蕴，或平素嗜酒，湿热酒毒上泛
	瘦薄舌	舌淡白而瘦薄	气血两虚、阴虚火旺证	久病气血两虚证
		舌红绛干燥而瘦薄，少苔或无苔		阴虚火旺证
裂纹舌		舌红绛有裂纹	热盛伤津、阴液亏虚、血虚证	热盛伤津，或阴虚液损
		舌淡白有裂纹		血虚不润
		生来舌面上就有较浅的裂沟、裂纹，裂沟中一般有舌苔覆盖，且无不适		先天舌裂
齿痕舌		舌淡胖大而润，舌边有齿痕	脾虚、湿停证	寒湿壅盛，或阳虚水停证
		淡红，舌边有齿痕		脾虚或气虚致湿停而成
		舌淡红而嫩，舌体不大，边有轻微齿痕		可为先天性齿痕，多见于小儿或气血不足者

3. 舌态

舌态	临床表现		临床意义
强硬舌	舌红绛少津而强硬	实热证或风痰阻络证	热盛证
	舌强硬而胖大，舌苔厚腻		风痰阻络证
	突作舌强硬，伴语言謇涩，肢体麻木、眩晕		中风先兆
痿软舌	舌红绛少苔而痿软	阴虚、气血俱虚证	外感热病后期，邪热伤阴，或内伤久病，阴虚火旺
	舌枯白无华而痿软		久病气血俱虚证
颤动舌	久病舌淡白而颤动	热盛、阳亢、阴亏、血虚	血虚动风证
	新病舌绛紫而颤动		热极生风证
	舌红少津少苔而颤动		阴虚动风证
歪斜舌	伸舌时舌体偏向一侧	多见于中风或中风先兆，或外伤	
吐弄舌	舌伸于口外，不即回缩，为吐舌；舌微露出口，立即收回，或舐口唇上下左右，摇摆不停，为弄舌	多见于小儿，提示心脾有热，或为动风先兆，或见于先天愚型儿	
短缩舌	舌短缩，色淡或青紫而湿润	常与舌痿软并见，属病情危重	寒凝筋脉，或气血虚衰证
	舌短缩而胖大，苔滑腻		脾虚痰蕴，风痰阻络
	舌短缩，色红绛而干		热病伤津证
	先天短缩舌		先天性舌系带过短，亦可影响舌体伸出

4. **舌下脉络**　正常人络脉颜色暗红，无怒张、紧束、弯曲、增生。

（1）舌下络脉细而短，色淡红，周围小络脉不明显者，为气血不足，脉络不充所致。

（2）舌下络脉粗胀，或呈青紫、紫红、绛紫、紫黑色，或舌下细小络脉呈暗红色或紫色网状，或舌下络脉曲张如紫色珠子状大小不等改变，为血瘀的征象。

三、 望舌苔

1. 苔质

苔质		临床表现	临床意义
薄厚苔	薄苔	透过舌苔能隐隐见到舌体	疾病初起，病邪在表，病情轻浅
	厚苔	透过舌苔不能见到舌体	病邪入里，或食积痰湿，病情较重
润燥苔	润苔	舌苔干湿适中，不滑不燥	正常舌苔；病中见润苔，提示津液未伤
	滑苔	舌面水分过多，伸舌欲滴，扪之湿而滑	水湿内停
	燥苔	苔质粗糙如砂石，扪之糙手，津液全无	热盛伤津或阴液亏耗的病证，提示津液已伤。亦有因痰饮、瘀血、阳气被遏等，致津液不能上蒸濡润舌苔而成

续表

苔质		临床表现	临床意义
腐腻苔	腐苔	苔质颗粒疏松，粗大而厚，形如豆腐渣堆积舌面，揩之可去	食积胃肠，或痰浊内蕴
	腻苔	苔质颗粒细腻致密，揩之不去，刮之不脱，如涂有油腻之状	湿浊、痰饮、食积等病证
剥落苔	剥苔	舌面本有苔，疾病过程中舌苔全部或部分脱落，脱落处光滑无苔	胃气不足，胃阴枯竭，或气血两虚。舌淡苔剥为血虚，或气血两虚证
	镜面舌	镜面舌，舌色㿠白，甚则毫无血色	营血大虚，阳气虚衰，病重难治
		镜面舌，舌色红绛	胃阴枯竭，胃乏生气之兆，属阴虚重证
真假苔	真苔	舌苔紧贴舌面，似从舌里生出，乃胃气所生	胃气尚存
	假苔	舌苔浮涂舌上，不像从舌上长出来	病情危重

2. 苔色

苔色	临床表现		临床意义
白苔	苔薄白而润	表证、寒证、湿证。亦可见于热证	正常舌象，或表证初起，或里证病轻，或阳虚内寒证
	苔薄白而干		外感风热
	苔白厚腻		湿浊、痰饮内停，或食积
	苔白如积粉，扪之不燥（积粉苔）		秽浊湿邪与热毒相结
黄苔	苔薄黄	里证、热证	风热表证，或风寒化热入里
	苔黄而干燥		邪热伤津，燥结腑实证
	苔黄而腻		湿热蕴结、痰饮化热，或食积化腐等
灰黑苔	苔灰黑湿润，舌淡胖嫩	热极或寒极	阳虚寒湿、痰饮内停之重证
	苔焦黑干燥，舌质干裂		热极津枯证

第五单元　闻诊

学 ▼ 前 ▼ 导 ▼ 航

　　本单元重点掌握谵语、郑声、独语、错语、白喉、百日咳的临床表现及咳嗽的临床意义。此外注意病史气味中的臭秽、烂苹果味提示的临床意义，其余内容熟悉即可。

学 ▼ 习 ▼ 要 ▼ 点

一、听声音

1. 音哑与失音

（1）新病音哑或失音（金实不鸣）：外邪袭肺，或痰湿壅肺。

（2）久病音哑或失音（金破不鸣）：阴虚火旺，肺肾精气内伤。

2. 语言

语言	临床表现	临床意义
谵语	神志不清，语无伦次，声高有力	热扰心神
郑声	神志不清，语言重复，时断时续，语声低弱	心气大伤而心神散乱
独语	自言自语，喃喃不休，见人语止，首尾不续	心气虚弱，神气不足，或气郁痰阻，蒙蔽心神
错语	神识清楚而语言时有错乱，语后自知言错	心气虚弱，神气不足，属虚证；若因痰湿、瘀血、气滞阻碍心窍所致，属实证

3. 呼吸与咳嗽

呼吸与咳嗽	临床表现	临床意义
咳嗽	咳声重浊沉闷而有力	寒痰湿浊停聚于肺
	咳声轻清低微而无力	久病肺气虚损
	咳声不扬，痰稠色黄，不易咳出	热邪犯肺
	咳有白痰，量多易出	痰湿阻肺
	干咳无痰或少痰	燥邪犯肺，或阴虚肺燥
	咳声短促，呈阵发性、痉挛性，连续不断，咳后有鸡鸣样回声，并反复发作（顿咳/百日咳）	风邪与痰热搏结，见于小儿
	咳声如犬吠，伴有声音嘶哑，吸气困难（白喉）	肺肾阴虚，疫毒攻喉
喘	发作急，呼吸深长，息粗声高，以呼出为快	风寒袭肺，或痰热壅肺、痰饮停肺，或水气凌心
	病势缓慢，呼吸短浅，急促难续，息微声低，以深吸为快，甚则喘甚	肺肾亏虚，气失摄纳，或心阳气虚
哮	喘促急剧，喉间痰鸣如水鸡声，咳痰清稀，或色白而如泡沫，不能平卧	感受寒邪，引动伏痰，痰气相搏
	气喘胸闷，喉间痰声如拽锯，咳痰黄稠胶黏，咳吐不利	肺热炽盛，痰壅气升
短气	短气，兼呼吸气粗，或胸部窒闷，或胸腹胀满	痰饮、胃肠积滞、气滞、瘀阻
	短气，兼形瘦神疲，声低息微	正气虚衰所致，如肺气虚、肾气虚、失血、病后、产后及年老体衰
少气	呼吸微弱而声低，气少不足以息，言语无力	久病体虚，或肺肾气虚

4. 胃肠异常声音

异常声音	临床表现	临床意义
呕吐	吐势较猛，声高有力，呕吐物为黏液、黄水，或酸或苦	热伤胃津
	吐势徐缓，声音低微，呕吐物为清水、痰涎	脾胃阳虚
	呕吐呈喷射状	热扰神明，或因头颅外伤，颅内有瘀血、肿瘤等
	呕吐酸腐味的食糜	暴饮暴食，或过食肥甘厚味，食滞胃脘
	共同进餐者皆出现吐泻症状	食物中毒
	朝食暮吐，或暮食朝吐，或食入一二时而吐	脾胃阳虚证
呃逆	新病呃逆，声高而短，响亮有力	寒邪或热邪客于胃
	久病、重病呃逆不止，声低气怯无力	胃气虚衰，属胃气衰败之危候
	突发呃逆，呃声不高不低，无其他病史及兼症	饮食刺激，或偶感风寒，一时胃气上逆动膈
嗳气	嗳气有酸腐味，兼脘腹胀满	饮食停滞胃脘
	嗳气频作而响亮，嗳气后脘腹胀减，发作因情志变化而增减	肝气犯胃
	嗳气低沉断续，兼纳呆食少	脾胃虚弱
	嗳气频繁，兼脘腹冷痛，得温症减	寒邪犯胃，或胃阳亏虚
	饱食后，或饮用汽水后，偶有嗳气，无其他兼症	饮食入胃后排挤胃中气体上出，不属病态

二、嗅气味

1. 口气异常

（1）张口时散发臭秽之气，伴牙痛或牙龈出血：牙疳、龋齿或口腔不洁。

（2）口气酸臭，兼食欲不振，脘腹胀满：暴饮暴食，过食伤脾，宿食停滞。

（3）口气臭秽异常：脏腑积热。

（4）口气腐臭，兼咳吐脓血：外感邪热内伏于肺，或内伤诸火壅于肺而致气血壅滞。

2. 病室气味

（1）病室有酸腐臭秽气味：患溃腐疮疡病证。

（2）病室有血腥气味：曾有大出血。

（3）病室有尿臊气（氨气味）：水气病的晚期。

（4）病室有烂苹果味（酮体味）：消渴病重症。

（5）病室有臭秽之气：瘟疫类疾病。

（6）病室有难闻的腐臭、尸臭气味：脏腑衰败，病属危重。

第六单元　脉诊

学 ▼ 前 ▼ 导 ▼ 航

本单元的内容在临床各科的辨证论治中都会用到，亦为重中之重。重点掌握常见病脉的脉象特征、临床意义。熟悉其余内容。

学 ▼ 习 ▼ 要 ▼ 点

一、脉诊概说

1. 寸口脉与脏腑的关系

寸口	寸	关	尺
左	心、膻中	肝胆、膈	肾、小腹（膀胱、小肠）
右	肺、胸中	脾胃	肾、小肠（大肠）

2. 切脉指法

（1）选指：左手或右手的食指、中指和无名指的指目，手指指端平齐，手指略呈弓形倾斜，与受诊者体表约呈45°角为宜。

（2）布指：下指时，先用中指按在桡骨茎突内侧的桡动脉处定关位，再用食指按在关前以定寸位，用无名指按在关后以定尺位。布指的疏密要和病人的身长相适应，身高臂长者，布指宜疏，反之宜密。

（3）运指：指医生布指之后，运用指力的轻重、挪移及布指变化以体察脉象，常用的指法有举、按、寻、总按和单按。

二、正常脉象

1. 正常脉象的表现　不浮不沉，不大不小，从容和缓，节律一致，不快不慢，一息四五至（相当于60~90次/分），柔和有力，即有胃、有神、有根。

2. 正常脉象胃、神、根的含义

（1）胃：脉来和缓、从容、流利。

（2）神：脉律整齐，柔和有力。

（3）根：尺脉有力，沉取不绝。

三、常见病脉

脉名		脉象	临床意义
浮脉类	浮	轻取即得，重按稍减而不空，脉动显现部位浅表	表证。①脉浮有力：表实证。②脉浮紧：风寒表证。③脉浮数：风热表证。④脉浮无力：虚人外感，或邪盛正虚证
	洪	脉体宽大，充实有力，来盛去衰，状若波涛汹涌	热盛
	濡	浮细无力而软	虚证、湿困
沉脉类	沉	轻取不应，重按始得，脉动显现的部位较深	里证，也可见于正常人
迟脉类	迟	脉来迟缓，一息不足四至（每分钟脉动60次以下）	寒证，亦可见于邪热结聚之实热证。①脉迟有力：实寒证。②脉迟无力：虚寒证。③脉迟有力，兼壮热，腹满胀硬痛，大便秘结，舌红苔黄燥：肠热腑实证。④运动员或经常体育锻炼之人，在静息状态下脉来迟而和缓；正常人入睡后，脉率较慢：属生理现象
	涩	形细而行迟，往来艰涩不畅，脉势不匀	精伤、血少、气滞、血瘀。①脉涩无力：精伤血亏，津液耗伤。②脉涩有力：气滞血瘀
	结	脉来缓慢，时有中止，止无定数	阴盛气结、寒痰血瘀、气血虚衰。①脉结有力：寒证、痰证、瘀血证。②脉结无力：气血不足证
数脉类	数	脉来急促，一息脉来五六至（每分钟脉动90~120次）	热证，亦见于里虚证。①脉数有力：实热证。②脉数无力：虚热证。脉数无力，兼面白无华，神疲乏力，心悸气短，唇舌淡白：气不足证
	促	脉来急数，时有中止，止无定数	阳盛实热、气血痰食停滞，亦见于脏气衰败。①脉促有力：阳热亢盛、气滞血瘀、痰饮、食积等证。②脉促无力：脏气虚弱，阴血衰少
虚脉类	细	脉细如线，但应指明显	气血两虚证、阴血虚证、湿证。①脉细无力：气虚证。②脉细小而缓：湿证
	微	极细极软，按之欲绝，若有若无	气血大虚，阳气衰微。①久病见之：正气将绝。②新病见之：阳气暴脱
	代	脉来一止，止有定数，良久方还	脏气衰微、跌打损伤、惊恐、痛症。①脉代无力：脏气衰微。②脉代有力：跌打损伤、惊恐、疼痛
实脉类	滑	往来流利，应指圆滑，如珠走盘	痰饮、食滞、实热。亦可见于青壮年及妇女妊娠
	弦	端直而长，如按琴弦	肝胆病、痛证、痰饮证等，或为胃气衰败者。亦见于老年健康者
	紧	脉来绷急，左右弹指，状如牵绳转索	寒证、痛证和食积证

第七单元　按诊

学 ▼ 前 ▼ 导 ▼ 航 ....

　　本单元的内容较简单，了解即可。

学 ▼ 习 ▼ 要 ▼ 点 ....

一、　按肌肤

1. 诊寒热

（1）身热初按热甚，久按热反转轻：热在表。

（2）肌肤初摸时并不感觉很热，但按摸稍久后即感灼手：湿热蕴结。

2. 诊润燥滑涩

（1）久病肌肤枯涩：气血两伤。

（2）肌肤甲错：血虚失荣或瘀血。

3. 诊疼痛

（1）肌肤濡软，按之痛减：虚证。

（2）肌肤硬痛拒按：实证。

4. 诊肿胀

（1）肿胀处按之凹陷，不能即起：水肿。

（2）肿胀处按之凹陷，举手即起：气肿。

5. 诊疮疡

（1）疮疡根盘平塌漫肿：虚证。

（2）疮疡根盘收束而隆起：实证。

二、　按腹部

1. 诊疼痛

（1）腹痛喜按，按之痛减，腹壁柔软：虚证。

（2）腹痛拒按，按之痛甚，腹部硬满：实证。

2. 诊胀满

（1）腹部按之手下饱满充实而有弹性、有压痛：实满。

（2）腹部虽然膨满，但按之手下虚软而缺乏弹性，无压痛：虚满。

3. 诊积聚

（1）肿块推之不移，肿块痛有定处：癥积，病属血分。

（2）肿块推之可移，或痛无定处，聚散不定：瘕聚，病属气分。

三、　按虚里

1. 正常征象　按之搏动应手，动而不紧，缓而不怠，动气聚而不散，节律清晰一致，

一息四五至。

2. 病理征象

（1）按之动而微弱：宗气内虚，或饮停心包之支饮。

（2）按之搏动迟弱，或久病体虚而动数：心阳不足。

（3）按之弹手，洪大而搏，或绝而不应：心肺气绝，证属危候。

（4）按之搏动数急，时有一止：宗气不守之征。

（5）虚里动高，聚而不散：热甚，多见于外感热病、小儿食滞、痘疹将发之时。

第八单元　八纲

学 ▼ 前 ▼ 导 ▼ 航

　　本单元重点掌握表里、寒热、虚实、阴阳的辨证要点、鉴别要点。证候相兼与错杂、证候真假为次重点，注意真热假寒、真寒假热的区分。其余熟悉即可。

学 ▼ 习 ▼ 要 ▼ 点

　　八纲，指表、里、寒、热、虚、实、阴、阳八个纲领。

一、表里

　　1. **表证**　以外邪袭表、卫阳被郁为主要病机；以恶寒发热、脉浮为主要表现；具有起病急、病程短、病位浅的特点，主见于外感病初期阶段。

　　2. **里证**　以脏腑、气血、阴阳失调为主要病机；一般无新起恶寒发热并见表现，脉象多不浮；具有起病可急可缓、病程长、病位深的特点。

　　3. 表证与里证的鉴别要点

	表证	里证
病机	外邪袭表，卫阳被郁	脏腑气血阴阳失调
起病	急	可急可缓
病位	浅	深
病程	短	长
寒热	发热恶寒并见	但热不寒，或但寒不热
常见症状	头身疼痛、鼻塞、流涕、喷嚏等	如咳喘、心悸、腹痛、呕泻之类
舌象	变化不明显	多有变化
脉象	浮	沉或其他多种脉象

二、寒热

　　1. **寒证**　以寒邪闭阻或阳气亏虚为主要病机；以形寒肢冷、喜暖蜷卧、面白、排出物清稀、舌淡苔润为主要表现。

2. **热证**　以阳热亢盛或阴虚内热为主要病机；以发热、恶热喜冷、面赤、排出物黄稠、舌红苔黄、脉数为主要表现。

3. **寒证与热证的鉴别要点**

	寒证	热证
病机	寒邪闭阻，或阳气亏虚	阳热亢盛，或阴虚内热
寒热	恶寒，畏寒，喜温	发热，恶热，喜凉
口渴	口淡不渴	渴喜冷饮
面色	白	赤
四肢	肢冷，蜷卧	肢热，烦躁不宁
排泄物	痰、涎、涕清稀	痰、涕黄稠
大便	稀溏	秘结
小便	清长	短赤
舌象	舌淡，苔白润	舌红，苔黄燥少津
脉象	紧或迟	数

三、 虚实

1. **虚证**　以正气虚弱而邪气亦不盛，正邪斗争较和缓为主要病机；以五脏气血阴阳亏虚为主要表现，具有起病较缓、病程较长、机体功能衰退的特点，多见于慢性疾病或病变的后期。

2. **实证**　以邪实而正气未虚，邪正交争剧烈为主要病机；多表现为有余、强烈、停积等病证，具有起病急骤、病程较短的特点，多见于疾病的初期、中期。

3. **虚证与实证的鉴别要点**

	虚证	实证
病机	正虚而邪气不盛，正邪斗争较和缓	邪实而正气未虚，邪正交争剧烈
体质	多虚弱	多壮实
发病	较缓	多急骤，或较缓
病程	较长	较短，或较长
精神	萎靡	兴奋
声息	声低息微	声高气粗
疼痛	喜按	拒按
胸腹胀满	按之不痛，胀满时减	按之疼痛，胀满不减
发热	五心烦热，午后微热	壮热
恶寒	畏寒，得衣近火则减	恶寒，添衣加被不减
舌象	质嫩，苔少或无苔	质老，苔厚腻
脉象	无力	有力

四、阴阳

1. **阴证**　凡见抑制、沉静、衰退、晦暗等表现的里证、寒证、虚证，以及症状表现于向内的、向下的、不易发现的，或病邪性质为阴邪致病、病情变化较慢的，均属阴证范畴。

2. **阳证**　凡见兴奋、躁动、亢进、明亮等表现的表证、热证、实证，以及症状表现于向外的、向上的、容易发现的，或病邪性质为阳邪致病、病情变化较快的，均属阳证范畴。

3. **阴证与阳证的鉴别要点**

	阴证	阳证
八纲类别	里证、寒证、虚证	表证、热证、实证
病邪	阴邪致病	阳邪致病
病情	变化较慢	变化较快
面色	㿠白或暗淡	赤
精神	萎靡	兴奋
四肢	肢冷，蜷卧	肢热，烦躁不宁
声息	声低息微	声高气粗
口渴	口淡不渴	渴喜冷饮
大便	稀溏	秘结奇臭
小便	清长，或短少	短赤涩痛
舌象	舌淡胖嫩	舌红绛，苔黄黑
脉象	沉迟、微弱、细	浮数、洪大、滑实

五、八纲证候间的关系

1. **证候相兼与证候错杂**

（1）证候相兼：表实寒证、表实热证、里实寒证、里实热证、里虚寒证、里虚热证等。

（2）证候错杂：表现为表里同病、寒热错杂、虚实夹杂。主要有：①表里实寒证、表里实热证等；②表实寒里虚寒证、表实热里虚热证；③表实寒里实热证、表实寒里虚热证。

2. **证候真假**

（1）证候真假：指某些疾病在病情的危重阶段，可以出现一些与疾病本质相反的"假象"，掩盖着病情的真象。

（2）寒热真假

	真热假寒	真寒假热
概念	内有真热而外见某些假寒的证候	内有真寒而外见某些假热的证候
病机	邪热内盛，阳气郁闭于内而不能布达于外	久病而阳气虚衰，阴寒内盛，逼迫虚阳浮游于上、格越于外
真象	高热、胸腹灼热、口鼻气灼、口臭息粗、渴喜冷饮、小便短黄、舌红苔黄而干、脉沉有力	四肢厥冷、脉沉迟

续表

	真热假寒	真寒假热
假象	四肢厥冷、小便清长、大便稀溏或下利清谷、舌淡苔白、脉沉无力	自觉发热、面色发红、躁扰不宁、口渴、咽痛、脉浮大或数

第九单元　病性辨证

学 ▼ 前 ▼ 导 ▼ 航

本单元重点掌握气血同病辨证，其余熟悉即可。

学 ▼ 习 ▼ 要 ▼ 点

一、阴阳虚损类证辨证

1. 阳虚证与阴虚证

（1）阳虚证：以畏寒肢冷，小便清长，面色㿠白，舌淡胖为主要表现。

（2）阴虚证：以两颧潮红，五心烦热，潮热，盗汗，舌红少津或少苔，脉细数为主要表现。

2. 亡阳证与亡阴证

	亡阳证	亡阴证
汗液	稀冷如水，味淡	黏热如油，味咸
寒热	身冷畏寒	身热恶热
四肢	厥逆	温和
面色	苍白	面赤颧红
气息	微弱	息粗
口渴	不渴或欲饮热	口渴饮冷
唇舌象	唇舌淡白，苔白润	唇舌干红
脉象	脉微欲绝	细数、疾无力
鉴别要点	四肢厥冷、面色苍白、冷汗淋漓、气息微弱、脉微欲绝	身热烦渴、唇焦面赤、汗热如油、脉数疾

二、气虚类辨证

1. **气虚证**　以神疲、乏力、气短、脉虚为主要表现。

2. **气陷证**　以体弱而瘦、气短、气坠、脏器下垂为主要表现。

三、血虚证辨证

血虚证　以病体虚弱，面、睑、唇、舌、爪甲等颜色淡白，脉细为主要表现。

四、气滞类证辨证

1. **气滞证**　以胸胁脘腹等处或损伤部位胀闷、胀痛为主要表现。
2. **气逆证**　以咳喘，或呕吐、呃逆，或眩晕为主要表现。

五、血病其他证辨证

1. **血瘀证**　以固定刺痛拒按、肿块、出血色暗、瘀血色脉为主要表现。
2. **血热证**　以身热口渴、斑疹吐衄、烦躁谵语、舌绛、脉数为主要表现。
3. **血寒证**　以畏寒，患处冷痛拘急、得温痛减，唇舌青紫等为主要表现。

六、气血同病辨证

1. **气滞血瘀证**　以气滞证 + 血瘀证为主要表现。
2. **气虚血瘀证**　以气虚证 + 血瘀证为主要表现。
3. **气血两虚证**　以气虚证 + 血虚证为主要表现。

七、痰证辨证

痰证　以咳嗽痰多，胸脘痞闷，恶心纳呆，呕吐痰涎，或头晕目眩，或形体肥胖，或神昏而喉中痰鸣，或神志错乱而为癫、狂、痴、痫，或某些部位出现圆滑柔韧的包块，舌苔腻，脉滑为主要表现。

第十单元　脏腑辨证

学▼前▼导▼航

本单元须全面掌握。辨证过程中可结合望、闻、问、切诊仔细揣摩，注意各脏腑疾病的主要表现，抓住要点即可确诊。

学▼习▼要▼点

一、心病辨证

证型		主要表现	
心气虚		心悸、神疲与气虚证并见	
心血虚		心悸、失眠、多梦与血虚证并见	
心脉痹阻	瘀阻心脉	心悸怔忡、胸闷、心痛	痛如针刺与瘀血（舌暗、脉细涩）症状并见
	痰阻心脉		心胸闷痛与痰盛（体胖痰多，苔白腻，脉沉滑）症状并见
	寒滞心脉		遇寒痛剧、得温则减与寒象（形寒肢冷，舌淡苔白，脉沉迟）并见
	气滞心脉		胁胀痛，善太息，舌淡红，脉弦
痰蒙心神		神志抑郁、错乱、痴呆、昏迷与痰浊症状共见	
痰火扰神		神志狂躁、神昏谵语与痰热症状共见	

二、肺病辨证

证型	主要表现
肺气虚	咳喘无力、痰白清稀和气虚证并见
肺阴虚	干咳、痰少难咳和阴虚内热证并见
风寒犯肺	咳嗽、痰白清稀与表寒证并见
寒痰阻肺	咳喘、痰白量多易咳与阴盛证并见
风热犯肺	咳嗽、痰少色黄、流浊涕与表热证并见
肺热炽盛	咳喘气粗、鼻翼扇动与实热证并见
燥邪犯肺	干咳痰少、口鼻咽舌干燥等干燥征象，并与气候干燥有关

三、脾病辨证

证型	主要表现
脾气虚	食少、腹胀、便溏与气虚证并见
脾阳虚	食少、腹胀、便溏与阳虚证并见
脾虚气陷	脘腹重坠作胀、内脏下垂与气虚证并见
脾不统血	各种慢性出血与气血两虚证并见
湿热蕴脾	腹胀、纳呆、发热、身重、便溏不爽、苔黄腻
寒湿困脾	腹胀、纳呆、便溏、身重、苔白腻或白滑

四、肝病辨证

证型		主要表现
肝血虚		眩晕、视力减退、经少、肢麻震颤与血虚证并见
肝阴虚		头晕、目涩、胁痛等与虚热证并见
肝郁气滞		情志抑郁、胸胁或少腹胀痛与气滞证并见，多与情志因素有关
肝火炽盛		头晕胀痛、急躁易怒、耳鸣胁肋灼痛与实热证并见
肝阳上亢		眩晕耳鸣、头目胀痛、面红、烦躁、头重脚轻、腰膝酸软与肝火炽盛及肝肾阴虚证并见
肝风内动	肝阳化风	眩晕欲仆，头摇肢颤，急躁易怒，语言謇涩，甚则昏倒
	热极生风	高热＋抽搐（颈项强直，两目上视，手足抽搐，角弓反张，牙关紧闭）
	阴虚动风	肝阴虚＋手足蠕动
	血虚生风	肝血虚＋手足震颤、麻木

五、肾病辨证

证型	主要表现
肾阳虚	腰膝酸冷、性欲减退、夜尿多与阳虚证并见
肾阴虚	腰酸而痛、头晕耳鸣、遗精或月经量少与阴虚证并见

续表

证型	主要表现
肾精不足	小儿发育迟缓，成人生殖机能低下、早衰
肾气不固	腰膝酸软，小便、精液、带下、胎气不固与气虚证并见
肾虚水泛	水肿、腰以下为甚，尿少，腰膝酸冷，畏寒肢冷

六、腑病辨证

证型	主要表现
胃热炽盛	胃脘灼痛、消谷善饥等与实火（口臭，牙龈溃烂，齿衄）症状并见
寒滞胃肠	胃脘、腹部冷痛、痛势暴急、遇寒加重、遇温则减、呕恶
食滞胃肠	脘腹胀满疼痛、呕泻酸溲腐臭食物
肠热腑实	发热、大便秘结、腹满硬痛
肠道津亏	大便燥结、排便困难与津亏症状并见
肠道湿热	腹痛、暴泻如水、下痢脓血、大便黄稠秽臭等与湿热症状并见
膀胱湿热	小便频急、灼涩疼痛等与湿热症状并见
胆郁痰扰	胆怯、惊悸、烦躁、失眠、眩晕、呕恶

七、脏腑兼证

证型	主要表现
心肾不交	心烦、失眠、腰酸、耳鸣、遗精与阴虚证并见
心脾气血虚	心悸、神疲、头晕、食少、腹胀、便溏
肝火犯肺	胸胁灼痛、急躁易怒、咳嗽、痰黄或咯血等与实热证并见
肝胃不和	脘胁胀痛、嗳气、吞酸、情绪抑郁
肝郁脾虚	胸胁胀满、腹痛肠鸣、纳呆便溏

第三章

中药学

章 ▼ 节 ▼ 提 ▼ 示

　　本章主要介绍临床较为常见的中药，包括解表药、清热药、泻下药、祛风湿药等 19 类药。学习中药应具备快速通过实物的形状、颜色、气、味等辨识中药的能力，并熟记每一味常用中药的药性、药量、配伍、用药禁忌及其毒性等知识。因其无论是日常应用，还是参加考核，均至关重要。其中，中药辨识、用药禁忌及其毒性为考核的重中之重。掌握中药学亦是为方剂学及临床学科的学习和临床实际应用奠定基础。

第一单元　药性理论

学 ▼ 前 ▼ 导 ▼ 航

　　本单元内容较为简单，重点掌握四气和五味的定义和作用。

学 ▼ 习 ▼ 要 ▼ 点

一、四气

　　1. 四气的确定　一般而言，能够减轻或消除热证的药物属于寒性或凉性，而能够减轻或消除寒证的药物属于温性或热性。

　　2. 四气的作用

四气	作用
寒凉药	清热泻火、凉血解毒、滋阴除蒸、泻热通便、清热利尿、清化痰热、清心开窍、凉肝息风
温热药	温里散寒、暖肝散结、补火助阳、温阳利水、温通经络、引火归原、回阳救逆

二、五味

　　1. 结合有代表性的药物认识五味的确定

　　（1）口尝，是药物真实味道的反应。

　　（2）通过长期的临床实践观察，总结归纳出五味的理论。

2. 五味的作用及适应证

五味	作用	应用
辛	发散、行气、行血、润养	表证、气血阻滞证
甘	补益、和中、调和药性、缓急止痛	正气虚弱、身体诸痛，可调和药性、中毒解救
酸	收敛、固涩	体虚多汗、肺虚久咳、久泻肠滑、遗精滑精、遗尿尿频、崩带不止
苦	泄、燥湿、坚阴	热证、火证、喘证、呕恶、便秘、湿证、阴虚火旺
咸	软坚散结、泻下通便	大便燥结、痰核、瘰疬、瘿瘤、癥瘕痞块
淡	渗湿、利小便	水肿、脚气、小便不利
涩	收敛固涩	虚汗、泄泻、尿频、遗精、滑精、出血

三、升降浮沉

1. 升、浮指药物向上、向外的趋向性作用；沉、降指药物向里、向下的趋向性作用。

2. 一般而言，发表、透疹、升阳、涌吐、开窍等药具有升浮作用，收敛固涩、泻下、利水、潜阳、镇惊安神、止咳平喘、止呕等药具有沉降作用。

四、归经

1. **概念** 指药物对于机体某部分的选择性作用，即某药对某些脏腑经络有特殊的亲和作用。

2. **归经理论的形成** 是在中医基本理论指导下，以脏腑经络为基础，以药物所治疗的具体病证为依据，经过长期临床实践总结出来的。

五、毒性

1. **引起毒性反应的原因** 毒性反应的产生与药物贮存、加工炮制、配伍、剂型、给药途径、用量、使用时间的长短及病人的体质、年龄、证候性质等都有密切关系。

2. **结合具体有毒药物认识其使用注意事项** 具体参见各药物。

第二单元 中药的配伍

学 ▼ 前 ▼ 导 ▼ 航

本单元内容较为简单，重点掌握七情配伍的作用。

学 ▼ 习 ▼ 要 ▼ 点

一、配伍的意义

既照顾到复杂病情，又增进了疗效，减少了毒副作用。

二、配伍的内容

1. **单行** 单用一味药来治疗某种病情单一的疾病。

2. **相须** 两种功效相似的药物配合应用，可以增强原有药物的功效。

3. **相使**　以一种药物为主，另一种药物为辅，两药合用，辅药可以提高主药的功效。

4. **相畏**　一种药物的毒副作用能被另一种药物所抑制。

5. **相杀**　一种药物能够减轻消除另一种药物的毒副作用。

6. **相恶**　一种药物能破坏另一种药物的功效。

7. **相反**　两种药物同用能产生或增强毒性或副作用。

第三单元　中药的用药禁忌

学 ▽ 前 ▽ 导 ▽ 航

本单元内容较为简单，重点掌握"十八反"和"十九畏"的内容。

学 ▽ 习 ▽ 要 ▽ 点

一、配伍禁忌

1. **"十八反"的内容**　甘草反甘遂、大戟、海藻、芫花；乌头反贝母、瓜蒌、半夏、白及、白蔹；藜芦反人参、丹参、玄参、沙参、细辛、芍药。

2. **"十九畏"的内容**　硫黄畏朴硝，水银畏砒霜，狼毒畏密陀僧，巴豆畏牵牛，丁香畏郁金，川乌、草乌畏犀角，牙硝畏三棱，肉桂畏赤石脂，人参畏五灵脂。

二、妊娠用药禁忌

1. **禁用药物**　指毒性较强或药性猛烈的药物，如巴豆、牵牛子、雄黄、砒霜等。

2. **慎用药物**　包括通经去瘀及辛热滑利之品，如桃仁、红花、牛膝、大黄等。

第四单元　中药的剂量与用法

学 ▽ 前 ▽ 导 ▽ 航

本单元内容较为简单，重点掌握中药的特殊煎煮方法。

学 ▽ 习 ▽ 要 ▽ 点

一、剂量

有毒或作用峻猛的药物，以及某些名贵药物，均应严格掌握用量，详见各药。

二、中药的用法

中药的煎煮方法包括先煎、后下、包煎、另煎、烊化、冲服等。

1. **先煎**　磁石、代赭石、龙骨等金石、矿物、介壳类药物，应打碎先煎，煮沸20~30分钟。附子、乌头等毒性药物，宜先煎45~60分钟后再下他药。

2. **后下**　薄荷、砂仁、白豆蔻等芳香类药物和久煎会破坏有效成分的药物，须在其他药物煮沸5~10分钟后放入。

3. **包煎**　如滑石、青黛、旋覆花等。

4. **另煎**　如人参、西洋参、羚羊角。

5. **烊化**　又称溶化，如阿胶、鹿角胶、蜂蜜、饴糖等。

6. **泡服**　又叫焗服，如藏红花、番泻叶、胖大海等。

7. **冲服**　麝香、牛黄、珍珠、羚羊角、三七、白及、血余炭、棕榈炭、蜈蚣、全蝎、僵蚕、地龙、乌贼骨、瓦楞子、海蛤壳、延胡索、雷丸、鹤草芽、朱砂、竹沥汁、姜汁、藕汁、荸荠汁、鲜地黄汁等。

8. **煎汤代水**　如灶心土等。

现场中药辨识需根据实物进行，本章第五单元至第二十二单元配有常用中药的图片辨识，图片请扫描微信二维码按图号查看。

扫一扫，看饮片

第五单元　解表药

学 ▼ 前 ▼ 导 ▼ 航

本单元药物较多，除重点掌握麻黄、桂枝、薄荷、牛蒡子等临床常用药物的性状鉴别、功效、应用等内容外，还应注意细辛有小毒，在临床应用时应严格掌握其用量。使用发汗力较强的解表药时，用量不宜过大，以免发汗太过，耗伤阳气，损及津液，造成"亡阳""亡阴"的弊端。表虚自汗、阴虚盗汗以及疮疡日久、淋证、失血患者，应慎用解表药。

学 ▼ 习 ▼ 要 ▼ 点

一、发散风寒药

1. 麻黄

【来源】麻黄科植物草麻黄、中麻黄或木贼麻黄的干燥草质茎。

【产地】内蒙古、山西、陕西、宁夏。

【性状鉴别】呈圆柱形的段。表面淡绿色至黄绿色，粗糙，有细纵脊线，节上有细小鳞叶。切面中心显红黄色。气微香，味涩、味苦。（图1）

【性能】辛、微苦，温。归肺、膀胱经。

【功效】发汗解表，宣肺平喘，利水消肿。

【应用】①风寒感冒；②咳嗽气喘；③风水水肿。

【用法用量】煎服，2~10g。发汗解表宜生用，止咳平喘多炙用。

【使用注意】凡表虚自汗、阴虚盗汗及肺肾虚喘者均当慎用。

2. 桂枝

【来源】肉桂的干燥嫩枝。

【产地】广东、广西、云南、福建。

【性状鉴别】切片厚2~4mm，切面皮部薄，红棕色，木部黄白色至浅黄棕色，髓部略呈方形。有特异香气，味甜、微辛。

【性能】辛、甘，温。归心、肺、膀胱经。

【功效】发汗解肌，温通经脉，助阳化气。

【应用】①风寒感冒；②寒凝血滞诸痛证；③痰饮、蓄水证；④心悸。

【用法用量】煎服，3~10g。

【使用注意】凡外感热病、阴虚火旺、血热妄行等证，均当忌用。孕妇及月经过多者慎用。

3. 紫苏

【来源】唇形科植物紫苏的干燥叶（或带嫩枝）。

【产地】江苏、浙江、河北。

【性状鉴别】呈不规则的段或未切叶。叶多皱缩卷曲、破碎，完整者展平后呈卵圆形。边缘具圆锯齿。两面紫色或上表面绿色，下表面紫色，疏生灰白色毛。叶柄紫色或紫绿色。气清香，味微辛。（图2）

【性能】辛，温。归肺、脾经。

【功效】解表散寒，行气宽中，解鱼蟹毒。

【应用】①风寒感冒；②脾胃气滞，胸闷呕吐；③进食鱼蟹中毒引起的腹痛吐泻。

【用法用量】煎服，5~10g，不宜久煎。

4. 生姜

【来源】姜科植物姜的新鲜根茎。

【产地】我国各地均产。

【性状鉴别】不规则厚片，可见指状分枝。切面浅黄色，内皮层环纹明显，维管束散在。气香特异，味辛辣。

【功效】解表散寒，温中止呕，温肺止咳。

【用法用量】煎服，3~10g。

5. 香薷

【来源】唇形科植物石香薷（青香薷）或江香薷的干燥地上部分。

【产地】河北、辽宁、吉林、内蒙古。

【性状鉴别】青香薷：长30~50cm，基部紫红色，上部黄绿色或淡黄色，全体密被白色茸毛。茎方柱形，基部类圆形。叶对生，多皱缩或脱落，叶片展平后呈长卵形或披针形，暗绿色或黄绿色，边缘有3~5疏浅锯齿。气清香而浓，味微辛而凉。

【功效】发汗解表，化湿和中，利水消肿。

【应用】①风寒感冒；②水肿脚气。

【用法用量】煎服，3~10g。用于发表，量不宜过大，且不宜久煎；用于利水消肿，量宜稍大，且须浓煎。

6. 荆芥

【来源】唇形科植物荆芥的干燥地上部分。

【产地】江苏、浙江、河南、河北。

【性状鉴别】不规则的段。茎呈方柱形，表面淡黄绿色或淡紫红色，被短柔毛。切面类白色。叶多已脱落。穗状轮伞花序。气芳香，味微涩而辛凉。（图3）

【性能】辛，微温。归肺、肝经。

【功效】祛风解表，透疹消疮，止血。

【应用】①外感表证；②麻疹不透、风疹瘙痒；③疮疡初起兼有表证；④吐衄下血。

【用法用量】煎服，5~10g。不宜久煎。发表透疹消疮宜生用，止血宜炒用；荆芥穗更长于祛风。

7. 防风

【来源】伞形科植物防风的干燥根。

【产地】东北及内蒙古东部。

【性状鉴别】圆形或椭圆形的厚片。外表面灰棕色，有纵皱纹。有的可见环纹或残存的毛状叶基。切面皮部浅棕色，有裂隙，木部浅黄色，具放射状纹理。气特异，味微甘。（图4）

【性能】辛、甘，微温。归膀胱、肝、脾经。

【功效】祛风解表，胜湿止痛，止痉。

【应用】①外感表证；②风疹瘙痒；③风湿痹痛；④破伤风证。

【用法用量】煎服，5~10g。

8. 羌活

【来源】伞形科植物羌活或宽叶羌活的干燥根茎和根。

【产地】四川、甘肃及云南。

【性状鉴别】圆柱状略弯曲的根茎，表皮棕褐色至黑褐色，切面外侧棕褐色，木部黄白色，有的可见放射状纹理。体轻，质脆。气香，味微苦而辛。（图5）

【功效】解表散寒，祛风胜湿，止痛。

【应用】①风寒感冒；②风寒湿痹。

【用法用量】煎服，3~10g。

9. 白芷

【来源】伞形科植物白芷或杭白芷的干燥根。

【产地】河南长葛、禹县（禹白芷）；河北安国（祁白芷）、浙江（杭白芷）、福建、四川（川白芷）。

【性状鉴别】类圆形的厚片。外表皮灰棕色或黄棕色。切面白色或灰白色，具粉性，形成层环棕色，近方形或近圆形，皮部散有多数棕色油点。气芳香，味辛、微苦。（图6）

【功效】解表散寒，祛风止痛，通鼻窍，燥湿止带，消肿排脓。

【应用】①风寒感冒；②风寒湿痹、头痛、牙痛；③鼻渊；④带下证；⑤疮痈肿毒。

【用法用量】煎服，3~10g。外用适量。

10. 细辛

【来源】马兜铃科植物北细辛、汉城细辛或华细辛的干燥根及根茎。

【产地】北细辛与汉城细辛主产于东北地区。华细辛主产于陕西、河南、山东、浙江。

【性状鉴别】常卷曲成团，根茎呈不规则圆形，外表皮灰棕色，有时可见环形的节。根细，表面灰黄色，平滑或具纵皱纹。切面黄白色或白色。气辛香，味辛辣、麻舌。（图7）

【功效】解表散寒，祛风止痛，通窍，温肺化饮。

【应用】①风寒感冒；②头痛，牙痛，风湿痹痛；③鼻渊；④肺寒咳喘。

【用法用量】煎服，1~3g；散剂每次服0.5~1g。

【使用注意】阴虚阳亢头痛，肺燥伤阴干咳者忌用。不宜与藜芦同用。

11. 藁本

【来源】伞形科植物藁本或辽藁本的干燥根茎和根。

【产地】湖南、四川、辽宁及河北。

【性状鉴别】藁本：根茎呈不规则结节状圆柱形，外表皮棕褐色至黑褐色，粗糙。切面黄白色至浅黄褐色，具裂隙或孔洞，纤维性。气浓香，味辛、苦、微麻。（图8）

【功效】祛风散寒，除湿止痛。

【用法用量】煎服，3~10g。

12. 苍耳子

【来源】菊科植物苍耳的果实。

【产地】江西、山东、湖北、江苏。

【性状鉴别】炒苍耳子：纺锤形或卵圆形，表面黄褐色，有刺痕，微有香气。

【功效】发散风寒，通鼻窍，祛风湿，止痛。

【用法用量】煎服，3~10g。

【使用注意】凡血虚头痛不宜服用。过量服用易致中毒。

13. 辛夷

【来源】木兰科植物望春花、玉兰或武当玉兰的干燥花蕾。

【产地】望春花主产于河南及湖北。武当玉兰主产于四川北川、湖北、陕西。

【性状鉴别】望春花：长卵形，似毛笔头。基部常具短梗。苞片外表面密被灰白色或灰绿色有光泽的长绒毛。气芳香，味辛、凉而稍苦。（图9）

【功效】发散风寒，通鼻窍。

【应用】①风寒感冒；②鼻渊。

【用法用量】煎服，3~10g。包煎。外用适量。

二、发散风热药

1. 薄荷

【来源】唇形科植物薄荷的干燥地上部分。

【产地】江苏、浙江、湖南。

【性状鉴别】不规则的段。茎方柱形，表面紫棕色或淡绿色，具纵棱线，棱角处具茸毛。叶多破碎。轮伞花序腋生，花萼钟状，揉搓后有特殊清凉香气，味辛凉。

【性能】辛，凉。归肺、肝经。

【功效】疏散风热，清利头目，利咽透疹，疏肝行气。

【应用】①风热感冒，温病初起；②风热头痛，目赤多泪，咽喉肿痛；③麻疹不透，风疹瘙痒；④肝郁气滞，胸闷胁痛；⑤夏令感受暑湿秽浊之气，脘腹胀痛，呕吐泄泻。

【用法用量】煎服，3~6g，宜后下。薄荷叶长于发汗解表，薄荷梗偏于行气和中。

2. 牛蒡子

【来源】菊科植物牛蒡的干燥成熟果实。

【产地】东北及浙江等地。

【性状鉴别】长倒卵形，略扁，微弯曲，表面灰褐色，略有紫黑色斑点，纵棱数条淡黄白色，富油性。气微，味苦后微辛而稍麻舌。（图10）

【功效】疏散风热，宣肺祛痰，利咽透疹，解毒消肿。

【应用】①风热感冒，温病初期；②麻疹不透，风疹瘙痒；③痈肿疮毒，丹毒，痄腮，喉痹。

【用法用量】煎服，6~12g。

【使用注意】本品性寒，滑肠通便，气虚便溏者慎用。

3. 蝉蜕

【来源】蝉科昆虫黑蚱的若虫羽化时脱落的皮壳。

【产地】浙江、山东、江苏、河北。

【性状鉴别】略呈椭圆形而弯曲，表面黄棕色，半透明，有光泽。头部有丝状触角1对，多已断落，复眼突出。额部先端突出，口吻发达，上唇宽短，下唇伸长成管状。胸部背面呈十字形裂开。体轻，中空，易碎。气微，味淡。

【性能】甘，寒。归肺、肝经。

【功效】疏散风热，利咽开音，透疹，明目退翳，息风止痉。

【应用】①风热感冒，温病初起，咽痛音哑；②麻疹不透，风疹瘙痒；③目赤翳障；④急慢惊风，破伤风证；⑤小儿夜啼不安。

【用法用量】煎服，3~6g。

4. 桑叶

【来源】桑科植物桑的干燥叶。

【产地】河南、安徽、浙江、江苏、湖南、四川。

【性状鉴别】皱缩、破碎。完整的叶片有柄，展平后呈卵形或宽卵形；先端渐尖，基部截形、圆形或心形，边缘有锯齿或钝锯齿，有的不规则分裂。上表面黄绿色或浅黄棕色，有时可见小疣状突起；下表面色稍浅，叶脉突出，小脉网状，脉上被疏毛，脉基具簇毛。质脆。气微，味淡、微苦涩。

【功效】疏散风热，清肺润燥，平抑肝阳，清肝明目。

【应用】①风热感冒，温病初起；②肺热咳嗽，燥热咳嗽；③肝阳上亢眩晕；④目赤昏花；⑤血热妄行之吐血、衄血。

【用法用量】煎服，5~10g。

5. 菊花

【来源】菊科植物菊的干燥头状花序。

【产地】安徽、浙江、江苏、河南。

【功效】疏散风热，平抑肝阳，清肝明目，清热解毒。

【应用】①风热感冒，温病初起；②肝阳眩晕，肝风实证；③目赤昏花；④疮痈肿毒。

【用法用量】煎服，5~10g。

6. 蔓荆子

【来源】马鞭草科植物单叶蔓荆或蔓荆的干燥成熟果实。

【产地】山东、江西、浙江及福建。

【性状鉴别】本品呈球形，直径4~6mm。表面灰黑色或黑褐色，被灰白色粉霜状茸毛，有纵向浅沟4条，顶端微凹，基部有灰白色宿萼及短果梗。萼长为果实的1/3~2/3，5齿裂，其中2裂较深，密被茸毛。体轻，质坚韧，不易破碎，横切面可见4室，每室有种子1枚。气特异而芳香，味淡、微辛。

【功效】疏散风热，清利头目。

【用法用量】煎服，5~10g。

7. 柴胡

【来源】伞形科植物柴胡或狭叶柴胡的干燥根。

【产地】北柴胡主产于河北、河南、辽宁、湖北。南柴胡主产于湖北、四川、安徽、黑龙江等省。

【性状鉴别】北柴胡呈不规则厚片。外表皮黑褐色或浅棕色，具纵皱纹和支根痕，切面淡黄白色，纤维性。质硬。气微香，味微苦。

【性能】苦、辛，微寒。归肝、胆经。

【功效】解表退热，疏肝解郁，升举阳气。

【应用】①表证发热，少阳证；②肝郁气滞；③气虚下陷，脏器脱垂；④退热截疟，治疗疟疾寒热。

【用法用量】煎服，3~10g。

8. 升麻

【来源】毛茛科植物大三叶升麻、兴安升麻或升麻的干燥根茎。

【产地】辽宁、吉林、黑龙江、河北、山西、陕西。

【性状鉴别】不规则的长形块状，多分枝，呈结节状，表面黑褐色或棕褐色，粗糙不平，有坚硬的细须根残留，上面有数个圆形空洞的茎基痕，洞内壁显网状沟纹；下面凹凸不平，具须根痕。体轻，质坚硬，不易折断，断面不平坦，有裂隙，纤维性，黄绿色或淡黄白色。气微，味微苦而涩。（图11）

【功效】解表透疹，清热解毒，升举阳气。

【用法用量】煎服，3~10g。

9. 葛根

【来源】豆科植物野葛的干燥根。

【产地】湖南、河南、广东、浙江。

【性状鉴别】不规则的厚片、粗丝或边长为5~12mm的方块。切面浅黄棕色至棕黄色。质韧，纤维性强。气微，味微甜。（图12）

【性能】甘、辛，凉。归脾、胃经。

【功效】解肌退热，透疹，生津止渴，升阳止泻。

【应用】①表证发热，项背强痛；②麻疹不透；③热病口渴，阴虚消渴；④热泻热痢，脾虚泄泻。

【用法用量】煎服，10~15g。解肌退热、透疹、生津宜生用，升阳止泻宜煨用。

第六单元 清热药

学▼前▼导▼航

本单元药物较多，为考核的重点章节。除重点掌握清热药物的分类，石膏、知母、黄芩、黄连等药物的辨识、功效和应用外，还应掌握穿心莲和牡丹皮的使用注意和青黛的用法用量。清热药药性大多寒凉，易伤脾胃，故脾胃虚弱、食少便溏者慎用。苦寒药物易化燥伤阴，热证伤阴或阴虚者慎用。禁用于阴盛格阳或真寒假热之证。

学▼习▼要▼点

一、清热泻火药

1. 石膏

【来源】硫酸盐类矿物硬石膏族石膏。

【产地】湖北省应城。

【性状鉴别】纤维状的集合体，类白色、灰白色或淡黄色，纵断面具纤维状纹理，显绢丝样光泽，气微，味淡。

【性能】甘、辛，大寒。归肺、胃经。

【功效】生用：清热泻火，除烦止渴；煅用：敛疮生肌，收湿，止血。

【应用】①温热病气分实热证（清泻肺胃气分实热要药）；②肺热喘咳证；③胃火牙痛、头痛、实热消渴；④溃疡不敛、湿疹瘙痒、水火烫伤、外伤出血。收湿敛疮（煅石膏）。

【用法用量】生石膏煎服，15～60g。打碎先煎。煅石膏外用适量。

2. 知母

【来源】百合科植物知母的干燥根茎。

【产地】主产于河北省。

【性状鉴别】毛知母：长条状，微弯曲，略扁。顶端有"金包头"。质硬，易折断，断面黄白色。气微，味微甜，略苦，嚼之带黏性。（图13）

【性能】苦、甘，寒。归肺、胃、肾经。

【功效】清热泻火，生津润燥。

【应用】①热病烦渴；②肺热燥咳；③骨蒸潮热；④内热消渴；⑤肠燥便秘。

【用法用量】煎服，6～12g。

3. 芦根

【来源】禾本科植物芦苇的新鲜或干燥根茎。

【产地】我国各地均有分布。

【性状鉴别】鲜芦根：圆柱形段，表面黄白色，有光泽，节呈环状。切面黄白色，中空，有小孔排列成环。气微，味甘。

【功效】清热泻火，生津止渴，除烦，止呕，利尿。

【应用】①热病烦渴；②胃热呕哕；③肺热咳嗽，肺痈吐脓；④热淋涩痛。

【用法用量】煎服，15～30g。

4. 天花粉

【来源】葫芦科植物栝楼或双边栝楼的干燥根。

【产地】栝楼主产于河南、山东、江苏、安徽。双边栝楼主产于四川省。

【性状鉴别】类圆形、半圆形或不规则的厚片。外表皮黄白色或淡棕黄色。切面可见黄色木质部小孔，略呈放射状排列。气微，味微苦。（图14）

【功效】清热泻火，生津止渴，消肿排脓。

【应用】①热病烦渴；②肺热燥咳；③内热消渴；④疮疡肿毒。

【用法用量】煎服，10～15g。

5. 淡竹叶

【来源】禾本科植物淡竹叶的干燥茎叶。

【产地】浙江、江苏、湖南、湖北。

【性状鉴别】圆柱形，有节，表面淡黄绿色，断面中空。叶鞘开裂。叶片披针形，表面浅绿色或黄绿色。叶脉平行，具横行小脉，形成长方形的网格状。体轻，质柔韧。气微，味淡。(图15)

【功效】清热泻火，除烦，利尿。

【用法用量】煎服，6~10g。

6. 栀子

【来源】茜草科植物栀子的干燥成熟果实。

【产地】湖南、江西、湖北、浙江。

【性状鉴别】呈长卵圆形或椭圆形。表面红黄色或棕红色，具6条翅状纵棱，棱间常有1条明显的纵脉纹。果皮薄而脆，略有光泽；内表面色较浅，有光泽，具2~3条隆起的假隔膜。气微，味微酸而苦。(图16)

【性能】苦，寒。归心、肺、三焦经。

【功效】泻火除烦，清热利湿，凉血解毒。

【应用】①热病心烦；②湿热黄疸；③血淋涩痛；④血热吐衄；⑤目赤肿痛；⑥火毒疮疡。

【用法用量】煎服，6~10g。外用适量，研末调敷。

7. 夏枯草

【来源】唇形科植物夏枯草的干燥果穗。

【产地】江苏、安徽、河南。

【性状鉴别】圆柱形，略扁，淡棕色至棕红色。全穗由数轮至10数轮宿萼与苞片组成，每轮有对生苞片2片，呈扇形，先端尖尾状，外表面有白毛。体轻，气微，味淡。

【功效】清热泻火，明目，散结消肿。

【应用】①目赤肿痛、头痛眩晕、目珠夜痛；②瘰疬、瘿瘤；③乳痈肿痛。

【用法用量】煎服，9~15g。

8. 决明子

【来源】豆科植物决明或小决明的干燥成熟种子。

【产地】安徽、江苏、浙江、广东。

【性状鉴别】略呈菱状方形或短圆柱形，两端平行倾斜，形似马蹄。平滑有光泽。背腹面各有一条突起的棱线。质坚硬，不易破碎。气微，味微苦。(图17)

【功效】清热明目，润肠通便。

【用法用量】煎服，9~15g。

二、 清热燥湿药

1. 黄芩

【来源】唇形科植物黄芩的干燥根。

【产地】河北、山西、内蒙古、陕西。

【性状鉴别】类圆形或不规则形薄片。外表皮黄棕色或棕褐色。切面黄棕色或黄绿色，具放射状纹理。（图18）

【性能】苦，寒。归肺、胆、脾、胃、大肠、小肠经。

【功效】清热燥湿，泻火解毒，止血，安胎。

【应用】①湿温，暑湿，胸闷呕恶，湿热痞满，黄疸泻痢；②肺热咳嗽，高热烦渴；③血热吐衄；④痈肿疮毒；⑤胎动不安。

【用法用量】煎服，3～10g。

2. 黄连

【来源】毛茛科植物黄连、三角叶黄连或云连的干燥根茎。

【产地】味连主产于四川石柱县。雅连主产于四川洪雅、峨眉。云连主产于云南德钦、碧江及西藏地区。

【性状鉴别】味连：多分枝，常弯曲，形如鸡爪，有"过桥"。气微，味极苦。（图19）

【性能】苦，寒。归心、脾、胃、胆、大肠经。

【功效】清热燥湿，泻火解毒。

【应用】①湿热痞满，呕吐吞酸；②湿热泻痢；③高热神昏，心烦不寐，血热吐衄；④痈肿疔疮，目赤牙痛；⑤消渴；⑥外治湿疹、湿疮、耳道流脓。

【用法用量】煎服，2～5g。外用适量。

3. 黄柏

【来源】芸香科植物黄皮树的干燥树皮。

【产地】主产于四川、贵州等省；陕西、湖北、云南、湖南等省区亦产。

【性状鉴别】板片状或浅槽状，外表面黄褐色或黄棕色，内表面暗黄色或浅棕色。体轻，质硬。断面纤维性。气微，味极苦，嚼之有黏性。（图20）

【性能】苦，寒。归肾、膀胱、大肠经。

【功效】清热燥湿，泻火解毒，除骨蒸。

【应用】①湿热带下、热淋涩痛；②湿热泻痢、黄疸；③湿热脚气、痿证；④骨蒸劳热、盗汗、遗精；⑤疮疡肿毒、湿疹瘙痒。

【用法用量】煎服，3～6g。外用适量。

4. 龙胆草

【来源】龙胆科植物龙胆、三花龙胆、条叶龙胆或滇龙胆的干燥根及根茎。

【产地】龙胆主产于东北地区，三花龙胆主产于东北及内蒙古等省区，条叶龙胆主产于东北地区，滇龙胆主产于云南。

【性状鉴别】根茎呈不规则块片。表面暗灰棕色或深棕色。上端有茎痕或残留茎基，周围和下端着生多数细长的根。根圆柱形，表面淡黄色至黄棕色，切面皮部黄白色至棕黄色，木部色较浅。气微，味甚苦。（图21）

【功效】清热燥湿，泻肝胆火。

【应用】①湿热黄疸、阴肿阴痒、带下、湿疹瘙痒；②肝火头痛、目赤耳聋、胁痛口苦；③惊风抽搐。

【用法用量】煎服，3～6g。

5. 苦参

【来源】豆科植物苦参的干燥根。

【产地】山西、河南、河北。

【性状鉴别】类圆形或不规则形的厚片。外表皮灰棕色或棕黄色，外皮薄，常破裂反卷或脱落，光滑。切面黄白色，纤维性，具放射状纹理和裂隙。气微，味极苦。（图22）

【功效】清热燥湿，杀虫，利尿。

【应用】①湿热泻痢、便血、黄疸；②湿热带下、阴肿阴痒、湿疹湿疮、皮肤瘙痒疥癣；③湿热小便不利。

【用法用量】煎服，4.5～9g。外用适量。

三、 清热解毒药

1. 金银花

【来源】忍冬科植物忍冬的干燥花蕾或初开的花。

【产地】山东、河南。

【性状鉴别】呈小棒状，上粗下细，略弯曲。表面黄白色或绿白色，密被短柔毛。气清香，味淡，微苦。（图23）

【性能】甘，寒。归肺、心、胃经。

【功效】清热解毒，疏散风热。

【应用】①痈肿疔疮；②外感风热，温病初起；③热毒血痢。

【用法用量】煎服，6～15g。

2. 连翘

【来源】木犀科植物连翘的干燥果实。

【产地】山东、陕西、河南。

【性状鉴别】呈长卵形至卵形，稍扁。表面有不规则的纵皱纹及多数凸起的小斑点。顶端锐尖。气微香，味苦。（图24）

【性能】苦，微寒，归肺、心、小肠经。

【功效】清热解毒，消肿散结，疏散风热。

【应用】①痈肿疮毒，瘰疬痰核；②风热外感，温病初起；③热淋涩痛。

【用法用量】煎服，6～15g。

3. 穿心莲

【来源】爵床科植物穿心莲的干燥地上部分。

【产地】广东、广西、福建、云南、四川、江苏。

【性状鉴别】呈不规则的段。茎方柱形，节稍膨大。切面不平坦，具类白色髓。叶片多皱缩或破碎，完整者展开后呈披针形或卵状披针形，上表面绿色，下表面灰绿色，两面光滑。气微，味极苦。(图25)

【功效】清热解毒，凉血，消肿，燥湿。

【用法用量】煎服，6～9g。

【使用注意】不宜多服久服；脾胃虚寒者不宜服用。

4. 大青叶

【来源】十字花科植物菘蓝的干燥叶。

【产地】河北、陕西、江苏、安徽。

【性状鉴别】不规则的碎段。叶片暗灰绿色，叶上表面有的可见色较深稍突起的小点；叶柄碎片淡棕黄色。质脆。气微，味微酸、苦、涩。(图26)

【功效】清热解毒，凉血消斑。

【应用】①热入营血，温毒发斑；②喉痹口疮，痄腮丹毒。

【用法用量】煎服，9～15g。外用适量。

5. 青黛

【来源】爵床科植物马蓝、蓼科植物蓼蓝或十字花科植物菘蓝的叶或茎叶经加工制得的干燥粉末、团块或颗粒。

【产地】福建、河北、江苏、云南、安徽。

【性状鉴别】为深蓝色粉末，体轻，易飞扬；或呈不规则多孔性团块、颗粒，手搓捻即成细末。微有草腥气，味淡。(图27)

【功效】清热解毒，凉血消斑，清肝泻火，定惊。

【应用】①温毒发斑，血热吐衄；②咽痛口疮，火毒疮疡；③咳嗽胸痛，痰中带血；④暑热惊痫，惊风抽搐。

【用法用量】内服1.5～3g。本品难溶于水，一般作散剂冲服，或入丸剂服用。外用适量。

6. 贯众

【来源】鳞毛蕨科植物粗茎鳞毛蕨的干燥根茎及叶柄残基。

【产地】黑龙江、吉林、辽宁。

【性状鉴别】呈不规则的厚片或碎块。根茎外表面黄棕色至黑褐色，多被有叶柄残基，

有的可见棕色鳞片，切面淡棕色至红棕色，有黄白色维管束小点，环状排列。气特异，味初淡而微涩，后渐苦、辛。（图28）

【功效】清热解毒，凉血止血，杀虫。

【应用】①风热感冒，温毒发斑；②血热出血；③虫疾；④烧烫伤；⑤妇人带下。

【用法用量】煎服，5~10g。外用适量。

7. 蒲公英

【来源】菊科植物蒲公英、碱地蒲公英或同属多种植物的干燥全草。

【产地】山西、河北、山东及东北。

【性状鉴别】呈皱缩卷曲的团块。根呈圆锥状，多弯曲。根头部有棕褐色或黄白色的绒毛。气微，味微苦。

【功效】清热解毒，消肿散结，利湿通淋。

【应用】①痈肿疔毒，乳痈内痈；②热淋涩痛，湿热黄疸。

【用法用量】煎服，10~15g。外用适量。

8. 紫花地丁

【来源】堇菜科植物紫花地丁的干燥全草。

【产地】江苏、浙江及东北。

【性状鉴别】多皱缩成团。主根长圆锥形，淡黄棕色，有细纵皱纹。叶基生，灰绿色，展平后叶片呈披针形或卵状披针形，边缘具钝锯齿，两面有毛。蒴果椭圆形或3裂，种子多数。气微，味微苦，稍黏。（图29）

【功效】清热解毒，凉血消肿。

【用法用量】煎服，15~30g。外用适量。

9. 土茯苓

【来源】百合科植物土茯苓的根茎。

【产地】长江流域南部各省。

【性状鉴别】呈长圆形或不规则的薄片，边缘不整齐，切面黄白色或红棕色，粉性，可见点状维管束及多数小亮点。以水湿润后有黏滑感。气微，味微甘、涩。

【功效】解毒，除湿，通利关节。

【用法用量】煎服，15~60g。外用适量。

10. 鱼腥草

【来源】三白草科植物蕺菜的全草。

【产地】长江流域以南各省。

【性状鉴别】为不规则的段。茎呈扁圆柱形，表面淡红棕色至黄棕色，有纵棱。叶片多破碎，黄棕色至暗棕色。穗状花序黄棕色。搓碎具鱼腥气，味涩。

【功效】清热解毒，消痈排脓，利尿通淋。

【应用】①肺痈吐脓，肺热咳嗽；②热毒疮痈；③湿热淋证。

【用法用量】煎服，15 ~25g，不宜久煎。外用适量。

11. 射干

【来源】鸢尾科植物射干的干燥根茎。

【产地】河南、湖北、江苏。

【性状鉴别】不规则形或长条形的薄片。外表皮黄褐色、棕褐色或黑褐色，皱缩，可见残留的须根和须根痕，有的可见环纹。切面淡黄色或鲜黄色，具散在筋脉小点或筋脉纹，有的可见环纹。气微，味苦、微辛。(图30)

【功效】清热解毒，消痰，利咽。

【应用】①咽喉肿痛；②痰盛咳喘。

【用法用量】煎服，3 ~10g。

12. 山豆根

【来源】豆科植物越南槐的干燥根及根茎。

【产地】广西、广东。

【性状鉴别】不规则的类圆形厚片。外表皮棕色至棕褐色。切面皮部浅棕色，木部淡黄色。有豆腥气，味极苦。

【功效】清热解毒，利咽消肿。

【用法用量】煎服，3 ~6g。外用适量。

13. 马勃

【来源】灰包科真菌脱皮马勃、大马勃或紫色马勃的干燥子实体。

【产地】脱皮马勃主产于辽宁、甘肃、江苏、安徽等省，大马勃主产于内蒙古、青海、河北、甘肃等省区，紫色马勃主产于广东、广西、江苏、湖北等省区。

【性状鉴别】脱皮马勃：球形或类球形。包被呈灰棕色至黄褐色，纸质，常破碎成块片状，或已全部脱落。孢体呈灰褐色或浅褐色，紧密，有弹性，用手撕之，内有灰褐色似棉絮状的丝状物。触之则孢子呈尘土样飞扬，手捻有细腻感。气似尘土，无味。

【功效】清热解毒，利咽，止血。

【用法用量】煎服，2 ~6g。外用适量。

14. 白头翁

【来源】毛茛科植物白头翁的干燥根。

【产地】东北、内蒙古及华北。

【性状鉴别】呈类圆形的片。外表皮黄棕色或棕褐色，具不规则纵皱纹或纵沟，近根头部有白色绒毛。切面皮部黄白色或淡黄棕色，木部淡黄色。气微，味微苦涩。

【功效】清热解毒，凉血止痢。

【应用】①热毒血痢；②疮痈肿毒。

【用法用量】煎服，9 ~15g。

15. 马齿苋

【来源】马齿苋科马齿苋的全草。

【产地】全国各地均产。

【性状鉴别】呈不规则的段。茎圆柱形，表面黄褐色，有明显纵沟纹。叶多破碎，完整者展平后呈倒卵形，先端钝平或微缺，全缘。蒴果圆锥形，内含多数细小种子。气微，味微酸。

【功效】清热解毒，凉血止血，止痢。

【用法用量】煎服，9～15g。外用适量。

四、 清热凉血药

1. 生地黄

【来源】玄参科植物地黄的新鲜或干燥块根。

【产地】河南省温县、博爱、武陟、孟县。

【性状鉴别】类圆形或不规则的厚片。外表皮棕黑色或棕灰色，极皱缩，具不规则的横曲纹。切面棕黑色或乌黑色，有光泽，具黏性。气微，味微甜。（图31）

【性能】甘、苦，寒。归心、肝、肾经。

【功效】清热凉血，养阴生津。

【应用】①热入营血，舌绛烦渴，斑疹吐衄；②阴虚内热，骨蒸劳热；③津伤口渴，内热消渴，肠燥便秘。

【用法用量】煎服，10～15g。

2. 玄参

【来源】玄参科植物玄参的干燥根。

【产地】浙江、湖北、江苏、江西。

【性状鉴别】呈类圆柱形，中部略粗或上粗下细，有的微弯似羊角状。表面灰黄色或灰褐色，有不规则的纵沟、横向皮孔样突起和稀疏的横裂纹和须根痕。质坚硬，不易折断，断面略平坦，乌黑色，微有光泽。气特异似焦糖，味甘、微苦。（图32）

【性能】甘、苦、咸，微寒。归肺、胃、肾经。

【功效】清热凉血，泻火解毒，滋阴。

【应用】①温邪入营，内陷心包，温毒发斑；②热病伤阴，津伤便秘，骨蒸劳嗽；③目赤咽痛，瘰疬，白喉，痈肿疮毒。

【用法用量】煎服，10～15g。

3. 牡丹皮

【来源】毛茛科植物牡丹的干燥根皮。

【产地】安徽、四川、河南、山东。

【性状鉴别】圆形或卷曲形的薄片。连丹皮外表面灰褐色或黄褐色，栓皮脱落处粉红

色；刮丹皮外表面红棕色或淡灰黄色。内表面有时可见发亮的结晶。切面淡粉红色，粉性。气芳香，味微苦而涩。（图33）

【性能】苦、甘，微寒。归心、肝、肾经。

【功效】清热凉血，活血祛瘀。

【应用】①温毒发斑，血热吐衄；②温病伤阴，阴虚发热，夜热早凉，无汗骨蒸；③血滞经闭、痛经、跌打伤痛；④痈肿疮毒。

【用法用量】煎服，6～12g。

【使用注意】血虚有寒、月经过多者及孕妇不宜用。

4. 赤芍

【来源】毛茛科植物芍药或川赤芍的干燥根。

【产地】芍药主产于内蒙古、东北，赤芍主产于四川。

【性状鉴别】为类圆形切片，外表皮棕褐色。切面粉白色或粉红色，皮部窄，木部放射状纹理明显。气微香，味微苦、酸涩。（图34）

【功效】清热凉血，散瘀止痛。

【应用】①温毒发斑，血热吐衄；②目赤肿痛，痈肿疮毒；③肝郁胁痛，经闭痛经，癥瘕腹痛，跌打损伤。

【用法用量】煎服，6～12g。

5. 紫草

【来源】紫草科植物新疆紫草（软紫草）或内蒙紫草的干燥根。

【产地】新疆紫草主产于新疆、西藏，内蒙紫草主产于内蒙古、甘肃。

【性状鉴别】软紫草为不规则圆柱形切片或条形片状，紫红色或紫褐色。皮部深紫色。圆柱形切片，木部较小，黄白色或黄色。（图35）

【功效】清热凉血，活血，解毒透疹。

【用法用量】煎服，5～10g。外用适量。

五、 清虚热药

1. 青蒿

【来源】菊科植物黄花蒿的干燥地上部分。

【产地】分布于全国各地。

【性状鉴别】蒿茎呈圆柱形，上部多分枝，表面黄绿色或棕黄色，具纵棱线。叶互生，卷缩易碎，为三回羽状深裂。气香特异，味微苦。（图36）

【性能】苦、辛，寒。归肝、胆经。

【功效】清透虚热，凉血除蒸，解暑，截疟。

【应用】①温邪伤阴，夜热早凉；②阴虚发热，劳热骨蒸；③暑热外感，发热口渴；④疟疾寒热。

【用法用量】煎服，6～12g。入汤剂宜后下。

2. 白薇

【来源】萝藦科多年生草本植物白薇和蔓生白薇的根及根茎。

【产地】各地均有分布。

【性状鉴别】根茎粗短，有结节，多弯曲。表面棕黄色，质脆，易折断，断面皮部黄白色，木部黄色。气微，味微苦。

【功效】清热凉血，利尿通淋，解毒疗疮。

【用法用量】煎服，5～10g。外用适量。

3. 地骨皮

【来源】茄科植物枸杞或宁夏枸杞的干燥根皮。

【产地】枸杞主产于河北、河南、山西、陕西，宁夏枸杞主产于宁夏、甘肃。

【性状鉴别】呈筒状、槽状或不规则卷片。外表面灰黄色至棕黄色，易成鳞片状剥落。体轻，质脆，易折断。气微，味微甘而后苦。（图37）

【性能】甘，寒。归肺、肝、肾经。

【功效】凉血除蒸，清肺降火，生津止渴。

【应用】①阴虚发热，盗汗骨蒸；②肺热咳嗽；③血热出血证。

【用法用量】煎服，9～15g。

4. 银柴胡

【来源】石竹科植物银柴胡的干燥根。

【产地】宁夏、甘肃、陕西、内蒙古。

【性状鉴别】呈类圆形，表面浅棕黄色至浅棕色，有"砂眼"，根头部有"珍珠盘"。质硬而脆，易折断，木质部有黄白相间的放射状纹理。气微，味甘。

【功效】退虚热，清疳热。

【用法用量】煎服，3～10g。

5. 胡黄连

【来源】玄参科植物胡黄连的根茎。

【产地】云南、西藏。

【性状鉴别】呈不规则的圆形薄片。外表皮灰棕色至暗棕色。切面灰黄色或棕黑色，木部有类白色点状维管束排列成环，气微，味极苦。

【功效】退虚热，除疳热，清湿热。

【用法用量】煎服，3～10g。

第七单元 泻下药

学 ▼ 前 ▼ 导 ▼ 航

本单元药物较少，内容较简单。但攻下药、峻下逐水药均药性峻烈，故本章除需掌握各药的功效、应用外，还需掌握甘遂、巴豆等毒性药物的用量和炮制方法，保证临床用药安全。使用泻下药应根据里实证的兼证及病人的体质，进行适当配伍。攻下药、峻下逐水药年老体虚、脾胃虚弱者当慎用。

学 ▼ 习 ▼ 要 ▼ 点

一、攻下药

1. 大黄

【来源】蓼科植物掌叶大黄、唐古特大黄或药用大黄的干燥根及根茎。

【产地】掌叶大黄主产于甘肃、青海、西藏、四川，唐古特大黄主产于青海、甘肃、西藏，药用大黄主产于四川、贵州、云南、湖北。

【性状鉴别】不规则类圆形厚片或块。外表皮黄棕色或棕褐色，切面黄棕色至淡红棕色，有明显散在或排列成环的星点，有空隙。气清香，味苦而微涩，嚼之黏牙，有沙粒感，唾液染成黄色。（图38）

【性能】苦，寒。归脾、胃、大肠、肝、心包经。

【功效】泻下攻积，清热泻火，凉血解毒，逐瘀通经。

【应用】①积滞便秘；②血热吐衄，目赤咽肿；③热毒疮疡，烧烫伤；④瘀血证；⑤湿热痢疾、黄疸、淋证。

【用法用量】煎服，3～15g。外用适量。

【使用注意】本品为峻烈攻下之品，易伤正气，如非实证，不宜妄用；本品苦寒，易伤胃气，脾胃虚弱者慎用；其性沉降，且善活血祛瘀，故妇女怀孕、月经期、哺乳期应忌用。

2. 芒硝

【来源】硫酸盐类矿物芒硝族矿物芒硝，经加工精制而成的结晶体。

【产地】全国大部分地区均有生产。

【性状鉴别】呈棱柱状、长方体或不规则块状及颗粒状，两端不整齐，大小不一。无色透明或类白色半透明，暴露空气中则表面渐风化而覆盖一层白色粉末。具玻璃样光泽。条痕白色。气微，味咸。

【功效】泻下攻积，润燥软坚，清热消肿。

【应用】①积滞便秘；②咽痛、口疮、目赤及痈疮肿痛。

【用法用量】冲入药汁内或开水溶化后服，6～12g。外用适量。

【使用注意】孕妇及哺乳期妇女忌用或慎用。

3. 番泻叶

【来源】豆科植物狭叶番泻或尖叶番泻的干燥小叶。

【产地】狭叶番泻主产于红海以东至印度一带，现盛载于印度南端丁内未利。尖叶番泻主产于埃及的尼罗河中上游地方。

【性状鉴别】狭叶番泻叶呈长卵形或卵状披针形，全缘，叶端急尖，革质，气微弱而特异，味微苦，稍有黏性，用开水浸泡为茶色。(图39)

【功效】泻下通便。

【用法用量】温开水泡服，煎服宜后下，2 ~6g。

【使用注意】妇女哺乳期、月经期及孕妇忌用。

二、 润下药

1. 火麻仁

【来源】桑科植物大麻的成熟果实。

【产地】全国各地均有。

【性状鉴别】呈卵圆形，表面灰绿色或灰黄色，有微细的白色或棕色网纹，两边有棱。果皮薄而脆，易破碎。种皮绿色。气微，味淡。

【功效】润肠通便。

【用法用量】煎服，10 ~15g。

2. 郁李仁

【来源】蔷薇科植物欧李和郁李的成熟种子。

【产地】河北、辽宁、内蒙古。

【性状鉴别】呈卵形，表面黄白色或浅棕色，一端尖，另端钝圆。尖端一侧有线形种脐。气微，味微苦。

【功效】润肠通便，利水消肿。

【用法用量】煎服，6 ~10g。

三、 峻下逐水药

1. 甘遂

【来源】大戟科植物甘遂的干燥块根。

【产地】陕西、山西、河南。

【性状鉴别】呈椭圆形、长圆柱形或连珠形。表面类白色或黄白色，凹陷处有棕色外皮残留，质脆，易折断，断面粉性，白色，凹陷处有棕色外皮残留。气微，味微甘而辣。

【用法用量】入丸、散服，每次0.5 ~1g。外用适量，生用。内服醋制用，以减低毒性。

【使用注意】虚弱者及孕妇忌用。不宜与甘草同用。

2. 牵牛子

【来源】旋花科植物裂叶牵牛或圆叶牵牛的干燥成熟种子。

【产地】主产于辽宁。

【性状鉴别】呈橘瓣状，表面灰黑色（黑丑）或淡黄白色（白丑），背面有 1 条浅纵沟。水浸后种皮呈龟裂状，有明显的黏滑感。气微，味辛、苦，有麻舌感。（图 40）

【用法用量】煎服，3~9g。入丸、散服，每次 1.5~3g。本品炒用药性减缓。

【使用注意】孕妇忌用。不宜与巴豆、巴豆霜同用。

3. 巴豆

【来源】大戟科植物巴豆的干燥成熟果实。

【产地】四川、贵州、云南、广西。

【性状鉴别】呈卵圆形，一般具三棱。表面灰黄色或稍深，粗糙，有纵线 6 条，顶端平截，基部有果柄痕。气微，味辛辣。不宜口尝。（图 41）

【用法用量】入丸散，每次 0.1~0.3g。大多数制成巴豆霜用，以减低毒性。外用适量。

【使用注意】孕妇及体弱者忌用。不宜与牵牛子同用。

第八单元　祛风湿药

学 ▽ 前 ▽ 导 ▽ 航 ·····························

　　本单元药物较少，独活、威灵仙作为重点药物，应正确掌握其性状鉴别、功效和应用等；川乌为有毒之品，除掌握其性状鉴别、功效和应用外，还应掌握其用量和煎服方法，保证临床用药安全。使用祛风湿药时，应根据痹证的类型、邪犯的部位、病程的新久等，选择药物并作适当的配伍。辛温性燥的祛风湿药，阴血亏虚者应慎用。

学 ▽ 习 ▽ 要 ▽ 点 ·····························

一、祛风寒湿药

1. 独活

【来源】伞形科植物重齿毛当归的干燥根。

【产地】湖北、四川。

【性状鉴别】类圆形薄片。外表皮灰褐色或棕褐色，具皱纹。切面皮部灰白色至灰褐色，有多数散在棕色油点，木部灰黄色至黄棕色，形成层环棕色。有特异香气。味苦辛、微麻舌。

【性能】辛、苦，微温。归肾、膀胱经。

【功效】祛风湿，止痛，解表。

【应用】①风寒湿痹；②风寒夹湿表证；③少阴头痛。

【用法用量】煎服，3~10g。外用适量。

2. 威灵仙

【来源】毛茛科植物威灵仙、棉团铁线莲或东北铁线莲的干燥根和根茎。

【产地】威灵仙主产于江苏、浙江、江西、安徽，棉团铁线莲主产于东北及山东，东北铁线莲主产于东北。

【性状鉴别】不规则的段。表面黑褐色、棕褐色或棕黑色，有细纵纹，有的皮部脱落，露出黄白色木部。切面皮部较广，木部淡黄色，略呈方形或近圆形，皮部与木部间常有裂隙。（图42）

【功效】祛风湿，通络止痛，消骨鲠。

【应用】①风湿痹痛，骨鲠咽喉；②跌打伤痛、头痛、牙痛、胃脘痛等；③痰饮、噎膈。

【用法用量】煎服，6~10g。

3. 川乌

【来源】毛茛科植物乌头的干燥母根。

【产地】四川、陕西。

【性状鉴别】呈不规则的圆锥形，稍弯曲，顶端常有残茎，中部多向一侧膨大。气微，味辛辣、麻舌。（图43）

【功效】祛风湿，温经止痛。

【应用】①风寒湿痹；②心腹冷痛，寒疝疼痛；③跌打损伤，麻醉止痛。

【用法用量】煎服，1.5~3g，宜先煎、久煎。外用适量。

【使用注意】孕妇忌用；不宜与贝母类、半夏、白及、白蔹、天花粉、瓜蒌类同用；内服一般应炮制用。

4. 木瓜

【来源】蔷薇科植物贴梗海棠的干燥近成熟果实。

【产地】主产于安徽、湖北、四川、浙江。

【性状鉴别】呈长圆形，多纵剖成两半。外表紫红色或红棕色，有不规则的深皱纹。切面棕红色。气微，清香，味酸。（图44）

【性能】酸，温。归肝、脾经。

【功效】舒筋活络，和胃化湿。

【应用】①风湿痹证；②脚气水肿；③吐泻转筋。

【用法用量】煎服，6~9g。

二、祛风湿热药

1. 秦艽

【来源】为龙胆科植物秦艽、麻花秦艽、粗茎秦艽或小秦艽的干燥根。

【产地】秦艽主产于甘肃、山西、陕西。粗茎秦艽主产于西南地区。麻花秦艽主产于四川、甘肃、青海、西藏。小秦艽主产于河北、内蒙古及陕西。

【性状鉴别】呈类圆形的厚片。外表皮黄棕色、灰黄色或棕褐色，粗糙，有扭曲纵纹或网状孔纹。切面皮部黄色或棕黄色，木部黄色。气特异，味苦、微涩。

【性能】辛、苦，平。归胃、肝、胆经。

【功效】祛风湿，通络止痛，退虚热，清湿热。

【应用】①风湿痹证；②中风不遂；③骨蒸潮热，疳积发热；④湿热黄疸。

【用法用量】煎服，3～10g。

2. 防己

【来源】防己科植物粉防己的干燥根。

【产地】浙江、安徽、湖北、湖南。

【性状鉴别】类圆形或半圆形厚片。外表皮淡灰黄色。切面灰白色，粉性，有稀疏的放射状纹理。气微，味苦。（图45）

【功效】祛风湿，止痛，利水消肿。

【应用】①风湿痹证；②水肿，小便不利，脚气；③湿疹疮毒。

【用法用量】煎服，5～10g。

3. 豨莶草

【来源】菊科植物豨莶、腺梗豨莶或毛梗豨莶的地上部分。

【产地】湖南、福建、湖北、江苏。

【性状鉴别】不规则的段。茎略呈方柱形，表面灰绿色、黄棕色或紫棕色，有纵沟和细纵纹，被灰色柔毛。切面髓部类白色。叶多破碎，灰绿色，边缘有钝锯齿，两面皆具白色柔毛。有时可见黄色头状花序。气微，味微苦。

【功效】祛风湿，利关节，解毒。

【用法用量】煎服，9～12g。外用适量。治风湿痹痛、半身不遂宜制用，治风疹湿疮、疮痈宜生用。

三、 祛风湿强筋骨药

1. 五加皮

【来源】五加科植物细柱五加的干燥根皮。

【产地】湖北、河南、四川、湖南。

【性状鉴别】呈不规则卷筒状。外表面灰褐色，有稍扭曲的纵皱纹及横长皮孔，内表面淡黄色或灰黄色，有细纵纹。体轻，质脆，易折断。断面不整齐，灰白色。气微香，味微辣而苦。

【功效】祛风湿，补肝肾，强筋骨，利水。

【应用】①风湿痹证；②筋骨痿软，小儿行迟，体虚乏力；③水肿，脚气。

【用法用量】煎服，5～10g。或酒浸，入丸散服。

2. 桑寄生

【来源】桑寄生科植物桑寄生的干燥带叶茎枝。

【产地】福建、广东、广西。

【性状鉴别】茎枝圆柱形，表面灰褐色或红褐色，具细纵纹，棕色点状皮孔，嫩枝有的可见棕褐色茸毛；质坚硬，断面不整齐，皮部红棕色，木部色较浅。叶片多卷缩，具短柄，展平后卵形或椭圆形，表面黄褐色，幼叶被细茸毛，先端钝圆，基部圆形或宽楔形，全缘，革质。气微，味涩。

【性能】苦、甘，平。归肝、肾经。

【功效】祛风湿，补肝肾，强筋骨，安胎。

【应用】①风湿痹证；②崩漏经多，妊娠漏血，胎动不安。

【用法用量】煎服，9~15g。

3. 狗脊

【来源】蚌壳蕨科植物金毛狗脊的干燥根茎。

【产地】福建、四川。

【性状鉴别】生狗脊片：不规则长条形或圆形纵片；周边不整齐，偶有未去尽的金黄色茸毛，外表深棕色；切面浅棕色，较平滑。质坚脆，易折断，有粉性。（图46）

【功效】祛风湿，补肝肾，强腰膝。

【用法用量】煎服，6~12g。

第九单元　化湿药

学 ▽ 前 ▽ 导 ▽ 航 ....

　　本单元药物较少，除需重点掌握藿香、苍术、厚朴等药物的辨识、功效和应用，还应了解砂仁和白豆蔻的特殊煎服方法。化湿药物不宜久煎，阴虚血燥及气虚者宜慎用。

学 ▽ 习 ▽ 要 ▽ 点 ....

1. 藿香

【来源】唇形科植物广藿香的干燥地上部分。

【产地】广东。

【性状鉴别】不规则的段。茎略呈方柱形，表面灰褐色、灰黄色或带红棕色，被柔毛。切面有白色髓。叶破碎或皱缩成团，完整者展平后呈卵形或椭圆形，两面均被灰白色绒毛；基部楔形或钝圆，边缘具大小不规则的钝齿；叶柄细，被柔毛。气香特异，味微苦。（图47）

【性能】辛，微温。归脾、胃、肺经。

【功效】化湿，止呕，解暑。

【应用】①湿阻中焦；②呕吐；③暑湿、湿温初起。

【用法用量】煎服，3~10g。

2. 佩兰

【来源】菊科植物佩兰的干燥地上部分。

【产地】河北、山东、江苏、浙江。

【性状鉴别】茎呈圆柱形，表面黄棕色或黄绿色，有明显的节及纵棱线；质脆，断面髓部白色或中空。叶对生，有柄，叶片多皱缩、破碎，绿褐色。气芳香，味微苦。

【功效】化湿，解暑。

【用法用量】煎服，3~10g。

3. 苍术

【来源】菊科植物茅苍术或北苍术的干燥根茎。

【产地】茅苍术主产于江苏、湖北、河南。北苍术主产于河北、山西、陕西、内蒙古。

【性状鉴别】不规则类圆形或条形厚片。外表皮灰棕色至黄棕色，有皱纹。切面黄白色或灰白色。气香特异，味微甘、辛、苦。（图48）

【性能】辛、苦，温。归脾、胃、肝经。

【功效】燥湿健脾，祛风散寒。

【应用】①湿阻中焦证；②风湿痹证；③风寒夹湿表证。

【用法用量】煎服，3~9g。

4. 厚朴

【来源】木兰科植物厚朴或凹叶厚朴的干燥干皮、根皮和枝皮。

【产地】四川、湖北、浙江、江西。

【性状鉴别】弯曲的丝条状或单、双卷筒状。外表面灰褐色，有时可见椭圆形皮孔或纵皱纹。内表面紫棕色或深紫褐色，较平滑，具细密纵纹，划之显油痕。切面颗粒性，有油性，有的可见小亮星。气香，味辛辣、微苦。（图49）

【性能】苦、辛，温。归脾、胃、肺、大肠经。

【功效】燥湿消痰，下气除满。

【应用】①湿阻中焦，脘腹胀满；②食积气滞，腹胀便秘；③痰饮喘咳；④梅核气。

【用法用量】煎服，3~10g。

5. 砂仁

【来源】姜科植物阳春砂、绿壳砂或海南砂的干燥成熟果实。

【产地】阳春砂主产于广东。绿壳砂主产于云南。海南砂主产于海南。

【性状鉴别】阳春砂、绿壳砂果实呈椭圆形或卵圆形，有不明显三棱。表面棕褐色，密生刺状突起。果皮薄而软。种子为不规则多面体，表面棕红色或暗褐色，有细皱纹。气芳香而浓烈，味辛凉、微苦。（图50）

【功效】化湿行气，温中止泻，安胎。

【应用】①湿阻中焦及脾胃气滞证；②脾胃虚寒吐泻；③气滞妊娠恶阻及胎动不安。

【用法用量】入汤剂宜后下，3~6g。

6. 白豆蔻

【来源】姜科植物白豆蔻（原豆蔻）或爪哇白豆蔻（印尼白蔻）的干燥成熟果实。

【产地】白豆蔻由柬埔寨、泰国、越南、缅甸等国进口，爪哇白豆蔻多由印度尼西亚进口。

【性状鉴别】原豆蔻：类球形。表面黄白色至淡黄棕色，有3条较深的纵向槽纹，顶端有突起的柱基，基部有凹下的果梗痕，两端均具浅棕色绒毛。果皮薄，体轻，质脆，易纵向裂开；种子呈不规则多面体，背面略隆起，表面暗棕色，有皱纹，并残留假种皮。气芳香，味辛凉略似樟脑。（图51）

【功效】化湿行气，温中止呕。

【应用】①湿阻中焦及脾胃气滞证；②呕吐。

【用法用量】入汤剂宜后下，3~6g。

第十单元　利水渗湿药

学 ▼ 前 ▼ 导 ▼ 航 ⋯⋯⋯⋯⋯⋯⋯⋯⋯⋯⋯⋯⋯⋯⋯⋯⋯⋯⋯⋯⋯⋯⋯

　　本单元药物较少，需重点掌握茯苓、薏苡仁、车前子等药物的性状鉴别、功效和应用。除此之外，还应熟悉车前子和滑石的特殊煎服方法。利水渗湿药对阴亏津少、肾虚遗精遗尿者，应慎用或忌用。有些药物有较强的通利作用，孕妇应慎用。

学 ▼ 习 ▼ 要 ▼ 点 ⋯⋯⋯⋯⋯⋯⋯⋯⋯⋯⋯⋯⋯⋯⋯⋯⋯⋯⋯⋯⋯⋯⋯⋯

一、利水消肿药

1. 茯苓

【来源】多孔菌科真菌茯苓的干燥菌核。

【产地】湖北、安徽、云南和贵州。

【性状鉴别】茯苓块：呈立方块状或方状块厚片。白色、淡红色或淡棕色。气微，味淡，嚼之黏牙。（图52）

【性能】甘、淡，平。归心、脾、肾经。

【功效】利水渗湿，健脾，宁心。

【应用】①水肿；②痰饮；③脾虚泄泻；④心悸，失眠。

【用法用量】煎服，10~15g。

2. 薏苡仁

【来源】禾本科植物薏苡的干燥成熟种仁。

【产地】河北、福建、辽宁。

【性状鉴别】呈宽卵形或长椭圆形。表面乳白色，光滑。一端钝圆，另端较宽而微凹。背面圆凸，负面有1条较宽而深的纵沟。气微，味微甜。（图53）

【性能】甘、淡，凉。归脾、胃、肺经。

【功效】利水渗湿，健脾，除痹，清热排脓。

【应用】①水肿，小便不利，脚气；②脾虚泄泻；③湿痹拘挛；④肺痈，肠痈。

【用法用量】煎服，9~30g。清利湿热宜生用，健脾止泻宜炒用。

3. 猪苓

【来源】多孔菌科真菌猪苓的干燥菌核。

【产地】陕西、云南、河南、山西。

【性状鉴别】呈类圆形或不规则的厚片。表皮黑色或棕黑色，皱缩。切面类白色或黄白色，略呈颗粒状。气微，味淡。（图54）

【功效】利水渗湿。

【应用】水肿，小便不利，泄泻。

【用法用量】煎服，6~12g。

4. 泽泻

【来源】泽泻科植物泽泻的干燥块茎。

【产地】福建、四川、江西。

【性状鉴别】圆形或椭圆形厚片。外表皮黄白色或淡黄棕色。切面黄白色，粉性，有多数细孔。气微，味微苦。（图55）

【功效】利水渗湿，泄热。

【应用】①水肿，小便不利，泄泻；②淋证，遗精。

【用法用量】煎服，6~10g。

二、 利尿通淋药

1. 车前子

【来源】为车前科植物车前或平车前的干燥成熟种子。

【产地】车前产于全国各地，平车前产于东北、华北及西北各地。

【性状鉴别】呈椭圆形、不规则长圆形或三角状长圆形，略扁，长约2mm，宽约1mm。表面黄棕色至黑褐色。气微，味淡。

【性能】甘，微寒。归肝、肾、肺、小肠经。

【功效】利尿通淋，渗湿止泻，明目，祛痰。

【应用】①淋证，水肿；②泄泻；③目赤肿痛，目暗昏花，翳障；④痰热咳嗽。

【用法用量】包煎，9~15g。

2. 滑石

【来源】硅酸盐类矿物滑石族滑石。

【产地】山东、江苏、陕西。

【性状鉴别】白色或类白色、微细、无砂性的粉末，手摸有滑腻感，气微，味淡。

【功效】利尿通淋，清热解暑，收湿敛疮。

【应用】①热淋，石淋，尿热涩痛；②暑湿，湿温；③湿疮，湿疹，痱子。

【用法用量】包煎，10～20g。外用适量。

3. 海金沙

【来源】海金沙科植物海金沙的干燥成熟孢子。

【产地】广东、浙江、江苏、湖北、湖南。

【性状鉴别】呈粉末状，棕黄色或浅棕黄色。体轻，手捻有光滑感，置手中易由指缝滑落。气微，味淡。（图56）

【功效】利尿通淋，止痛。

【用法用量】包煎，6～15g。

4. 石韦

【来源】水龙骨科植物庐山石韦、石韦或有柄石韦的干燥叶。

【产地】庐山石韦主产于江西、湖南、贵州、四川。石韦主产于长江以南。有柄石韦主产于东北、华东、华中等省区。

【性状鉴别】丝条状。上表面黄绿色或灰褐色，下表面密生红棕色星状毛。有的侧脉间布满孢子囊群。叶全缘。叶片革质。气微，味微涩苦。

【应用】①淋证；②肺热咳嗽；③血热出血。

【用法用量】煎服，6～12g。

5. 萆薢

【来源】薯蓣科植物绵萆薢、福州薯蓣（绵萆薢），粉背薯蓣（粉萆薢）的干燥根茎。

【产地】浙江、安徽、江西、湖南。

【性状鉴别】粉萆薢：为不规则的斜切片，边缘不整齐，大小不一，外皮黄棕色至黄褐色，有稀疏的须根残基，呈圆锥状突起，质疏松，略呈海绵状。气微，味微苦。

【功效】利湿去浊，祛风除痹。

【用法用量】煎服，9～15g。

三、 利湿退黄药

1. 茵陈

【来源】菊科植物滨蒿或茵陈蒿的干燥地上部分。春季采收的习称"绵茵陈"，秋季采收的习称"花茵陈"。

【产地】滨蒿主产于东北地区及河北、山东，茵陈蒿主产于陕西、山西、安徽。

【性状鉴别】绵茵陈：多卷曲成团状，灰白色或灰绿色，全体密被白色绒毛，绵软如绒。气清香，味微苦。（图57）

【性能】苦、辛，微寒。归脾、胃、肝、胆经。

【功效】清利湿热，利胆退黄。

【应用】①黄疸；②湿疮瘙痒。

【用法用量】煎服，6~15g。外用适量，煎汤熏洗。

2. 金钱草

【来源】报春花科植物过路黄的干燥全草。

【产地】主产于四川，长江流域及山西、陕西、云南、贵州。

【性状鉴别】呈不规则的段。茎棕色或暗棕红色。叶对生，上表面灰绿色或棕褐色，下表面色较浅，主脉明显突起，用水浸后，对光透视可见黑色或褐色条纹。气微，味淡。(图58)

【性能】甘、咸，微寒。归肝、胆、肾、膀胱经。

【功效】利湿退黄，利尿通淋，解毒消肿。

【应用】①湿热黄疸；②石淋，热淋；③痈肿疔疮，毒蛇咬伤。

【用法用量】煎服，15~60g。

3. 虎杖

【来源】蓼科植物虎杖的干燥根茎和根。

【产地】华东、西南地区。

【性状鉴别】圆柱形短段或不规则厚片，外皮棕褐色，有纵皱纹和须根痕，切面射线放射状，皮部与木部较易分离。根茎髓中有隔或呈空洞状。质坚硬，气微，味微苦。(图59)

【功效】利湿退黄，清热解毒，散瘀止痛，化痰止咳，泻热通便。

【应用】①湿热黄疸，淋浊，带下；②水火烫伤，痈肿疮毒，毒蛇咬伤；③经闭，癥瘕，跌打损伤；④肺热咳嗽。

【用法用量】煎服，9~15g。外用适量。

第十一单元　温里药

学▼前▼导▼航

　　本单元药物较少，重点掌握附子、肉桂、吴茱萸等药物，除正确识别及对其功效、主治及用法等重点记忆外，还需注意附子、吴茱萸均有毒，无论外用内服，均应严格掌握剂量用法，不宜过量或持续使用，以防发生毒副反应。制剂时应严格遵守炮制和制剂法度，以减低毒性而确保用药安全。温里药多辛热燥烈，易耗阴助火，故天气炎热时或素体火旺者当减少用量；热伏于里，热深厥深，真热假寒证当禁用；凡实热证、阴虚火旺、津血亏虚者忌用；孕妇慎用。

学▼习▼要▼点

1. 附子

【来源】毛茛科植物乌头的子根的加工品。

【产地】四川、陕西、云南。

【性状鉴别】黑顺片：为纵切片，上宽下窄，长1.7～5cm，宽0.9～3cm，厚0.2～0.5cm。外皮黑褐色，切面暗黄色，油润具光泽，半透明状，并有纵向导管束。质硬而脆，断面角质样。气微，味淡。(图60)

【性能】辛、甘，大热。有毒。归心、肾、脾经。

【功效】回阳救逆，补火助阳，散寒止痛。

【应用】亡阳证（回阳救逆第一品药）；阳虚证；寒痹证。

【用法用量】煎服，3～15g，本品有毒，宜先煎0.5～1小时，至口尝无麻辣感为度。

【使用注意】孕妇及阴虚阳亢者忌用。不宜与半夏、瓜蒌、贝母、白蔹、白及、天花粉等同用。生品外用，内服须炮制。若内服过量，或炮制、煎煮方法不当，可引起中毒。

2. 干姜

【来源】姜科植物姜的干燥根茎。

【产地】我国各地均产。

【性状鉴别】不规则纵切片或斜切片，具指状分枝。外皮灰黄色或浅黄棕色，粗糙。切面灰黄色或灰白色，可见较多的纵向纤维，有的呈毛状。气香，特异，味辛辣。

【性能】辛，热。归脾、胃、肾、心、肺经。

【功效】温中散寒，回阳通脉，温肺化饮。

【应用】①腹痛，呕吐，泄泻；②亡阳证；③寒饮喘咳。

【用法用量】煎服，3～10g。

3. 肉桂

【来源】樟科植物肉桂的干燥树皮。

【产地】广东、广西。

【性状鉴别】呈槽状或卷筒状，内表面红棕色，用指甲刻划之可见油痕。断面外层呈棕色而较粗糙，内层红棕色而油润，外两层间有一条黄棕色的线纹。气香浓烈，味甜、辣。(图61)

【性能】辛、甘，大热。归肾、脾、心、肝经。

【功效】补火助阳，散寒止痛，温经通脉，引火归原。

【应用】①阳痿，宫冷；②腹痛，寒疝；③腰痛，胸痹，阴疽，闭经，痛经；④虚阳上浮诸症。

【用法用量】后下或焗服，1～5g；研末冲服，每次1～2g。

【使用注意】阴虚火旺、里有实热、血热妄行出血者及孕妇忌用。畏赤石脂。

4. 吴茱萸

【来源】芸香科植物吴茱萸、石虎或疏毛吴茱萸的干燥近成熟果实。

【产地】贵州、广西、湖南、云南。

【性状鉴别】呈球形或略呈五角状扁球形，表面暗黄绿色至褐色，顶端有五角星状的裂

隙。气芳香浓郁，味辛辣而苦。用水浸泡果实，有黏液渗出。（图62）

【性能】辛、苦，热。有小毒。归肝、脾、胃、肾经。

【功效】散寒止痛，降逆止呕，助阳止泻。

【应用】①寒凝疼痛；②胃寒呕吐；③虚寒泄泻。

【用法用量】煎服，2~5g。外用适量。

5. 小茴香

【来源】伞形科植物茴香的干燥成熟果实。

【产地】我国各地均有栽培。

【性状鉴别】为双悬果，长4~8mm，直径1.5~2.5mm。呈圆柱形，表面黄绿色或淡黄色。（图63）

【功效】散寒止痛，理气和胃。

【应用】①寒疝腹痛，睾丸偏坠胀痛，少腹冷痛，痛经；②中焦虚寒气滞证。

【用法用量】煎服，3~6g。外用适量。

6. 丁香

【来源】桃金娘科植物丁香的干燥花蕾。

【产地】坦桑尼亚、马来西亚、印度尼西亚。

【性状鉴别】花蕾略呈研棒状。花瓣棕褐色或褐黄色。质坚实，富油性。气芳香浓烈，味辛辣、有麻舌感。（图64）

【功效】温中降逆，散寒止痛，温肾助阳。

【用法用量】煎服，1~3g，或研末冲服。

【使用注意】热证及阴虚内热者忌用。畏郁金。

7. 高良姜

【来源】姜科植物高良姜的干燥根茎。

【产地】广东、海南。

【性状鉴别】为类圆形或不规则的薄片。切面灰棕色至红棕色，外周色较淡，具多数散在的筋脉小点，中心圆形，约占1/3。气香，味辛辣。

【功效】散寒止痛，温中止呕。

【用法用量】煎服，3~6g。

8. 花椒

【来源】芸香科植物青椒或花椒的干燥成熟果皮。

【产地】辽宁、河北、四川。

【功效】温中止痛，杀虫止痒。

【应用】①中寒腹痛，寒湿吐泻；②虫积腹痛，湿疹，阴痒。

【用法用量】煎服，3~6g。外用适量，煎汤熏洗。

第十二单元　理气药

学 ▼ 前 ▼ 导 ▼ 航 ………………………………………………………………………

本单元药物较少，需重点掌握陈皮、青皮、枳实等药物的性状鉴别、功效和应用。还需注意川楝子有毒，无论外用内服，均应严格掌握用法用量，不宜过量或持续使用，以防发生毒副反应。制剂时应严格遵守炮制和制剂法度，以减低毒性而确保用药安全。理气药多辛温香燥，易耗气伤阴，故气阴不足者慎用。

学 ▼ 习 ▼ 要 ▼ 点 ………………………………………………………………………

1. 陈皮

【来源】芸香科植物橘及其栽培变种的干燥成熟果皮。

【产地】广东、福建、四川、江苏。

【性状鉴别】呈不规则的条状或丝状。外表面橙红色或红棕色，有细皱纹和凹小的点状油室。内表面浅黄白色，粗糙。气香，味辛、苦。

【性能】辛、苦，温。归脾、肺经。

【功效】理气健脾，燥湿化痰。

【应用】①脾胃气滞证；②呕吐、呃逆证；③湿痰、寒痰咳嗽；④胸痹证。

【用法用量】煎服，3~10g。

2. 青皮

【来源】芸香科植物橘及其栽培变种的干燥幼果或未成熟果实的果皮。

【产地】福建、四川、广东。

【性状鉴别】四花青皮：果皮剖成4裂片，外表面灰绿色或黑绿色，内表面类白色或黄白色。气香，味苦、辛。

【功效】疏肝破气，消积化滞。

【应用】①肝郁气滞证；②气滞脘腹疼痛；③食积腹痛；④癥瘕积聚、久疟痞块。

【用法用量】煎服，3~10g。

3. 枳实

【来源】芸香科植物酸橙及其栽培变种或甜橙的干燥幼果。

【产地】江西、四川、湖北、贵州。

【性状鉴别】呈半球形，少数为球形。外表面黑绿色或暗棕绿色。切面略隆起。气清香，味苦而微酸。

【性能】苦、辛、酸，温。归脾、胃、大肠经。

【功效】破气消积，化痰除痞。

【应用】①胃肠积滞，湿热泻痢；②胸痹、结胸；③气滞胸胁疼痛；④产后腹痛。

【用法用量】煎服，3～10g。

4. 木香

【来源】菊科植物木香的干燥根。

【产地】云南、四川、西藏。

【性状鉴别】类圆形或不规则的厚片。切面棕黄色至棕褐色，中部有明显菊花心状的放射纹理，形成层环棕色，褐色油点（油室）散在。气香特异，味微苦。（图65）

【功效】行气止痛，健脾消食。

【应用】①脾胃气滞证；②泻痢里急后重；③腹痛胁痛，黄疸，疝气疼痛；④胸痹。

【用法用量】煎服，3～6g。

5. 沉香

【来源】瑞香科植物白木香含有树脂的木材。

【产地】广东、海南、广西、福建。

【性状鉴别】呈不规则块、片状或盔帽状。可见黑褐色树脂与黄白色木部相间的斑纹，空洞及凹窝表面多呈朽木状。气芳香。（图66）

【功效】行气止痛，温中止呕，纳气平喘。

【用法用量】后下，1～5g。

6. 川楝子

【来源】楝科植物川楝的干燥成熟果实。

【产地】四川。

【性状鉴别】呈类球形。表面金黄色至棕黄色，微有光泽，具深棕色小点，外果皮革质。气特异，味酸、苦。

【功效】行气止痛，杀虫。

【应用】①肝郁化火所致诸痛证；②虫积腹痛；③头癣、秃疮。

【用法用量】煎服，5～10g。外用适量。

【使用注意】本品有毒，不宜过量或持续服用，以免中毒。又因性寒，脾胃虚寒者慎用。

7. 乌药

【来源】樟科植物乌药的干燥块根。

【产地】浙江、安徽、湖南、湖北。

【性状鉴别】类圆形薄片。切面黄白色或淡黄棕色，射线放射状，可见年轮环纹。气香，味微苦、辛，有清凉感。

【功效】行气止痛，温肾散寒。

【用法用量】煎服，6～10g。

8. 香附

【来源】莎草科植物莎草的干燥根茎。

【产地】山东、浙江、福建、湖南。

【性状鉴别】为不规则厚片或颗粒状。外表皮棕褐色或黑褐色，切面白色或黄棕色，质硬，内皮层环纹明显。气香，味微苦。（图67）

【性能】辛、微苦、微甘，平。归肝、脾、三焦经。

【功效】疏肝解郁，调经止痛，理气调中。

【应用】①肝郁气滞胁痛、腹痛；②月经不调，痛经，乳房胀痛；③气滞腹痛。

【用法用量】煎服，6~10g。

9. 佛手

【来源】芸香科植物佛手的干燥果实。

【产地】广东、广西。

【性状鉴别】类椭圆形或卵圆形的薄片。顶端稍宽，常有3~5个手指状的裂缝。外皮黄绿色或橙黄色。果肉浅黄白色，质硬而脆。气香，味微甜后苦。

【功效】疏肝解郁，理气和中，燥湿化痰。

【用法用量】煎服，3~10g。

10. 薤白

【来源】百合科植物小根蒜或薤的干燥鳞茎。

【产地】东北、河北、江苏、湖北。

【性状鉴别】呈不规则卵圆形。表面黄白色或淡黄棕色，皱缩，半透明，有类白色膜质鳞片包被，底部有突起的鳞茎盘。有蒜臭，味微辣。

【性能】辛、苦，温。归肺、胃、大肠经。

【功效】通阳散结，行气导滞。

【应用】①胸痹证；②脘腹痞满胀痛，泻痢里急后重。

【用法用量】煎服，5~10g。

11. 柿蒂

【来源】柿树科植物柿的干燥宿萼。

【产地】河北、河南、山东。

【性状鉴别】呈扁圆形，中央较厚，微隆起，有果实脱落后的圆形疤痕。气微，微涩。

【功效】降气止呃。

【用法用量】煎服，5~10g。

第十三单元　消食药

学 ▼ 前 ▼ 导 ▼ 航 ....

本单元药物较少，内容也较简单，需重点掌握山楂、神曲、麦芽等药物的性状鉴别、功效和应用等。还需注意麦芽有回乳的作用，故哺乳期妇女不宜使用。本类药物有耗气之弊，故气虚而无积滞者慎用。

学 ▽ 习 ▽ 要 ▽ 点 ·····

1. 山楂

【来源】蔷薇科植物山里红或山楂的干燥成熟果实。

【产地】山东、河北、河南、辽宁。

【性状鉴别】为圆形片，皱缩不平。外皮红色，有细皱纹和灰白色的小点。气微清香，味酸，味甜。(图68)

【性能】酸、甘，微温。归脾、胃、肝经。

【功效】消食化积，行气散瘀。

【应用】①肉食积滞证；②泻痢腹痛，疝气痛；③瘀阻胸腹，痛经。

【用法用量】煎服，6～12g。

2. 神曲

【来源】辣蓼、青蒿、杏仁等药加入面粉混合后，经发酵而成的曲剂。

【性状鉴别】焦神曲：立方形小块，表面焦黄色，内部微黄色，有焦香气。

【功效】消食和胃。

【应用】饮食积滞证。

【用法用量】煎服，6～15g。

3. 麦芽

【来源】禾本科植物大麦的成熟果实经发芽干燥的炮制加工品。

【产地】全国大部分地区均产。

【功效】消食健胃，回乳消胀，疏肝解郁。

【应用】①米面薯芋食滞证；②断乳、乳房胀痛；③肝气瘀滞或肝胃不和之胁痛、脘腹痛。

【用法用量】煎服，10～15g。回乳炒用60g。

【使用注意】授乳期妇女不宜使用。

4. 莱菔子

【来源】十字花科植物萝卜的干燥成熟种子。

【产地】全国各地均产。

【性状鉴别】类卵圆形或椭圆形，稍扁，表面黄棕色、红棕色或灰棕色。一端有深棕色圆形种脐，一侧有数条纵沟。气微，味淡，微苦、辛。

【性能】辛、甘，平。归肺、脾、胃经。

【功效】消食除胀，降气化痰。

【应用】①食积气滞证；②咳喘痰多，胸闷食少。

【用法用量】煎服，5～12g。

【使用注意】本品辛散耗气，故气虚及无食积、痰滞者慎用。不宜与人参同服。

5. 鸡内金

【来源】雉科动物家鸡的干燥沙囊内壁。

【性状鉴别】呈不规则皱缩的卷片。薄而半透明，具明显条状皱纹。质脆，易碎。断面角质样，有光泽。

【性能】甘，平。归脾、胃、小肠、膀胱经。

【功效】消食健胃，涩精止遗。

【应用】①饮食积滞，小儿疳积；②肾虚遗精、遗尿；③砂石淋证，胆结石。

【用法用量】煎服，3～10g。研末服，1.5～3g。

第十四单元　驱虫药

学 ▼ 前 ▼ 导 ▼ 航 ....

　　本单元药物较少，需重点掌握使君子、苦楝皮、川楝子等药物的性状鉴别、功效和应用。驱虫药多药性峻烈，故应严格掌握各药物的用法用量和使用注意，保证临床用药安全。驱虫药需要控制剂量，防止用量过大中毒或损伤正气，对素体虚弱、年老体衰及孕妇，更当慎用。

学 ▼ 习 ▼ 要 ▼ 点 ....

1. 使君子

【来源】使君子科植物使君子的干燥成熟果实。

【产地】主产于广东、广西、云南、四川等地。

【性状鉴别】呈椭圆形或卵圆形，具5条纵棱。横切面多呈五角星形。气微香，味微甜。

【功效】杀虫消积。

【应用】①蛔虫病，蛲虫病；②小儿疳积。

【用法用量】使君子9～12g，捣碎入煎剂。使君子仁6～9g，入丸散或单用。小儿每岁1～1.5粒，1日总量不超过20粒。

【使用注意】不可大量服用，忌饮茶。

2. 苦楝皮

【来源】楝科植物川楝和楝的干燥树皮和根皮。

【产地】川楝主产于四川、云南、贵州、甘肃。楝主产于山西、甘肃、山东、江苏。

【性状鉴别】不规则的丝状。外表面灰棕色或灰褐色，内表面类白色或淡黄色。切面纤维性，略呈层片状。气微，味苦。

【功效】杀虫，疗癣。

【用法用量】煎服，4.5~9g。鲜品 15~30g。外用适量。

【使用注意】本品有毒，不宜过量或持续久服。有效成分难溶于水，需文火久煎。

3. 槟榔

【来源】棕榈科植物槟榔的干燥成熟种子。

【产地】海南、云南、广东。

【性状鉴别】为类圆形薄片，切面可见棕白相间的大理石样花纹。气微，味涩、微苦。（图69）

【性能】苦、辛，温。归胃、大肠经。

【功效】杀虫消积，行气，利水，截疟。

【应用】①多种肠道寄生虫病；②食积气滞，泻痢后重；③水肿，脚气肿痛；④疟疾。

【用法用量】煎服，3~10g；驱绦虫、姜片虫30~60g。生用力佳，炒用力缓；鲜者优于陈久者。

【使用注意】脾虚便溏或气虚下陷者忌用；孕妇慎用。

第十五单元　止血药

学 ▽ 前 ▽ 导 ▽ 航 ......

　　本单元药物较多，除需重点掌握小蓟、槐花、地榆等药物的性状鉴别、功效和应用外，还应掌握三七、蒲黄和白及的使用注意。因地榆中含有的水解型鞣质被皮肤吸收有引起中毒性肝炎的风险，临床使用地榆制剂时不宜大面积外涂，以确保临床用药安全。出血之证，病因不同，病情有异，部位有别，因此在使用止血药时，应根据出血证的病机和出血部位的不同，进行相应的选择和必要的配伍。

学 ▽ 习 ▽ 要 ▽ 点 ......

一、凉血止血药

1. 小蓟

【来源】菊科植物刺儿菜的干燥地上部分。

【产地】全国大部分地区均产。

【性状鉴别】呈不规则的段。茎短圆柱形，表面灰绿色或带紫色，具纵棱和白色柔毛。切面中空，叶片多皱缩或破碎，叶齿尖具针刺，两面均具白色柔毛。气微，味苦。

【性能】甘、苦，凉。归心、肝经。

【功效】凉血止血，散瘀解毒消痈。

【应用】①血热出血证；②热毒痈肿。

【用法用量】煎服，5~12g。外用适量。

2. 大蓟

【来源】菊科植物蓟的干燥地上部分。

【产地】江苏、浙江、四川。

【性状鉴别】呈不规则的段。茎短圆柱形，表面深褐色，有数条纵棱，被丝状毛，切面灰白色。叶皱缩，多破碎，边缘具不等长的针刺，两面均具灰白色丝状毛。气微，味淡。（图70）

【功效】凉血止血，散瘀解毒消痈。

【应用】①血热出血证；②热毒痈肿。

【用法用量】煎服，9~15g，鲜品可用30~60g。外用适量。

3. 地榆

【来源】蔷薇科植物地榆或长叶地榆的干燥根。

【产地】黑龙江、吉林、辽宁。

【性状鉴别】呈圆柱形或不规则纺锤形，表面灰褐色至暗棕色，粗糙，具纵皱纹。质硬脆，断面较平坦，粉红色或淡黄色，木部稍浅，有放射状纹理。气微，味微苦涩。（图71）

【性能】苦、酸、涩，微寒。归肝、大肠经。

【功效】凉血止血，解毒敛疮。

【应用】①血热出血证；②烫伤、湿疹、疮疡痈肿。

【用法用量】煎服，9~15g。外用适量。

4. 槐花

【来源】豆科植物槐的干燥花及花蕾。

【产地】辽宁、河北、河南、山东。

【性状鉴别】本品皱缩而卷曲，花瓣多散落，完整者花萼钟状，黄绿色，先端5浅裂；体轻。气微，味微苦。（图72）

【功效】凉血止血，清肝泻火。

【应用】①血热出血证；②目赤、头痛。

【用法用量】煎服，5~10g。外用适量。

5. 侧柏叶

【来源】柏科植物侧柏的干燥枝梢及叶。

【产地】全国大部分地区均产。

【性状鉴别】多分枝，小叶扁平，叶细小鳞片状，交互对生，贴伏于枝上。气清香，味苦涩，微辛。

【功效】凉血止血，化痰止咳，生发乌发。

【应用】①血热出血证；②肺热咳嗽；③脱发、须发早白。

【用法用量】煎服，6~12g。外用适量。

6. 白茅根

【来源】禾本科植物白茅的干燥根茎。

【产地】全国大部分地区均产。

【性状鉴别】呈圆柱形的段。外表皮黄白色或淡黄色，微有光泽，具纵皱纹。切面皮部白色，多有裂隙，放射状排列。气微，味微甜。

【功效】凉血止血，清热利尿，清肺胃热。

【应用】①血热出血证；②水肿、热淋、黄疸；③胃热呕吐、肺热咳喘。

【用法用量】煎服，9~30g。

二、化瘀止血药

1. 三七

【来源】五加科植物三七的干燥根及根茎。

【产地】广西、云南。

【性状鉴别】主根：呈类圆锥形或圆柱形。表面灰褐色或灰黄色，有断续的纵皱纹和支根痕。顶端有茎痕，周围有瘤状突起。体重，质坚实，断面灰绿色、黄绿色或灰白色，木部微呈放射状排列。气微，味苦回甜。(图73)

【性能】甘、微苦，温。归肝、胃经。

【功效】化瘀止血，活血定痛。

【应用】①出血证；②跌打损伤，瘀血肿痛。

【用法用量】多研末吞服，1~1.5g；煎服，3~9g，亦入丸、散。外用适量，研末外掺或调敷。

【使用注意】孕妇应慎用。

2. 茜草

【来源】茜草科植物茜草的干燥根及根茎。

【产地】陕西、山西、河南。

【性状鉴别】呈不规则的厚片或段。根呈圆柱形，外表皮红棕色或暗棕色，具纵皱纹；皮部脱落处呈黄红色。切面皮部狭，紫红色，木部宽广，浅黄红色，导管孔多数。气微，味微苦，久嚼刺舌。

【性能】苦，寒。归肝经。

【功效】凉血化瘀止血，通经。

【应用】①出血证；②血瘀经闭，跌打损伤。

【用法用量】煎服，6~10g。

3. 蒲黄

【来源】香蒲科植物水烛香蒲、东方香蒲或同属植物的干燥花粉。

【产地】水烛香蒲主产于江苏、浙江、山东、安徽等省，东方香蒲主产于贵州、山东、山西及东北各省区。

【性状鉴别】为鲜黄色粉末，体轻，手捻有滑腻感，易附于手指上，放水中则飘浮水面。气微，味淡。

【功效】止血，化瘀，利尿。

【应用】①出血证；②瘀血痛证；③血淋尿血。

【用法用量】包煎，5～10g。外用适量，研末外掺或调敷。止血多炒用，化瘀、利尿多生用。

【使用注意】孕妇应慎用。

三、 收敛止血药

1. 白及

【来源】兰科植物白及的干燥块茎。

【产地】贵州、四川、云南、湖北。

【性状鉴别】不规则的薄片，外表皮灰白色或黄白色。切面类白色，角质样，半透明，维管束小点状，散生。质脆。气微，味苦，嚼之有黏性。

【性能】苦、甘、涩，寒。归肺、胃、肝经。

【功效】收敛止血，消肿生肌。

【应用】①出血证；②痈肿疮疡、手足皲裂、水火烫伤。

【用法用量】煎服，6～15g，研末吞服3～6g。外用适量。

【使用注意】不宜与乌头类药材同用。

2. 仙鹤草

【来源】蔷薇科植物龙牙草的干燥地上部分。

【产地】浙江、江苏、湖北。

【性状鉴别】长50～100cm，全体被白色柔毛。茎下部圆柱形，红棕色，上部方柱形，四边略凹陷，绿褐色。体轻，质硬，易折断，断面中空。单数羽状复叶互生。气微，味微苦。

【功效】收敛止血，止痢，截疟，补虚。

【用法用量】煎服，6～12g。外用适量。

3. 血余炭

【来源】人发制成的炭化物。

【性状鉴别】呈不规则块状，乌黑光亮，有多数细孔。用火烧之有焦发气，味苦。

【功效】收敛止血，化瘀利尿。

【应用】①出血证；②小便不利。

【用法用量】煎服，5～10g。外用适量。

四、温经止血药

1. 艾叶

【来源】菊科植物艾的干燥叶。

【产地】山东、安徽、湖北、河北。

【性状鉴别】药材多皱缩、破碎，有短柄。完整叶片展平后呈卵状椭圆形；上表面灰绿色或深黄绿色，有稀疏的蛛丝状短绵毛及腺点；下表面密生灰白色绒毛。（图74）

【性能】辛、苦，温。有小毒。归肝、脾、肾经。

【功效】温经止血，散寒调经，安胎。

【应用】①出血证；②月经不调、痛经；③胎动不安。

【用法用量】煎服，3~9g。外用适量。

2. 炮姜

【来源】同干姜。

【产地】同干姜。

【性状鉴别】呈不规则膨胀的块状，具指状分枝。质轻泡。

【功效】温经止血，温中止痛。

【用法用量】煎服，3~9g。

第十六单元 活血化瘀药

学 ▽ 前 ▽ 导 ▽ 航 ·······

本单元药物较多，除应掌握川芎、延胡索、郁金等药物的性状鉴别、功效和应用外，还需注意马钱子有大毒，无论外用内服，均应严格掌握用法用量，不宜过量或持续使用，以防发生毒副反应，制剂时应严格遵守炮制和制剂法度，以减低毒性而确保用药安全。活血药行散走窜，易耗血动血，应注意防其破泄太过，做到化瘀而不伤正；同时，不宜用于妇女月经过多以及其他出血证而无瘀血现象者，对于孕妇尤当慎用或忌用。

学 ▽ 习 ▽ 要 ▽ 点 ·······

一、活血止痛药

1. 川芎

【来源】伞形科植物川芎的干燥根茎。

【产地】四川、江西、湖北、陕西。

【性状鉴别】不规则厚片。外表皮黄褐色，有皱缩纹。切面黄白色或灰黄色，具有明显波状环纹或多角形纹理，散生黄棕色油点。质坚实。气浓香，味苦、辛，微甜。（图75）

【性能】辛，温。归肝、胆、心包经。

【功效】活血行气，祛风止痛。

【应用】①血瘀气滞痛证；②头痛，风湿痹痛。

【用法用量】煎服，3~10g。

2. 延胡索

【来源】罂粟科植物延胡索的干燥块茎。

【产地】主产于浙江东阳、磐安。

【性状鉴别】不规则的圆形厚片。外表皮黄色或黄褐色，有不规则细皱纹，切面黄色，角质样，具蜡样光泽。气微，味苦。(图76)

【性能】辛、苦，温。归心、肝、脾经。

【功效】活血，行气，止痛。

【应用】用于气血瘀滞诸痛证。

【用法用量】煎服，3~10g；研粉吞服，1.5~3g。

3. 郁金

【来源】姜科植物温郁金、广西莪术或蓬莪术的干燥块根。

【产地】同莪术。

【性状鉴别】呈椭圆形或长条形薄片。外表皮灰黄色、灰褐色至灰棕色，切面灰棕色、橙黄色至灰黑色。角质样，内皮层环明显。(图77)

【性能】辛、苦，寒。归肝、胆、心经。

【功效】活血止痛，行气解郁，清心凉血，利胆退黄。

【应用】①气滞血瘀诸证；②热病神昏，癫痫痰闭；③吐血、衄血、倒经、尿血、血淋；④肝胆湿热黄疸、胆石症。

【用法用量】煎服，3~10g。

【使用注意】畏丁香。

4. 姜黄

【来源】姜科植物姜黄的干燥根茎。

【产地】四川、福建。

【性状鉴别】不规则或类圆形的厚片，外表皮深黄色，切面棕黄色至金黄色，角质样，内皮层环纹明显，维管束呈点状散在。气香特异，味苦、辛。

【功效】活血行气，通经止痛。

【应用】①气滞血瘀痛证；②风湿痹痛；③牙痛，疮疡痈肿，皮癣痛痒。

【用法用量】煎服，3~10g，外用适量。

5. 乳香

【来源】橄榄科植物乳香树及同属植物鲍达乳香树树皮渗出的树脂。

【产地】索马里、埃塞俄比亚及阿拉伯半岛南部。

【性状鉴别】呈长卵形滴乳状、类圆形颗粒或黏合成大小不等的不规则块状物。具特异香气，味微苦。(图78)

【功效】活血行气止痛，消肿生肌。

【应用】①跌打损伤、疮疡痈肿；②气滞血瘀痛证。

【用法用量】煎汤或入丸、散，3～5g。外用适量。

【使用注意】胃弱者慎用，孕妇及无瘀滞者忌用。

二、活血调经药

1. 丹参

【来源】唇形科植物丹参的干燥根及根茎。

【产地】安徽、江苏、山东、四川。

【性状鉴别】类圆形或椭圆形的厚片，外表皮棕红色或暗棕红色，粗糙，具纵皱纹。切面有裂隙或略平整而致密，有的呈角质样，皮部棕红色，木部灰黄色或紫褐色，有黄白色放射状纹理。气微，味微苦涩。(图79)

【性能】苦，微寒。归心、心包、肝经。

【功效】活血调经，祛瘀止痛，凉血消痈，除烦安神。

【应用】①月经不调，闭经痛经，产后瘀滞腹痛；②血瘀心痛、脘腹疼痛、癥瘕积聚、跌打损伤及风湿痹证；③疮痈肿毒；④热病烦躁神昏及心悸失眠。

【用法用量】煎服，10～15g。

【使用注意】反藜芦。孕妇慎用。

2. 红花

【来源】菊科植物红花的干燥花。

【产地】河南、河北、浙江、四川、新疆。

【性状鉴别】为不带子房的管状花，表面红黄色或红色。花冠筒部细长。气微香，味微苦。花浸水中，水染成金黄色。(图80)

【性能】辛，温。归心、肝经。

【功效】活血通经，祛瘀止痛。

【应用】①血滞经闭、痛经，产后瘀滞腹痛；②癥瘕积聚；③胸痹心痛、血瘀腹痛、胁痛；④跌打损伤，瘀滞肿痛；⑤瘀滞斑疹色暗。

【用法用量】煎服，3～10g。

3. 桃仁

【来源】蔷薇科植物桃或山桃的干燥成熟种子。

【产地】四川、陕西、河北、山东。

【性状鉴别】桃仁：呈扁长卵形，表面黄棕色或红棕色。一端尖，中部膨大，另端钝圆稍偏斜，边缘较薄。气微，味微苦。(图81)

【功效】活血祛瘀，润肠通便，止咳平喘。

【应用】①瘀血阻滞病证；②肺痈、肠痈；③肠燥便秘；④咳嗽气喘。

【用法用量】煎服，3～10g。

4. 益母草

【来源】唇形科植物益母草的新鲜或干燥地上部分。

【产地】全国各地均有野生或栽培。

【性状鉴别】不规则的段。茎方形，四面凹下成纵沟，灰绿色或黄绿色。切面中部有白髓。叶片灰绿色，多皱缩、破碎。轮伞花序腋生，花黄棕色。气微，味微苦。（图82）

【性能】辛、苦，微寒。归心、肝、膀胱经。

【功效】活血调经，利尿消肿，清热解毒。

【应用】①血滞经闭、痛经、经行不畅、产后恶露不尽、瘀滞腹痛；②水肿，小便不利；③跌打损伤，疮痈肿毒，皮肤瘾疹。

【用法用量】煎服，9～30g；鲜品12～40g。

5. 牛膝

【来源】苋科植物牛膝的干燥根。

【产地】主产于河南武陟、沁阳。

【性状鉴别】圆柱形的段。外表皮灰黄色或浅棕色，切面平坦，淡棕色或棕色，略呈角质样而油润，其外围散有多数黄白色点状维管束。气微，味微甜而稍苦涩。（图83）

【性能】苦、甘、酸，平。归肝、肾经。

【功效】活血通经，补肝肾，强筋骨，利水通淋，引火（血）下行。

【应用】①瘀血阻滞之经闭、痛经、经行腹痛、胞衣不下、跌仆伤痛；②腰膝酸痛、下肢痿软；③淋证、水肿、小便不利；④头痛、眩晕、齿痛、口舌生疮、吐血、衄血。

【用法用量】煎服，5～12g。活血通经、利水通淋、引火（血）下行宜生用；补肝肾、强筋骨宜酒炙用。

6. 鸡血藤

【来源】豆科植物密花豆的干燥藤茎。

【产地】广东、广西、云南。

【性状鉴别】韧皮部有树脂状分泌物呈红棕色至黑棕色，与木部相间排列呈数个同心性椭圆形环或偏心性半圆形环；髓部偏向一侧。（图84）

【功效】行血补血，调经，舒筋活络。

【应用】①月经不调、痛经、闭经；②风湿痹痛，手足麻木，肢体瘫痪及血虚萎黄。

【用法用量】煎服，9～15g。

三、活血疗伤药

1. 土鳖虫

【来源】鳖蠊科昆虫地鳖或冀地鳖的雌虫干燥体。

【产地】地鳖主产于江苏、安徽、河南、湖北。冀地鳖主产于河北、北京、山东、浙江。

【性状鉴别】地鳖：呈扁平卵形，前段较窄，后端较宽，背部紫褐色，具光泽，无翅。气腥臭。(图85)

【功效】破血逐瘀，续筋接骨。

【用法用量】煎服，3~10g。

2. 骨碎补

【来源】水龙骨科植物槲蕨的干燥根茎。

【产地】湖北，浙江。

【性状鉴别】药材呈扁平长条状，多弯曲，有分枝，表面密被深棕色至暗棕色的小鳞片，柔软如毛，经火燎者呈棕褐色或暗褐色。体轻，质脆，易折断，断面红棕色，维管束呈黄色点状，排列成环。气微，味淡、微涩。

【功效】破血续伤，补肾强骨。

【用法用量】煎服，3~9g。外用适量。

3. 马钱子

【来源】马钱科植物马钱的干燥成熟种子。

【产地】印度、越南、泰国。

【性状鉴别】呈纽扣状扁圆形，一面隆起，另一面微凹。气微，味极苦。(图86)

【功效】散结消肿，通络止痛

【用法用量】0.3~0.6g，炮制后入丸散用。

【使用注意】内服不宜生用及多服久服。外用不宜大面积涂敷。孕妇禁用，体虚者忌用。

四、 破血消癥药

1. 莪术

【来源】姜科植物蓬莪术、广西莪术或温郁金的干燥根茎。后者习称"温莪术"。

【产地】蓬莪术主产于四川、福建、广东，温莪术主产于浙江、四川、台湾、江西，广西莪术主产于广西。

【性状鉴别】类圆形或椭圆形的厚片。外表皮灰黄色或灰棕色，有时可见环节或须根痕。切面黄绿色、黄棕色或棕褐色，内皮层环纹明显，散在"筋脉"小点。气微香，味微苦而辛。(图87)

【功效】破血行气，消积止痛。

【用法用量】煎服，6~9g。

2. 水蛭

【来源】水蛭科动物蚂蟥、水蛭或柳叶蚂蟥的干燥全体。

【产地】蚂蟥及水蛭产于全国各地。柳叶蚂蟥产于河北、安徽、江苏、福建等省。

【性状鉴别】蛀虫：为扁平纺锤形。背部稍隆起，腹面平坦，前段稍尖，后端钝圆。全体由许多环节构成。质脆，易折断，断面角质样。气微腥。(图88)

【功效】破血通经，逐瘀消癥。

【用法用量】煎服，1~3g。

第十七单元　化痰止咳平喘药

学 ▼ 前 ▼ 导 ▼ 航 ···

　　本单元药物较多，除需掌握半夏、天南星、白芥子等药物的性状鉴别、功效和应用外，还需注意半夏、天南星、白附子等药物均有毒，均应严格掌握用法用量，不宜过量或持续使用，以防发生毒副反应，制剂时应严格遵守炮制和制剂法度，以减低毒性而确保用药安全。某些温燥之性强烈的化痰药，凡痰中带血等有出血倾向者，宜慎用。麻疹初起有表证之咳嗽，不宜单投止咳药。

学 ▼ 习 ▼ 要 ▼ 点 ···

一、温化寒痰药

　　1. 半夏

【来源】天南星科植物半夏的干燥块茎。

【产地】四川、湖北、河南、贵州。

【性状鉴别】呈类球形，有的稍偏斜，表面白色或浅黄色，顶端有凹陷的茎痕，周围密布麻点状根痕，下面钝圆，较光滑。质坚实，断面洁白，富粉性，气微，味辛辣，麻舌而刺喉。(图89)

【性能】辛，温。有毒。归脾、胃、肺经。

【功效】燥湿化痰，降逆止呕，消痞散结；外用消肿止痛。

【应用】①湿痰，寒痰证；②呕吐；③心下痞，结胸，梅核气；④瘿瘤，痰核，痈疽肿毒及毒蛇咬伤。

【用法用量】3~10g。姜半夏长于降逆止呕，法半夏长于燥湿且温性较弱，半夏曲则有化痰消食之功，竹沥半夏能清化热痰。

【使用注意】反乌头。

　　2. 天南星

【来源】天南星科植物天南星、东北天南星或异叶天南星的干燥块茎。

【产地】天南星与异叶天南星产于全国大部分地区，东北天南星主产于东北及内蒙古、河北。

【性状鉴别】呈扁球形，表面类白色或淡棕色，较光滑，顶端有凹陷的茎痕，周围有麻点状根痕，质坚硬，不易破碎，断面不平坦，色白，粉性。气微辛，味麻辣。(图90)

【功效】燥湿化痰，祛风解痉；外用散结消肿。

【应用】①湿痰、寒痰证；②风痰眩晕、中风、癫痫、破伤风；③痈疽肿痛，蛇虫咬伤。

【用法用量】煎服，多制用，3~9g。外用适量。

【使用注意】阴虚燥痰者及孕妇忌用。

3. 白芥子

【来源】十字花科植物白芥（白芥子）或芥（黄芥子）的干燥成熟种子。

【产地】河南、安徽。

【性状鉴别】白芥子：呈球形。表面具细微的网纹，有明显的点状种脐。气微，味辛辣。

【功效】温肺化痰，利气散结，通络止痛。

【应用】①寒痰喘咳，悬饮；②阴疽流注，肢体麻木。

【用法用量】煎服，3~9g；外用适量，研末调敷，或作发疱用。

【使用注意】久咳肺虚及阴虚火旺者忌用；消化道溃疡、出血者及皮肤过敏者忌用。用量不宜过大。

4. 旋覆花

【来源】菊科植物旋覆花或欧亚旋覆花的干燥头状花序。

【产地】河南、河北、江苏、浙江。

【性状鉴别】呈扁球形或类球形。多松散。总苞由多数苞片组成，覆瓦状排列。苞片及花梗表面被白色茸毛。管状花多数，棕黄色。体轻，易散碎。气微，味微苦。

【功效】降气化痰，降逆止呕。

【应用】①咳喘痰多，痰饮蓄结，胸膈痞满；②噫气，呕吐。

【用法用量】煎服，布包，3~9g。

5. 白前

【来源】萝藦科植物柳叶白前或芫花叶白前的干燥根茎和根。

【产地】浙江、江苏、安徽、湖北。

【性状鉴别】柳叶白前：根茎呈细长圆柱形，有分枝，质脆，断面中空，节处簇生纤细弯曲的根。气微，味微甜。

【功效】降气化痰。

【用法用量】煎服，3~9g。

二、清化热痰药

1. 川贝母

【来源】百合科植物川贝母、暗紫贝母、甘肃贝母、梭砂贝母、太白贝母或瓦布贝母的干燥鳞茎。

【产地】川贝母主产于四川、西藏、云南，暗紫贝母主产于四川，甘肃贝母主产于甘肃、青海、四川，梭砂贝母主产于云南、四川、青海、西藏，太白贝母主产于陕西、甘肃、四川、湖北，瓦布贝母主产于四川西北部。

【性状鉴别】松贝：圆锥形或近球形，表面类白色。外层鳞叶2瓣，大小悬殊，大瓣紧抱小瓣，未抱部分呈新月形，习称"怀中抱月"。气微，味微苦。（图91）

【性能】苦、甘，微寒。归肺、心经。

【功效】清热化痰，润肺止咳、散结消肿。

【应用】①虚劳咳嗽，肺热燥咳；②瘰疬、乳痈、肺痈。

【用法用量】煎服，3~10g；研粉冲服，1~2g。

【使用注意】反乌头。

2. 浙贝母

【来源】百合科植物浙贝母的干燥鳞茎。

【产地】主产于浙江。

【性状鉴别】珠贝：为完整的鳞茎。表面类白色，外层鳞茎2瓣，略似肾形，互相抱合。气微，味苦。（图92）

【性能】苦，寒。归肺、心经。

【功效】清热化痰，散结消痈。

【应用】①风热、痰热咳嗽；②瘰疬，瘿瘤，乳痈疮毒，肺痈。

【用法用量】煎服，5~10g。

【使用注意】同川贝母。

3. 瓜蒌

【来源】葫芦科植物栝楼或双边栝楼的干燥成熟果实。

【产地】栝楼主产于山东，双边栝楼主产于江西、湖北、湖南。

【性状鉴别】呈类球形或宽椭圆形。外表面橙红色或橙黄色，皱缩或较光滑；内表面黄白色，有红黄色丝络，果瓤橙黄色，与多数种子黏结成团。具焦糖气，味微酸、甜。（图93）

【性能】甘、微苦，寒。归肺、胃、大肠经。

【功效】清热化痰，宽胸散结，润肠通便。

【应用】①痰热咳喘；②胸痹、结胸；③肺痈，肠痈，乳痈；④肠燥便秘。

【用法用量】煎服，9~15g。

【使用注意】脾虚便溏者及寒痰、湿痰证忌用。不宜与乌头类药材同用。

4. 竹茹

【来源】禾本科植物青秆竹、大头典竹或淡竹的茎秆的干燥中间层。

【产地】江苏、浙江、江西、四川。

【性状鉴别】卷曲成团的不规则丝条或呈长条形薄片状。

【功效】清热化痰，除烦止呕，凉血止血。

【应用】①肺热咳嗽，痰热心烦不寐；②胃热呕吐、妊娠恶阻；③吐血、衄血、崩漏。

【用法用量】煎服，5～10g。

5. 前胡

【来源】伞形科植物白花前胡的干燥根。

【产地】浙江、江西、四川。

【性状鉴别】类圆形或不规则形的薄片。外表皮黑褐色或灰黄色，有的可见残留的纤维状叶鞘残基。切面黄白色至淡黄色，皮部散有多数棕黄色油点，可见一棕色环纹及放射状纹理。气芳香，味微苦、辛。

【功效】降气化痰，疏散风热。

【用法用量】煎服，3～10g。

6. 桔梗

【来源】桔梗科植物桔梗的干燥根。

【产地】全国大部分地区均产。

【性状鉴别】椭圆形或不规则厚片。切面皮部类白色，较窄；形成层环纹明显，棕色；木部宽，有较多裂隙。气微，味微甜后苦。（图94）

【性能】苦、辛，平。归肺经。

【功效】宣肺，祛痰，利咽，排脓。

【应用】①咳嗽痰多，胸闷不畅；②咽喉肿痛，失音；③肺痈吐脓。

【用法用量】煎服，3～10g。

7. 海藻

【来源】马尾藻科植物羊栖菜（小叶海藻）或海蒿子（大叶海藻）的干燥藻体。

【产地】羊栖菜主产于浙江、福建、广东、海南，海蒿子主产于山东、辽宁。

【性状鉴别】全体皱缩卷曲成团块状，黑褐色，有的表面被白色盐霜。质脆易破碎。气腥，味咸。（图95）

【功效】消痰软坚，利水消肿。

【用法用量】煎服，6～12g。

【使用注意】传统认为反甘草。

8. 天竺黄

【来源】禾本科植物青皮竹或华思劳竹等杆内的分泌液干燥后的块状物。

【产地】云南、广东、广西。

【性状鉴别】呈不规则片块或颗粒，大小不一。表面灰蓝色、灰黄色或灰白色，有的洁白，半透明，略带光泽。体轻，质硬脆，易破碎，吸湿性强。气微，味淡。

【功效】清热化痰，清心定惊。

【用法用量】煎服，5～15g；研末服，1～2g。

三、 止咳平喘药

1. 苦杏仁

【来源】蔷薇科植物山杏、西伯利亚杏、东北杏或杏的干燥成熟种子。

【产地】山杏主产于辽宁、河北、内蒙古、山东，西伯利亚杏主产于东北、华北，东北杏主产于东北，杏主产于东北、华北及西北。

【性状鉴别】呈扁心形。表面棕色至暗棕色，有不规则的皱纹。气微，味苦。(图96)

【性能】苦，微温。有小毒。归肺、大肠经。

【功效】止咳平喘，润肠通便。

【应用】①咳嗽气喘；②肠燥便秘；③蛲虫病、外阴瘙痒。

【用法用量】煎服，5~10g。宜打碎入煎，或入丸、散。

【使用注意】阴虚咳喘及大便溏泄者忌用。本品有小毒，用量不宜过大；婴儿慎用。

2. 紫苏子

【来源】唇形科植物紫苏的成熟果实。

【产地】江苏、浙江、河北。

【性状鉴别】呈卵圆形或类球形，表面灰棕色或灰褐色，有微隆起的暗紫色网纹，基部稍尖。果皮薄而脆，易压碎。种子黄白色，压碎有香气，味微辛。

【功效】降气化痰，止咳平喘，润肠通便。

【应用】①咳喘痰多；②肠燥便秘。

【用法用量】煎服，3~10g。

3. 百部

【来源】百部科植物直立百部、蔓生百部或对叶百部的干燥块根。

【产地】直立百部和蔓生百部均主产于安徽、江苏、浙江、湖北，对叶百部主产于湖北、广东、福建、四川。

【性状鉴别】不规则厚片，或不规则条形斜片；表面灰白色、棕黄色，有深纵皱纹；切面角质样；皮部较厚。气微，味甘、苦。(图97)

【性能】甘、苦，微温。归肺经。

【功效】润肺止咳，杀虫灭虱。

【应用】①新久咳嗽，百日咳，肺痨咳嗽；②蛲虫、阴道滴虫、头虱及疥癣等。

【用法用量】煎服，3~9g。外用适量。

4. 紫菀

【来源】菊科植物紫菀的干燥根和根茎。

【产地】河北、安徽。

【性状鉴别】呈不规则的厚片或段。根外表皮紫红色或灰红色。

【功效】润肺化痰止咳。

【用法用量】煎服，5~10g。

5. 款冬花

【来源】菊科植物款冬的干燥花蕾。

【产地】河南、甘肃、山西、陕西。

【性状鉴别】呈长圆棒状。单生或2~3个基部花序连在一起，习称"连三朵"。体轻，撕开后可见白色茸毛。气香，味微苦而辛。(图98)

【功效】润肺下气，止咳化痰。

【用法用量】煎服，5~10g。

6. 枇杷叶

【来源】蔷薇科植物枇杷的干燥叶。

【产地】广东、广西、江苏。

【性状鉴别】呈丝条状。表面灰绿色、黄棕色或红棕色，下表面可见绒毛。

【功效】清肺止咳，降逆止呕。

【用法用量】煎服，6~10g。

7. 桑白皮

【来源】桑科植物桑的干燥根皮。

【产地】河南、安徽、浙江、江苏、湖南、四川。

【性状鉴别】呈扭曲的卷筒状、槽状或板片状，纤维性强，难折断，易纵向撕裂，撕裂时有白色粉尘飞扬。气微，味微甘。(图99)

【功效】泻肺平喘，利水消肿。

【应用】①肺热咳喘；②水肿。

【用法用量】煎服，6~12g。

8. 葶苈子

【来源】为十字花科植物独行菜（北葶苈子）或播娘蒿（南葶苈子）的干燥成熟种子。

【产地】独行菜以华北、东北为主要产区，播娘蒿主产于华东、中南等地区。

【性状鉴别】北葶苈子：呈扁卵形。一端钝圆；另一端渐尖而微凹。表面棕色或红棕色，具多数细微颗粒状突起，可见2条纵向的浅槽。味微辛，遇水黏滑性较强。(图100)

【性能】苦、辛，大寒。归肺、膀胱经。

【功效】泻肺平喘，利水消肿。

【应用】①痰涎壅盛，喘息不得平卧；②水肿，悬饮，胸腹积水，小便不利。

【用法用量】包煎，3~10g。

9. 白果

【来源】银杏科植物银杏的干燥成熟种子。

【产地】河南、四川、广西、山东。

【性状鉴别】略呈椭圆形，一端稍尖，另端钝。表面黄白色或淡棕黄色，平滑，具2~

3 条棱线。

【功效】敛肺化痰定喘，止带缩尿。

【用法用量】煎服，5 ~10g。

【使用注意】本品有毒，不可多用，小儿尤当注意。过食白果可致中毒，出现腹痛、吐泻、发热、发绀，以及昏迷、抽搐，严重者可致呼吸麻痹而死亡。

第十八单元　安神药

学 ▽ 前 ▽ 导 ▽ 航

本单元药物较少，应重点掌握朱砂、磁石等药物的性状鉴别、功效和应用。还需注意朱砂有毒，无论外用内服，均应严格掌握用法用量，不宜过量或持续使用，以防发生毒副反应，制剂时应注意忌火煅，以免析出水银而发生中毒。使用安神药时，应针对导致心神不宁之心肝火炽、心肝阴血亏虚的不同，相应选择适宜的安神药治疗。

学 ▽ 习 ▽ 要 ▽ 点

一、 重镇安神药

1. 朱砂

【来源】硫化物类矿物辰砂族辰砂。

【产地】贵州、湖南、四川。

【性状鉴别】朱红色粉末，体轻，用手撮之无粒状物。

【功效】清心镇惊，安神解毒。

【用法用量】内服，0.1 ~0.5g。只宜入丸、散服，不宜入煎剂。外用适量。

【使用注意】内服不可过量或持续服用，孕妇及肝功能不全者禁服。忌火煅。

2. 磁石

【来源】氧化物类矿物尖晶石族磁铁矿。

【产地】河北、山东、辽宁。

【性状鉴别】为不规则的碎块。灰黑色或褐色，条痕黑色，具金属光泽。具磁性。

【性能】咸，寒。归心、肝、肾经。

【功效】镇惊安神，平肝潜阳，聪耳明目，纳气平喘。

【应用】①心神不宁，惊悸，失眠，癫痫；②头晕目眩；③耳鸣耳聋，视物昏花；④肾虚气喘。

【用法用量】煎服，9 ~30g。宜打碎先煎。

【使用注意】因吞服后不易消化，如入丸、散，不可多服，脾胃虚弱者慎用。

3. 龙骨

【来源】古代哺乳动物如三趾马、犀类、鹿类、牛类、象类等的骨骼化石或象类门齿的化石。

【产地】山西、内蒙古、陕西。

【性状鉴别】呈骨骼状或已破碎呈不规则块状，大小不一。

【性能】甘、涩，平。归心、肝、肾经。

【功效】镇惊安神，平肝潜阳，收敛固涩。

【应用】①心神不宁，心悸失眠，惊痫癫狂；②肝阳眩晕；③滑脱诸证；④湿疮痒疹，疮疡久溃不敛。

【用法用量】煎服，15~30g，宜先煎。外用适量。镇静安神、平肝潜阳多生用。收敛固涩宜煅用。

4. 琥珀

【来源】古代松科植物的树脂埋藏地下经久凝结而成的碳氢化合物。

【产地】云南、河南、广西、福建、贵州、辽宁。

【性状鉴别】呈不规则的粒状、块状、钟乳状及散粒状。有时内部包含着植物或昆虫的化石。条痕白色。具松脂光泽。

【功效】镇惊安神，活血散瘀，利尿通淋。

【用法用量】研末冲服，或入丸、散，1.5~3g。外用适量。不入煎剂。忌火煅。

二、 养心安神药

1. 酸枣仁

【来源】鼠李科植物酸枣的干燥成熟种子。

【产地】河北、陕西、辽宁、河南。

【性状鉴别】呈扁圆形或扁椭圆形。表面紫红色或紫褐色，平滑有光泽。一面较平坦，中间有1条隆起的纵皱纹；另一面稍凸起。气微，味淡。(图101)

【性能】甘、酸，平。归心、肝、胆经。

【功效】养心益肝，安神，敛汗，生津。

【应用】①心悸失眠；②自汗，盗汗。

【用法用量】煎服，10~15g。

2. 柏子仁

【来源】柏科植物侧柏的干燥成熟种仁。

【产地】主产于山东、河南、河北，此外陕西、湖北、甘肃、云南等地亦产。

【性状鉴别】呈长椭圆形。表面黄白色或淡黄棕色，外包膜质内种皮，顶端略尖，有深褐色小点，基部钝圆。

【功效】养心安神，润肠通便。

【应用】①心悸失眠；②肠燥便秘；③阴虚盗汗，小儿惊痫。

【用法用量】煎服，3~10g。

【使用注意】便溏及多痰者慎用。

3. 远志

【来源】远志科植物远志或卵叶远志的干燥根。

【产地】山西、陕西、吉林、河南。

【性状鉴别】呈圆柱形，具支根，略弯曲。表面灰黄色至灰棕色。有较密而深陷的横皱纹、纵皱纹及裂纹。质硬脆，断面皮部棕黄色，木部黄白色，皮部易与木部剥离；去净木心者断面双卷状。气微，味苦、微辛，嚼之有刺喉感。（图102）

【功效】安神益智，祛痰开窍，消散痈肿。

【应用】①失眠多梦，心悸怔忡，健忘；②癫痫惊狂；③咳嗽痰多；④痈疽疮毒，乳房肿痛，喉痹。

【用法用量】煎服，3～10g。

【使用注意】凡实热或痰火内盛者，以及有胃溃疡或胃炎者慎用。

4. 合欢皮

【来源】豆科植物合欢的干燥树皮。

【产地】全国大部分地区均产。

【性状鉴别】弯曲的丝或块片状。外表皮灰棕色至灰褐色，切面呈纤维性片状，淡黄棕色或黄白色。气微香，味淡、微涩、稍刺舌，而后喉头有不适感。

【功效】解郁安神，活血消肿。

【用法用量】煎服，6～12g。

第十九单元　平肝息风药

学 ▼ 前 ▼ 导 ▼ 航

　　本单元药物较多，除应掌握石决明、珍珠母、牡蛎等药物的性状鉴别、功效和应用外，还应掌握全蝎、蜈蚣等毒性药物的用法用量，确保临床用药安全。本类药物有性偏寒凉或性偏温燥的不同，故应区别使用。若脾虚慢惊者，不宜用寒凉之品；阴虚血亏者，当忌温燥之药。

学 ▼ 习 ▼ 要 ▼ 点

一、平抑肝阳药

1. 石决明

【来源】鲍科动物杂色鲍、皱纹盘鲍、羊鲍、澳洲鲍、耳鲍或白鲍的贝壳。

【产地】杂色鲍：产于我国福建以南沿海，越南、印度尼西亚、菲律宾等国均有分布。皱纹盘鲍：产于我国辽宁、山东、江苏等沿海，朝鲜、日本均有分布。羊鲍、耳鲍：产于我国台湾、海南、西沙群岛，澳大利亚、印度尼西亚、菲律宾等国均有分布。澳洲鲍：产于澳洲、新西兰。白鲍：多混在澳洲鲍中，具体产地不详。

【性状鉴别】不规则的碎块，灰白色，有珍珠样彩色光泽。质坚硬。气微，味微咸。

【功效】平肝潜阳，清肝明目。

【应用】①肝阳上亢，头晕目眩；②目赤，翳障，视物昏花。

【用法用量】煎服，6～20g，应打碎先煎。平肝、清肝宜生用，外用点眼宜煅用、水飞。

2. 珍珠母

【来源】蚌壳动物三角帆蚌、褶纹冠蚌或珍珠贝科动物马氏珍珠贝的贝壳。

【产地】马氏珍珠贝主产于广东、广西、海南及台湾，三角帆蚌和褶纹冠蚌主产于浙江、江苏、江西、湖南。

【性状鉴别】为不规则的片状，大小不一，一面浅粉红色，有彩色光泽，一面乳白色，平滑，有光泽。

【功效】平肝潜阳，清肝明目，镇惊安神。

【用法用量】煎服，6～10g，先煎。

3. 牡蛎

【来源】牡蛎科动物长牡蛎、大连湾牡蛎或近江牡蛎的贝壳。

【产地】长牡蛎主产于山东以北至东北沿海；大连湾牡蛎主产于辽宁、河北、山东；近江牡蛎主产地较广，北起东北，南至广东省、海南省沿海。

【性状鉴别】不规则的碎块。白色。质硬，断面层状。气微，味微咸。

【性能】咸，微寒。归肝、胆、肾经。

【功效】重镇安神，平肝潜阳，软坚散结，收敛固涩。

【应用】①心神不安，惊悸失眠；②肝阳上亢，头晕目眩；③痰核，瘰疬，瘿瘤，癥瘕积聚；④滑脱诸证。

【用法用量】煎服，9～30g，先煎。

4. 代赭石

【来源】氧化物类矿物刚玉族赤铁矿。

【产地】河北、山西、广东。

【性状鉴别】具金属光泽。一面有圆形突起，另一面与突起的相对应处有同样大小的凹窝。

【性能】苦，寒。归肝、心经。

【功效】平肝潜阳，重镇降逆，凉血止血。

【应用】①肝阳上亢，头晕目眩；②呕吐，呃逆，噫气；③气逆喘息；④血热吐衄，崩漏。

【用法用量】煎服，9～30g，宜打碎先煎。外用适量。降逆、平肝宜生用，止血宜煅用。

【使用注意】孕妇慎用。因含微量砷，故不宜长期服用。

5. 刺蒺藜

【来源】蒺藜科植物蒺藜的干燥成熟果实。

【产地】河南、河北、山东、山西。

【性状鉴别】呈放射状五棱形。

【功效】平肝疏肝，祛风明目。

【用法用量】煎服，6 ~10g。

二、 息风止痉药

1. 羚羊角

【来源】牛科动物赛加羚羊的角。

【产地】西伯利亚及小亚细亚一带。

【性状鉴别】镑片：类圆形片。类白色或黄白色，半透明，中央可见空洞。

【性能】咸，寒。归肝、心经。

【功效】平肝息风，清肝明目，清热解毒。

【应用】①肝风内动，惊痫抽搐；②肝阳上亢，头晕目眩；③肝火上炎，目赤头痛；④温热病壮热神昏，热毒发斑。

【用法用量】煎服，1 ~3g，宜单煎 2 小时以上；磨汁或研粉服。

2. 牛黄

【来源】牛科动物牛干燥的胆结石。

【产地】主产于西北、华北、东北、西南等地区。

【性状鉴别】胆黄：多呈卵形、类球形、四方体形或三角形，表面黄红色至棕黄色。有的表面有"乌金衣"。可"挂甲"。

【性能】甘，凉。归心、肝经。

【功效】化痰开窍，凉肝息风，清热解毒。

【应用】①热病神昏；②小儿惊风，癫痫；③口舌生疮，咽喉肿痛，牙痛，痈疽疔毒。

【用法用量】0.15 ~0.35g，入丸、散剂。外用适量，研末敷患处。

【使用注意】非实热证不宜用，孕妇慎用。

3. 钩藤

【来源】茜草科植物钩藤、大叶钩藤、毛钩藤、华钩藤或无柄果钩藤的干燥带钩茎枝。

【产地】钩藤主产于广西、广东、湖北、湖南等省区，大叶钩藤主产于广西、广东、云南等省区，华钩藤主产于广西、贵州、湖南、湖北等省区，毛钩藤主产于福建、广东、广西、台湾等省区，无柄果钩藤主产于广东、广西、云南等省区。

【性状鉴别】钩藤：带单钩、双钩的茎枝小段。气微，味淡。（图103）

【性能】甘，凉。归肝、心包经。

【功效】清热平肝，息风定惊。

【应用】①头痛，眩晕；②肝风内动，惊痫抽搐。

【用法用量】3～12g，入煎剂宜后下。

4. 天麻

【来源】兰科植物天麻的干燥块茎。

【产地】四川、云南、贵州。

【性状鉴别】不规则的薄片。外表皮淡黄色至淡黄棕色，有时可见点状排成的横环纹。切面黄白色至淡棕色。角质样，半透明。气微，味甘。（图104）

【性能】甘，平。归肝经。

【功效】息风止痉，平抑肝阳，祛风通络。

【应用】①肝风内动，惊痫抽搐；②眩晕，头痛；③肢体麻木，手足不遂，风湿痹痛。

【用法用量】煎服，3～12g。

5. 地龙

【来源】钜蚓科参环毛蚓、通俗环毛蚓、威廉环毛蚓或栉盲环毛蚓的干燥体。前一种习称"广地龙"，后三种习称"沪地龙"。

【产地】广地龙主产于广东、广西、福建，沪地龙主产于上海、浙江、江苏。

【性状鉴别】广地龙：呈长条状薄片，弯曲，边缘略卷，全体具环节，背部棕褐色至紫灰色，腹部浅黄棕色；第14～16环节为生殖带，习称"白颈"，较光亮。（图105）

【功效】清热息风，通络，平喘，利尿。

【应用】①高热惊痫，癫狂；②气虚血滞，半身不遂；③痹证；④肺热哮喘；⑤小便不利，尿闭不通。

【用法用量】煎服，5～10g。

6. 全蝎

【来源】钳蝎科动物东亚钳蝎的干燥体。

【产地】河南、山东。

【性状鉴别】头胸部与前腹部呈扁平长椭圆形，后腹部呈尾状，皱缩弯曲。气微腥。（图106）

【功效】息风镇痉，攻毒散结，通络止痛。

【应用】①痉挛抽搐；②疮疡肿毒，瘰疬结核；③风湿顽痹；④顽固性偏正头痛。

【用法用量】煎服，3～6g。研末吞服，0.6～1g。外用适量。

7. 蜈蚣

【来源】蜈蚣科动物少棘巨蜈蚣的干燥体。

【产地】浙江、湖北、江苏、安徽。

【性状鉴别】呈扁平长条形。由头部和躯干组成，全体共22个环节。气微腥，有特殊刺鼻的臭气。

【功效】息风镇痉，攻毒散结，通络止痛。

【用法用量】煎服，3~5g。研末冲服，0.6~1g。外用适量。

8. 僵蚕

【来源】蚕蛾科昆虫家蚕4~5龄的幼虫因感染白僵菌而致死的干燥体。

【产地】江苏、浙江、四川、广东。

【性状鉴别】呈类圆柱形，多弯曲皱缩。表面灰黄色，被有白色粉霜状的气生菌丝和分生孢子。（图107）

【功效】息风止痉，祛风止痛，化痰散结。

【应用】①惊痫抽搐；②风中经络，口眼㖞斜；③风热头痛，目赤，咽痛，风疹瘙痒；④痰核，瘰疬。

【用法用量】煎服，5~10g。

第二十单元　开窍药

学▼前▼导▼航 ·········

　　本单元药物较少，应重点掌握麝香、冰片等药物的性状鉴别、功效和应用。同时本单元药物多药性峻烈，故使用时应注意各个药物的适应证和用量，不宜久服，以确保临床用药安全。开窍药辛香走窜，为救急、治标之品，且能耗伤正气，故只宜暂服，不可久用；其药性辛香，有效成分易于挥发，内服多不宜入煎剂，宜入丸剂、散剂服用。

学▼习▼要▼点 ·········

1. 麝香

【来源】鹿科动物林麝、马麝或原麝成熟雄体香囊中的干燥分泌物。

【产地】主产于四川、西藏、云南。

【性状鉴别】质软，油润，疏松，不规则圆球形或颗粒状，气香浓烈而特异。

【性能】辛，温。归心、脾经。

【功效】开窍醒神，活血通经，消肿止痛，催生下胎。

【应用】①闭证神昏；②疮疡肿毒，瘰疬痰核，咽喉肿痛；③血瘀经闭，癥瘕，心腹暴痛，头痛，跌打损伤，风寒湿痹；④难产，死胎，胞衣不下。

【用法用量】0.03~0.1g，外用适量。不宜入煎剂。

【使用注意】孕妇禁用。

2. 冰片

【来源】樟脑、松节油等经化学方法合成的结晶。

【性状鉴别】为无色透明或白色半透明片状结晶，表面有冰样裂纹。质松脆，可剥离成薄片，手捻即粉碎。气清香，味辛、凉；具挥发性。（图108）

【功效】开窍醒神，清热止痛。

【应用】①闭证神昏；②目赤肿痛，喉痹口疮；③疮疡肿痛，疮溃不敛，水火烫伤。

【用法用量】0.15～0.3g，外用适量，研粉点敷患处。不宜入煎剂。用量为0.03～0.1g。

【使用注意】孕妇慎用。

3. 苏合香

【来源】金缕梅科植物苏合香树干渗出的香树脂经加工精制而成。

【产地】土耳其南部及叙利亚、埃及、索马里。现我国广西、云南有引种。

【性状鉴别】呈半流动性的浓稠液体，棕黄色或暗棕色，半透明。质黏稠，挑起时则呈胶样，连绵不断。较水重。气芳香，味苦、辣，嚼之黏牙。

【功效】开窍醒神，辟秽，止痛。

【用法】入丸、散，0.3～1g。外用适量。不入煎剂。

4. 石菖蒲

【来源】天南星科植物石菖蒲的干燥根茎。

【产地】四川、浙江、江西、江苏。

【性状鉴别】扁圆形或长条形厚片。外表皮灰棕褐色或灰棕色。切面纤维性，类白色或微红色，有明显环纹及油点。气芳香，味苦、微辛。(图109)

【性能】辛、苦，温。归心、胃经。

【功效】开窍醒神，化湿和胃，宁神益志。

【应用】①痰蒙清窍，神志昏迷；②湿阻中焦，脘腹痞满，胀闷疼痛；③噤口痢；④健忘，失眠，耳鸣，耳聋。

【用法用量】煎服，3～10g。外用适量。

第二十一单元 补虚药

学 ▼ 前 ▼ 导 ▼ 航 ....

本单元药物较多，为重点章节。应掌握人参、西洋参、黄芪等药物的性状鉴别、功效和应用。同时应注意人参、党参、西洋参不宜与藜芦同用，鹿茸临床使用时应注意从最小量开始逐渐加量。使用补虚药一要防止不当补而误补；二要避免当补而补之不当；三是避免使用可能妨碍祛邪的补虚药；四是应注意补而兼行，使补而不滞。

学 ▼ 习 ▼ 要 ▼ 点 ....

一、补气药

1. 人参

【来源】五加科植物人参的干燥根及根茎。

【产地】吉林、辽宁、黑龙江。

【性状鉴别】主根呈纺锤形或圆柱形，下部有支根 2 ~3 条，并着生多数细长的须根，具不定根（芋）和稀疏的凹窝状茎痕（芦碗）。皮部有黄棕色的点状树脂道及放射状裂隙。香气特异，味微苦、甘。（图 110）

【性能】甘、微苦，微温。归肺、脾、心经。

【功效】大补元气，补脾益肺，生津，安神益智。

【应用】①元气虚脱证；②肺脾心肾气虚证；③热病气虚津伤口渴及消渴证。

【用法用量】煎服，3 ~9g；挽救虚脱可用 15 ~30g。宜文火另煎分次兑服。野山参研末吞服。

【使用注意】不宜与藜芦同用。

2. 西洋参

【来源】五加科植物西洋参的干燥根。

【产地】原产加拿大和美国。

【性状鉴别】呈纺锤形、圆柱形或圆锥形。外表皮浅黄褐色。切面淡黄白色至黄白色，形成层环棕黄色，皮部有黄棕色点状树脂道，近形成层处较多而明显，木部略呈放射状纹理。气微而特异，味微苦、甘。（图 111）

【功效】补气养阴，清热生津。

【用法用量】另煎兑服，3 ~6g。

【使用注意】不宜与藜芦同用。

3. 党参

【来源】桔梗科植物党参、素花党参或川党参的干燥根。

【产地】党参主产于山西、陕西、甘肃、四川及东北各地，素花党参主产甘肃，川党参主产于四川、湖北及陕西。

【性状鉴别】类圆形的厚片。外表皮灰黄色至黄棕色，有时可见根头部有多数疣状突起的茎痕和芽。切面皮部淡黄色至淡棕色，木部淡黄色，有裂隙或放射状纹理。有特殊香气，味微甜。（图 112）

【功效】补脾肺气，补血，生津。

【应用】①脾肺气虚证；②气血两虚证；③气津两伤证；④气虚外感及正虚邪实证。

【用法用量】煎服，9 ~30g。

【使用注意】不宜与藜芦同用。

4. 太子参

【来源】石竹科植物孩儿参的干燥块根。

【产地】江苏、山东、安徽。

【性状鉴别】药材呈细长纺锤形或细长条形，稍弯曲，表面黄白色，凹陷处有须根痕，顶端有茎痕。气微，味微甘。（图 113）

【功效】补气健脾，生津润肺。

【用法用量】煎服，9~30g。

5. 黄芪

【来源】豆科植物蒙古黄芪或膜荚黄芪的干燥根。

【产地】山西、黑龙江、内蒙古。

【性状鉴别】类圆形或椭圆形的厚片。外表皮黄白色至淡棕褐色，可见纵皱纹或纵沟。切面皮部黄白色，木部淡黄色，有放射状纹理及裂隙，有的中心偶有枯朽状，黑褐色或呈空洞。气微，味微甜，嚼之有豆腥味。(图114)

【性能】甘，微温。归脾、肺经。

【功效】补气健脾，升阳举陷，益卫固表，利尿消肿，托毒生肌。

【应用】①脾气虚证；②肺气虚证；③气虚自汗证；④气血亏虚，疮疡难溃难腐，或溃久难敛；⑤因气虚所致的血虚出血、消渴、中风后遗症、痹痛麻木等。

【用法用量】煎服，9~30g。

6. 白术

【来源】菊科植物白术的干燥根茎。

【产地】浙江、安徽、湖北、湖南。

【性状鉴别】不规则的厚片。外表皮灰黄色或灰棕色。切面黄白色至淡棕色，散生棕黄色的点状油室，木部具放射状纹理。气清香，味甘、微辛，嚼之有黏性。(图115)

【性能】甘、苦，温。归脾、胃经。

【功效】健脾益气，燥湿利尿，止汗，安胎。

【应用】①脾气虚证；②气虚自汗；③脾虚胎动不安。

【用法用量】煎服，6~12g。

【使用注意】本品性偏温燥，热病伤津及阴虚燥渴者不宜使用。

7. 山药

【来源】薯蓣科植物薯蓣的干燥根茎。

【产地】河南。

【性状鉴别】类圆形的厚片。表面类白色或淡黄白色，质脆，易折断，断面类白色，富粉性。(图116)

【功效】益气养阴，补脾肺肾，固精止带。

【应用】①脾虚证；②肺虚证；③肾虚证；④消渴气阴两虚证。

【用法用量】煎服，10~30g。

8. 白扁豆

【来源】豆科植物扁豆的干燥成熟种子。

【产地】全国大部分地区均产。

【性状鉴别】呈扁椭圆形或扁卵圆形。平滑，略有光泽，一侧边缘有隆起的白色眉状种阜。

【功效】补脾和中，化湿。

【用法用量】煎服，9～15g。

9. 甘草

【来源】豆科植物甘草、胀果甘草或光果甘草的干燥根及根茎。

【产地】甘草主产于内蒙古、宁夏、甘肃、新疆。光果甘草及胀果甘草主产于新疆、甘肃。

【性状鉴别】类圆形或椭圆形的厚片。切面略显纤维性，中心黄白色，有明显放射状纹理及形成层环。气微，味甜而特殊。（图117）

【性能】甘，平。归心、肺、脾、胃经。

【功效】补脾益气，祛痰止咳，缓急止痛，清热解毒，调和诸药。

【应用】①心气不足，脉结代，心动悸；②脾气虚证；③咳喘；④脘腹、四肢挛急疼痛；⑤热毒疮疡，咽喉肿痛，药物、食物中毒；⑥调和药性。

【用法用量】煎服，2～10g。

【使用注意】不宜与京大戟、芫花、甘遂同用。本品有助湿壅气之弊，湿盛胀满、水肿者不宜用。大剂量久服可导致水钠潴留，引起浮肿。

10. 大枣

【来源】鼠李科植物枣的干燥成熟果实。

【产地】河南、河北、山东、山西、陕西。

【功效】补中益气，养血安神。

【用法用量】煎服，6～15g。

11. 蜂蜜

【来源】蜜蜂科昆虫中华蜜蜂或意大利蜂所酿的蜜。

【产地】各地均产。

【功效】补中，润燥，止痛，解毒。

【用法用量】煎服，15～30g，冲服。

二、补阳药

1. 鹿茸

【来源】鹿科动物梅花鹿（花鹿茸）或马鹿（马鹿茸）的雄鹿未骨化密生茸毛的幼角。

【产地】花鹿茸主产于吉林，马鹿茸主产于黑龙江、吉林、内蒙古、新疆、青海、四川。

【性状鉴别】血片：圆形薄片，表面浅棕色或浅黄白色，半透明，微显光泽；外皮无骨质，周边粗糙，红棕色或棕色。

【性能】甘、咸，温。归肾、肝经。

【功效】补肾阳，益精血，强筋骨，调冲任，托疮毒。

【应用】①肾阳虚衰，精血不足证；②肾虚骨弱，腰膝无力或小儿五迟；③妇女冲任虚寒，崩漏带下；④疮疡久溃不敛，阴疽疮肿内陷不起。

【用法用量】研末吞服，1～2g，或入丸、散。

【使用注意】服用本品宜从小量开始，缓缓增加，不可骤用大量，以免阳升风动，头晕目赤，或伤阴动血。凡发热者均当忌服。

2. 淫羊藿

【来源】小檗科植物淫羊藿、箭叶淫羊藿、柔毛淫羊藿或朝鲜淫羊藿的干燥叶。

【产地】淫羊藿主产于陕西、山西、河南、广西，箭叶淫羊藿主产于湖北、四川、浙江，柔毛淫羊藿主产于四川，朝鲜淫羊藿主产于东北地区。

【性状鉴别】丝片状。上表面绿色、黄绿色或浅黄色，下表面灰绿色，网脉明显，中脉及细脉凸出，边缘具黄色刺毛状细锯齿。近革质。气微，味微苦。（图118）

【功效】补肾壮阳，祛风除湿。

【应用】①肾阳虚衰，阳痿尿频，腰膝无力；②风寒湿痹，肢体麻木。

【用法用量】煎服，6～10g。

3. 巴戟天

【来源】茜草科植物巴戟天的干燥根。

【产地】广东、广西、福建。

【性状鉴别】呈扁圆柱形短段或不规则块。表面灰黄色或暗灰色，具纵纹和横裂纹。切面紫色或淡紫色，中空，气微，味甘而微涩。（图119）

【功效】补肾助阳，祛风除湿。

【应用】①阳痿不举，宫冷不孕，小便频数；②风湿腰膝疼痛，肾虚腰膝酸软无力。

【用法用量】煎服，3～10g。

4. 杜仲

【来源】杜仲科植物杜仲的干燥树皮。

【产地】湖北、四川、贵州、云南。

【性状鉴别】小方块或丝状。断面有细密、银白色、富弹性的橡胶丝相连。气微，味稍苦。

【性能】甘，温。归肝、肾经。（图120）

【功效】补肝肾，强筋骨，安胎。

【应用】①肾虚腰痛及各种腰痛；②胎动不安，习惯性堕胎。

【用法用量】煎服，6～10g。

5. 续断

【来源】川续断科植物川续断的干燥根。

【产地】湖北、四川、湖南、贵州。

【性状鉴别】类圆形或椭圆形的厚片。木部可见放射状排列的导管束纹，形成层部位多有深色环。气微，味苦、微甜而涩。（图121）

【性能】苦、辛，微温。归肝、肾经。

【功效】补益肝肾，强筋健骨，止血安胎，疗伤续折。

【应用】①阳痿不举，遗精遗尿；②腰膝酸痛，寒湿痹痛；③崩漏下血，胎动不安；④跌打损伤，筋伤骨折。

【用法用量】煎服，9~15g。

6. 肉苁蓉

【来源】列当科植物肉苁蓉或管花肉苁蓉干燥带鳞叶的肉质茎。

【产地】肉苁蓉主产于内蒙古、新疆、陕西、甘肃，管花肉苁蓉主产于新疆。

【性状鉴别】呈不规则形的厚片。表面棕褐色或灰棕色。切面有淡棕色或棕黄色点状维管束，排列成波状环纹。气微，味甜、微苦。（图122）

【功效】补肾助阳，润肠通便。

【用法用量】煎服，6~10g。

7. 补骨脂

【来源】豆科植物补骨脂的干燥成熟果实。

【产地】除东北、西北地区外，全国各地均产。

【性状鉴别】呈肾形，略扁。果皮具细微网状皱纹。气香，味辛、微苦。（图123）

【功效】补肾壮阳，固精缩尿，温脾止泻，纳气平喘。

【应用】①肾虚阳痿，腰膝冷痛；②肾虚遗精，遗尿，尿频；③脾肾阳虚，五更泄泻；④肾不纳气，虚寒喘咳。

【用法用量】煎服，6~10g。

8. 益智仁

【来源】姜科植物益智的干燥成熟果实。

【产地】海南、广东、广西。

【性状鉴别】呈椭圆形，两端略尖。表面棕色或灰棕色，有纵向凹凸不平的突起棱线13~20条。具特异香气，味辛、微苦。（图124）

【功效】暖肾固精缩尿，温脾开胃摄唾。

【用法用量】煎服，3~10g。

9. 菟丝子

【来源】旋花科植物南方菟丝子或菟丝子的干燥成熟种子。

【产地】江苏、辽宁、吉林、河北。

【性状鉴别】呈类球形，直径1~2mm。表面灰棕色或黄棕色。一端有微凹的线形种脐。气微，味淡。（图125）

【性能】辛、甘，平。归肾、肝、脾经。

【功效】补肾益精，养肝明目，止泻，安胎。

【应用】①肾虚腰痛，阳痿遗精，尿频，宫冷不孕；②肝肾不足，目暗不明；③脾肾阳虚，便溏泄泻；④肾虚胎动不安。

【用法用量】煎服，6~12g。外用适量。

三、补血药

1. 当归

【来源】伞形科植物当归的干燥根。

【产地】甘肃。

【性状鉴别】类圆形、椭圆形或不规则薄片。外表皮黄棕色至棕色。切面黄白色或淡棕黄色，平坦，有裂隙，中间有浅棕色的形成层环，并有多数棕色的油点。香气浓郁，味甘、辛、微苦。(图126)

【性能】甘、辛，温。归肝、心、脾经。

【功效】补血调经，活血止痛，润肠通便。

【应用】①血虚诸证；②血虚血瘀之月经不调、经闭、痛经；③虚寒性腹痛、跌打损伤、痈疽疮疡、风寒痹痛等；④血虚肠燥便秘。

【用法用量】煎服，6~12g。

2. 熟地黄

【来源】同生地黄。

【产地】同生地黄。

【性状鉴别】不规则的块片、碎块。表面乌黑色，有光泽，黏性大。断面乌黑色，有光泽。气微，微甜。

【性能】甘，微温。归肝、肾经。

【功效】补血养阴，填精益髓。

【应用】①血虚诸证；②肝肾阴虚诸证。

【用法用量】煎服，9~15g。

3. 白芍

【来源】毛茛科植物芍药的干燥根。

【产地】浙江、安徽。

【性状鉴别】类圆形的薄片。表面淡棕红色或类白色，平滑，切面类白色或微带棕红色，可见稍隆起的筋脉纹呈放射状排列。气微，味微苦，酸。(图127)

【性能】苦、酸，微寒。归肝、脾经。

【功效】养血敛阴，柔肝止痛，平抑肝阳。

【应用】①肝血亏虚，月经不调；②肝脾不和，胸胁脘腹疼痛，四肢挛急疼痛；③肝阳上亢，头痛眩晕。

【用法用量】煎服，6~15g。

【使用注意】阳衰虚寒之证不宜用。反藜芦。

4. 阿胶

【来源】马科动物驴的干燥皮或鲜皮，经煎煮、浓缩制成的固体胶。

【产地】山东、浙江。

【性状鉴别】阿胶珠：类球形。表面棕黄色或灰白色，质酥，易碎。断面中空或多孔状。

【性能】甘，平。归肺、肝、肾经。

【功效】补血，滋阴，润肺，止血。

【应用】①血虚证；②出血证；③肺阴虚燥咳；④热病伤阴，心烦失眠，阴虚风动，手足瘛疭等。

【用法用量】入汤剂宜烊化冲服，3~9g。

5. 何首乌

【来源】蓼科植物何首乌的干燥块根。

【产地】河南、湖北、广西、广东。

【性状鉴别】不规则的厚片或块。横切面有的皮部可见云锦状花纹。气微，味微苦而甘涩。（图128）

【性能】甘、涩，微温。归肝、肾经。

【功效】制用：补益精血，固肾乌须。生用：解毒，截疟，润肠通便。

【应用】①精血亏虚、头晕眼花、须发早白、腰膝酸软；②久疟、痈疽、瘰疬、肠燥便秘等。

【用法用量】煎服，制何首乌6~12g，生何首乌3~6g。

四、 补阴药

1. 北沙参

【来源】伞形科植物珊瑚菜的干燥根。

【产地】江苏、山东。

【性状鉴别】呈细长圆柱形，偶有分支。全体有细纵皱纹和纵沟，顶端留有黄棕色根茎残基。（图129）

【性能】甘、微苦，微寒。归肺、胃经。

【功效】养阴清肺，益胃生津。

【应用】①肺阴虚证；②胃阴虚证。

【用法用量】煎服，5~12g。

2. 百合

【来源】百合科植物卷丹、百合或细叶百合的干燥肉质鳞叶。

【产地】湖南、湖北、江苏、浙江、安徽。

【性状鉴别】长椭圆形,表面黄白色至淡棕黄色,有的微带紫色,有数条纵直平行的白色维管束。

【功效】养阴润肺,清心安神。

【应用】①阴虚燥咳,劳嗽咯血;②阴虚有热之失眠心悸及百合病心肺阴虚内热证。

【用法用量】煎服,6~12g。

3. 麦冬

【来源】百合科植物麦冬的干燥块根。

【产地】浙江、江苏、四川。

【性状鉴别】呈纺锤形,两端略尖。表面黄白色或淡黄色,具细纵纹。质柔韧,断面黄白色,半透明,中柱细小。气微香,味甘、微苦。(图130)

【性能】甘、微苦,微寒。归胃、肺、心经。

【功效】养阴润肺,益胃生津,清心除烦。

【应用】①胃阴虚证;②肺阴虚证;③心阴虚证。

【用法用量】煎服,6~12g。

4. 天冬

【来源】百合科植物天冬的干燥块根。

【产地】贵州、四川、广西。

【性状鉴别】呈长纺锤形,略弯曲。表面黄白色至淡黄棕色,半透明。对光透视,有一条不透明的细木心。质硬或柔润,有黏性,断面角质样,中柱黄白色。气微,味甜,微苦。

【功效】养阴润燥,清肺生津。

【应用】①肺阴虚证;②肾阴虚证;③热病伤津之食欲不振、口渴及肠燥便秘。

【用法用量】煎服,6~12g。

5. 石斛

【来源】兰科植物金钗石斛、鼓槌石斛或流苏石斛的栽培品及其同属植物近似种的新鲜或干燥茎。

【产地】广西、贵州、广东、云南。

【性状鉴别】呈扁圆柱形或圆柱形的段。表面金黄色、绿黄色或棕黄色,有光泽,有深纵沟或纵棱。切面有多数散在的筋脉点。气微,味淡或微苦,嚼之有黏性。

【功效】益胃生津,滋阴清热。

【应用】①胃阴虚,热病伤津证;②肾阴虚证。

【用法用量】煎服,6~12g;鲜品15~30g。

6. 玉竹

【来源】百合科植物玉竹的干燥根茎。

【产地】湖南、湖北、江苏、浙江。

【性状鉴别】呈不规则厚片或段。半透明，有时可见环节，切面角质样或显颗粒性。

【功效】养阴润燥、生津止渴。

【应用】①肺阴虚证；②胃阴虚证；③热伤心阴，烦热多汗，惊悸。

【用法用量】煎服，6～12g。

7. 黄精

【来源】百合科植物滇黄精、黄精或多花黄精的干燥根茎。

【产地】贵州、湖南、湖北、四川、安徽。

【性状鉴别】不规则的厚片。切面略呈角质样，可见淡红色筋脉小点。（图131）

【功效】补气养阴，健脾，润肺，益肾。

【用法用量】煎服，9～15g。

8. 枸杞子

【来源】茄科植物宁夏枸杞的干燥成熟果实。

【产地】宁夏。

【功效】滋补肝肾，益精明目。

【应用】肝肾阴虚及早衰证。

【用法用量】煎服，6～12g。

9. 女贞子

【来源】木犀科植物女贞的干燥成熟果实。

【产地】浙江、江苏、福建、湖南。

【性状鉴别】呈卵形、椭圆形或肾形。长6～8.5mm，直径3.5～5.5mm。表面黑紫色或灰黑色。体轻，外果皮薄，中果皮较松软，内果皮木质。气微，味甘、微苦涩。（图132）

【功效】滋补肝肾，乌须明目。

【用法用量】煎服，6～12g。以入丸散剂效佳。以黄酒拌后蒸制，可增强滋补肝肾作用，并使苦寒之性减弱，避免滑肠。

10. 龟甲

【来源】龟科动物乌龟的背甲及腹甲。

【产地】主产于浙江、安徽、湖北、湖南。

【性状鉴别】背甲及腹甲由甲桥相连，背甲稍长于腹甲。（图133）

【性能】甘，寒。归肾、肝、心经。

【功效】滋阴，潜阳，益肾健骨，养血补心。

【应用】①阴虚阳亢、阴虚内热、阴虚风动；②肾虚骨痿，囟门不合；③阴虚血亏，惊悸、失眠、健忘；④阴虚血热、冲任不固之崩漏、月经过多。

【用法用量】先煎，6～24g。

11. 鳖甲

【来源】鳖科动物鳖的背甲。

【产地】主产于湖北、安徽、江苏、河南。

【性状鉴别】呈椭圆形或卵圆形，背面隆起，具细网状皱纹和灰黄色或灰白色斑点。(图134)

【性能】甘、咸，寒。归肝、肾经。

【功效】滋阴潜阳，退热除蒸，软坚散结。

【应用】①肝肾阴虚证；②癥瘕积聚。

【用法用量】先煎，9~24g。

第二十二单元　收涩药

学 ▼ 前 ▼ 导 ▼ 航

本单元药物较多，应重点掌握五味子、乌梅等药物的性状鉴别、功效和应用等。同时应注意本单元药物多涩而恋邪，凡表邪未解，湿热所致的泻痢、血热出血，以及郁热未清者不宜应用，以免"闭门留寇"。

学 ▼ 习 ▼ 要 ▼ 点

一、 固表止汗药

1. 麻黄根

【来源】麻黄科植物草麻黄或中麻黄的干燥根和根茎。

【产地】同麻黄。

【性状鉴别】类圆形厚片，外表面红棕色或灰棕色，有纵皱纹和支根痕。

【功效】固表止汗。

【用法用量】煎服，3~9g。

2. 浮小麦

【来源】禾本科植物小麦的干燥轻浮瘪瘦的颖果。

【产地】全国各地均产。

【功效】固表止汗，益气，除热。

【用法用量】煎服，15~30g；研末服，3~5g。

二、 敛肺涩肠药

1. 五味子

【来源】木兰科植物五味子的干燥成熟果实。

【产地】辽宁、吉林、黑龙江、河北。

【性状鉴别】呈不规则的圆球形或扁球形。外皮紫红色或暗红色，皱缩，显油性，久贮

表面呈黑红色或出现"白霜"。种子肾形，表面棕黄色，有光泽，种皮薄而脆。(图135)

【性能】酸、甘，温。归肺、心、肾经。

【功效】收敛固涩，益气生津，补肾宁心。

【应用】①久咳虚喘；②自汗，盗汗；③遗精，滑精；④久泻不止；⑤津伤口渴，消渴；⑥心悸，失眠，多梦。

【用法用量】煎服，2~6g。

2. 乌梅

【来源】蔷薇科植物梅的干燥近成熟果实。

【产地】四川、浙江、福建、广东。

【性状鉴别】类球形或扁球形。表面乌黑色至棕黑色，皱缩不平。果肉略柔软，果核坚硬。气微，味极酸。

【性能】酸、涩，平。归肝、脾、肺、大肠经。

【功效】敛肺止咳，涩肠止泻，安蛔止痛，生津止渴。

【应用】①肺虚久咳；②久泻，久痢；③蛔厥腹痛，呕吐；④虚热消渴；⑤炒炭后可用于崩漏不止，便血等；外敷能消疮毒，可治胬肉外突、头疮等。

【用法用量】煎服，6~12g。外用适量。

3. 诃子

【来源】使君子科植物诃子或绒毛诃子的干燥成熟果实。

【产地】云南。

【性状鉴别】呈长圆形或卵圆形。表面略具光泽，有5~6条纵棱线和不规则的皱纹。

【功效】涩肠止泻，敛肺止咳，利咽开音。

【应用】①久泻，久痢；②久咳，失音。

【用法用量】煎服，3~10g。涩肠止泻宜煨用，敛肺清热、利咽开音宜生用。

4. 肉豆蔻

【来源】肉豆蔻科植物肉豆蔻的干燥种仁。

【产地】马来西亚、印度尼西亚、斯里兰卡。

【性状鉴别】呈卵形或椭圆形，表面灰色或灰黄色，或被有白色石灰粉，表面有网状沟纹。纵剖面形成类似槟榔样纹理。气芳香而强烈，味辛。

【功效】涩肠止泻，温中行气。

【应用】①虚泻，冷痢；②胃寒胀痛，食少呕吐。

【用法用量】煎服，3~10g。

5. 赤石脂

【来源】硅酸盐类矿物多水高岭石。

【产地】山西、河南、江西、陕西。

【性状鉴别】块状集合体，呈不规则块状。粉红色、红色至紫红色，或有红白相间的花纹。质较软，滑腻如脂，易碎，断面有的具蜡样光泽。吸水性强。具釉土气，味淡，嚼之无沙粒感。

【功效】涩肠止泻，收敛止血，敛疮生肌。

【用法用量】煎服，9~10g，先煎。

三、　固精缩尿止带药

1. 山茱萸

【来源】山茱萸科植物山茱萸的干燥成熟果肉。

【产地】浙江、河南、安徽。

【性状鉴别】呈不规则的片状或囊状。果皮破裂，皱缩，性状不完整。新鲜时紫红色，贮久渐变紫黑色。气微，味酸、涩、微苦。（图136）

【性能】酸、涩，微温。归肝、肾经。

【功效】补益肝肾，收敛固涩。

【应用】①腰膝酸软，头晕耳鸣，阳痿；②遗精滑精，遗尿尿频；③崩漏，月经过多；④大汗不止，体虚欲脱；⑤消渴证。

【用法用量】煎服，6~12g，急救固脱可用至20~30g。

2. 桑螵蛸

【来源】螳螂科昆虫大刀螂（团螵蛸）、小刀螂（长螵蛸）或巨斧螳螂（黑螵蛸）的干燥卵鞘。

【产地】全国大部分地区均产。

【性状鉴别】团螵蛸：略呈圆柱形或半球形。表面浅黄褐色，上面带状隆起不明显，底面平坦或有凹沟。

【功效】固精缩尿，补肾助阳。

【应用】①遗精滑精；②遗尿尿频，白浊；③肾虚阳痿。

【用法用量】煎服，5~10g。

3. 金樱子

【来源】蔷薇科植物金樱子的干燥成熟果实。

【产地】四川、湖南、广东、江西。

【性状鉴别】呈倒卵形纵剖瓣。表面红黄色或红棕色，有突起的棕色小点。顶端有花萼残基，下部渐尖。花托壁厚1~2mm，内面淡黄色，残存淡黄色绒毛。气微，味甘、微涩。（图137）

【功效】固精缩尿止带，涩肠止泻。

【用法用量】煎服，6~12g。

4. 海螵蛸

【来源】乌贼科动物无针乌贼或金乌贼的干燥内壳。

【产地】无针乌贼产于浙江、江苏和广东，金乌贼主产于辽宁、山东。

【性状鉴别】不规则或类方形小块，类白色或微黄色，气微腥，味微咸。

【功效】固精止带，收敛止血，制酸止痛，收湿敛疮。

【应用】①遗精，带下；②崩漏，吐血，便血及外伤出血；③胃痛吐酸；④湿疮，湿疹，溃疡不敛。

【用法用量】煎服，5~10g。外用适量。

5. 莲子

【来源】睡莲科植物莲的干燥成熟种子。

【产地】湖南、福建、江苏、浙江。

【功效】益肾固精，补脾止泻，止带，养心安神。

【应用】①遗精，滑精；②带下；③脾虚泄泻；④心悸，失眠。

【用法用量】煎服，6~15g。

6. 芡实

【来源】睡莲科植物芡的干燥成熟种仁。

【产地】江苏、山东、湖南、湖北、四川。

【性状鉴别】类球形，多为破粒，表面有棕红色或红褐色内种皮，一端黄白色。

【功效】益肾固精，健脾止泻，除湿止带。

【应用】①遗精滑精；②脾虚泄泻；③心悸，失眠。

【用法用量】煎服，9~15g。

7. 椿皮

【来源】苦木科植物臭椿的干燥根皮或干皮。

【产地】浙江、江苏、湖北、河北。

【性状鉴别】不规则的丝条状或段状，外表面灰黄色或黄褐色，粗糙，有多数纵向皮孔样突起和不规则纵、横裂纹。内表面淡黄色，较平坦，密布梭形小孔或小点。气微，味苦。

【功效】清热燥湿，收敛止带，止泻，止血。

【用法用量】煎服，6~9g。外用适量。

第二十三单元　攻毒杀虫止痒药

学 ▼ 前 ▼ 导 ▼ 航

　　本单元药物较少，应重点掌握硫黄和蛇床子的性状鉴别和功效。同时应掌握硫黄的使用注意。本类药物多具不同程度的毒性，应严格掌握用法用量，制剂时应严格遵守炮制和制剂法度，以减低毒性而确保用药安全。

学 ▽ 习 ▽ 要 ▽ 点 ·····················

1. 硫黄

【来源】自然元素类矿物硫族自然硫。

【产地】山西、河南、山东、湖南。

【性状鉴别】用手握紧置于耳旁，可闻轻微的爆裂声。有特异的臭气。

【功效】外用解毒杀虫疗疮；内服补火助阳通便。

【用法用量】内服 1.5 ~3g，炮制后入丸、散服。外用适量。

【使用注意】本品性温有毒，故孕妇及阴虚火旺者忌服。不宜与芒硝、玄明粉同用。

2. 蛇床子

【来源】伞形科植物蛇床的干燥成熟果实。

【产地】河北、山东、广西、浙江。

【性状鉴别】药材为双悬果，呈椭圆形，由两个分果合抱而成，长 2 ~4mm，直径 2mm。表面灰黄色或灰褐色。果皮松脆，揉搓易脱落。气香，味辛凉，有麻舌感。

【功效】杀虫止痒，燥湿祛风，温肾壮阳。

【用法用量】煎服，3 ~10g。外用适量。

第四章

方剂学

章 ▼ 节 ▼ 提 ▼ 示

本章主要包括解表剂、泻下剂、和解剂、清热剂等 18 类方剂。掌握好方剂的组成、功用、主治、配伍意义才能在临证时熟练地运用。每一类方剂的适应证、注意事项亦需注意，不可误用、滥用。

第一单元　总论

学 ▼ 前 ▼ 导 ▼ 航

本单元重点掌握方剂的组成原则。其余熟悉即可。

学 ▼ 习 ▼ 要 ▼ 点

一、方剂与治法

1. **方剂与治法的关系**　方从法出，法随证立。
2. **常用治法**　汗、吐、下、和、温、清、消、补八法。

二、方剂的组成原则

原则	意义
君	针对主病或主证起主要治疗作用的药物
臣	①协助君药加强治疗主病或主证作用的药物；②针对重要的兼病或兼证起主要治疗作用的药物
佐	①佐助药：配合君、臣药以加强治疗作用，或直接治疗次要兼症的药物。②佐制药：用以消除或减弱君、臣药的毒性，或能制约其峻烈之性的药物。③反佐药：与君药性味相反，起相成作用，防药病格拒
使	①引经药：带诸药入病所。②调和药：调和诸药

三、方剂的变化形式

1. **药味增减的变化**　在主病、主证、病机以及君药不变，改变方中的次要药物。
2. **药量增减的变化**　方剂的药物组成相同，用量不相同。
3. **剂型更换的变化**　用药及其剂量完全相同，剂型不同。

四、 常用剂型

剂型	特点
汤剂	吸收迅速,药效快,便于随证化裁,适于重症及病情不稳定者
丸剂	吸收慢,药效持久,节省药材,体积小,便于携带与服用。有水丸、蜜丸、糊丸、浓缩丸等
散剂	制备简便,吸收较快,节省药材,不易变质,易于携带和服用
膏剂	有煎膏、软膏、硬膏之分,临床上使用范围广

第二单元 解表剂

学 ▽ 前 ▽ 导 ▽ 航

　　本单元重点掌握麻黄汤、小青龙汤、银翘散、败毒散等常用方剂的组成、功用、主治、配伍意义。药物组成较多的方剂可参照歌诀记忆。熟悉应用注意事项。

学 ▽ 习 ▽ 要 ▽ 点

一、 概述

　　1. **适用范围** 表证。

　　2. **应用注意事项**

　　(1) 根据寒热、体质差异酌情选用不同类型的解表剂。

　　(2) 组方多为辛散轻扬之品,不宜久煎。

　　(3) 宜温服,服后宜避风寒,或增衣被,或辅之以热粥;以遍身持续微汗为佳;汗出病瘥,即当停服。

　　(4) 服用期间禁食生冷、油腻。

　　(5) 外邪已入里,或麻疹已透,或疮疡已溃,或虚证水肿,均不宜用。

二、 辛温解表剂

　　1. **麻黄汤**

　　【组成】麻黄、桂枝、甘草、杏仁。

　　【功用】发汗解表,宣肺平喘。

　　【主治】外感风寒表实证。

　　【配伍意义】麻黄为君,发汗解表、宣肺平喘。桂枝为臣,解肌发表,温通经脉,既助麻黄发汗解表,又可畅行营阴以解诸痛。杏仁为佐,降利肺气,与麻黄一宣一降,以复肺气宣降,加强止咳平喘。甘草为佐使,调和麻、杏之宣降,缓和麻、桂相合之峻烈。

　　2. **桂枝汤**

　　【组成】桂枝、芍药、甘草、生姜、大枣。

　　【功用】解肌发表,调和营卫。

【主治】外感风寒表虚证。

【配伍意义】桂枝为君，助卫阳，通经络，解肌发表。芍药为臣，益阴敛营。桂、芍等量寓意：①针对卫强营弱，体现营卫同治，邪正兼顾；②相辅相成，桂枝得芍药，使汗而有源，芍药得桂枝，则滋而能化；③相制相成，散中有收，汗中寓补。生姜助桂枝散寒祛邪，兼和胃止呕，大枣助芍药滋脾生津，并益气补中，共为佐。炙甘草益气和中，合桂枝辛甘化阳以实卫，合芍药酸甘化阴以和营，并调和药性，为佐使。

3. 小青龙汤

【组成】麻黄、芍药、细辛、干姜、甘草、桂枝、半夏、五味子。

【方歌】小青龙汤治水气，喘咳呕哕渴利慰，姜桂麻黄芍药甘，细辛半夏兼五味。

【功用】解表散寒，温肺化饮。

【主治】外寒里饮证。

【配伍意义】麻黄、桂枝为君，发汗散寒，且麻黄宣发肺气而平喘咳，桂枝化气行水以利里饮之化。干姜、细辛为臣，温肺化饮，兼助君药以解表祛邪。佐五味子敛肺止咳，芍药和营养血。佐半夏，燥湿化痰，和胃降逆。炙甘草为佐使，益气和中，调和辛散酸收之品。

4. 止嗽散

【组成】桔梗、荆芥、紫菀、百部、白前、甘草、陈皮。

【方歌】止咳散中用白前，陈皮桔梗草荆添，紫菀百部同蒸用，感冒咳嗽此方先。

【用法】共为末，每服一至三钱，温开水或姜汤送下。亦可作汤剂，水煎服。

【功用】宣利肺气，疏风止咳。

【主治】风邪犯肺证。

【配伍意义】紫菀、百部为君，止咳化痰。桔梗开宣肺气，白前降气化痰，共为臣。荆芥疏风解表，以祛表邪，陈皮理气化痰，共为佐。佐使以甘草，既调和诸药，合桔梗又有利咽止咳之功。

三、 辛凉解表剂

1. 银翘散

【组成】连翘、金银花、桔梗、薄荷、牛蒡子、芦根、淡竹叶、荆芥穗、淡豆豉、生甘草。

【方歌】银翘散主上焦医，竹叶荆蒡豉薄荷，甘桔芦根凉解法，风温初感此方宜。

【功用】辛凉透表，清热解毒。

【主治】温病初起。

【配伍意义】金银花、连翘为君，疏散风热，清热解毒，辟秽化浊。薄荷、牛蒡子疏散风热，清利头目，解毒利咽。荆芥穗、淡豆豉解表散邪，两者为去性取用。四味为臣。芦根、淡竹叶清热生津，桔梗开宣肺气而止咳利咽，共为佐。生甘草调和药性，护胃安中，合桔梗利咽止咳，为佐使。本方体现吴氏"治上焦如羽，非轻莫举"的用药原则。

2. 桑菊饮

【组成】桑叶、菊花、杏仁、连翘、薄荷、桔梗、生甘草、芦根。

【方歌】桑菊饮中桔梗翘，杏仁甘草薄荷饶，芦根为引轻清剂，热盛阳明入母膏。

【功用】疏风清热，宣肺止咳。

【主治】风温初起，表热轻证。

【配伍意义】桑叶清宣肺热而止咳，菊花疏散风热，清利头目而肃肺，共为君。薄荷疏散风热，助君解表；杏仁肃降肺气；桔梗开宣肺气，与杏仁一宣一降，以复肺之宣降而止咳。三者共为臣。佐以连翘透邪解毒，芦根清热生津。甘草调和诸药，为使。

3. 麻黄杏仁甘草石膏汤

【组成】麻黄、杏仁、炙甘草、石膏。

【功用】辛凉疏表，清肺平喘。

【主治】外感风邪，邪热壅肺证。

【配伍意义】麻黄宣肺气以平喘，开腠解表以散邪；石膏清泄肺热以生津，辛散解肌以透邪。麻黄得石膏，宣肺平喘而不助热，石膏得麻黄，清解肺热而不凉遏，又是相制为用，共为君。因石膏用量倍于麻黄，仍不失为辛凉之剂。杏仁降利肺气，平喘咳，为臣。杏仁与麻黄相配，则宣降相因；与石膏相伍，则清肃协同。佐使以炙甘草，益气和中，与石膏相配又能生津止渴，并能调和寒热宣降。

四、　扶正解表剂

败毒散

【组成】柴胡、前胡、川芎、枳壳、羌活、独活、茯苓、桔梗、人参、甘草。

【方歌】人参败毒茯苓草，枳桔柴前羌独芎，薄荷少许姜三片，四时感冒有奇功。

【用法】上为粗末，每服二钱，加生姜、薄荷各少许，水煎去滓热服。亦可作汤剂，入生姜、薄荷各少许，水煎服，用量按原方比例酌减。

【功用】散寒祛湿，益气解表。

【主治】气虚，外感风寒湿表证。

【配伍意义】羌活、独活为君，发散风寒，除湿止痛。川芎行气活血，祛风；柴胡解肌透邪，行气。二药为臣。桔梗宣肺利膈，枳壳理气宽中，前胡化痰以止咳，茯苓渗湿以消痰。四药为佐。生姜、薄荷助解表之力；甘草调和药性，益气和中，共为佐使。人参亦属佐药，与甘草相配，益气扶正。喻嘉言用本方治疗外邪陷里而成之痢疾，意即疏散表邪，表气疏通，里滞亦除，其痢自止，称"逆流挽舟"法。

第三单元　泻下剂

学 ▼ 前 ▼ 导 ▼ 航 ....

　　本单元重点掌握方剂的组成、功用、主治、配伍意义，尤其是大承气汤、麻子仁丸、济川煎、温脾汤。注意大承气汤、十枣汤的用法。药物组成较多的方剂可参照方歌记忆。熟悉应用注意事项。

学 ▼ 习 ▼ 要 ▼ 点 ....

一、概述

　　1. **适用范围**　表证已解，里实已成。

　　2. **应用注意事项**

　　（1）表证未解，里实虽成，亦不可纯用泻下药。

　　（2）兼瘀血、虫积、痰浊等，则宜配活血祛瘀、驱虫、化痰等治法。

　　（3）对年老体弱、孕妇、产后或正值经期、病后伤津及亡血者，均应慎用或禁用，必要时宜配补益之品。

　　（4）使用时应得效即止，慎勿过剂。

　　（5）服药期间应注意调理饮食，少食或忌食油腻与不易消化的食物。

二、寒下剂

　　1. **大承气汤**

　　【组成】大黄、厚朴、枳实、芒硝。

　　【用法】水煎，先煎厚朴、枳实，后下大黄，芒硝溶服。

　　【功用】峻下热结。

　　【主治】①阳明腑实证；②热结旁流证；③里热实证之热厥、痉病或发狂等。

　　【配伍意义】大黄为君，苦寒通降，泻热通便，荡涤肠胃实热积滞。芒硝咸寒，软坚润燥，泻热通便，助大黄以除燥屎，为臣。佐以厚朴下气除满，枳实行气消痞。本方峻下热结，承顺胃气之下行，故名"大承气"。

　　2. **大黄牡丹汤**

　　【组成】大黄、牡丹皮、桃仁、冬瓜仁、芒硝。

　　【方歌】《金匮》大黄牡丹汤，桃仁瓜子芒硝襄，肠痈初起腹按痛，苔黄脉数服之康。

　　【功用】泻热破瘀，散结消肿。

　　【主治】肠痈初起，湿热瘀滞证。

　　【配伍意义】大黄苦寒攻下，泻热逐瘀，涤荡肠中湿热瘀结之毒；牡丹皮苦辛微寒，清热凉血，活血散瘀。共为君。芒硝咸寒，泻热导滞，软坚散结；桃仁活血破瘀，共为臣。冬瓜仁为佐，甘寒滑利，清肠利湿，引湿热从小便而去，并排脓消痈。

三、温下剂

1. 温脾汤

【组成】大黄、当归、干姜、附子、人参、芒硝、甘草。

【方歌】温脾参附与干姜，甘草当归硝大黄，寒热并用治寒积，脐腹绞结痛非常。

【功用】攻下冷积，温补脾阳。

【主治】阳虚寒积证。

【配伍意义】附子温壮脾阳，解散寒凝；大黄下已成之冷积，合为君。芒硝润肠软坚，助大黄泻下攻积；干姜温中助阳，助附子温中散寒，合为臣。佐以人参、当归益气养血，使下不伤正。佐使以甘草助人参益气，调和诸药。

2. 麻子仁丸（脾约丸）

【组成】麻子仁、芍药、枳实、大黄、厚朴、杏仁。

【方歌】麻子仁丸小承气，杏芍麻仁治便秘，胃热津亏解便难，润肠通便脾约济。

【功用】润肠泄热，行气通便。

【主治】胃肠燥热，脾约便秘证。

【配伍意义】麻子仁为君，润肠通便。杏仁上肃肺气，下润大肠；白芍养血敛阴，缓急止痛，合为臣。大黄、枳实、厚朴即小承气汤，轻下热结，除肠胃之燥热，为佐。佐使蜂蜜助麻子仁润肠通便，缓和小承气汤攻下之力。

3. 济川煎

【组成】当归、牛膝、肉苁蓉、泽泻、升麻、枳壳。

【方歌】济川归膝肉苁蓉，泽泻升麻枳壳从，肾虚津亏肠中燥，寓通于补法堪宗。

【功用】温肾益精，润肠通便。

【主治】肾阳虚弱，精津不足证。

【配伍意义】肉苁蓉为君，温肾益精，暖腰润肠。当归补血润燥，润肠通便；牛膝性善下行，益肝肾，壮腰膝，共为臣。枳壳下气宽肠而助通便；泽泻渗利小便而泄肾浊；升麻升清阳，清阳升则浊阴自降，相反相成而助通便之功，共为佐。

四、逐水剂

十枣汤

【组成】芫花、甘遂、大戟。

【用法】上三味等分为末，或装入胶囊，每服 0.5～1g，每日 1 次，以大枣 10 枚煎汤送服，清晨空腹服。得快下利后，糜粥自养。

【功用】攻逐水饮。

【主治】①悬饮；②水肿。

【配伍意义】甘遂善行经隧水湿，为君。大戟善泄脏腑水湿，芫花善消胸胁伏饮痰癖，为臣。大枣十枚为佐使，寓意：①益气护胃、培土制水以邪正兼顾；②缓和诸药的毒性及峻烈之性；③减少药后反应。

第四单元　和解剂

学 ▼ 前 ▼ 导 ▼ 航 ···

　　本单元重点掌握方剂的组成、功用、主治、配伍意义，尤其是小柴胡汤、逍遥散、半夏泻心汤。药物组成较多的方剂可参照方歌记忆。熟悉应用注意事项。

学 ▼ 习 ▼ 要 ▼ 点 ···

一、　概述

　　1. 适用范围　少阳病证、肝郁脾虚证、肝脾不和证、肠胃不和证。

　　2. 应用注意事项

　　（1）和解剂以祛邪为主，纯虚不宜用。

　　（2）本类方剂兼顾正气，纯属实者不可选。

二、　和解少阳剂

　　1. 小柴胡汤

　　【组成】柴胡、黄芩、人参、甘草、半夏、生姜、大枣。

　　【方歌】小柴胡汤和解功，半夏人参甘草从，更用黄芩加姜枣，少阳百病此为宗。

　　【功用】和解少阳。

　　【主治】①伤寒少阳证；②热入血室证；③黄疸、疟疾以及内伤杂病而见少阳证者。

　　【配伍意义】柴胡为君，疏透少阳之邪，并能疏泄气机之郁滞。黄芩为臣，清泄少阳之热。佐以半夏、生姜和胃降逆止呕；人参、大枣益气健脾，一者取其扶正以祛邪，二者取其益气以御邪内传，俾正气旺盛，则邪无内向之机。炙甘草助参、枣扶正，调和诸药，为佐使。诸药合用，以和解少阳为主，兼和胃气，使邪气得解，枢机得利，胃气调和，则诸症自除。

　　2. 大柴胡汤

　　【组成】柴胡、黄芩、芍药、半夏、生姜、枳实、大枣、大黄。

　　【方歌】大柴胡汤用大黄，枳实芩夏白芍将，煎加姜枣表兼里，妙法内攻并外攘。

　　【功用】和解少阳，内泻热结。

　　【主治】少阳阳明合病。

　　【配伍意义】柴胡为君，配臣黄芩和解清热，以除少阳之邪。轻用大黄配枳实以内泻阳明热结，行气消痞，亦为臣。芍药柔肝缓急止痛，配大黄可治腹中实痛，伍枳实可理气和血；半夏和胃降逆，配大量生姜，以治呕逆不止，共为佐。大枣与生姜相配，能和营卫而行津液，并调和脾胃，功兼佐使。

3. 蒿芩清胆汤

【组成】青蒿脑、淡竹茹、仙半夏、赤茯苓、青子芩、生枳壳、陈广皮、碧玉散。

【方歌】俞氏蒿芩清胆汤，陈皮半夏竹茹襄，赤苓枳壳兼碧玉，湿热轻宣此法良。

【功用】清胆利湿，和胃化痰。

【主治】少阳湿热证。

【配伍意义】青蒿清透少阳邪热；黄芩清胆热，燥湿，合青蒿既可内清少阳湿热，又能透邪外出，共为君。竹茹善清胆胃之热，化痰止呕；枳壳下气宽中，除痰消痞；半夏燥湿化痰，和胃降逆；陈皮理气化痰，宽胸畅膈，共为臣。碧玉散、赤茯苓清热利湿，导邪从小便而去，为佐使。

三、 调和肝脾剂

1. 逍遥散

【组成】甘草、当归、茯苓、白芍、白术、柴胡。

【方歌】逍遥散用当归芍，柴苓术草加姜薄，散郁除蒸功效奇，调经八味丹栀着。

【用法】上为粗末，每服二钱，加薄荷少许，烧生姜一块切破，水煎热服。亦可作汤剂，用量按原方比例酌减。

【功用】疏肝解郁，养血健脾。

【主治】肝郁血虚脾弱证。

【配伍意义】柴胡为君，疏肝解郁。当归养血和血，且气香可理气；白芍酸苦微寒，养血敛阴，柔肝缓急。归、芍与柴胡同用，补肝体而和肝用，使血和则肝和，血充则肝柔，共为臣。白术、茯苓、甘草健脾益气，既能实土以御木侮，且使营血生化有源，共为佐。薄荷疏散郁遏之气，透达肝经郁热；烧生姜温运和中，且能辛散达郁，亦为佐。柴胡为肝经引经药，兼为使。

2. 痛泻要方

【组成】白术、白芍、陈皮、防风。

【功用】补脾柔肝，祛湿止泻。

【主治】脾虚肝旺之痛泻。

【配伍意义】白术为君，补脾燥湿。白芍柔肝缓急止痛，与白术相配，于土中泻木而为臣。陈皮理气燥湿，醒脾和胃，为佐。防风与术、芍相伍，辛能散肝郁，香能疏脾气，且燥湿以助止泻，又为脾经引经药，为佐使。

四、 调和肠胃剂

半夏泻心汤

【组成】半夏、黄芩、干姜、人参、黄连、大枣、甘草。

【方歌】半夏泻心黄连芩，干姜甘草与人参，大枣和之治虚痞，法在降阳而和阴。

【功用】寒热平调，消痞散结。

【主治】寒热错杂之痞证。

【配伍意义】半夏为君，散结除痞，降逆止呕。臣以干姜温中散寒；黄芩、黄连泄热开痞。人参、大枣为佐，益气补脾。佐使以甘草补脾和中而调诸药。全方体现寒热并用、辛开苦降、补泻兼施的特点。

第五单元　清热剂

学 ▼ 前 ▼ 导 ▼ 航

　　本单元重点掌握清营汤、龙胆泻肝汤、芍药汤、白头翁汤等常用方剂的组成、功用、主治、配伍意义。注意清营汤中金银花、连翘和普济消毒饮中升麻、柴胡的配伍意义。药物组成较多的方剂可参照方歌记忆。熟悉应用注意事项。

学 ▼ 习 ▼ 要 ▼ 点

一、概述

1. **适用范围**　里热证。

2. **应用注意事项**

（1）须在表证已解，里热炽盛，或里热虽盛但尚未结实的情况下方可运用。

（2）若邪热在气而治血，则必将引邪深入；若邪热在血而治气，则无济于事。

（3）真寒假热，不可误用寒凉而犯虚虚之戒。

（4）屡用清热泻火之剂而热仍不退，若属阴虚发热者，当改用甘寒滋阴壮水之法，使阴复则其热自退。

（5）权衡轻重，量证投药。

（6）对于热邪炽盛，服清热剂入口即吐者，可于清热剂中少佐温热药，或采用凉药热服法。

二、清气分热剂

1. **白虎汤**

【组成】石膏、知母、甘草、粳米。

【功用】清热生津。

【主治】气分热盛证。

【配伍意义】石膏为君，清阳明气分大热，止渴除烦。臣以知母，既助石膏清肺胃之热，又滋阴润燥救已伤之阴津并止渴除烦。粳米、炙甘草益胃生津，又防大寒伤中之弊，为佐。炙甘草兼以调和诸药，为使。

2. **竹叶石膏汤**

【组成】竹叶、石膏、半夏、麦冬、人参、甘草、粳米。

【方歌】竹叶石膏汤人参，麦冬半夏竹叶灵，甘草生姜加粳米，暑烦热渴脉虚寻。

【功用】清热生津，益气和胃。

【主治】伤寒、温病、暑病，余热未清，气津两伤证。

【配伍意义】石膏清热除烦为君。麦冬养阴生津，兼除暑热，为臣。佐以人参益气，半夏苦燥降逆。半夏虽温，但配入清热益气生津药中，既使人参、麦冬补而不滞，又助输转津液。竹叶清热除烦为佐，甘草、粳米和中养胃，用为佐使。

三、 清营凉血剂

清营汤

【组成】犀角、生地黄、玄参、竹叶心、麦冬、丹参、黄连、金银花、连翘。

【方歌】清营汤治热传营，脉数舌绛辨分明，犀地银翘玄连竹，丹麦清热更护阴。

【功用】清营解毒，透热养阴。

【主治】邪热入营证。

【配伍意义】犀角（用水牛角代）清解营分热毒为君。生地黄凉血滋阴，麦冬清热养阴生津，玄参滋阴降火解毒。温邪初入营分，宗叶氏"入营犹可透热转气"之说，以气味芳香之金银花、质轻上浮之连翘既清热解毒，又轻清透散，用之透营分热邪退转气分而解。黄连清心解毒；竹叶用心，专清心热而除心烦；丹参清热凉血，并能活血散瘀，以防热与血结，均为佐。

四、 清热解毒剂

1. 黄连解毒汤

【组成】黄连、黄芩、黄柏、栀子。

【功用】泻火解毒。

【主治】三焦火毒证。

【配伍意义】君黄连清热泻火解毒，尤善泻心及中焦之火。臣黄芩清泻上焦之火。佐黄柏清泻下焦之火，栀子通泻三焦之火，降泄利尿而导热下行。

2. 清瘟败毒饮

【组成】生石膏、生地黄、犀角、真川连、栀子、桔梗、黄芩、知母、赤芍、玄参、连翘、甘草、牡丹皮、淡竹叶。

【方歌】清瘟败毒地连芩，丹石栀甘竹叶寻，犀角玄翘知芍桔，瘟邪泻毒亦滋阴。

【用法】先煎石膏、犀角（用水牛角代），后下诸药。

【功用】清热解毒，凉血泻火。

【主治】瘟疫热毒，气血两燔证。

【配伍意义】重用石膏配伍知母、甘草，取法白虎汤，意在清热保津。犀角（用水牛角代）、生地黄、赤芍、牡丹皮相配，即犀角地黄汤，是为清热解毒、凉血散瘀而设。黄芩、黄连、栀子同用，是仿黄连解毒汤之义，意在清泻三焦火热，使热清毒解。配玄参滋阴降火解毒，连翘清热散结解毒，竹叶清心除烦，桔梗清利咽喉，载药上行。

3. 普济消毒饮

【组成】黄芩、黄连、陈皮、甘草、玄参、柴胡、桔梗、连翘、板蓝根、马勃、牛蒡子、薄荷、僵蚕、升麻。

【方歌】普济消毒芩连鼠，玄参甘桔蓝根侣，升柴马勃连翘陈，僵蚕薄荷为末咀，或加人参及大黄，大头天行力能御。

【功用】清热解毒，疏风散邪。

【主治】大头瘟。

【配伍意义】重用黄连、黄芩清热泻火，祛上焦头面热毒为君。牛蒡子、连翘、薄荷、僵蚕辛凉，疏散头面风热，为臣。玄参、马勃、板蓝根加强清热解毒之力；桔梗、甘草清利咽喉；陈皮理气疏壅，以散邪热郁结，共为佐。升麻、柴胡疏散风热，并引诸药上达头面，使风热疫毒之邪宣散透发，此即"火郁发之"之意，功兼佐使。

4. 仙方活命饮

【组成】白芷、贝母、防风、赤芍、生归尾、甘草、皂角刺、穿山甲、天花粉、乳香、没药、金银花、陈皮。

【方歌】仙方活命金银花，防芷归陈草芍加，贝母天花兼乳没，穿山皂刺酒煎佳，一切痈毒能溃散，溃后忌服用勿差。

【功用】清热解毒，消肿溃坚，活血止痛。

【主治】阳证痈疡肿毒初起。

【配伍意义】金银花善清热解毒疗疮，为君。当归尾、赤芍、乳香、没药、陈皮行气活血通络，消肿止痛，为臣。白芷、防风，通滞而散结消肿；贝母、天花粉清热化痰，散结排脓；穿山甲、皂角刺通行经络，透脓溃坚，为佐。生甘草清热解毒、调和诸药；煎药加酒者，借其通瘀而行周身，助药力直达病所，共为佐使。

五、清脏腑热剂

1. 导赤散

【组成】生地黄、木通、生甘草梢。

【用法】上为末，每服三钱，水一盏，入竹叶同煎至五分，食后温服。现代用法：水煎服，用量按原方比例酌情增减。

【功用】清心利水养阴。

【主治】心经火热证。

【配伍意义】生地黄凉血滋阴以制心热；木通上清心经之火，下导小肠之热，降火利水，合为君。竹叶为臣，清心除烦，淡渗利窍，导心火下行。生甘草梢泻火解毒，可直达茎中而止淋痛，并调和诸药，还可防木通、生地黄之寒凉伤胃，为佐使。

2. 龙胆泻肝汤

【组成】龙胆草、黄芩、栀子、泽泻、木通、车前子、当归、生地黄、柴胡、生甘草。

【方歌】龙胆泻肝栀芩柴，生地车前泽泻偕，木通甘草当归合，肝经湿热力能排。

【功效】清泻肝胆实火，清利肝经湿热。

【主治】①肝胆实火上炎证；②肝经湿热下注证。

【配伍意义】龙胆草为君，主入肝胆二经，既清肝胆实火，又利肝经湿热。黄芩、栀子，苦寒泻火，燥湿清热，能清上导下，加强君药泻火除湿之力，为臣。泽泻、木通、车前子导湿热下行，生地黄、当归滋阴养血，柴胡疏畅肝胆之气，皆为佐。甘草护胃和中，调和诸药；柴胡引诸药入肝胆之经，为佐使。

3. 泻白散

【组成】地骨皮、桑白皮、甘草。

【用法】共为粗末，每用三钱，加粳米一撮，水煎食前服；或作汤剂，入粳米一撮，水煎服。

【功用】泻肺清热，止咳平喘。

【主治】肺热喘咳证。

【配伍意义】桑白皮为君，清泻肺热，平喘止咳。地骨皮助君药清降肺中伏火，为臣。君臣相配，清泻肺中伏火郁热，以复肺气之肃降。粳米、炙甘草养胃和中调药，"培土生金"以扶肺气，共为佐使。

4. 清胃散

【组成】生地黄、当归身、牡丹皮、黄连、升麻。

【方歌】清胃散用升麻连，当归生地牡丹全，或益石膏平胃热，口疮吐衄与牙宣。

【功用】清胃凉血。

【主治】胃火牙痛。

【配伍意义】黄连直清胃腑之火，为君。升麻辛则能散，寒能清热解毒，既可清热解毒，以治胃火牙痛，又取其轻清升散透发，以宣达郁遏之火，有"火郁发之"之意。黄连得升麻，降中寓升，则泻火而无凉遏之弊；升麻得黄连，则散火而无升焰之虞。生地黄凉血滋阴，牡丹皮凉血清热，为臣。当归养血活血以助消肿止痛，为佐。升麻兼以引经为使。

5. 玉女煎

【组成】石膏、熟地黄、麦冬、知母、牛膝。

【方歌】玉女煎中地膝兼，石膏知母麦冬全，阴虚胃火牙痛效，去膝地生温热痊。

【功用】清胃热，滋肾阴。

【主治】胃热阴虚证。

【配伍意义】石膏为君，辛甘大寒，清阳明有余之火而不损阴。熟地黄为臣，味甘性温，滋补肾水之不足。知母苦寒质润，滋阴清热，既助石膏清胃热而止烦渴，又滋养肾阴；麦冬微苦甘寒，滋阴养液，配熟地黄补少阴肾水不足，兼润胃燥，共为佐。牛膝导热引血下行，且能滋补肝肾，用为佐使。

6. 葛根黄芩黄连汤

【组成】葛根、甘草、黄芩、黄连。

【用法】以水八升，先煮葛根，减二升，内诸药，煮取二升，去滓，分温再服。

【功用】解表清里。

【主治】协热下利证。

【配伍意义】葛根为君，既解表退热，又升发脾胃清阳之气而治下利。臣以黄芩、黄连清热燥湿，厚肠止利。佐使以甘草甘缓和中，调和诸药。

7. 芍药汤

【组成】芍药、当归、黄连、槟榔、木香、甘草、大黄、黄芩、官桂。

【方歌】芍药芩连与锦纹，桂甘槟木及归身，别名导气除甘桂，枳壳加之效若神。

【功用】清热燥湿，调气和血。

【主治】湿热痢疾。

【配伍意义】黄连、黄芩苦以燥肠胃之湿，寒以清肠胃之热毒，为君。芍药养血和营，柔肝缓急，"止下痢腹痛后重"；配以当归养血活血，体现"行血则便脓自愈"；木香、槟榔行气导滞，乃"调气则后重自除"，四药为臣。大黄苦寒沉降，合芩、连则清热燥湿之功著，合归、芍则活血行气之力彰，其泻下通腑作用可通导湿热积滞从大便而去，属"通因通用"之法；肉桂为佐，既助归、芍行血和营，又制约芩、连苦寒之性，还能防呕逆拒药，与大黄共为佐。佐使以甘草调和诸药，与芍药相配又能缓急止痛。

8. 白头翁汤

【组成】白头翁、黄柏、黄连、秦皮。

【功用】清热解毒，凉血止痢。

【主治】热毒痢疾。

【配伍意义】白头翁为君，味苦性寒，能入血分，清热解毒，凉血止痢。黄连清热解毒，燥湿厚肠，黄柏善清下焦湿热，共为臣。秦皮苦寒而涩，主入大肠，清热解毒，兼能收涩止痢，为佐使。

六、清虚热剂

1. 青蒿鳖甲汤

【组成】青蒿、鳖甲、细生地、知母、牡丹皮。

【方歌】青蒿鳖甲知地丹，热伏阴分此方攀，夜热早凉无汗出，养阴透热服之安。

【功用】养阴透热。

【主治】温病后期，邪伏阴分证。

【配伍意义】鳖甲咸寒，直入阴分，滋阴退热，入络搜邪；青蒿苦辛而寒，其气芳香，清中兼有透热之力，清热透络，引邪外出，共为君。生地黄滋阴凉血，知母苦寒质润，滋阴降火，共助鳖甲以养阴退虚热而为臣。牡丹皮为佐，泄血中伏火，并助青蒿清透阴分伏热。

2. 当归六黄汤

【组成】当归、生地黄、黄芩、黄柏、黄连、熟地黄、黄芪。

【方歌】当归六黄治汗出，芪柏芩连生熟地，泻火固表复滋阴，加麻黄根功更异。

【功用】滋阴泻火，固表止汗。

【主治】阴虚火旺盗汗证。

【配伍意义】当归养血增液，生地黄、熟地黄入肝肾而滋肾阴，合为君。臣以黄连清泻心火，合以黄芩、黄柏泻火以除烦，清热以坚阴。黄芪既益气实卫以固表，又合当归、熟地黄益气养血，为佐。

第六单元 祛暑剂

学 ▽ 前 ▽ 导 ▽ 航 ....

本单元重点掌握新加香薷饮、清暑益气汤的功用、主治。熟悉应用注意事项。

学 ▽ 习 ▽ 要 ▽ 点 ....

一、 概述

1. 适用范围　夏月感受暑热之病。

2. 应用注意事项

（1）辨别暑病的本证、掌握兼证的有无及主次轻重。

（2）暑多夹湿，祛暑剂每多配伍祛湿药，须注意暑湿的主次轻重。

（3）暑重湿轻者，祛湿药不宜过于温燥，以免耗气伤津；湿重暑轻者，甘寒之品又当慎用，以免阴柔碍湿。

二、 祛暑解表剂

1. 香薷散

【组成】香薷、白扁豆、厚朴。

【功用】祛暑解表，化湿和中。

【主治】阴暑。

【配伍意义】香薷为君，解表散寒，祛暑化湿。厚朴行气除满，燥湿运脾，为臣。白扁豆健脾和中，渗湿消暑，为佐。入酒少许同煎，意在温散，而助药力通达全身。

2. 新加香薷饮

【组成】香薷、金银花、鲜扁豆花、厚朴、连翘。

【用法】水五杯，煮取二杯，先服一杯，得汗，止后服；不汗再服，服尽不汗，更作服。

【功用】祛暑解表，清热化湿。

【主治】暑温夹湿，复感外寒证。

【配伍意义】香薷发汗解表，祛暑化湿。鲜扁豆花、金银花、连翘辛凉芳香，取其轻透上焦气分之暑热。佐以辛温之厚朴，合香薷以化湿除满而解胸闷。

三、 祛暑利湿剂

六一散

【组成】滑石、甘草。

【功用】清暑利湿。

【主治】暑湿证。

【配伍意义】滑石为君，既清解暑热以治身热烦渴，又渗湿利小便，使暑热湿邪从小便而泄。生甘草为佐，生用既清热泻火，又益气和中，与滑石配伍，既防滑石寒滑伤胃，又可甘寒生津，使小便利而津液不伤。

四、 清暑益气剂

清暑益气汤

【组成】西洋参、石斛、麦冬、黄连、淡竹叶、荷梗、知母、甘草、粳米、西瓜翠衣。

【方歌】王氏清暑益气汤，西瓜翠衣荷梗襄，知麦石斛西洋参，黄连竹叶草粳方。

【功用】清暑益气，养阴生津。

【主治】暑热气津两伤证。

【配伍意义】西洋参益气生津，养阴清热；西瓜翠衣清热解暑，生津止渴，共为君。荷梗助西瓜翠衣清热解暑，石斛、麦冬助西洋参养阴生津，共为臣。黄连苦寒泻火，以助清热祛暑之力；知母苦寒质润，泻火滋阴；淡竹叶甘淡，清热除烦，均为佐。甘草、粳米益胃和中，用为佐使。

第七单元　温里剂

学 ▼ 前 ▼ 导 ▼ 航 ....

　　本单元重点掌握方剂的组成、功用、主治、配伍意义，尤其是理中丸、小建中汤、四逆汤等常用方剂。药物组成较多的方剂可参照方歌记忆。熟悉应用注意事项。

学 ▼ 习 ▼ 要 ▼ 点 ....

一、 概述

1. **适用范围**　里寒证。

2. **应用注意事项**

（1）真热假寒证禁用。

（2）温热药易伤阴血，素体阴虚或失血之人应慎用。

（3）阴寒太盛，或真寒假热，服药即吐者，可反佐少量寒凉药物，或热药冷服，避免格拒。

（4）不可温燥太过或过量久服，当中病即止。

二、 温中祛寒剂

1. 理中丸

【组成】人参、干姜、甘草、白术。

【方歌】理中丸主理中乡，甘草人参术黑姜，呕利腹痛阴寒盛，或加附子总扶阳。

【用法】上四药共研细末，炼蜜为丸，如鸡子黄大。以沸汤数合，和一丸，研碎，温服，日三四次，夜二次。或作汤剂，水煎服，用量按原方比例酌减。

【功用】温中祛寒，补气健脾。

【主治】①脾胃虚寒证；②阳虚失血证；③脾胃虚寒所致的胸痹，或病后喜唾涎沫，或小儿慢惊等。

【配伍意义】干姜为君，温脾阳，祛寒邪，扶阳抑阴。人参为臣，补益脾气，配干姜温中健脾。白术为佐，健脾燥湿。佐使以炙甘草，一助参、术补脾益气，二为缓急止腹痛，三则调和诸药。胸痹、阳虚失血、小儿慢惊、病后涎唾多等病证属中阳不足者，用本方温中散寒，补气健脾，是治病求本、异病同治之典范。

2. 吴茱萸汤

【组成】吴茱萸、人参、生姜、大枣。

【功用】温中补虚，降逆止呕。

【主治】肝胃虚寒，浊阴上逆证。

【配伍意义】吴茱萸上可温胃暖肝以祛寒，下可暖肝肾，又善和胃降逆以止呕，为君。生姜为臣，温胃散寒，降逆止呕。吴茱萸与生姜相须为用，温降之力甚强。佐以人参，益气健脾胃；佐使大枣，合人参益气补脾，合生姜以调脾胃，并能调和诸药。

3. 小建中汤

【组成】桂枝、甘草、大枣、芍药、生姜、胶饴。

【方歌】小建中汤芍药多，桂姜甘草大枣和，更加饴糖补中脏，虚劳腹痛服之瘥。

【用法】水煎取汁，对入饴糖，文火加热溶化，分两次温服。

【功用】温中补虚，和里缓急。

【主治】中焦虚寒，肝脾不和证。

【配伍意义】重用饴糖，温中补虚，缓急止痛，为君。臣以桂枝，温阳气，祛寒邪；臣芍药，滋养营阴，缓肝急、止腹痛，与桂枝相配，调和营卫，燮理阴阳。佐以生姜，助桂枝温胃散寒；大枣，助饴糖补脾益气。姜枣合用，又可调营卫，和阴阳。佐使以炙甘草，益气补虚，缓急止腹痛，调和诸药。

三、 回阳救逆剂

四逆汤

【组成】甘草、干姜、附子。

【功用】回阳救逆。

【主治】心肾阳衰之寒厥证。

【配伍意义】生附子为君，温壮元阳，破散阴寒，回阳救逆；生用药性更猛，能迅速通达周身内外以温阳逐寒，是"回阳救逆第一品药"。臣干姜，温中散寒，助阳通脉。两药相须，一温先天以生后天，一温后天以养先天。佐使以炙甘草，益气补中，甘缓姜、附峻烈之性，调和药性。

四、 温经散寒剂

1. 当归四逆汤

【组成】当归、桂枝、芍药、细辛、甘草、通草、大枣。

【方歌】当归四逆芍桂枝，细辛甘枣通草施，血虚寒厥四末冷，温经通脉最相宜。

【功用】温经散寒，养血通脉。

【主治】血虚寒厥证。

【配伍意义】当归养血和血；桂枝温经散寒，温通血脉，共为君。细辛温经散寒，助桂枝温通血脉；白芍养血和营，助当归补益营血，共为臣。通草通经脉，以畅血行；大枣、甘草益气健脾养血，共为佐。重用大枣，既合归、芍以补营血，又防桂、辛燥烈太过，伤及阴血。甘草调和诸药，兼而为使。

2. 黄芪桂枝五物汤

【组成】黄芪、芍药、桂枝、生姜、大枣。

【功用】益气温经，和血通痹。

【主治】血痹。

【配伍意义】黄芪为君，益气固表。桂枝为臣，温助卫阳，固护肌表，疏散风邪，温通经脉，畅通血行。黄芪得桂枝固表而不恋邪，桂枝得黄芪散邪而不伤正。芍药亦为臣，养血和血，敛阴和营。桂、芍相配，疏散外风，调和营卫；芪、芍相配，气血并补，滋养肌腠。生姜辛温表散，助桂枝疏散外邪；大枣甘温补虚，助芪、芍益气养血。姜、枣相伍，既和营卫，又调诸药，为佐使。

3. 阳和汤

【组成】熟地黄、麻黄、鹿角胶、白芥子、肉桂、生甘草、炮姜炭。

【方歌】阳和汤法解寒凝，贴骨流注鹤膝风，熟地鹿胶姜炭桂，麻黄白芥甘草从。

【功用】温阳补血，散寒通滞。

【主治】阴疽。

【配伍意义】熟地黄温补营血，补肾填精，鹿角胶补肾助阳，益精血，强筋骨，合为君。臣以肉桂、姜炭，均入血分，温阳气，散寒凝，温经脉，畅血行。佐以辛温之白芥子，直达皮里膜外，温化寒痰，通络散结。佐少量麻黄，辛温走肌腠，宣通经络，开散寒凝，与肉桂、姜炭兼施，温散寒凝，从血脉至肌腠，无所不至，引阳气畅行。佐使以生甘草解毒并调诸药。

第八单元　补益剂

学 ▽ 前 ▽ 导 ▽ 航 ··

本单元重点掌握四君子汤、参苓白术散、补中益气汤、玉屏风散、四物汤、归脾汤、六味地黄丸、炙甘草汤等常用方剂的组成、功用、主治、配伍意义。注意炙甘草汤的用法。药物组成较多的方剂可参照方歌记忆。熟悉应用注意事项。

学 ▽ 习 ▽ 要 ▽ 点 ··

一、概述

1. **适用范围**　各种虚损病证。

2. **应用注意事项**

（1）辨清虚证的实质和具体病位，分清气血阴阳之虚的不同，并结合脏腑相互资生关系，予以补益。

（2）注意虚实真假，勿犯虚虚实实之戒。

（3）补益剂常易壅中滞气，宜适当加入理气醒脾之品，以资运化而使补而不滞。

（4）注意煎服法，宜慢火久煎，务使药力尽出。以空腹或饭前服药为佳，急症则不受此限。

二、补气剂

1. **四君子汤**

【组成】人参、白术、茯苓、甘草。

【功用】益气健脾。

【主治】脾胃气虚证。

【配伍意义】人参为君，益气补虚，健脾养胃。白术为臣，健脾燥湿。佐以茯苓，健脾渗湿。苓、术相配，健脾祛湿之功更强，并顺应脾喜燥恶湿的生理特性。佐使以炙甘草，益气和中，调和诸药。

2. **参苓白术散**

【组成】莲子肉、薏苡仁、缩砂仁、桔梗、白扁豆、白茯苓、人参、甘草、白术、山药。

【方歌】参苓白术扁豆陈，山药甘莲砂薏仁，桔梗上浮兼保肺，枣汤调服益脾神。

【功用】益气健脾，渗湿止泻。

【主治】脾虚湿盛证。

【配伍意义】人参、白术、茯苓益气健脾渗湿，为君。山药、莲子肉助君以健脾益气，兼能止泻；白扁豆、薏苡仁助术、苓以健脾渗湿，共为臣。佐以砂仁醒脾和胃，行气化湿；桔梗宣肺利气，通调水道，又能载药上行，培土生金；炒甘草健脾和中，调和诸药，共为佐使。

3. 补中益气汤

【组成】黄芪、甘草、人参、当归、陈皮、升麻、柴胡、白术。

【方歌】补中益气芪术陈，升柴参草当归身，虚劳内伤功独擅，亦治阳虚外感因。

【功用】补中益气，升阳举陷。

【主治】①脾虚气陷证；②气虚发热证。

【配伍意义】黄芪为君，补中益气，升阳固表。臣以人参、炙甘草、白术补气健脾，以增黄芪补益中气之功。当归养血和营，协参、芪以补气养血；陈皮理气和胃，使诸药补而不滞；以少量升麻、柴胡在补益中气的基础上升阳举陷，助君药以升提下陷之中气，共为佐。炙甘草益气调药，为佐使。

4. 生脉散

【组成】人参、麦冬、五味子。

【功用】益气生津，敛阴止汗。

【主治】①温热、暑热，耗气伤阴证；②久咳伤肺，气阴两虚证。

【配伍意义】人参为君，大补元气，益肺生津。麦冬为臣，养阴清热，润肺生津，与人参配伍，气阴双补。五味子为佐，敛肺止汗，生津止渴。

5. 玉屏风散

【组成】防风、黄芪、白术。

【用法】研末，每日两次，每次三钱，大枣煎汤送服。亦可作汤剂，水煎服，用量按原方比例酌减。

【功用】益气固表止汗。

【主治】表虚自汗。

【配伍意义】黄芪补脾肺之气以固表止汗为君。白术健脾益气，助黄芪益气固表之力为臣。佐以防风走表而散风御邪。黄芪得防风，则固表而不留邪；防风得黄芪，则祛风而不伤正。

6. 完带汤

【组成】白术、山药、人参、白芍、车前子、苍术、甘草、陈皮、黑芥穗、柴胡。

【方歌】完带汤中用白术，山药人参白芍辅，苍术车前黑芥穗，陈皮甘草与柴胡。

【功用】补脾疏肝，化湿止带。

【主治】脾虚肝郁，湿浊带下。

【配伍意义】白术、山药为君，补脾祛湿，山药尚可固肾止带。臣以人参补中益气，苍术燥湿运脾，白芍柔肝理脾，车前子分利湿浊。佐以陈皮理气燥湿；柴胡、芥穗之辛散，得参、术则升发脾胃清阳，配白芍则疏肝解郁。佐使以甘草调药和中。

三、补血剂

1. 四物汤

【组成】当归、川芎、白芍、熟干地黄。

【功用】补血调血。

【主治】营血虚滞证。

【配伍意义】熟地黄为君，补肾填精，滋养阴血。当归为臣，补血活血。佐以白芍养血益阴，川芎活血行气。

2. 当归补血汤

【组成】黄芪、当归。

【功用】补气生血。

【主治】血虚阳浮发热证。亦治妇人经期、产后血虚发热头痛，或疮疡溃后，久不愈合者。

【配伍意义】黄芪为君，补气而专固肌表，大补脾肺之气，以资化源，使气旺血生。当归为臣，养血和营，则浮阳秘敛，阳生阴长，气旺血生，而虚热自退。妇人经期、产后血虚发热头痛，取其益气养血而退虚热。疮疡溃后因气血不足而久不愈合者，亦可用本方补气养血，扶正托毒，以助生肌收口。

3. 归脾汤

【组成】白术、当归、白茯苓、黄芪、远志、龙眼肉、酸枣仁、人参、木香、甘草。

【方歌】归脾汤用术参芪，归草茯神远志齐，酸枣木香龙眼肉，煎加姜枣益心脾。

【用法】加生姜、大枣，水煎服。

【功用】益气补血，健脾养心。

【主治】①心脾气血两虚证；②脾不统血证。

【配伍意义】参、芪、术、草补脾益气以生血。配当归、龙眼肉甘温补血养心；茯苓（多用茯神）、酸枣仁、远志宁心安神；木香理气醒脾，与大量益气健脾药配伍，既复脾运，又使补而不滞。姜、枣调和脾胃，以资化源。本方心脾同治而重在治脾，气血并补而重在补气，补气养血药中佐以木香理气醒脾，补而不滞。

四、气血双补剂

炙甘草汤（复脉汤）

【组成】甘草、生姜、桂枝、人参、生地黄、阿胶、麦冬、火麻仁、大枣。

【方歌】炙甘草汤参姜桂，麦冬生地火麻仁，大枣阿胶加酒服，虚劳肺痿效如神。

【用法】以清酒七升，水八升，先煮八味，取三升，去滓，内胶烊消尽，温服一升，日三服。现代用法：水煎服，阿胶烊化，冲服。

【功用】益气滋阴，通阳复脉。

【主治】①阴血阳气虚弱，心脉失养证；②虚劳肺痿。

【配伍意义】炙甘草补气健脾，复脉益心；生地黄滋阴养血，充脉养心，共为君。配人参、大枣，益心气，补脾气；阿胶、麦冬、麻仁滋心阴，养心血，充血脉，共为臣。桂枝、生姜辛散温通，温心阳，通血脉，为佐。加清酒煎服，用之温通血脉，以行药力，为佐使。

五、 补阴剂

1. 六味地黄丸

【组成】熟地黄、山萸肉、干山药、泽泻、牡丹皮、茯苓。

【方歌】六味地黄益肾肝，萸薯丹泽地苓专，阴虚火旺加知柏，养肝明目杞菊煎，若加五味成都气，再入麦冬长寿丸。

【功用】滋补肝肾。

【主治】肝肾阴虚证。

【配伍意义】熟地黄滋阴补肾，填精益髓为君。臣以山茱萸补养肝肾，涩精；山药补益脾阴，亦能固肾。君臣配合，是为"三补"。佐以泽泻利湿而泄肾浊，并防熟地黄之滋腻；茯苓淡渗脾湿，并助山药之健运；牡丹皮清泄虚热，并制山萸肉之温涩，合为"三泻"。六味合用，三补三泻而以补为主，肝、脾、肾三阴并补而以补肾阴为主。

2. 一贯煎

【组成】北沙参、麦冬、当归身、生地黄、枸杞子、川楝子。

【方歌】一贯煎中用地黄，沙参枸杞麦冬襄，当归川楝水煎服，阴虚肝郁是妙方。

【功用】滋阴疏肝。

【主治】肝肾阴虚，肝气郁滞证。

【配伍意义】生地黄滋阴养血，补益肝肾为君。臣以当归、枸杞养血滋阴柔肝；北沙参、麦冬滋养肺胃，养阴生津。佐以川楝子，疏肝泄热，理气止痛。

六、 补阳剂

肾气丸

【组成】干地黄、薯蓣（山药）、山茱萸、泽泻、茯苓、牡丹皮、桂枝、附子。

【方歌】《金匮》肾气治肾虚，地黄怀药及山萸，丹皮苓泽加桂附，引火归原热下趋。

【用法】上为细末，炼蜜和丸，如梧桐子大，酒下十五丸，日再服。

【功用】补肾助阳。

【主治】肾阳不足证。

【配伍意义】附子温阳补火，桂枝温通阳气，合为君。干地黄滋阴补肾填精，山茱萸、山药补肝脾而益精血，阴生则阳长，同为臣。方中补阳药少而滋阴药多，可见其立方之旨，并非峻补元阳，乃在于微微生火，鼓舞肾气，即取"少火生气"之义。泽泻、茯苓利水渗湿，配桂枝善温化痰饮，牡丹皮伍桂枝则可调血分之滞，俱为佐。

七、 阴阳双补剂

地黄饮子

【组成】熟干地黄、巴戟天、山茱萸、石斛、肉苁蓉、附子、五味子、官桂、白茯苓、麦冬、石菖蒲、远志。

【方歌】地黄饮子山茱斛，麦味菖蒲远志茯，苁蓉桂附巴戟天，少入薄荷姜枣服。

【用法】加姜、枣，水煎服。

【功用】滋肾阴，补肾阳，开窍化痰。

【主治】下元虚衰，痰浊上泛之喑痱证。

【配伍意义】熟地黄、山茱萸滋补肾阴，肉苁蓉、巴戟天温壮肾阳，共为君。臣以附子、肉桂，以助温养下元，摄纳浮阳，引火归原；石斛、麦冬、五味子滋养肺肾，金水相生，壮水以济火。佐以石菖蒲、远志、茯苓，开窍化痰，交通心肾。姜、枣和中调药，功兼佐使。

第九单元　固涩剂

学 ▽ 前 ▽ 导 ▽ 航 ··

本单元重点掌握方剂的组成、功用、主治，尤其是真人养脏汤、四神丸等常用方剂。注意四神丸的用法。药物组成较多的方剂可参照方歌记忆。熟悉应用注意事项。

学 ▽ 习 ▽ 要 ▽ 点 ··

一、 概述

1. **适用范围**　气、血、精、津液耗散滑脱之证。

2. **应用注意事项**

（1）固涩剂所治的滑脱散失之证，皆由正气亏虚而致，故应配伍相应的补益药，使之标本兼顾。

（2）若是元气大虚，亡阳欲脱所致的大汗淋漓、小便失禁或崩中不止，宜急用大剂参附之类回阳固脱，非单纯固涩所能治疗。

（3）固涩剂为正虚无邪者设，故凡邪气未尽，误用固涩，则有"闭门留寇"之弊。此外，对于热病多汗、痰饮咳嗽、火扰遗泄、热痢初起、伤食泄泻、实热崩带等，均非本类方剂之所宜。

二、 固表止汗剂

牡蛎散

【组成】黄芪、麻黄根、煅牡蛎。

【功用】敛阴止汗，益气固表。

【主治】体虚自汗、盗汗证。

【配伍意义】煅牡蛎咸涩微寒，敛阴潜阳，固涩止汗为君。生黄芪味甘微温，益气实卫，固表止汗为臣。麻黄根甘平，功专收敛止汗为佐。小麦（煎煮时用小麦百余粒）甘凉，专入心经，养气阴，退虚热，为佐使。

三、 涩肠固脱剂

1. 真人养脏汤

【组成】人参、当归、白术、肉豆蔻、肉桂、甘草、白芍药、木香、诃子、罂粟壳。

【方歌】真人养脏诃粟壳，肉蔻当归桂木香，术芍参甘为涩剂，脱肛久痢早煎尝。

【功用】涩肠固脱，温补脾肾。

【主治】久泻久痢，脾肾虚寒证。

【配伍意义】罂粟壳涩肠止泻为君。臣以肉豆蔻温中涩肠；诃子苦酸温涩，涩肠止泻。佐以肉桂温肾暖脾，人参、白术补气健脾。佐以当归、白芍养血和血之功，木香调气醒脾，共成调气和血，既治下痢腹痛后重，又使全方涩补不滞。甘草益气和中，调和诸药，合参、术补中益气，合芍药缓急止痛，为佐使。

2. 四神丸

【组成】肉豆蔻、补骨脂、五味子、吴茱萸。

【用法】上为末，用水一碗，煮生姜四两，红枣五十枚，水干，取枣肉为丸，如桐子大，每服五七十丸，空心食前服。亦可作汤剂，加姜、枣水煎，临睡温服，用量按原方比例酌减。

【功用】温肾暖脾，固肠止泻。

【主治】脾肾阳虚之肾泻证。

【配伍意义】补骨脂补命门之火以温养脾土，为君。臣以肉豆蔻温中涩肠，与补骨脂相伍，既增温肾暖脾之力，又涩肠止泻。佐以吴茱萸温脾暖胃以散阴寒；五味子固肾涩肠，合吴茱萸以助君、臣药温涩止泻之力。姜、枣同煮，枣肉为丸，意在温补脾胃。

四、 涩精止遗剂

桑螵蛸散

【组成】桑螵蛸、远志、石菖蒲、龙骨、人参、茯神、当归、龟甲。

【方歌】桑螵蛸散治便数，参苓龙骨同龟壳，菖蒲远志及当归，补肾宁心健忘觉。

【功用】调补心肾，涩精止遗。

【主治】心肾两虚证。

【配伍意义】桑螵蛸补肾固精止遗，为君。臣以龙骨收敛固涩，镇心安神；龟甲滋养肾阴，补心安神。桑螵蛸得龙骨则固涩止遗之力增，得龟甲则补肾益精之功著。佐以人参大补元气，配茯神合而益心气、宁心神；当归补心血，合人参补益气血；石菖蒲、远志安神定志，交通心肾。

五、 固崩止带剂

固冲汤

【组成】白术、生黄芪、龙骨、牡蛎、山萸肉、生杭芍、海螵蛸、茜草、棕边炭、五倍子。

【方歌】固冲汤中术芪龙，牡蛎海蛸五倍同，茜草山萸棕炭芍，益气止血治血崩。

【功用】固冲摄血，益气健脾。

【主治】脾肾亏虚，冲脉不固证。

【配伍意义】山萸肉为君，补益肝肾，收敛固涩。煅龙骨、煅牡蛎助君药以收敛元气，固涩滑脱；白术、黄芪补气健脾，以助健运统摄，黄芪又擅升提，尤擅治流产崩漏，四味为臣。佐以生白芍补益肝肾，养血敛阴；棕榈炭、五倍子收敛止血；海螵蛸、茜草固摄下焦，既止血，又化瘀。

第十单元 安神剂

学 ▽ 前 ▽ 导 ▽ 航 ···

本单元重点掌握方剂的组成、功用、主治、配伍意义。注意有毒药物如朱砂，入药应严格把握用法用量。此外，应注意配伍中黄连、酸枣仁、五味子的特殊应用。药物组成较多的方剂可参照方歌记忆。熟悉应用注意事项。

学 ▽ 习 ▽ 要 ▽ 点 ···

一、 概述

1. **适用范围** 神志不安病证。

2. **应用注意事项**

（1）安神剂虽有重镇安神与滋养安神之分，但火热每多伤阴，阴虚易致阳亢，病机又多虚实夹杂，且互为因果，故组方配伍时，重镇安神与滋养安神又往往配合运用，以顾虚实。

（2）重镇安神剂易伤胃气，不宜久服。脾胃虚弱者，宜配伍健脾和胃之品。

（3）某些安神药，如朱砂等有一定的毒性，久服能引起慢性中毒，亦应注意。

二、 重镇安神剂

朱砂安神丸

【组成】朱砂、黄连、炙甘草、生地黄、当归。

【方歌】朱砂安神东垣方，归连甘草合地黄，怔忡不寐心烦乱，养阴清热可复康。

【用法】上药除朱砂外，四味共为细末，汤浸蒸饼为丸，如黍米大，以朱砂为衣，每服十五丸或二十丸（3～4g），津唾咽之，食后服。

【功用】镇心安神，清热养血。

【主治】心火亢盛，阴血不足证。

【配伍意义】朱砂为君，重镇安神，清心经火。黄连为臣，清心泻火。佐生地黄滋阴清热，当归滋阴养血，合生地黄补阴血以养心。佐使炙甘草调和诸药，益胃和中，且防黄连之苦寒、朱砂之质重碍胃。

三、 滋养安神剂

1. 天王补心丹

【组成】人参、茯苓、玄参、丹参、桔梗、远志、当归、五味子、麦冬、天冬、柏子仁、酸枣仁、生地黄、朱砂。

【方歌】补心丹用柏枣仁，二冬生地当归身，三参桔梗朱砂味，远志茯苓共养神。

【功用】滋阴清热，养血安神。

【主治】阴虚血少，神志不安证。

【配伍意义】生地黄为君，滋阴养血，壮水以制虚火。天冬、麦冬滋阴清热，当归补血润燥，共助生地黄滋阴补血；酸枣仁、柏子仁养心安神，五味合而为臣。佐以玄参滋阴降火；茯苓、远志养心安神；人参补气以生血，并能安神益智；五味子敛心气，安心神；丹参清心活血；朱砂镇心安神。桔梗载药上行，以使药力缓留于上部心经，为使。

2. 酸枣仁汤

【组成】酸枣仁、甘草、知母、茯苓、川芎。

【方歌】酸枣仁汤治失眠，川芎知草茯苓煎，养血除烦清虚热，安然入睡梦乡甜。

【功用】养血安神，清热除烦。

【主治】肝血不足，虚热内扰证。

【配伍意义】酸枣仁为君，养血补肝，宁心安神。臣以茯苓宁心安神；知母滋阴润燥，清热除烦。佐川芎，调肝血而疏肝气，与酸枣仁伍，辛散与酸收并用，养血调肝。甘草和中缓急，调和诸药，为佐使。

第十一单元 开窍剂

学 ▼ 前 ▼ 导 ▼ 航 ┈┈┈┈┈┈┈┈┈┈┈┈┈┈┈┈┈┈┈┈┈┈┈┈┈┈┈┈┈┈┈┈┈┈┈

本单元重点掌握、区分凉开"三宝"的功用、主治。开窍剂的应用注意事项亦须掌握。

学 ▼ 习 ▼ 要 ▼ 点 ┈┈┈┈┈┈┈┈┈┈┈┈┈┈┈┈┈┈┈┈┈┈┈┈┈┈┈┈┈┈┈┈┈┈┈

一、 概述

1. 适用范围 窍闭神昏证。

2. 应用注意事项

（1）应辨别闭证和脱证。凡邪盛气实而见神志昏迷、口噤不开、两手握固、脉实有力的闭证方可用开窍剂；而对汗出肢冷、呼吸气微、手撒遗尿、口开目合、脉虚弱无力或脉微欲绝的脱证，即使神志昏迷也不宜使用。

（2）辨清闭证之属热属寒，正确选用凉开或温开之剂。

（3）对于阳明腑实证而见神昏谵语者，只宜寒下，不宜用开窍剂。但阳明腑实而兼有邪陷心包之证，则应根据病情缓急，先予开窍，或先投寒下，或开窍与寒下并用，才能切合病情。

（4）开窍剂大多为芳香药物，辛散走窜，只宜暂用，不宜久服，久服则易伤元气，故临床多用于急救，中病即止，待患者神志清醒后，应根据不同表现，辨证施治。

（5）麝香等药，有碍胎元，孕妇慎用。

（6）本类方剂多制成丸、散剂或注射剂，丸、散剂在使用时宜温开水化服或鼻饲，不宜加热煎煮，以免药性挥发，影响疗效。

二、凉开剂

1. 安宫牛黄丸

【功用】清热解毒，开窍醒神。

【主治】邪热内陷心包证。亦治中风昏迷、小儿惊厥属邪热内闭者。

【配伍意义】牛黄苦凉，清心解毒，辟秽开窍；犀角（用水牛角代）咸寒，清心凉血解毒；麝香芳香开窍醒神。黄连、黄芩、栀子大苦大寒，泻火解毒；冰片、郁金芳香辟秽，化浊通窍，共为臣。佐以雄黄，助牛黄辟秽解毒；朱砂、珍珠镇心安神而除烦躁不安。原方以金箔为衣，取其重镇安神之效。炼蜜为丸，和胃调中，共为佐使。

2. 紫雪

【功用】清热开窍，息风止痉。

【主治】温热病，热闭心包及热盛动风证。

【配伍意义】犀角（用水牛角代）功专清心凉血解毒，羚羊角长于凉肝息风止痉，麝香芳香开窍醒神，合为君。生石膏、寒水石、滑石清热泻火，滑石且可导热从小便而出；玄参、升麻清热解毒，其中玄参尚能养阴生津，升麻又可清热透邪，俱为臣。佐以青木香、丁香、沉香辛温芳香，行气通转，与麝香配伍，增强开窍醒神之功；黄金镇心安神，平肝息风，解毒；朱砂、磁石重镇安神，朱砂并能清心解毒，磁石又能潜镇肝阳，与君药相配以加强除烦止痉之效；更用朴硝、硝石泄热散结以"釜底抽薪"，可使邪热从肠腑下泄。炙甘草益气安中，调和诸药，并防寒凉伤胃之弊，为佐使。

3. 至宝丹

【功用】化浊开窍，清热解毒。

【主治】痰热内闭心包证。

【配伍意义】麝香芳香开窍醒神；牛黄豁痰开窍，合犀角（水牛角代）清心凉血解毒为君。臣以安息香、冰片辟秽化浊，芳香开窍，与麝香同用，为治窍闭神昏之要品；玳瑁清热解毒，镇惊安神，可增强牛黄、犀角清热解毒之力。佐以朱砂、金箔、银箔镇心安神。

三、温开剂

苏合香丸

【功用】芳香开窍，行气止痛。

【主治】寒闭证。

【配伍意义】苏合香、麝香、冰片、安息香芳香走窜，开窍启闭，辟秽化浊，而为君。臣以木香、香附、丁香、沉香、白檀香、乳香，行气解郁，散寒止痛，理气活血。佐以辛热之荜茇，温中散寒，助诸香药以增强祛寒止痛开郁之力；犀角（用水牛角代）清心解毒，朱砂重镇安神，二者药性虽寒，但与大队温热之品相伍，则不悖温通开窍之旨；白术益气健脾、温燥化湿，诃子收涩敛气，二药一补一敛，以防诸香辛散走窜太过，耗散真气。

第十二单元　理气剂

学 ▼ 前 ▼ 导 ▼ 航 ....

　　本单元重点掌握方剂的组成、功用、主治，尤其是苏子降气汤、旋覆代赭汤等常用方剂。注意苏子降气汤的用法。药物组成较多的方剂可参照方歌记忆。熟悉应用注意事项。

学 ▼ 习 ▼ 要 ▼ 点 ....

一、概述

1. **适用范围**　气滞或气逆病证。

2. **应用注意事项**

（1）首先应辨清气病的虚实，勿犯虚虚实实之戒。

（2）临证应注意辨别气滞与气逆，气滞当行气，气逆当降气。

（3）理气药多属芳香辛燥之品，容易伤津耗气，应适可而止，勿使过剂，尤其是年老体弱、阴虚火旺、孕妇或素有崩漏吐衄者，更应慎之。

二、行气剂

1. **越鞠丸**

【组成】香附、川芎、苍术、栀子、神曲。

【方歌】越鞠丸治六般郁，气血痰火湿食因，芎苍香附兼栀曲，气畅郁舒痛闷伸。

【功用】行气解郁。

【主治】六郁证。

【配伍意义】香附行气解郁为君，以治气郁；配伍血中之气药川芎，既可活血祛瘀治血郁，又可助香附行气解郁；栀子清热泻火，以治火郁；苍术燥湿运脾，以治湿郁；神曲消食导滞，以治食郁。

2. 枳实薤白桂枝汤

【组成】枳实、厚朴、薤白、桂枝、瓜蒌。

【功用】通阳散结，祛痰下气。

【主治】胸阳不振，痰气互结之胸痹。

【配伍意义】瓜蒌涤痰散结，开胸通痹；薤白通阳散结，化痰散寒，共为君。枳实下气破结，消痞除满；厚朴燥湿化痰，下气除满，二者同用，助君宽胸散结、下气除满、通阳化痰之效，均为臣。佐桂枝通阳散寒，降逆平冲。

3. 半夏厚朴汤

【组成】半夏、厚朴、茯苓、生姜、苏叶。

【功用】行气散结，降逆化痰。

【主治】梅核气。

【配伍意义】半夏化痰散结，降逆和胃，为君。厚朴下气除满，助半夏散结降逆，为臣。茯苓渗湿健脾，以助半夏化痰；生姜辛温散结，和胃止呕，且可以制半夏毒性；苏叶芳香行气，理肺疏肝，助厚朴行气宽胸，宣通郁结之气，共为佐。

4. 天台乌药散

【组成】天台乌药、木香、小茴香、青皮、高良姜、槟榔、川楝子、巴豆。

【方歌】天台乌药木茴香，川楝槟榔巴豆姜，再加青皮为细末，一钱酒下痛疝尝。

【用法】上八味，先将巴豆微打破，同川楝子用麸炒黑，去巴豆及麸皮不用，合余药共研为末，和匀，每服一钱，温酒送下。

【功用】行气疏肝，散寒止痛。

【主治】肝经气滞寒凝证。

【配伍意义】乌药行气疏肝，散寒止痛，为君。青皮疏肝行气，小茴香暖肝散寒，高良姜散寒止痛，木香行气止痛，共助君药行气散结、祛寒止痛，俱为臣。槟榔下气导滞，能直达下焦而破坚，取苦寒之川楝子与辛热之巴豆同炒，去巴豆而用川楝子，既可减川楝子之寒，又能增其行气散结之力，为佐使。

5. 暖肝煎

【组成】当归、枸杞子、小茴香、肉桂、乌药、沉香、茯苓。

【方歌】暖肝煎中杞茯归，茴沉乌药姜肉桂，下焦虚寒疝气痛，温补肝肾此方推。

【用法】水一盅半，加生姜三五片，煎七分，食远温服。

【功用】温补肝肾，行气止痛。

【主治】肝肾不足，寒滞肝脉证。

【配伍意义】肉桂温肾暖肝，祛寒止痛；小茴香暖肝散寒，理气止痛，合为君。当归养血补肝，枸杞子补肝益肾，二药均补肝肾不足之本；乌药、沉香辛温散寒，行气止痛，以去阴寒冷痛之标，同为臣。佐以茯苓渗湿健脾，生姜散寒和胃。

三、 降气剂

1. 苏子降气汤

【组成】紫苏子、半夏、川当归、甘草、前胡、厚朴、肉桂。

【方歌】苏子降气半夏归，前胡桂朴草姜随，下虚上盛痰嗽喘，亦有加参贵和机。

【用法】上为细末，每服二大钱，水一盏半，入生姜二片，枣子一个，苏叶五叶，同煎至八分，去滓热服，不拘时候。

【功用】降气平喘，祛痰止咳。

【主治】上实下虚喘咳证。

【配伍意义】苏子降气平喘，祛痰止咳，为君。半夏燥湿化痰降逆，厚朴下气宽胸除满，前胡下气祛痰止咳，三药为臣，助苏子降气祛痰平喘。肉桂温补下元，纳气平喘；当归既治咳逆上气，又养血补肝润燥，同肉桂配伍以增强温补下虚之效；略加生姜、苏叶以散寒宣肺，共为佐。甘草、大枣和中调药，为佐使。

2. 旋覆代赭汤

【组成】旋覆花、人参、生姜、代赭石、甘草、半夏、大枣。

【方歌】旋覆代赭用人参，半夏姜甘大枣临，重以镇逆咸软痞，痞硬噫气力能禁。

【功用】降逆化痰，益气和胃。

【主治】胃虚痰阻气逆证。

【配伍意义】旋覆花下气消痰，降逆止嗳，为君。代赭石善镇冲逆，为臣。生姜用量独重，和胃降逆以增止呕之效，宣散水气以助祛痰之功，制约代赭石的寒凉之性，使其镇降逆气而不伐胃；半夏祛痰散结，降逆和胃，并为臣。人参、炙甘草、大枣益脾胃，补气虚，为佐使，炙甘草调和诸药兼为使药。

第十三单元 理血剂

学 ▼ 前 ▼ 导 ▼ 航 ....

本单元重点掌握血府逐瘀汤、温经汤（妇科常用）等常用方剂的组成、功用、主治、配伍意义。药物组成较多的方剂可参照方歌记忆。熟悉应用注意事项。

学 ▼ 习 ▼ 要 ▼ 点 ....

一、 概述

1. 适用范围 血瘀或出血病证。

2. 应用注意事项

（1）须辨清造成瘀血或出血的病因，分清标本缓急，做到急则治标，缓则治本，或标本兼顾。

（2）逐瘀防伤正气，止血慎防留瘀。对于瘀血内阻，血不循经所致的出血，法当祛瘀为先，因瘀血不去则出血不止。

（3）活血祛瘀剂其性破泄，易于动血、伤胎，故凡妇女经期、月经过多及孕妇均当慎用或忌用。

二、 活血祛瘀剂

1. 桃核承气汤

【组成】桃仁、大黄、桂枝、甘草、芒硝。

【方歌】桃核承气五般施，甘草硝黄并桂枝，瘀热互结小腹胀，如狂蓄血最相宜。

【用法】上四味（桃仁、大黄、桂枝、甘草），以水七升，煮取二升半，去滓，内芒硝，更上火，微沸，下火，先食，温服五合，日三服，当微利。

【功用】逐瘀泄热。

【主治】下焦蓄血证。

【配伍意义】桃仁活血破瘀，大黄荡涤邪热，活血下瘀，为君。芒硝咸苦寒，泄热软坚，助大黄下瘀泄热；桂枝辛甘温，通行血脉，既助桃仁活血祛瘀，又防硝、黄寒凉凝血之弊，共为臣。桂枝得硝、黄则温通而不助热；硝、黄得桂枝则寒下而不凉遏。炙甘草护胃安中，缓和诸药的峻烈之性，为佐使。

2. 血府逐瘀汤

【组成】桃仁、红花、当归、生地黄、川芎、赤芍、牛膝、桔梗、柴胡、枳壳、甘草。

【方歌】血府当归生地桃，红花枳壳膝芎饶，柴胡赤芍甘桔梗，血化下行不作痨。

【功用】活血化瘀，行气止痛。

【主治】胸中血瘀证。

【配伍意义】桃仁破血行滞而润燥，红花活血祛瘀以止痛，共为君。赤芍、川芎助君活血祛瘀；牛膝活血通经，祛瘀止痛，引血下行，共为臣。佐以生地黄、当归养血益阴，兼能清热活血；桔梗、枳壳一升一降，宽胸行气；柴胡疏肝解郁，升达清阳，与桔梗、枳壳同用，升、降、开并施，使气行则血行。桔梗并能载药上行，甘草调和诸药，同为佐使。

3. 补阳还五汤

【组成】黄芪、当归尾、赤芍、地龙、川芎、红花、桃仁。

【方歌】补阳还五赤芍芎，归尾通经佐地龙，四两黄芪为主药，血中瘀滞用桃红。

【功用】补气，活血，通络。

【主治】中风之气虚血瘀证。

【配伍意义】生黄芪为君，补益元气，意在气旺则血行，瘀去则络通，同时气旺还能生血以补瘀血而致的血亏。臣以当归尾，活血通络而不伤血。佐以赤芍、川芎、桃仁、红花，助当归尾以活血祛瘀；地龙通经活络，力专善走，周行全身，以行药力，为佐使。

4. 复元活血汤

【组成】柴胡、天花粉、当归、红花、甘草、穿山甲、大黄、桃仁。

【方歌】复元活血汤柴胡，花粉当归山甲俱，桃仁红花大黄草，损伤瘀血酒煎祛。

【用法】除桃仁外，锉如麻豆大，每服一两，水一盏半，酒半盏，同煎至七分，去滓，大温服之，食前。以利为度，得利痛减，不尽服。现代用法：按原方用量比例酌减，水煎服。

【功用】活血祛瘀，疏肝通络。

【主治】跌打损伤，瘀血阻滞证。

【配伍意义】大黄荡涤凝瘀败血，导瘀下行，推陈致新；柴胡疏肝行气，并可引诸药入肝经，合为君。臣以桃仁、红花活血祛瘀，消肿止痛；穿山甲破瘀通络，消肿散结。佐以当归补血活血；瓜蒌根既入血分助诸药以消瘀散结，又清热润燥。甘草缓急止痛，调和诸药，为佐使。大黄、桃仁酒制，及原方加酒煎服，乃增强活血通络之意。

5. 温经汤

【组成】吴茱萸、当归、芍药、川芎、人参、桂枝、阿胶、牡丹皮、生姜、甘草、半夏、麦冬。

【方歌】温经归芍桂萸芎，姜夏丹皮及麦冬，参草扶脾胶益血，暖宫祛瘀在温通。

【功用】温经散寒，养血祛瘀。

【主治】冲任虚寒，瘀血阻滞证。

【配伍意义】吴茱萸、桂枝温经散寒，通利血脉，为君。臣以当归、川芎活血祛瘀，养血调经；牡丹皮既助诸药活血散瘀，又清血分虚热。佐以阿胶、白芍、麦冬养血调肝，滋阴润燥，且清虚热，并制吴茱萸、桂枝之温燥，还可敛阴缓肝止痛；人参、甘草益气健脾，以资生化之源；半夏、生姜辛开散结，通降胃气，以助祛瘀调经，其中生姜既温胃气以助生化，又助吴茱萸、桂枝以温经散寒。甘草尚能调和诸药，兼为使。

6. 生化汤

【组成】当归、川芎、桃仁、干姜、甘草。

【方歌】生化汤宜产后尝，归芎桃草酒炮姜，恶露不行少腹痛，温养活血最见长。

【用法】黄酒、童便各半煎服。

【功用】养血祛瘀，温经止痛。

【主治】血虚寒凝，瘀血阻滞证。

【配伍意义】当归养血活血、化瘀生新、温经散寒，为君；川芎活血行气，桃仁活血祛瘀，为臣；炮姜入血散寒，黄酒通脉活血，均为佐；炙甘草和中缓急，调和诸药为使。

三、止血剂

1. 十灰散

【组成】大蓟、小蓟、荷叶、侧柏叶、白茅根、茜根、栀子、大黄、牡丹皮、棕榈皮。

【方歌】十灰散用十般灰，柏荷茅茜丹榈煨，二蓟栀黄各炒黑，上部出血势能摧。

【用法】上药各烧灰存性，研极细末，用纸包，碗盖于地上一夕，出火毒，用时先将白藕捣汁或萝卜汁磨京墨半碗，调服五钱，食后服下。

【功用】凉血止血。

【主治】血热妄行之上部出血证。

【配伍意义】大蓟、小蓟性味甘凉，长于凉血止血，且能祛瘀，为君。荷叶、侧柏叶、白茅根、茜根皆能凉血止血；棕榈皮收涩止血，皆为臣。栀子、大黄清热泻火为佐；牡丹皮配大黄凉血祛瘀，使止血而不留瘀，亦为佐。藕汁能清热凉血散瘀，萝卜汁降气清热以助止血，京墨亦有收涩止血之功，皆属佐。

2. 咳血方

【组成】青黛、瓜蒌仁、海粉、栀子、诃子。

【方歌】咳血方中诃子收，瓜蒌海粉山栀投，青黛蜜丸口噙化，咳嗽痰血服之瘳。

【用法】上为末，以蜜同姜汁为丸，噙化。

【功用】清肝宁肺，凉血止血。

【主治】肝火犯肺之咳血证。

【配伍意义】青黛泻肝经实火而凉血，栀子泻火除烦凉血，为君。瓜蒌仁清热化痰，润肺止咳；海粉（现多用海浮石）清金降火，软坚化痰，共为臣。诃子清热下气，敛肺化痰，为佐。

3. 小蓟饮子

【组成】生地黄、小蓟、木通、滑石、蒲黄、藕节、淡竹叶、当归、山栀子、甘草。

【方歌】小蓟饮子藕蒲黄，木通滑石生地襄，归草黑栀淡竹叶，血淋热结服之良。

【功用】凉血止血，利水通淋。

【主治】热结下焦之血淋、尿血。

【配伍意义】生地黄凉血止血，养阴清热；小蓟凉血止血，共为君。藕节、蒲黄凉血止血，并能消瘀，为臣。滑石、淡竹叶、木通清热利水通淋；栀子清泄三焦之火，导热从下而出；当归养血和血，引血归经，且可防诸药寒凉太过之弊，为佐。甘草和中调药为使。

4. 槐花散

【组成】槐花、侧柏叶、荆芥穗、枳壳。

【功用】清肠止血，疏风行气。

【主治】风热湿毒，壅遏肠道，损伤血络证。

【配伍意义】槐花善清大肠湿热，凉血止血，为君。臣以侧柏叶清热止血，可增强君药凉血止血之力。荆芥穗辛散疏风，微温不燥，炒用入血分而止血；枳壳行气宽肠，共为佐。

5. 黄土汤

【组成】甘草、干地黄、白术、附子、阿胶、黄芩、灶心土。

【方歌】黄土汤将远血医，胶芩地术附甘随，温阳健脾能摄血，便血崩漏服之宜。

【用法】先将灶心土水煎过滤取汤，再煎余药，阿胶烊化冲服。

【功用】温阳健脾，养血止血。

【主治】脾阳不足，脾不摄血证。

【配伍意义】灶心黄土温中收涩止血而为君。臣以白术、附子温阳健脾以复统血之权。生地黄、阿胶滋阴养血止血；与苦寒之黄芩合用以制约术、附过于温燥；生地黄、阿胶得术、附则滋而不腻而无呆滞碍脾之弊，均为佐。甘草调药和中，为佐使。

第十四单元　治风剂

学 ▼ 前 ▼ 导 ▼ 航

本单元重点掌握镇肝息风汤、天麻钩藤饮、大定风珠等常用方剂的组成、功用、主治、配伍意义。注意鉴别平息内风剂的功用。药物组成较多的方剂可参照方歌记忆。熟悉应用注意事项。

学 ▼ 习 ▼ 要 ▼ 点

一、概述

1. **适用范围**　风病。

2. **应用注意事项**

（1）辨别风病属性。外风宜疏散，不宜平息；内风宜平息，而忌用辛散。

（2）应根据病邪的兼夹以及病情的虚实，进行适当的配伍，才能切合病情。

（3）外风与内风，亦常相互影响，外风可以引动内风，内风又可兼夹外风，这种错综复杂的证候，应该分清主次，全面兼顾。

二、疏散外风剂

1. **川芎茶调散**

【组成】川芎、荆芥、白芷、羌活、甘草、细辛、薄荷、防风。

【方歌】川芎茶调散荆防，辛芷薄荷甘草羌，目昏鼻塞风攻上，偏正头痛悉能康。

【用法】上为细末，每服二钱，食后，茶清调下。亦可作汤剂，用量酌减。

【功用】疏风止痛。

【主治】外感风邪头痛。

【配伍意义】川芎善治少阳、厥阴经头痛，祛风活血而止头痛，"诸经头痛之要药"，为君。薄荷、荆芥辛散上行，善疏风止痛、清利头目，为臣。羌活治太阳经头痛，白芷治阳明经头痛，细辛散寒止痛，长于治少阴经头痛，防风辛散上部风邪，共为佐。甘草益气和中，调和诸药，为使。

2. **消风散**

【组成】当归、生地黄、防风、蝉蜕、知母、苦参、胡麻仁、荆芥、苍术、牛蒡子、石膏、甘草、木通。

【方歌】消风散内用荆防，蝉蜕胡麻苦参苍，石知蒡通归地草，风疹湿疹服之康。

【功用】疏风养血，清热除湿。

【主治】风疹、湿疹。

【配伍意义】荆芥、防风、牛蒡子、蝉蜕辛散透达，疏风散邪，使风去痒止，为君。苍术祛风燥湿，苦参清热燥湿，木通渗利湿热，石膏、知母清热泻火。共为臣。佐以当归、生地黄、胡麻仁养血活血，寓"治风先治血，血行风自灭"之意。生甘草清热解毒，调和药性，为佐使。

三、平息内风剂

1. 羚角钩藤汤

【组成】羚角片、双钩藤、霜桑叶、滁菊花、鲜生地、生白芍、京川贝、淡竹茹、茯神木、生甘草。

【方歌】俞氏羚角钩藤汤，桑叶菊花鲜地黄，芍草茯神川贝茹，凉肝增液定风方。

【功用】凉肝息风，增液舒筋。

【主治】肝热生风证。

【配伍意义】羚羊角入肝经，凉肝息风，钩藤清热平肝，息风解痉，为君。桑叶疏散肝热，菊花平肝息风，助君药以清热息风，为臣。鲜生地、生白芍、生草酸甘化阴，增液凉血泄热，缓急柔肝舒筋；川贝、竹茹清热化痰；茯神木平肝宁心安神。以上俱为佐。生甘草调和诸药，兼以为使。

2. 镇肝息风汤

【组成】怀牛膝、生赭石、生龙骨、生牡蛎、生龟甲、生杭芍、玄参、天冬、川楝子、生麦芽、茵陈、甘草。

【方歌】张氏镇肝息风汤，龙牡龟牛制亢阳，代赭天冬元芍草，茵陈川楝麦芽襄。

【功用】镇肝息风，滋阴潜阳。

【主治】类中风。

【配伍意义】怀牛膝为君，引血下行，补益肝肾。代赭石镇肝降逆，合牛膝以引气血下行，急治其标；龙骨、牡蛎、龟甲、白芍益阴潜阳，镇肝息风，共为臣。玄参、天冬下走肾经，滋阴清热，合龟甲、白芍滋水以涵木，滋阴以柔肝；茵陈、川楝子、生麦芽清泄肝热，疏肝理气，以遂其性。以上俱为佐。甘草调和诸药，合生麦芽能和胃安中，以防金石、介壳类药物碍胃，为佐使。

3. 天麻钩藤饮

【组成】天麻、钩藤、石决明、栀子、黄芩、川牛膝、杜仲、益母草、桑寄生、夜交藤、朱茯神。

【方歌】天麻钩藤益母桑，栀芩清热决潜阳，杜仲牛膝益肾损，茯神夜交安服良。

【功用】平肝息风，清热活血，补益肝肾。

【主治】肝阳偏亢，肝风上扰证。

【配伍意义】天麻、钩藤平肝息风，为君。石决明平肝潜阳，除热明目，与天麻、钩藤合用，加强平肝息风之功；川牛膝引血下行，共为臣。栀子、黄芩清热泻火，使肝经之热不致上扰；益母草活血利水；杜仲、桑寄生补益肝肾；夜交藤、朱茯神安神定志，俱为佐。

4. 大定风珠

【组成】生白芍、阿胶、生龟甲、干地黄、麻子仁、五味子、生牡蛎、麦冬、炙甘草、鸡子黄、鳖甲。

【方歌】大定风珠鸡子黄，胶芍三甲五味襄，麦冬生地麻仁草，滋阴息风是妙方。

【用法】水煎，去渣，入阿胶烊化，再入鸡子黄，搅匀，温服。

【功用】滋阴息风。

【主治】阴虚风动证。

【配伍意义】鸡子黄、阿胶滋养阴液以息内风，为君。白芍、地黄、麦冬滋阴柔肝；龟甲、鳖甲、牡蛎介壳类潜镇之品，滋阴潜阳，重镇息风；麻仁养阴润燥；五味子味酸善收，与滋阴药相伍而收敛真阴，与白芍、甘草配伍则能酸甘化阴，均为佐。炙甘草调和诸药，为使。

第十五单元　治燥剂

学 ▽ 前 ▽ 导 ▽ 航 ....

　　本单元重点掌握桑杏汤、清燥救肺汤、麦门冬汤等常用方剂的组成、功用、主治、配伍意义。药物组成较多的方剂可参照方歌记忆。熟悉应用注意事项。

学 ▽ 习 ▽ 要 ▽ 点 ....

一、概述

1. 适用范围　燥证。

2. 应用注意事项

（1）要分清外燥和内燥，外燥又须辨清是温燥还是凉燥。

（2）燥邪最易化热，伤津耗气，故治燥剂还须酌情配伍清热泻火或生津益气之品。而辛香耗津、苦寒化燥之品，则非燥病所宜。

（3）甘凉滋润药易于助湿滞气，脾虚便溏或素体湿盛者忌用。

二、轻宣外燥剂

1. 杏苏散

【组成】苏叶、半夏、茯苓、前胡、苦桔梗、枳壳、甘草、生姜、橘皮、杏仁、大枣。

【方歌】杏苏散内夏陈前，枳桔苓草姜枣研，轻宣温润治凉燥，咳止痰化病自痊。

【功用】轻宣凉燥，理肺化痰。

【主治】外感凉燥证。

【配伍意义】苏叶发表散邪，宣发肺气；杏仁降利肺气，润燥止咳，共为君。前胡疏风散邪，降气化痰，既助苏叶轻宣达表，又助杏仁降气化痰；桔梗、枳壳助杏仁、苏叶理肺化痰，共为臣。半夏、橘皮燥湿化痰，理气行滞；茯苓渗湿健脾；生姜、大枣调和营卫，滋脾行津，为佐。甘草调和诸药，合桔梗宣肺利咽，功兼佐使。

2. 桑杏汤

【组成】桑叶、杏仁、沙参、象贝、香豉、栀皮、梨皮。

【方歌】桑杏汤中象贝宜，沙参栀豉与梨皮，身热咽干咳痰少，辛凉甘润燥能医。

【功用】清宣温燥，润肺止咳。

【主治】外感温燥证。

【配伍意义】桑叶清宣燥热，透邪外出；杏仁宣利肺气，润燥止咳，共为君。豆豉辛凉，助桑叶轻宣透热；贝母清化热痰，助杏仁止咳化痰；沙参养阴生津，润肺止咳，共为臣。栀子皮质轻而入上焦，清泄肺热；梨皮清热润燥，止咳化痰，均为佐。本方体现"治上焦如羽，非轻不举"之特点。

3. 清燥救肺汤

【组成】桑叶、石膏、甘草、人参、胡麻仁、真阿胶、麦冬、杏仁、枇杷叶。

【方歌】清燥救肺参草杷，石膏胶杏麦胡麻，经霜收下干桑叶，解郁滋肝效堪夸。

【功用】清燥润肺，益气养阴。

【主治】温燥伤肺，气阴两伤证。

【配伍意义】桑叶质轻性寒，清透肺中燥热之邪，重用为君。石膏辛甘而寒，清泄肺热，虽质重沉寒而量少，故不碍桑叶轻宣之性；麦冬甘寒，养阴润肺，合为臣。甘草培土生金；人参益气生津；胡麻仁、阿胶养阴润肺；杏仁、枇杷叶苦降肺气，共为佐。甘草调和诸药为使。

三、 滋阴润燥剂

1. 增液汤

【组成】玄参、麦冬、细生地。

【功用】增液润燥。

【主治】阳明温病，津亏便秘证。

【配伍意义】玄参为君，滋阴润燥，壮水制火，启肾水以滋肠燥。生地黄清热养阴，壮水生津；麦冬滋养肺胃阴津以润肠燥，共为臣。本方咸寒苦甘同用，旨在增水行舟，非属攻下，欲使其通便，必须重用，故名"增液汤"。

2. 麦门冬汤

【组成】麦冬、半夏、人参、甘草、粳米、大枣。

【方歌】麦门冬汤用人参，枣草粳米半夏存，肺痿咳逆因虚火，清养肺胃此方珍。

【功用】清养肺胃，降逆下气。

【主治】①虚热肺痿；②胃阴不足证。

【配伍意义】麦冬为君，养阴生津，滋液润燥。臣以人参益气生津。佐以甘草、粳米、大枣益胃气，养胃阴，合人参益胃生津，津液充足，自能上归于肺，此"培土生金"之法。佐以半夏，降逆下气化痰。甘草润肺利咽，调和诸药，为佐使。配伍特点：一则体现"培土生金""虚则补母"之治，二是大量甘润剂中少佐辛燥之品，药仅六味，主从有序，润燥得宜，滋而不腻，燥不伤津。

3. 养阴清肺汤

【组成】大生地、麦冬、生甘草、玄参、贝母、牡丹皮、薄荷、白芍。

【方歌】养阴清肺是妙方，玄参草芍冬地黄，薄荷贝母丹皮入，时疫白喉急煎尝。

【功用】养阴清肺，解毒利咽。

【主治】白喉之阴虚燥热证。

【配伍意义】生地黄滋阴壮水，清热凉血，为君。玄参滋阴降火，解毒利咽，麦冬养阴清肺，共为臣。佐以牡丹皮清热凉血，散瘀消肿；白芍敛阴和营泄热；贝母清热润肺，化痰散结；薄荷辛凉散邪，清热利咽。生甘草清热解毒利咽，并调和诸药，以为佐使。

4. 百合固金汤

【组成】熟地黄、生地黄、当归身、白芍、甘草、桔梗、玄参、贝母、麦冬、百合。

【方歌】百合固金二地黄，玄参贝母桔甘藏，麦冬芍药当归配，喘咳痰血肺家伤。

【功用】滋养肺肾，止咳化痰。

【主治】肺肾阴亏，虚火上炎证。

【配伍意义】百合滋阴清热，润肺止咳，生地黄、熟地黄滋肾壮水，生地黄兼能凉血止血。共为君。麦冬协百合以滋阴清热，润肺止咳；玄参助二地滋阴壮水，以清虚火，兼利咽喉，共为臣。当归治咳逆上气，伍白芍以养血和血；贝母清热润肺，化痰止咳，俱为佐。桔梗宣肺利咽，化痰散结，并载药上行；生甘草清热泻火，调和诸药，共为佐使。

第十六单元　祛湿剂

学 ▽ 前 ▽ 导 ▽ 航 ....

本单元重点掌握藿香正气散、五苓散、真武汤、独活寄生汤等常用方剂的组成、功用、主治、配伍意义。注意三仁汤中的三仁的配伍意义。药物组成较多的方剂可参照方歌记忆。熟悉应用注意事项。

学 ▽ 习 ▽ 要 ▽ 点 ....

一、概述

1. 适用范围　水湿病证。

2. 应用注意事项

（1）治湿之法，当结合部位、虚实寒热、兼夹等因素。

（2）湿邪最易阻滞气机，故多配伍理气之品。

（3）祛湿剂易耗伤阴津，故素体阴虚津亏、病后体虚以及孕妇应慎用。

二、 燥湿和胃剂

1. 平胃散

【组成】苍术、厚朴、陈橘皮、甘草、生姜、大枣。

【功用】燥湿运脾，行气和胃。

【主治】湿滞脾胃证。

【配伍意义】苍术为君，燥湿健脾。臣以厚朴，行气除满化湿。陈皮为佐，理气和胃，燥湿醒脾，助苍术、厚朴之力。佐使以甘草，调和诸药，益气健脾和中。姜、枣为佐，生姜温散水湿且能和胃降逆，大枣补脾益气以助甘草培土制水之功；姜、枣相合尚能调和脾胃。

2. 藿香正气散

【组成】大腹皮、白芷、紫苏、茯苓、半夏曲、白术、陈皮、厚朴、苦桔梗、藿香、甘草。

【方歌】藿香正气大腹苏，甘桔陈苓术朴俱，夏曲白芷加姜枣，感伤岚瘴并能祛。

【用法】上为细末，每服二钱，水一盏，姜三片，枣一枚，同煎至七分，热服，如欲出汗，衣被盖，再煎并服。

【功用】解表化湿，理气和中。

【主治】外感风寒，内伤湿滞证。

【配伍意义】藿香辛散风寒，芳化湿浊，和胃悦脾，为君。半夏燥湿降气，和胃止呕；厚朴行气化湿，宽胸除满；紫苏叶、白芷助藿香外散风寒，兼芳香化湿，共为臣。陈皮理气和中燥湿；茯苓、白术健脾运湿；大腹皮行气利湿；桔梗宣肺利膈，通调水道，俱为佐。生姜、大枣调和脾胃，甘草调和诸药，兼为佐使。

三、 清热祛湿剂

1. 茵陈蒿汤

【组成】茵陈、栀子、大黄。

【功用】清热，利湿，退黄。

【主治】湿热黄疸。

【配伍意义】茵陈为君，清热利湿，利胆退黄。臣以栀子清热降火，通利三焦，助茵陈引湿热从小便而去。佐以大黄泻热逐瘀，通利大便，导瘀热从大便而下。三药合用，利湿与泄热并进，通利二便，前后分消，湿邪得除，瘀热得去，黄疸自退。

2. 八正散

【组成】车前子、瞿麦、萹蓄、滑石、山栀子仁、甘草、木通、大黄。

【方歌】八正木通与车前，萹蓄大黄滑石研，草梢瞿麦兼栀子，煎加灯草痛淋蠲。

【用法】上为散，每服二钱，水一盏，入灯心草，煎至七分，去滓，温服，食后临卧。小儿量力少少与之。

【功用】清热泻火，利水通淋。

【主治】湿热淋证。

【配伍意义】滑石、木通为君，滑石善能滑利窍道，清热渗湿，利水通淋；木通上清心火，下利湿热，使湿热之邪从小便而去。萹蓄、瞿麦、车前子为臣，清热利水通淋。佐以栀子仁清泄三焦，通利水道，以增君、臣清热利水通淋之功；大黄荡涤邪热，使湿热从大便而去。甘草调和诸药，缓急止痛，是为佐使。煎加灯心草以利水通淋。

3. 三仁汤

【组成】杏仁、白蔻仁、生薏苡仁、飞滑石、白通草、淡竹叶、厚朴、半夏。

【方歌】三仁杏蔻薏苡仁，朴夏通草滑竹伦，水用甘澜扬百遍，湿温初起法堪遵。

【功用】宣畅气机，清利湿热。

【主治】湿温初起及暑温夹湿之湿重于热证。

【配伍意义】杏仁宣利上焦肺气，气行则湿化；白蔻仁芳香化湿，行气宽中，畅中焦之脾气；薏苡仁甘淡性寒，渗湿利水而健脾，使湿热从下焦而去。共为君。滑石、通草、淡竹叶甘寒淡渗，加强君药利湿清热之功，为臣。半夏、厚朴行气化湿，散结除满，为佐。诸药相合，宣上、畅中、渗下，使湿热之邪从三焦分消。

4. 甘露消毒丹

【组成】飞滑石、绵茵陈、淡黄芩、石菖蒲、川贝母、木通、藿香、射干、连翘、薄荷、白豆蔻。

【方歌】甘露消毒蔻藿香，茵陈滑石木通菖，芩翘贝母射干薄，暑疫湿温为末尝。

【功用】利湿化浊，清热解毒。

【主治】湿温时疫，邪在气分，湿热并重证。

【配伍意义】滑石利水渗湿，清热解暑；茵陈善清利湿热而退黄；黄芩清热燥湿，泻火解毒。共为君。臣以石菖蒲、藿香、白豆蔻行气化湿，悦脾和中；木通清热利湿通淋。佐以连翘、射干、贝母、薄荷，合而清热解毒，散结消肿而利咽止痛。

四、利水渗湿剂

1. 五苓散

【组成】猪苓、泽泻、白术、茯苓、桂枝。

【方歌】五苓散治太阳腑，白术泽泻猪苓茯，桂枝化气兼解表，小便通利水饮除。

【用法】散剂，每服二至三钱，多饮热水，取微汗。汤剂，水煎服，取微汗，用量按原方比例酌定。

【功用】利水渗湿，温阳化气。

【主治】膀胱气化不利之蓄水证。

【配伍意义】泽泻利水渗湿，为君；茯苓、猪苓助君利水渗湿，为臣；白术健脾燥湿，桂枝温阳化气兼以解表，为佐。

2. 猪苓汤

【组成】猪苓、茯苓、阿胶、滑石、泽泻。

【方歌】猪苓汤用猪茯苓，泽泻滑石阿胶并，小便不利兼烦渴，利水养阴热亦平。

【用法】以水四升，先煮四味，取两升，去滓，内阿胶烊消，温服七合，日三服。

【功用】利水，养阴，清热。

【主治】水热互结证。

【配伍意义】猪苓为君，淡渗利水。臣以泽泻、茯苓，助猪苓利水渗湿之力，且泽泻性寒兼可泄热，茯苓尚可健脾以助运湿。佐入滑石之甘寒，利水、清热两彰其功；阿胶滋阴润燥，既益已伤之阴，又防诸药渗利重伤阴血。

3. 防己黄芪汤

【组成】防己、黄芪、甘草、白术。

【用法】现代用法，加生姜四片，大枣一枚，水煎服，用量按原方比例酌定。

【功用】益气祛风，健脾利水。

【主治】表虚不固之风水或风湿证。

【配伍意义】防己祛风行水，黄芪益气固表，兼可利水，合为君。臣以白术补气健脾祛湿，既助防己祛湿行水之功，又增黄芪益气固表之力。姜、枣调和营卫，为佐。甘草和中，兼可调和诸药，为佐使。

五、 温化寒湿剂

1. 苓桂术甘汤

【组成】茯苓、桂枝、白术、甘草。

【功用】温阳化饮，健脾利湿。

【主治】中阳不足之痰饮。

【配伍意义】茯苓为君，健脾利水，渗湿化饮。桂枝为臣，温阳化气，平冲降逆。白术为佐，健脾燥湿。炙甘草合桂枝以辛甘化阳，合白术益气健脾，崇土以利制水，调和诸药，功兼佐使。

2. 真武汤

【组成】茯苓、芍药、白术、生姜、附子。

【方歌】真武汤壮肾中阳，茯苓术芍附生姜，少阴腹痛有水气，悸眩眴惕保安康。

【功用】温阳利水。

【主治】阳虚水泛证。

【配伍意义】附子为君，温肾助阳以化气行水，兼暖脾土以温运水湿。臣以茯苓利水渗湿，白术健脾燥湿。佐以生姜之温散，既助附子温阳散寒，又合苓、术宣散水湿；白芍亦为佐药，利小便以行水气，柔肝缓急以止腹痛，敛阴舒筋以解筋肉瞤动，防止附子燥热伤阴。

3. 实脾散

【组成】厚朴、白术、木瓜、木香、草果仁、大腹子（槟榔）、附子、白茯苓、干姜、甘草。

【方歌】实脾苓术与木瓜，甘草木香大腹加，草果姜附兼厚朴，虚寒阴水效堪夸。

【用法】加生姜五片，大枣一枚，水煎服。

【功用】温阳健脾，行气利水。

【主治】阴水属脾肾阳虚，水停气滞证。

【配伍意义】附子善温肾阳、助气化以行水，干姜偏温脾阳、助运化以制水，合为君，温肾暖脾，扶阳抑阴。臣以茯苓、白术渗湿健脾。佐以木瓜除湿醒脾和中；厚朴、木香、大腹子、草果行气导滞；且草果、厚朴兼可燥湿，大腹子尚能利水。甘草、生姜、大枣益脾和中，生姜兼能温散水气，甘草则可调和诸药，同为佐使。

六、 祛风胜湿剂

独活寄生汤

【组成】独活、桑寄生、杜仲、牛膝、细辛、秦艽、茯苓、肉桂心、防风、川芎、人参、甘草、当归、芍药、干地黄。

【方歌】独活寄生艽防辛，归芎地芍桂苓均，杜仲牛膝人参草，冷风顽痹屈能伸。

【功用】祛风湿，止痹痛，益肝肾，补气血。

【主治】痹证日久，肝肾两虚，气血不足证。

【配伍意义】独活为君，善治伏风，除久痹，性善下行，以祛下焦与筋骨间的风寒湿邪。细辛搜剔阴经之风寒湿邪；秦艽祛风湿，舒筋络而利关节；桂心温经散寒，通利血脉；防风祛一身之风而胜湿，四药合为臣。佐桑寄生、杜仲、牛膝以补益肝肾而强壮筋骨，桑寄生兼祛风湿，牛膝兼活血以通利肢节筋脉；当归、川芎、地黄、白芍养血和血；人参、茯苓、甘草健脾益气，且白芍与甘草相合，能柔肝缓急，以助舒筋。甘草调和诸药，兼使药。

第十七单元　祛痰剂

学 ▼ 前 ▼ 导 ▼ 航 ⋯⋯⋯⋯⋯⋯⋯⋯⋯⋯⋯⋯⋯⋯⋯⋯⋯⋯⋯⋯⋯⋯⋯⋯⋯⋯⋯⋯

本单元重点掌握二陈汤的组成、功用。注意温胆汤、清气化痰丸、半夏白术天麻汤的功用，临床辨证论治常涉及。药物组成较多的方剂可参照方歌记忆。熟悉应用注意事项。

一、概述

1. **适用范围** 痰病。

2. **应用注意事项**

（1）要辨别痰病的性质，分清寒热燥湿之不同。

（2）有咯血倾向者，不宜过用燥热之剂，以免引起大量出血。

（3）表邪未解或痰多者，慎用滋润之品，以免壅滞留邪，病久不愈。

二、燥湿化痰剂

1. 二陈汤

【组成】半夏、橘红、白茯苓、甘草。

【用法】加生姜七片，乌梅一个，水煎温服。

【功用】燥湿化痰，理气和中。

【主治】湿痰证。

【配伍意义】半夏为君，燥湿化痰，降逆和胃而止呕。橘红为臣，理气燥湿化痰，使气顺则痰消。茯苓健脾渗湿，以杜生痰之源；生姜降逆化饮，并解半夏之毒；乌梅收敛肺气，合半夏散中寓收，防燥散而伤正，共为佐。甘草调和诸药，为使。

2. 温胆汤

【组成】半夏、竹茹、枳实、陈皮、甘草、茯苓。

【方歌】温胆夏茹枳陈助，佐以茯草姜枣煮，理气化痰利胆胃，胆郁痰扰诸症除。

【用法】加生姜五片，大枣一枚，水煎服。

【功用】理气化痰，利胆和胃。

【主治】胆郁痰扰证。

【配伍意义】半夏为君，燥湿化痰，和胃止呕。臣以竹茹，清热化痰，除烦止呕；陈皮理气行滞，燥湿化痰；枳实降气导滞，消痰除痞。佐以茯苓，健脾渗湿，以杜生痰之源；煎加姜、枣调和脾胃，且生姜兼制半夏毒性。甘草调和诸药，为使。

三、清化热痰剂

清气化痰丸

【组成】瓜蒌仁、陈皮、黄芩、杏仁、枳实、茯苓、胆南星、制半夏。

【方歌】清气化痰星夏橘，杏仁枳实瓜蒌仁，芩苓姜汁为糊丸，气顺火清痰自失。

【用法】姜汁为丸，每服6g，温开水送下。

【功用】清热化痰，理气止咳。

【主治】热痰咳嗽。

【配伍意义】胆南星清热化痰，善治痰热；瓜蒌仁清热化痰，且能导痰热从大便而下，共为君。半夏燥湿化痰，黄芩清降肺热，共为臣。枳实理气宽胸，下气消痰；杏仁肃降肺气，化痰止咳；陈皮和胃宽胸理气，燥湿化痰；茯苓益气健脾渗湿，以杜绝生痰之源，共为佐。姜汁化痰开结，为佐使。

四、 润燥化痰剂

贝母瓜蒌散

【组成】贝母、瓜蒌、天花粉、茯苓、橘红、桔梗。

【方歌】贝母瓜蒌天花粉，橘红茯苓加桔梗，肺燥有痰咳难出，润肺化痰此方珍。

【功用】润肺清热，理气化痰。

【主治】燥痰咳嗽。

【配伍意义】贝母清热润肺，化痰止咳，开痰气之郁结；瓜蒌清热润燥，理气化痰，通胸膈之痹塞，共为君。天花粉清肺化痰，生津润燥，为臣。茯苓健脾渗湿，杜生痰之源；橘红理气化痰，使气顺痰消；桔梗宣利肺气，并引诸药入肺经，为佐使。诸药合用，清润化并施，肺脾同调。

五、 化痰息风剂

半夏白术天麻汤

【组成】半夏、白术、茯苓、天麻、橘红、甘草、生姜、大枣。

【方歌】半夏白术天麻汤，苓草橘红枣生姜，眩晕头痛风痰盛，痰化风息复正常。

【用法】加生姜一片，大枣二枚，水煎服。

【功用】化痰息风，健脾祛湿。

【主治】风痰上扰证。

【配伍意义】半夏燥湿化痰，降逆止呕；天麻平肝息风，止头眩，合为君。白术、茯苓为臣，健脾祛湿，治生痰之源。佐以橘红理气化痰，俾气顺则痰消。佐使以姜、枣调和脾胃，生姜兼制半夏之毒；甘草和中调药。

第十八单元　消食剂

学 ▼ 前 ▼ 导 ▼ 航 ....

本单元重点掌握保和丸的组成、功用、配伍意义。药物组成较多的方剂可参照方歌记忆。熟悉应用注意事项。

学 ▼ 习 ▼ 要 ▼ 点 ....

一、 概述

1. 适用范围　食积证。

2. 应用注意事项

（1）积滞每使气机不畅，气机阻滞则更增积滞不化，故消食剂常配伍理气药，以助化积导滞。若积滞郁而化热，则宜消而兼清；积而生湿，消导之中又当佐以化湿。

（2）消食剂终属攻伐之剂，不宜久服，纯虚无实更非其所宜。

二、消食化滞剂

1. 保和丸

【组成】山楂、神曲、半夏、茯苓、陈皮、连翘、莱菔子。

【方歌】保和神曲与山楂，苓夏陈翘菔子加，炊饼为丸麦汤下，亦可方中用麦芽。

【功用】消食和胃。

【主治】食滞胃脘。

【配伍意义】山楂为君，善消肉食油腻之积。臣以神曲消食和胃，善化酒食陈腐之积；莱菔子长于消面食痰气之积，宽膈消痰除满。君臣合用，可消各种饮食积滞。半夏、陈皮理气化痰，和胃止呕；茯苓健脾利湿，和中止泻；连翘既散结以助消积，又清解食积所生之热，均为佐。

2. 枳实导滞丸

【组成】大黄、枳实、神曲、茯苓、黄芩、黄连、白术、泽泻。

【方歌】枳实导滞首大黄，芩连曲术茯苓襄，泽泻蒸饼糊丸服，湿热积滞力能攘。

【用法】为细末，汤浸蒸饼为丸，梧桐子大，每服五七十丸，温水送下。亦可作汤剂，水煎服，用量按原方比例酌减。

【功用】消导化积，清热利湿。

【主治】湿热食积证。

【配伍意义】大黄为君，攻积泻热，使积热从大便而下。枳实为臣，行气消积，除脘腹之胀满。佐以苦寒之黄连、黄芩清热燥湿，又可厚肠止痢；茯苓、泽泻利水渗湿而止泻；白术健脾燥湿，使攻积而不伤正；神曲消食化滞，使食消则脾胃和。

3. 木香槟榔丸

【组成】木香、槟榔、青皮、陈皮、广茂（莪术）、黄连、黄柏、大黄、香附子、牵牛。

【方歌】木香槟榔青陈皮，黄柏黄连莪术齐，大黄黑丑兼香附，泻痢后重热滞宜。

【用法】以上细末，水丸，如小豆大，每服三十丸，食后生姜汤送下。

【功用】行气导滞，攻积泄热。

【主治】积滞内停，湿蕴生热证。

【配伍意义】木香、槟榔行气导滞，调中止痛，消脘腹胀满，除里急后重而为君。大黄、牵牛攻积导滞，泄热通便；青皮、香附疏肝理气，消积止痛，助君行气导滞，共为臣。莪术祛瘀行气，散结止痛；陈皮理气和胃，健脾燥湿；黄连、黄柏清热燥湿而止痢，均为佐。

三、 健脾消食剂

健脾丸

【组成】白术、木香、黄连、甘草、白茯苓、人参、神曲、陈皮、砂仁、麦芽、山楂、山药、肉豆蔻。

【方歌】健脾参术苓草陈，肉蔻香连合砂仁，楂肉山药曲麦炒，消补兼施不伤正。

【用法】共为细末，糊丸或水泛小丸，每服二至三钱，温开水送下，每日2次。亦可作汤剂，水煎服，用量按原方比例酌减。

【功用】健脾和胃，消食止泻。

【主治】脾虚食积证。

【配伍意义】重用茯苓、白术为君，重在健脾渗湿止泻。臣以山楂、神曲、麦芽，消既停之积；人参、山药补气健脾止泻，以增君药之功。木香、砂仁、陈皮理气和胃，醒脾化湿；肉豆蔻温涩，合山药以涩肠止泻；黄连清热燥湿，清解积久所郁之热，皆为佐。甘草补中和药，用为佐使。

第十九单元　驱虫剂

学 ▼ 前 ▼ 导 ▼ 航 ....

本单元重点掌握乌梅丸的组成、功用、主治、配伍意义。熟悉应用注意事项。

学 ▼ 习 ▼ 要 ▼ 点 ....

一、 概述

1. **适用范围**　人体消化道寄生虫病。

2. **应用注意事项**

（1）驱虫剂宜在空腹时服用，尤以临睡前服用为妥，服后忌食油腻香甜之物。

（2）需适当配伍泻下药物，以助排除虫体。

（3）脾虚的患者，纵有虫病，还当以健脾为主。

（4）年老、体弱、孕妇宜慎用或禁用。

二、 具体方剂

乌梅丸

【组成】乌梅、附子、细辛、干姜、黄连、当归、蜀椒、桂枝、人参、黄柏。

【方歌】乌梅丸用细辛桂，人参附子椒姜继，黄连黄柏及当归，温脏安蛔寒厥剂。

【用法】乌梅用50%醋浸一宿，去核捣烂，和入余药捣匀，烘干或晒干，研末，加蜜制丸，每服9g，日服2~3次，空腹温开水送下。亦可作汤剂，水煎服，用量按原方比例酌减。

【功用】温脏安蛔。

【主治】脏寒蛔厥证。

【配伍意义】乌梅为君，酸能安蛔，苦酒（醋）渍之，更增其效。臣以细辛、蜀椒辛温，辛可伏蛔，温可祛寒。佐以苦寒之黄连、黄柏苦以下蛔，寒可清热；桂枝、干姜、附子以其热助蜀椒、细辛温脏祛寒，其辛可助伏蛔之力，使蛔虫不致上窜。当归、人参补养气血，合桂枝以养血通脉，以除四肢厥冷。以蜜为丸，甘缓和中调药，为佐使。如此邪正兼顾，寒热互用，苦辛酸并投，则"蛔得酸则静，得辛则伏，得苦则下"，共奏温脏安蛔之效。

中篇

技能篇

第五章

针灸技术

章 ▽ 节 ▽ 提 ▽ 示

本章内容详述针灸技术的临床操作常规和实际应用情况，涉及的针灸技术包括毫针法、艾灸法、拔罐疗法、刮痧疗法、其他针法、针灸异常情况处理。针灸技术存在一定的安全隐患，因此，术者应严格掌握每一项操作技术的特殊注意事项，在有效治疗的过程中避免发生医疗事故。

第一单元　毫针法

学 ▽ 前 ▽ 导 ▽ 航

本单元中进针方法的操作要点、针刺的角度、行针手法、针刺补泻的操作要点均是必须重点掌握的内容。特别注意捻转、提插手法的补泻，不可混淆。行针过程动作幅度不宜过大，以免引起疼痛、滞针等后果。

学 ▽ 习 ▽ 要 ▽ 点

一、进针法

进针方法包括单手、双手进针法。

进针方法		消毒	操作要点
单手进针法			①持针：拇、食指指腹持针，中指指端抵住针身下段，使中指指端比针尖略长出或齐平。②指抵皮肤：对准穴位，中指指端紧抵腧穴皮肤。③刺入：拇、食指向下用力按压刺入，中指随之屈曲，快速将针刺入。刺入时应保持针身直而不弯
双手进针法	指切进针法	腧穴皮肤、医生双手常规消毒	①押手固定穴区皮肤：押手拇指或食指指甲切掐固定腧穴处皮肤。②持针：刺手拇、食、中指三指指腹夹持针柄。③刺入：将针身紧贴押手指甲缘快速刺入。适于短针的进针
	夹持进针法		①持针：押手拇、食指持消毒干棉球捏住针身下段，以针尖端露出0.3~0.5cm为宜，刺手拇、食、中指三指指腹夹持针柄，使针身垂直。②刺入：将针尖固定在腧穴皮肤表面，刺手捻转针柄，押手下压，双手配合，同时用力，迅速将针刺入腧穴皮下。适于长针的进针

续表

进针方法	消毒	操作要点
提捏进针法		①押手提捏穴旁皮肉：押手拇、食指轻轻捏提腧穴近旁的皮肉，提捏的力度大小要适当。②持针：刺手拇、食、中指三指指腹夹持针柄。③刺入：刺手持针快速刺入腧穴，刺入时常与平刺结合。适于皮肉浅薄部位的腧穴进针
舒张进针法		①押手绷紧皮肤：以押手拇、食指或食、中指把腧穴处皮肤向两侧轻轻撑开，使之绷紧，两指间距离适当。②持针：刺手拇、食、中指指腹夹持针柄。③刺入：刺手持针，于押手两指间的腧穴处迅速刺入。适于皮肤松弛部位的腧穴进针

二、 毫针针刺的角度、 深度

1. 针刺的角度

刺法	操作要点
直刺	直刺是指进针时针身与皮肤表面呈90°垂直刺入，适用于大部分的腧穴
斜刺	是指进针时针身与皮肤表面呈45°左右倾斜刺入，适用于肌肉浅薄处或内有重要脏器，或不宜直刺、深刺的腧穴
平刺	进针时针身与皮肤表面呈15°左右沿皮刺入，适用于皮薄肉少部位的腧穴

2. 针刺的深度

（1）年龄：年老体弱，气血衰退，小儿娇嫩，稚阴稚阳，均不宜深刺；中青年身强体壮者，可适当深刺。

（2）体质：对形瘦体弱者，宜相应浅刺；形盛体强者，宜深刺。

（3）病情：阳证、新病、热证、虚证宜浅刺；阴证、久病、寒证、实证宜深刺。

（4）病位：在表、在肌肤宜浅刺；在里、在筋骨、在脏腑宜深刺。

（5）腧穴所在部位：头面、胸腹及皮薄肉少处的腧穴宜浅刺；四肢、臂、腹及肌肉丰满处的腧穴可深刺。

三、 行针手法

1. 基本手法

基本手法	操作要点	注意事项
提插法	①腧穴皮肤、医生双手常规消毒。②将毫针刺入腧穴的一定深度。③提：从深层向上引退至浅层。插：将针由浅层向下刺入深层的操作。如此反复上提下插	据患者体质、病情等灵活操作；肌肉浅薄与特殊部位腧穴不适用；上提不出皮肤，下插不伤脏器、筋骨；提插时针身垂直
捻转法	①腧穴皮肤、医生双手常规消毒；②将毫针刺入腧穴的一定深度；③针身向前向后持续均匀来回捻转。保持针身在腧穴基点上左右旋转。如此反复捻转	据患者体质、病情等灵活操作；操作轻快自然，连续交替；捻转角度不可过大，或呈单向捻转

2. 辅助手法

辅助手法		操作要点	注意事项
循法		①确定腧穴所在的经脉及其循行路线；②用拇指指腹，或第二、三、四指并拢后用第三指的指腹，沿所属经脉的循行路线或穴位上下左右循按或拍叩；③反复操作数次，以穴周肌肉得以放松为度	操作用指腹而非指尖；循按时用力轻柔、适度；具有催气、行气、解除滞针、减轻患者紧张的作用
弹法		①进针后刺入一定深度；②以拇指与食指相交呈环状；③将食指指甲对准针柄或针尾，轻轻弹叩，使针体微微震颤；④弹叩数次	针刺深度适宜；弹叩手指灵活，力均，力度适中，轻轻弹叩；弹叩 7～10 次即可
刮法		①进针后刺入一定深度；②用拇指或食指指腹轻抵针尾；③用食指或拇指或中指指甲频频刮动针柄，可由针根部自下而上刮，也可由针尾部自上而下刮，使针身轻度震颤；④反复刮动数次	刮动时手指灵活，力均，力度适中；刮动频率要匀速，术者指甲要修理平整、光滑，不宜过长或过短
摇法	直立针身	①采用直刺进针；②刺入一定深度；③手持针柄，如摇辘轳状呈划圈样摇动，或如摇橹状进行前后或左右的摇动；④反复摇动数次	进针角度要与直立针身或卧倒针身而相结合；操作时用力要均匀、柔和，以免引起疼痛或滞针
	卧倒针身	①采用斜刺或平刺进针；②刺入一定深度；③手持针柄，如摇橹状进行左右摇动；④反复摇动数次	
飞法		①进针后刺入一定深度；②轻微捻搓针柄数次，然后快速张开两指，一捻一放，如飞鸟展翅之状；③反复操作数次	宜在肌肉丰厚处的腧穴施术；捻放时手指灵活，力度均匀一致，忌用力过猛
震颤法		①进针后刺入一定深度；②刺手拇、食指或拇、食、中指夹持针柄；③实施小幅度、快频率的提插、捻转，如手颤状，使针身微颤	操作时用力轻柔；不宜大幅度地颤动和震摇，以免引起疼痛、滞针

四、得气

1. 得气的表现

（1）医者：针下有徐和或沉紧感。

（2）患者

1）针刺处出现相应的酸、麻、胀、重感为最常见的感觉。

2）向一定的方向和部位传导和扩散的感觉。

3）出现循经性肌肤震颤、不自主地肢体活动。

4）出现循经性皮疹带或红、白线等现象。

5）出现热感、凉感、痒感、触电感、气流感、水波感、跳跃感、蚁行感、抽搐及痛感。若无经气感应而不得气时，医者则感到针下空虚无物，患者亦无酸、麻、胀、重等感觉。

2. 促使得气的方法　定位选取准确，针刺角度、深浅适宜，手法运用恰当等。若仍不得气，则可留针候气等待气至。留针期间亦可间歇运针，施以提插、捻转等手法，以促气至，也可使用催气法。

五、 针刺补泻

补泻手法		操作要点	注意事项
捻转补泻	补法	①进针，行针得气。②捻转角度小，频率慢，用力轻。结合拇指向前、食指向后（左转）用力为主。③反复捻转。④操作时间短	①在得气的基础上进行；②多数腧穴均可应用；③应与针刺基本手法中的捻转法相区别
	泻法	①进针，行针得气。②捻转角度大，频率快，用力重。结合拇指向后、食指向前（右转）用力为主。③反复捻转。④操作时间长	
提插补泻	补法	①进针，行针得气；②先浅后深，重插轻提，提插幅度小，频率慢；③反复提插；④操作时间短	①在得气的基础上进行；②在四肢肌肉丰厚部位的腧穴处应用；③与针刺基本手法中的提插法相区别
	泻法	①进针，行针得气；②先深后浅，轻插重提，提插幅度大，频率快；③反复操作；④操作时间长	
徐疾补泻	补法	①进针时徐徐刺入；②留针期间少捻转；③疾速出针	①明确区分进针、退针的徐疾速度；②与提插补泻操作的区别
	泻法	①进针时疾速刺入；②留针期间多捻转；③徐徐出针	
迎随补泻	补法	进针时针尖随着经脉循行去的方向刺入	①掌握欲刺腧穴所在经脉的循行方向；②进针宜平刺或斜刺
	泻法	进针时针尖迎着经脉循行来的方向刺入	
呼吸补泻	补法	病人呼气时进针，吸气时出针	术前进行呼吸调息。若患者呼吸不明显，术者可指令，再随其呼吸进行操作
	泻法	病人吸气时进针，呼气时出针	
开合补泻	补法	出针后迅速按闭针孔	①开合补泻多与其他补泻配合使用；②严格区别补法与泻法，正确使用
	泻法	出针时摇大针孔不加按闭	
平补平泻		①进针，行针得气；②施予均匀的提插、捻转手法，即每次提插的幅度、捻转的角度要基本一致，频率适中，节律和缓，针感强弱适当	①手法要均匀和缓；②针感不宜过强。刺激量介于强弱之间

六、 留针与出针

1. **留针的目的**　提高针刺效果。

2. **留针的时间**　一般病证施以适当的补泻手法后即可出针或留针 10 ~30 分钟；特殊病证可延长留针时间；老人、小儿、体弱者及后头部、眼区、喉部、胸背部的穴位不宜久留针。

3. **留针的方法**

1）静留针法：针刺入腧穴内，自然静置一段时间，期间不施行任何针刺手法。

2）动留针法：针刺入腧穴内，得气后仍留置一段时间，期间间歇行针，施以各种手法。

4. **出针**　押手持消毒干棉球轻压针刺部位，刺手拇、食指持针柄，将针退出皮肤后，立即用棉球按压针孔，以防出血。

第二单元　艾灸法

学 ▼ 前 ▼ 导 ▼ 航

　　本单元中艾炷灸、艾条灸、温针灸的操作方法均是重点掌握内容，特别注意施灸的顺序、禁忌及灸后处理。施术者必须具备丰富的理论基础和实操经验，操作过程中随时观察局部皮肤情况，不要施灸过量，以免引起局部水疱。区分不同灸法的详细分类，不可混淆。

学 ▼ 习 ▼ 要 ▼ 点

一、常用艾灸法

1. 艾炷灸

（1）直接灸

灸法	操作要点	临证备要
瘢痕灸（化脓灸）	①取仰卧或俯卧位；②腧穴皮肤常规消毒，再涂以少量大蒜汁或医用凡士林或少量清水；③将艾炷平稳置于腧穴上，用线香点燃顶部，待其自燃。要求艾炷燃尽，除灰，换新艾炷继续施灸，灸满规定壮数为止；④轻拍穴旁，减轻施灸疼痛；⑤灸毕在施灸处贴敷消炎药膏，无菌纱布覆盖局部，胶布固定；⑥灸后局部皮肤黑硬，周边红晕，继而起水疱。7日左右局部形成灸疮。5～6周自行愈合，留有瘢痕	①选小艾炷。②治疗前取得患者知情同意。③灸后嘱患者多吃营养丰富的食物以促灸疮透发。灸疮期间注意卫生，每天更换1次膏药。④禁忌证：体虚、糖尿病、皮肤病者、面部等不宜
无瘢痕灸（非化脓灸）	①取仰卧或俯卧位；②用棉签蘸少许大蒜汁或医用凡士林或涂清水于穴区皮肤以黏附艾炷；③将艾炷平置于腧穴上，用线香点燃顶部，待其自燃。要求艾炷不可燃尽，当燃剩1/3，患者感觉局部灼痛时即可易炷再灸；④灸满规定壮数为止。灸至腧穴局部皮肤呈现红晕而不起疱为度	①选中、小艾炷；②患者对灼痛的感觉不一，需密切观察局部情况，不要施灸过量，以免引起局部水疱

（2）间接灸

灸法	操作要点	临证备要
隔姜灸	①切取生姜片，中间以针刺数孔；②选适宜体位，充分暴露待灸腧穴；③将姜片置于穴上，艾炷置于姜片中心，点燃艾炷尖端，任其自燃；④如患者感觉施灸局部灼痛不可耐受，术者可用镊子将姜片一侧夹住端起，稍待片刻，重新放下再灸；⑤艾炷燃尽，除灰，更换艾炷依前法再灸；⑥每穴灸6～9壮，至局部皮肤潮红而不起疱为度。灸毕除去姜片、艾灰	①选中、大艾炷；②选现切新鲜老姜；③随时观察局部皮肤情况，不要施灸过量，以免引起局部水疱

续表

灸法	操作要点	临证备要
隔蒜灸	①鲜蒜头切成薄片，中间以针刺数孔（捣蒜如泥亦可）；②选适宜体位，充分暴露待灸腧穴；③将蒜片置于穴上，艾炷置于蒜片中心，点燃艾炷尖端，任其自燃；④如患者感觉局部灼痛不可耐受，术者可用镊子将蒜片一侧夹住端起，稍待片刻，重新放下再灸；⑤艾炷燃尽，除灰，更换艾炷依前法再灸；⑥每穴灸5~7壮，至局部皮肤潮红而不起疱为度。灸毕除去蒜片、艾灰	①选中、大艾炷；②随时观察局部皮肤情况，不要施灸过量，以免引起局部水疱
隔盐灸	①取仰卧位；②取纯净干燥的食盐适量，将脐窝填平，也可于盐上再放置一姜片；③将艾炷置于盐上（或姜片上），点燃艾炷尖端，任其自燃；④若患者感觉施灸局部灼热不可耐受，术者用镊子夹去残炷，换炷再灸；⑤灸满规定壮数，一般灸5~9壮；⑥灸毕除去艾灰、食盐	①选中、大艾炷；②食盐要干净；③脐窝太浅者，填盐时可适当高出皮肤，以免烫伤
隔附子饼灸	①将附子研成细末用黄酒适量调成泥状，做成圆饼，中间用针穿刺数孔。②选适宜体位，充分暴露待灸腧穴。③先将附子饼置于穴上，再将中或大号艾炷置于附子饼上，点燃艾炷尖端，任其自燃。④艾炷燃尽，去灰，更换艾炷，依前法再灸。若感觉施灸局部灼痛不可耐受，术者用镊子将附子饼一端夹住端起，稍待片刻，重新放下再灸。⑤灸完规定壮数为止，一般灸3~9壮。⑥灸毕去除附子片、艾灰	①选中、大艾炷；②施灸中，如附子饼焦干，宜置换新饼继续施灸；③随时观察局部皮肤情况，不要施灸过量，以免局部起疱

2. 艾条灸

（1）悬起灸

灸法	操作要点	临证备要
温和灸	①选取适宜体位，充分暴露待灸腧穴。②点燃艾卷一端。③术者手持艾卷的中上部，将艾卷燃烧端对准腧穴，距2~3cm进行熏烤，艾卷与施灸处皮肤的距离保持相对固定。若患者感到局部温热舒适可固定不动，若感觉太烫可加大与皮肤的距离，若遇到小儿或局部知觉减退者，医者可将食、中指置于施灸部位两侧，通过手指来测知患者局部受热程度，以便随时调节施灸时间和距离，防止烫伤。④灸至局部皮肤出现红晕，有温热感而无灼痛为度，一般每穴灸5~10分钟。⑤灸毕熄灭艾火	①手持艾卷宜上下调整与皮肤的距离，而非前后左右移动；②施灸中注意及时掸除艾灰
雀啄灸	①选取适宜体位，充分暴露待灸腧穴。②点燃艾卷一端。③术者手持艾卷的中上部，将艾卷燃烧端对准腧穴，像麻雀啄米样上下移动，使艾卷燃烧端与皮肤的距离远近不一。动作匀速，起落幅度大小一致。④燃艾施灸，如此反复操作，给予施灸局部以变量刺激，若遇到小儿或局部知觉减退者，术者应以食、中指置于施灸部位两侧，通过手指来测知患者局部受热程度，以便随时调节施灸时间和距离，防止烫伤。⑤灸至皮肤出现红晕，有温热感而无灼痛为度，一般灸5~10分钟。⑥灸毕熄灭艾火	①艾卷向下移动时，勿将燃烧端触到皮肤，以免烫伤；②施灸中注意及时掸除艾灰

续表

灸法	操作要点	临证备要
回旋灸	①选取适宜体位，充分暴露待灸腧穴。②点燃艾卷一端。③术者手持艾卷的中上部，将艾卷燃烧端对准腧穴，与施灸部位的皮肤保持相对固定的距离（3cm 左右），左右平行移动或反复旋转施灸，动作匀速。若遇到小儿或局部知觉减退者，术者应以食、中指置于施灸部位两侧，通过手指来测知患者局部受热程度，以便随时调节施灸时间和距离，防止烫伤。④灸至皮肤出现红晕，有温热感而无灼痛为度，一般灸5~10分钟。⑤灸毕熄灭艾火	①持艾卷要左右水平移动而非上下高低移动；②施灸中注意及时掸除艾灰

（2）实按灸：太乙针灸、雷火针灸。

1）操作要点：①点燃艾卷一端；②棉布6~7层裹紧艾火端；③医者手持艾卷，将艾火端对准腧穴，趁热按到施术部位，停止1~2秒然后抬起，进行灸熨；④艾火熄灭则再点燃再按熨；⑤如此反复，灸至皮肤红晕为度，一般灸熨7~10次为度。

2）临证备要：①艾条要燃透再灸，否则容易熄灭；②必须用棉布而非化纤制品；③每一下点灸的间隔时间不宜太长，两针交替使用更佳。

（3）温针灸

1）操作要点：①准备艾卷或艾绒。截取2cm艾卷一段，将一端中心扎一小孔，深1~1.5cm。也可选用艾绒，艾绒要柔软，易搓捏。②选取适宜体位，充分暴露待灸腧穴。③腧穴常规消毒，针刺得气留针。④将艾卷有孔的一端经针尾插套在针柄上，插牢，不可偏歪，或将少许艾绒搓捏在针尾上，要捏紧，不可松散，以免滑落，点燃施灸。⑤待艾卷或艾绒完全燃尽成灰时，将针稍倾斜，把艾灰掸落在容器中，每穴每次可施灸1~3壮。⑥待针柄冷却后出针。

2）临证备要：①毫针不宜过细过长；②直刺进针，得气后留针；③保证艾卷下端与皮肤距离2.5~3cm，以免烫伤；④宜从下端点燃艾卷；⑤可预先用硬纸片垫隔于艾卷与皮肤之间，以防艾灰脱落。

二、注意事项

1. **施灸的先后顺序** 一般先灸上部，后灸下部，先灸阳部，后灸阴部，壮数先少而后多，艾炷先小而后大。但特殊情况可酌情施灸。如脱肛，可先灸长强以收肛，后灸百会以举陷。

2. **施灸的禁忌**

（1）禁灸部位：如皮薄肉少部位、筋肉结聚之处、大血管处、心前区、妊娠期妇女的腰骶部和下腹部、乳头部和阴部及睾丸等不可施灸。

（2）慎灸情况：极度疲劳、过饥或过饱、酒醉、大汗淋漓、情绪不稳者，对灸法恐惧者，经期妇女，某些传染病、高热、昏迷、抽搐、身体极度消瘦衰竭、精神病患者等，暂不适合灸治，应待异常情况解除后方可施灸。

（3）各种灸法有不同的禁忌：如颜面、关节部位不适宜用直接灸，以免形成瘢痕。

（4）不宜施灸的病证：对实热证、阴虚发热者，一般均不适宜灸疗。

3. 灸后处理

（1）灸后注意观察施灸局部皮肤情况，施灸后，局部皮肤出现微红灼热，属于正常现象，无须处理。若出水疱应采用相应的处理措施。化脓灸者，要认真护理灸疮。

（2）处理好艾灰、废用灸材、污物，保证环境安全。

第三单元　拔罐疗法

学 ▽ 前 ▽ 导 ▽ 航

本单元中拔罐施术方法、常用罐法的操作要点及适用范围，罐后的反应及处理均是重点掌握内容。特别注意拔罐的适应证和禁忌证，不可妄加拔罐。施术前必须先常规消毒，施术者必须具备丰富的理论基础和实操经验，选择恰当的吸拔部位和罐具，运用恰当的拔罐方法，确定恰当的拔罐时间，操作过程中随时观察局部皮肤情况，以免损伤皮肤。

学 ▽ 习 ▽ 要 ▽ 点

一、常用器具

1. **传统拔罐器具**　竹罐、陶罐、玻璃罐、金属罐。
2. **新型拔罐器具**　挤压罐、抽气罐、多功能罐。

二、操作方法

1. 术前准备

（1）选择宽敞明亮、空气流通、室温适宜的房间作为治疗室，注意患者保暖。

（2）仔细检查患者病情，确定临床诊断和施术方法。

（3）做好罐具等施术器材的消毒工作，同时清洁患者施术穴位和部位。

2. 施术方法

（1）火罐法

	操作要点	适用范围
投火法	将酒精棉球或小纸片点燃后，投入罐内，趁火旺时迅速将罐扣于应拔的穴位或部位上。操作时应注意避免烫伤皮肤	多用于患者身体侧面横向拔罐，火罐纵轴与患者体表垂直。操作简单方便，一般用于单罐、留罐、排罐等
闪火法	用镊子夹着点燃的酒精棉球、小纸片或火柴，或将蘸有少许酒精的纱布缠绕于粗铁丝上点燃，一手握罐，将燃烧物伸入罐内一闪即出，迅速将罐扣于应拔的穴位或部位上。棉球或纱布少蘸酒精，且不能沾于罐口，以免烫伤皮肤	适用于全身各部位，可应用于留罐、闪罐、走罐等

续表

	操作要点	适用范围
贴棉法	剪1cm见方脱脂棉一块，不要过厚。蘸有适量酒精后，贴在罐内侧壁，点燃后迅速扣于应拔穴位或部位上。脱脂棉不宜蘸太多酒精，以免燃烧时滴下烫伤皮肤	多用于患者身体侧面横向拔罐，火罐纵轴与患者体表垂直
架火法	将胶木瓶塞或小面饼、中药饮片等不易燃烧及传热的块状物，放在应拔的部位上，上置小块酒精棉球，点燃后迅速将火罐扣于应拔的穴位或部位上	安全简便，不易烫伤皮肤，适用于肌肉丰厚而平坦的部位，可应用于留罐、排罐等

（2）水罐法

	操作要点	适用范围
水煮法	将竹罐放入水中或药液中煮沸2～3分钟，然后用镊子将竹罐倒置夹起，甩去水液或立即用干毛巾捂住罐口，以吸去罐内的水液，降低罐口温度。趁热迅速将竹罐扣于应拔穴位或部位上，轻按半分钟左右，使之吸牢。但操作应适时，出水后拔罐过快易烫伤皮肤，过慢又易导致吸拔力不足	温热作用强，且可以罐药结合，适用于全身各个部位，可应用于留罐、排罐等
蒸气法	将水或药液在容器中煮沸，用沸水的蒸气对准罐口，使罐内充满蒸气后（2秒即可），迅速扣于应拔的穴位或部位上，轻按半分钟左右，使之吸牢	适用于全身各个部位，可应用于留罐、排罐等

（3）抽气法

1）操作要点：将带有锌皮橡胶封口的玻璃瓶，如青、链霉素的药物空瓶等，去掉瓶底，将边缘打磨光滑圆平制成罐具。将罐口扣于应拔穴位或部位后压紧，用注射器针头经橡皮塞刺入罐内，抽空罐内空气产生负压，使之吸拔于体表。

2）适用范围：适用于全身各个部位，可应用于留罐、排罐等，但不宜进行走罐操作。

3. **常用罐法**

（1）单罐法

1）操作要点：一般在操作时多选取穴位或固定痛点，如治疗牙痛选拔颊车穴；治疗冈上肌腱炎选拔肩髃穴；治疗软组织扭挫伤选拔疼痛点；疮疖脓成时，破溃或切开后选拔病变局部以吸引排脓等。

2）适用范围：适用于病变部位明确、病变范围局限的病证。

（2）多罐法

	操作要点	适用范围
排罐法	沿着经脉、神经的循行部位或肌肉的解剖位置排列施罐。如治疗坐骨神经痛，可在坐骨神经循行路线上选拔环跳、承扶、殷门、委中、承山等穴位；治疗某一肌束劳损时，选拔肌束解剖位置上的多个部位。操作时应注意排罐间距适中	多应用于气血瘀滞、神经肌肉疼痛、陈旧性软组织损伤、骨科慢性疾病等

续表

	操作要点	适用范围
散罐法	零散选择拔罐部位。如治疗肩关节周围炎，选拔肩关节周围的肩中俞、肩井、肩髃、天宗、肩前等多个穴位	适用于患者同时患有多种疾病，或虽患同一种疾病但选拔多个穴位或部位的

（3）留罐法（坐罐法）

1）操作要点：一般留置10~20分钟，使局部皮肤和浅层肌肉及其他软组织被吸拔进罐内，呈现潮红或皮下出现紫黑色瘀血。留罐时间过长（半小时以上），则易出现水疱。

2）适用范围：适用于深部软组织损伤、颈肩腰腿痛、关节病及临床各科多种疾病。小罐者、年轻体质强壮者、肌肉丰厚处留罐时间长，反之留罐时间短。

（4）闪罐法

1）操作要点：用闪火法使罐具吸附应拔部位，随即提拉火罐使其脱落，再次吸拔，再次取下，如此反复吸拔、提拉，使局部皮肤发红发热为度。要求动作迅速准确。

2）适用范围：多用于治疗外感风寒病证、风湿痹痛、肌肤麻木萎缩、中风后遗症及体弱久病等。

（5）走罐法（行罐法）

1）操作要点：在施术部位或罐口边缘涂抹一些润滑剂，用闪罐法将罐具吸附于应拔部位，以手握住罐底，稍倾斜，即以罐口后半边着力，前半边不着力，慢慢向前推动，或后半边不着力，前半边着力向后拉动。使罐具在皮肤上沿着肌肉骨骼或经络循行路线来回推拉移动，至局部皮肤呈潮红、紫红或起丹痧点为止。

2）注意事项：罐具吸附后要立即走罐，否则吸牢后难以走罐；动作宜轻柔和缓，用力均匀、平稳。根据患者的病情与体质情况调节罐内负压及走罐的快慢与轻重。

3）适用范围：适用于病变范围广泛、肌肉丰厚的部位，如背腰部、下肢部、腹部、肩关节等部位，多用于治疗急性热病、气血痹阻疼痛、麻木、肌肉萎缩等病症。

（6）针罐法

针罐法	操作要点	适用范围
留针罐法	在应拔的穴位或部位上进行针刺得气后，不需持续捻针即可拔罐，用罐口罩住针柄，起罐后再出针。操作时注意针柄不宜过长，以防罐底挤压针柄，造成针刺过深伤及有关组织器官。对于胸腹部、胁肋部、背部、肾区以及有较大血管、神经分布的四肢部穴位，要用浅于正常直刺深度的手法进针，以免拔罐后因吸力作用，针尖逆式深入，造成针刺事故，如气胸等	常用于比较顽固的病证，如顽固性风湿痛、陈旧性筋骨损伤、坐骨神经痛、腰椎间盘突出症等
出针罐法	在应拔的穴位或部位上进行针刺得气后，再持续快速行针，出针，不按压针孔，立即在针孔处拔罐，吸出少许血液或组织液后起罐	适用于感冒、发热、风湿痹痛、跌打损伤、瘀血肿痛等。小儿针刺不容易配合留针，适宜应用此法治疗

续表

针罐法	操作要点	适用范围
刺络罐法	在应拔穴位或部位进行常规消毒后，用三棱针、粗毫针、皮肤针、小刀片等点刺穴位、病灶、表皮显露的小血管，使之出血或出脓，或挑刺皮下血络及肌纤维数根，然后拔罐，吸出适量的血液、组织液、脓液或腐败组织后起罐。此法在操作时也可以先行拔罐，待局部出现瘀血或丹痧后，再选择瘀血或丹痧最明显的部位进行点刺，使其出血	适用于热证、实证、瘀血证及某些皮肤病，如各种急慢性软组织损伤、哮喘、坐骨神经痛、神经性皮炎、皮肤瘙痒症、疮痈、丹毒等
药罐法	将配制好的药物装入布袋中，扎紧袋口，放入清水煮至适当浓度，再把罐具投入药汁内煮15分钟。取出罐具，按水罐法吸拔在应拔穴位或部位上。此外，在操作时还有将备用的药液、药膏、药油等摊涂于应拔部位或罐具内壁而再拔罐的	多用于全身各部的风湿痹痛、肌肤麻木等病证

4. 起罐方法

（1）操作要点：一般的罐具，医者一手持罐，稍用力使之向一侧倾斜，另一手的食指或拇指轻轻按压对侧罐口边缘的软组织，使空气缓慢进入罐内，罐具即可自行脱落。抽气罐可用注射器或其他抽气装置将空气注入罐内，罐具即可自行脱落。

（2）注意事项：起罐过程一定要缓慢，忌暴力硬拔，或快速倾斜火罐，以免造成被拔部位皮肤与肌肉的损伤与疼痛。

5. 罐后的反应及处理

（1）罐后反应

1）拔罐时患者局部如感牵拉、紧缩、发胀等，起罐后吸拔部位留下点片状紫红色瘀点或瘀块的罐斑或罐印，或兼微热痛感，均属正常。

2）若患者本身或吸拔部位存在病邪，则会在吸拔部位出现一些异常反应，临床上应结合患者其他症状综合分析。

3）在拔罐过程中，也有极少数患者发生休克、晕厥。患者一般感到头晕眼花，心烦欲呕，面色苍白，四肢厥冷，冷汗淋漓，呼吸急促，脉搏频数而细小等。此时应立即将罐取下，使患者平卧，喝些温热开水，稍事休息。稍重者可用针灸针刺十宣、人中穴，即可助其恢复。如无针灸针，可用手指按压人中穴。患者恢复后，应继续平卧休息一段时间才能离开治疗室。

（2）罐后处理

1）起罐后，应用消毒棉球轻轻擦拭拔罐部位罐斑或罐印上的小水珠，若罐斑微觉痒痛，不可搔抓，数日内可自行消退。

2）若在拔罐部位上出现小水疱，可不做处理，任其自行吸收；水疱较大者，可用消毒毫针刺破水疱，放出疱中水液，涂上龙胆紫。

3）若出血可用消毒棉球擦拭干净。

4）若局部皮肤出现破损，可常规消毒，并用无菌敷料覆盖其上。

5）若应用拔罐疗法治疗疮痈，在起罐后可擦拭干净脓血，并常规处理疮口。

6）一般在处置妥当后，应让患者休息片刻才离开治疗室，并嘱咐患者隔1~2天后再做治疗，同时还要参考患者的具体病情和反应。

三、适应证和禁忌证

1. 适应证　疮疡，内、外、妇、儿等各种病证，还可用于预防保健。

2. 禁忌证

（1）凝血机制不好，有自发性出血倾向或损伤后出血不止的患者。

（2）皮肤严重过敏者或皮肤患有疥癣等皮肤传染性疾病的患者；恶性皮肤肿瘤患者或局部皮肤破损溃烂处、静脉曲张、体表大动脉搏动处、瘰疬、疝气处等局部不宜拔罐。

（3）精神高度紧张、精神分裂症、抽搐、神经质及不合作者。

（4）妊娠期妇女的腹部、腰骶部、乳房部及前后二阴部。

（5）人体的眼、耳、口、鼻等五官部位和前后二阴部位。

（6）重度心脏病、心力衰竭、呼吸衰竭的患者和急性外伤性骨折、严重水肿、活动性肺结核的患者。

（7）醉酒、过饥、过饱、过渴、过劳者慎用火罐。

四、注意事项

1. 选择正确的吸拔部位或穴位

（1）对于吸拔部位或穴位的选择，一般以肌肉丰满、皮下组织丰富、毛发稀少的部位为宜。

（2）应拔的局部皮肉须保持紧张，如有皱纹、松弛、凹凸不平、体位移动等，则容易使罐脱落。

（3）一般不在血管浅显处、颈部两侧、心脏搏动处、鼻子、眼睛、乳头、口唇、骨突、前后阴、瘢痕和皮肤细嫩处、松弛有较大皱纹处拔罐。

（4）血管浅显处拔罐，易造成小血管破裂，出血不止；颈部两侧有颈动脉等大血管，如果拔罐，易影响血液循环，造成组织和器官的供血不足；鼻子、眼睛、前后阴不能承受拔罐的负压刺激；乳头是敏感的感受器官，可影响人体内分泌激素水平，故不能拔罐；口唇、骨突处难以着罐；皮肤细嫩处如施用拔罐疗法，易使局部起水疱，造成皮肤破损；瘢痕处由于皮肤弹性不好，易发生疼痛；皮肤松弛有较大皱纹则易使罐具难保持负压或由于皮肤打皱引起疼痛。

（5）前次拔罐时如罐斑未消退，不宜重复拔罐。

2. 选择适当的罐具　若吸拔的部位比较平坦，肌肉丰满，皮下脂肪较厚，则宜用大号罐具；若吸拔的部位比较窄小，肌肉较薄，皮下脂肪较少，则宜用小号罐具；若吸拔的部位是小的关节或穴位，则宜用小竹罐或抽气罐。年老体弱，小儿或产后体虚、精神紧张之人，应选择小号罐具，反之应选择大号罐具。

3. 各拔罐法的注意事项

拔罐方法	注意事项
投火法	火焰要旺，动作要敏捷，扣罐时用另一手掌挡一下罐口或摇晃一下火罐再扣，以免皮肤烫伤
闪火法	棉絮蘸的酒精不宜过多，防止滴下，造成皮肤烫伤
贴棉法	防止和避免燃着的棉花脱落，烫伤患者皮肤
架火法	燃着的火架不能歪倒或倾斜，避免烧伤患者皮肤。扣准火罐，避免扑灭火焰
煮药罐或竹罐	甩尽罐内的热药液或热水，以免烫伤皮肤
刺络罐法	血罐法的出血量应根据患者的性别、年龄、病情和体质而定，一般急性病、青壮年、体质强者出血量宜多，反之宜少。若是吸拔后，血出如喷泉，应立即起罐止血
留针罐法	找准穴位，先行针刺，得气后再行拔罐，扣罐时，绝不能撞压针柄，以免针刺过深，造成不应有的损伤。尤其是胸、背部，针刺更不能过深，否则容易产生气胸
多罐法	吸拔的罐具不宜过密，以免相互牵拉，引起疼痛；同时相互排挤，不易拔牢。但亦不能过稀。罐具过稀会导致吸拔面积减少，负压刺激不足，也会影响疗效。一般多罐法中的密排法，罐距不超过一拇指宽的距离，适用于体壮而有疼痛者；疏排法，罐距应在两拇指宽的距离以上，适用于体弱者
走罐法	不能在骨突出处、小关节处、皮肤有皱襞或皮肤细嫩之处行走，以免损伤皮肤，或使吸拔的罐具漏气脱落

4. 确定适当的拔罐时间

（1）治疗时间：急性病一般在 1~5 天或 2~3 周，慢性病治疗时间较长，需要数月到数年。

（2）留罐时间：一般对于疼痛性疾病，需留罐 10~30 分钟，对于麻痹性疾病需留罐 5~10 分钟。具体留罐时间是灵活的，需将患者耐受程度和病情考虑进去。

（3）疗程时间及间隔时间：一般治疗 7~10 天为一疗程，间隔 3~5 天，进行第二疗程。

5. 密切关注患者的感觉和反应

（1）罐具吸拔牢固之后，必须询问患者感觉怎样，如有发热、发紧等感觉，属正常现象，可继续治疗。

（2）若患者感觉难受，或吸拔处不舒适，应立刻起罐，另选附近肌肉较多处重新进行吸拔，或改用较小的罐具多吸拔几次。若罐具吸拔牢固之后，病人觉得罐子吸拔得不够紧，可起罐或改用较大的罐子，重新吸拔。

（3）若患者连续几天进行拔罐疗法，则应注意轮换吸拔部位。一般针对病因和病情，可在同一条经络上选择位置不同但疗效相近的穴位或位置交替吸拔。

（4）若施用走罐法或刺络拔罐法，一般都在上背部或脊柱两侧，每隔 2~3 天吸拔一次，左右交替进行。

第四单元　刮痧疗法

本单元应重点掌握持具、徒手刮痧的操作要点、刮痧的补泻手法、刮痧的适应证和禁忌证、刮痧的注意事项。注意挑痧法、放痧法必须无菌操作，以防感染。施术者必须具备丰富的理论基础和实操经验，操作前要严格消毒，操作过程中手法要用力均匀，以能忍受为度，随时观察局部皮肤情况及病人感受，如遇晕刮，应及时处理。

一、 刮痧疗法的种类

刮痧方法包括持具操作和徒手操作（撮痧法）两大类。

1. 持具操作

刮痧方法		操作要点
刮痧法	直刮法	病人取坐位或俯伏位，术者用热毛巾擦洗病人被刮部位的皮肤，均匀地涂上刮痧介质。术者持刮痧工具，在刮拭部位进行刮拭，以刮出出血点为止
	间接刮法	先在病人将要刮拭的部位放一层薄布，然后再用刮拭工具在布上刮拭。此法可保护皮肤。适用于儿童、年老体弱、高热、中枢神经系统感染、抽搐、某些皮肤病患者
挑痧法		术者用酒精棉球消毒挑刺部位，左手捏起挑刺部位的皮肉，右手持三棱针，对准部位，将针横向刺入皮肤，挑破皮肤0.2~0.3cm，然后再深入皮下，挑断皮下白色纤维组织或青筋。有白色纤维组织的地方，挑尽为止。如有青筋的地方，挑三下，同时用双手挤出瘀血。术后碘酒消毒，敷上无菌纱布，胶布固定
放痧法	点刺法	针刺前先推按被刺部位，使血液积聚于针刺部位。常规消毒后，左手拇、食、中三指夹紧被刺部位或穴位，右手持针，对准穴位迅速刺入1~2分深，随即将针退出，轻轻挤压针孔周围，使少量出血，然后用消毒棉球按压针孔。此法多用于手指或足趾末端穴位
	泻血疗法	常规消毒，左手拇指压在被刺部位下端，上端用橡皮管结扎，右手持三棱针对准被刺部位静脉，迅速刺入脉中0.5~1分深，然后出针，使其流出少量血液，出血停止后，以消毒棉球按压针孔。当出血时，也可轻按静脉上端，以助瘀血排出，毒邪得泄。此法适用于肘窝、腘窝及太阳穴等处的浅表静脉，用以治疗中暑、急性腰扭伤、急性淋巴管炎等

需要注意的是，挑痧法、放痧法必须无菌操作，以防感染。针刺前消除患者紧张心理，点刺时手法宜轻宜快宜浅，出血不宜过多，以数滴为宜。注意勿刺伤深部动脉。另外，病后体弱、明显贫血、孕妇和有自发性出血倾向者不宜使用。为防止晕针，患者最好采取卧位，术后适当休息后再离开诊室。

2. 徒手操作

刮痧方法	操作要点
揪痧法	在施术部位涂上刮痧介质，然后施术者五指屈曲，用自己食、中指的第二指节对准施术部位，把皮肤与肌肉揪起，然后瞬间用力向外滑动再松开，这样一揪一放，反复进行，并连续发出"巴巴"声响。在同一部位可连续操作6~7遍，这时被揪起部位的皮肤就会出现痧点
扯痧法	医者用自己的食指、大拇指提扯患者的皮肤和一定的部位，使表浅的皮肤和部位出现紫红色或暗红色的痧点。主要用于头、颈项、背、面部的太阳穴和印堂穴
挤痧法	医者用大拇指和食指在施术部位用力挤压，连续挤出一块块紫红痧为止
焠痧法	用灯心草蘸油，点燃后，在病人皮肤表面上的红点处烧燃，手法要快，一接触到病人皮肤，立即离开皮肤，往往可听见十分清脆的灯火烧灼皮肤的爆响声。适用于寒证
拍痧法	用虚掌拍打或用刮痧板拍打体表施术部位，一般为痛痒、胀麻的部位

二、 刮痧工具及操作方法

1. **刮痧工具**　刮痧板（水牛角或木鱼石制成）和润滑剂（红花油、石蜡油、麻油或刮痧专用的活血剂）。

2. **操作方法**　操作时手持刮痧板，蘸上润滑剂，然后在患者体表的一定部位按一定方向进行刮拭，至皮下呈现痧痕为止。刮痧时要求用力要均匀，一般采用腕力，同时要根据病人的病情及反应调整刮拭的力量。刮痧疗法的操作手法如下：

刮痧疗法	操作手法
平刮	用刮板的平边，着力于施术部位上，按一定方向进行较大面积的平行刮拭
竖刮	用刮板的平边，着力于施术部位上，按竖直上下方向而进行大面积的刮拭
斜刮	用刮板的平边，着力于施术部位上，进行斜向刮拭。适用于人体某些部位不能进行平、竖刮的情况
角刮	用刮板的棱角和边角，着力于施术部位上，进行较小面积或沟、窝、凹陷地方的刮拭，如鼻唇沟、耳屏、神阙、听宫、听会、肘窝、关节等处

三、 刮痧的补泻手法

刮痧疗法分为补法、泻法、平补平泻法。补法适用于年老、体弱、久病、重病或体形瘦弱之虚证患者，反之用泻法。平补平泻法常用于正常人保健或虚实兼见证的治疗。

补法	刮拭按压力小，速度慢，刺激时间较长	痧痕点数量少者	操作的方向顺经脉运行方向者	刮痧后加温灸者
泻法	刮拭按压力大，速度快，刺激时间较短	痧痕点数量多者	操作的方向逆经脉运行的方向者	刮痧后加拔罐者
平补平泻	三种刮拭方法：①按压力大，刮拭速度慢；②按压力小，刮拭速度快；③按压力中等，速度适中			

四、 刮痧的操作步骤

1. 选择工具。

2. 消除患者紧张心理。

3. 选择体位。

4. 涂刮痧润滑剂。

5. 刮拭方法 右手持刮痧工具，灵活运用腕力、臂力，刮具与皮肤呈45°角。用力均匀、适中，由轻渐重，以病人能耐受为度。刮拭的按压力要深透深层组织。刮拭面尽量拉长。顺一个方向刮，皮下出现轻微紫红或紫黑色痧点、斑块即可。

6. 刮拭后 刮完后擦干皮肤，让病人穿好衣服，适当饮用一些姜汁、糖水或白开水，以促进新陈代谢。

7. 刮拭后的反应 刮拭后半小时左右皮肤表面的痧点会逐渐融合成片。24~48小时出痧表面的皮肤触摸时有痛感或自觉局部皮肤微热，属正常反应。

8. 刮痧的时限与疗程 一般每个部位刮20次左右，每次10~15分钟为宜。第二次应间隔5~7天后或患处无痛感时再实施。通常连续治疗7~10次为一疗程，间隔10天再进行下一疗程。

五、 刮痧适应证、 慎用证与禁忌证

1. 适应证

（1）内、外、妇、儿、五官等各科和各系统疾病。

（2）预防疾病和保健强身。

2. 慎用证和禁忌证

（1）有出血倾向的疾病忌用或慎用。如血小板减少性疾病、过敏性紫癜、白血病等，不宜用泻法，宜用补法或平补平泻手法刮疗。

（2）凡危重病证应立即住院观察治疗。若无其他办法，可用本法进行暂时的急救。

（3）新发生的骨折患部不宜刮痧。外科手术疤痕处亦应在两个月以后方可局部刮痧。恶性肿瘤患者手术后，疤痕局部处慎刮。

（4）疖肿、痈疮、瘢痕、溃烂、传染性皮肤病及皮肤不明原因的包块等，不宜直接在病灶部位刮拭。

（5）年老体弱者、空腹及妊娠妇女的腹部、妇女经期下腹部、女性面部忌用大面积泻法刮拭。

（6）对刮痧恐惧或过敏者，忌用本法。

（7）孕妇、妇女经期，禁刮下腹部及三阴交、合谷、足三里等穴。且刮拭手法宜轻，用补法。

六、 刮痧法的注意事项

1. 术前注意事项

（1）刮痧场所须空气流通清新，并注意保暖，注意避风。尽量少暴露皮肤。

（2）选择舒适的体位。

（3）刮痧工具要严格消毒，防止交叉感染。刮拭前须仔细检查刮痧工具，以免刮伤皮肤。

（4）施术者的双手也应消毒。

（5）刮拭前向患者解释刮痧的一般常识，消除其恐惧心理。

（6）勿在病人过饥、过饱及过度紧张的情况下进行刮痧治疗。

2. 术中注意事项

（1）手法要用力均匀，以能忍受为度，出痧为止。

（2）婴幼儿及老年人，刮拭手法用力宜轻。

（3）不可一味追求出痧而用重手法或延长刮痧时间。

（4）刮拭过程中，要经常询问病人感受。如遇晕刮，应立即停止。抚慰患者勿紧张，助其平卧，注意保暖，饮温开水或糖水。如仍不缓解，可用刮板角部点按人中穴，力量宜轻，避免重力点按后局部水肿。对百会穴和涌泉穴施以泻法。患者病情好转后，继续刮内关、足三里穴。

3. 术后注意事项

（1）刮痧后饮温水一杯，休息片刻。

（2）刮痧治疗后须待皮肤毛孔闭合恢复原状后，方可洗浴，一般间隔约3小时。

（3）对某些复杂危重的病人，除用刮痧治疗，更应配合其他如药物治疗，以免延误病情。

第五单元　其他针法

学 ▽ 前 ▽ 导 ▽ 航

本单元应重点掌握三棱针法的操作要点。熟悉皮肤针法的操作要点。施术者必须具备丰富的理论基础和实操经验，操作前要严格消毒，动作稳、准。

学 ▽ 习 ▽ 要 ▽ 点

一、三棱针法

三棱针法	操作要点	临证备要
点刺法	①取适宜体位，充分暴露待针腧穴；②医者戴消毒手套；③使施术部位充血，可先在针刺部位及其周围，轻轻地推、揉、挤、捋，使局部充血；④穴区皮肤常规消毒；⑤医者用一手固定点刺部位，另一手持针，露出针尖3～5mm，对准点刺部位快速刺入，迅速出针，一般刺入2～3mm；⑥轻轻挤压针孔周围，使之适量出血或出黏液；⑦用消毒干棉球按压针孔。可在点刺部位贴敷创可贴	①要做到稳、准、轻、快；②要对针具、皮肤、术者双手严格消毒；③选穴宜少；④根据病情确定合适的出血量

续表

三棱针法	操作要点	临证备要
散刺法（豹纹刺）	①选取适宜体位，充分暴露待针腧穴。②医者戴消毒手套。③穴区皮肤常规消毒。④根据病变部位大小，由病变外缘呈环形向中心部位进行点刺。一般点刺10~20针。⑤点刺后，可见点状出血，若出血不明显，可加用留罐法以增加出血量，放出适量血液（或黏液）。⑥用消毒干棉球按压针孔。施术部位面积较大时，可敷无菌敷料	①把握好针刺的角度、深度、速度。应垂直点刺；根据病情不同，深度不同，一般为1~2mm；快进快出。②皮肤有感染、溃疡、瘢痕及不明原因肿块，不可直接散刺患处局部，宜在病灶周围散刺
刺络法	①选择适宜的体位，确定血络。②医者戴消毒手套。③肘、膝部静脉处放血时，一般要捆扎橡皮管。将橡皮管结扎在针刺部位的上端。其他部位则不便结扎，为使血络充盈，也可轻拍血络处。④将血络处皮肤严格消毒。⑤一手拇指按压在被刺部位的下端，使血络位置相对固定，一手持针，对准针刺部位，顺血络走向，斜向上与之呈45°左右刺入，以刺穿血络前壁为度，一般刺入2~3mm，然后迅速出针。⑥根据病情需要，使其流出一定量的血液。也可轻轻按压静脉上端，以助瘀血外出。⑦松开橡皮管，待出血自然停止。⑧以消毒干棉球按压针孔，并以75%酒精棉球清除创口周围的血液	①要使针刺处的血络明显充盈；②要严格消毒；③动作要稳、准；④出血量要适宜；⑤要避免误刺动脉，若误刺，应立即用消毒干棉球按压；⑥若在同一部位使用本法，宜5~7天进行1次
挑刺法	①选取适宜体位，充分暴露待针腧穴。②医者戴消毒手套。③局部皮肤严格消毒。④挑破表皮，挑断皮下纤维组织：医者一手按压进针部位两侧或捏起皮肤使之紧绷固定，另一手持针迅速刺入皮肤1~2mm，随即倾斜针身挑破表皮，使之出少量血液或黏液。也可再刺入2~5mm，倾斜针身使针尖轻轻挑起，挑断皮下纤维组织。⑤出针，用无菌敷料覆盖创口	①对于体质较弱、畏惧疼痛者，可先用2%利多卡因局麻后再挑治；②不能直刺进针、刺入过深；③一次治疗，挑治点不宜过多；④5~7天挑治1次为宜

二、皮肤针法

1. 操作要点

（1）选取适宜体位，充分暴露待针腧穴。

（2）穴区皮肤常规消毒。

（3）软柄、硬柄皮肤针持针姿势不同。

1）硬柄皮肤针持针式：用拇指和中指夹持针柄两侧，食指置于针柄中段上面，无名指和小指将针柄末端固定于大小鱼际之间。

2）软柄皮肤针持针式：将针柄末端置于掌心，拇指居上，食指在下，中指、无名指、小指呈握拳状固定针柄末端。

（4）叩刺：叩刺时，主要运用腕力，要求针尖垂直叩击皮肤，并立即弹起，如此反复操作。

（5）用无菌干棉球或棉签擦拭。

2. 皮肤针法有三种刺激强度，各有适应证。

刺激强度	适应证
轻刺	用较轻的腕力进行叩刺，针尖垂直叩打皮肤后立即弹起，针尖接触皮肤时间短。以局部皮肤略见潮红为度
中刺	用中等的腕力进行叩刺，使针尖垂直叩打在皮肤上，针尖接触皮肤时间略长，立即弹起。以局部皮肤明显潮红、微有渗血为度
重刺	用中重腕力进行叩刺，使针尖垂直叩打在皮肤上，针尖接触皮肤时间长，再弹起。以局部皮肤明显潮红、出血为度

3. 临证备要

（1）叩刺前必须严格消毒。

（2）要根据病情、体质等合理选择刺激强度。

（3）一般应由上到下、由内到外顺次进行叩刺。在皮肤病患部叩刺时，应由外到内进行。

（4）叩刺时落针要稳、准，针尖与皮肤呈垂直接触并垂直抬起，切勿斜刺、拖刺、压刺。

（5）骨骼突出部位，禁用本法。

（6）轻刺、中刺可以每天或隔天 1 次，重刺宜 5~7 天 1 次。

（7）凝血机制障碍者，血管瘤部位，不明原因的肿块部位，局部皮肤有创伤、溃疡或瘢痕者，急性传染病患者，孕妇腰骶部、小腹部禁止使用本法。

第六单元　针灸异常情况处理

学 ▽ 前 ▽ 导 ▽ 航

本单元详细介绍针灸技术操作过程中出现的异常情况的处理措施。一旦出现异常情况，施术者首先不可慌张，严格按照步骤一步步处理，避免造成不必要的医疗事故。重点掌握晕针的处理要点。

学 ▽ 习 ▽ 要 ▽ 点

一、晕针

1. 立即停针、起针。

2. 平卧、宽衣、保暖。

3. 症状轻者静卧休息，给予温开水或糖水，即可恢复。

4. 在上述处理的基础上，可针刺人中、素髎、内关、涌泉、足三里等穴，或温灸百会、气海、关元等。尤其是艾灸百会，对晕针有较好的疗效，可用艾条于百会穴上悬灸，至知觉恢复，症状消退。

5. 经以上处理，仍不省人事，呼吸细微，脉细弱者，要及时配合现代急救处理措施，如人工呼吸等。

轻者，经前三个步骤处理即可渐渐恢复；重者，应及时进行后两个步骤。

二、 滞针

1. 精神紧张， 局部肌肉过度收缩所致

（1）适当延长留针时间。

（2）在滞针穴位附近，运用循按或弹柄法。

（3）在附近再刺一针。

2. 行针手法不当， 单向捻转太过所致

（1）向相反的方向将针捻回。

（2）配合弹柄法、刮柄法或循按法，促使肌纤维放松。

三、 弯针

1. 出现弯针后，不得再行提插、捻转等手法。

2. 根据弯针的程度、原因采取不同的处理方法。

（1）若针柄轻微弯曲者，应慢慢将针起出。

（2）若弯曲角度过大，应轻微摇动针体，并顺着针柄倾斜的方向将针退出。

（3）若针体发生多个弯曲，应根据针柄的倾斜方向分段慢慢向外退出，切勿猛力外拔，以防造成断针。

（4）若因患者体位改变所致者，应嘱患者慢慢恢复到原来体位，局部肌肉放松后再将针缓慢起出。

四、 断针

1. 嘱患者不要惊慌乱动，令其保持原有体位，以免针体向肌肉深层陷入。

2. 根据针体残端的位置采用不同的方法将针取出。

（1）若针体残端尚有部分露在体外，可用手或镊子取出。

（2）若残端与皮肤面相平或稍低，尚可见到残端时，可用手向下挤压针孔两旁皮肤，使残端露出体外，再用镊子取出。

（3）若断针残端全部没入皮内，但距离皮下不远，而且断针下还有强硬的组织（如骨骼）时，可由针旁外面向下轻压皮肤，利用该组织将针顶出。

（4）若断针下面为软组织，可将该部肌肉捏住，将断针残端向上托出。

（5）断针完全陷没在皮肤之下，无法取出者，应在 X 线下定位，手术取出。

（6）如果断针在重要脏器附近，或患者有不适感觉及功能障碍时，应立即采取外科手术方法处理。

五、 血肿

1. 微量的皮下出血，局部小块青紫时，一般不必处理，可待其自行消退。

2. 局部肿胀疼痛较剧，青紫面积大而且影响到功能活动时，可先做冷敷止血，再做热敷或在局部轻轻揉按，以促使瘀血消散吸收。

六、 皮肤灼伤及起疱

1. 局部出现小水疱，只要注意不擦破，可任其自然吸收。

2. 如水疱较大，对局部皮肤严格消毒后，可用消毒的三棱针或粗毫针刺破，放出水液，或用无菌的一次性注射器针抽出水液，再涂以烫伤油等，并以纱布包敷，每日更换药膏1次，直至结痂。注意不要擦破疱皮。

3. 如用化脓灸者，在灸疮化脓期间，要注意适当休息，加强营养，保持局部清洁，并可用敷料保护灸疮，以防污染，待其自然愈合。

4. 如处理不当，灸疮脓液呈黄绿色或有渗血现象，可用消炎药膏或玉红膏涂敷。

第六章

推拿技术

章 ▼ 节 ▼ 提 ▼ 示

　　本章内容详述推拿技术中常用的基本手法、复合手法、运动关节类手法、小儿推拿手法的动作要领、要求及注意事项、临床应用。术者应严格掌握每一手法的操作方法，有效治疗。

第一单元　基本手法

学 ▼ 前 ▼ 导 ▼ 航

　　本单元基本手法中每一手法的操作要点、注意事项均是重点掌握内容。操作过程中肩臂、肘、腕、指应协调操作，动作自然连贯，不可呆滞僵硬，否则影响效果。悉知各手法的临床应用，对症治疗。

学 ▼ 习 ▼ 要 ▼ 点

一、滚法

1. 操作

滚法	操作要点
侧滚法	用手背近小指侧着力于治疗部位，以小指掌指关节背侧为支点，肘关节微屈并放松，靠前臂的旋转及腕关节的屈伸，使产生的力持续地作用在治疗部位上
立滚法	用小指、无名指、中指背侧及其掌指关节着力于治疗部位，以小指掌指关节背侧为支点，肘关节伸直，靠前臂的旋转及腕关节的屈伸，使产生的力持续地作用在治疗部位上

2. 动作要领

（1）侧滚法上肢放松，肘关节微屈；立滚法肘关节伸直。

（2）着力部位应似球形或瓶状。

（3）着力部位应吸附于治疗部位上，避免往返拖动。

（4）手的滚动幅度应在 120°左右，即腕关节屈曲时，向外滚动 80°；腕关节伸直时向内滚动 40°。

（5）前臂的旋转及腕关节的屈伸要协调一致。

3. 要求及注意事项　操作时注意腕关节的屈伸和前臂的旋转要协调一致，着力部位要吸附在治疗部位上。

4. **临床应用**　颈、肩、腰、背及四肢肌肉较丰厚处。

二、 一指禅推法

1. 操作

一指禅推法	操作要点
指端一指禅推法	以拇指指端着力于治疗部位，通过指间关节的屈伸和腕关节的摆动，使产生的力持续地作用在治疗部位上。操作时注意沉肩、垂肘、悬腕、掌虚、指实、紧推、慢移
偏锋一指禅推法	以拇指的偏锋着力于治疗部位，通过指间关节的屈伸和腕关节的摆动，使产生的力持续地作用在治疗部位上。操作时应注意沉肩、垂肘、指实、紧推、慢移
罗纹面一指禅推法	以拇指的罗纹面着力于治疗部位，通过指间关节的屈伸和腕关节的摆动，使产生的力持续地作用在治疗部位上。操作时应注意沉肩、垂肘、悬腕、掌虚、指实、紧推、慢移。本法亦可以用拇指的罗纹面着力于治疗部位，其余四指附着于肢体的另一侧，通过指间关节的屈伸和腕关节的摆动，使产生的力持续地作用在治疗部位上
跪推法	以拇指指间关节的背侧着力于治疗部位，通过腕关节的摆动使产生的力持续地作用在治疗部位上
蝶推法	以两手同时在患者前额部做偏锋一指禅推法

2. **动作要领**　①沉肩；②垂肘；③悬腕；④掌虚；⑤指实；⑥紧推慢移；⑦蓄力于掌，出力于指，着力于罗纹面。

3. **要求及注意事项**　操作时注意指间关节的屈伸和腕关节的摆动要协调一致，拇指在治疗部位上要相对固定。

4. **临床应用**　可用于全身各部位。在颈、肩、四肢多用罗纹面或指端一指禅推法；在颜面多用偏峰一指禅推法或蝶推法；在腹部常采用跪推法。

三、 揉法

1. 操作

揉法	操作要点
指揉法	用指端着力于治疗部位，做轻柔缓和的环旋活动
掌揉法	用掌着力于治疗部位，做轻柔缓和的环旋活动
鱼际揉法	用大鱼际或小鱼际着力于治疗部位，做轻柔缓和的环旋活动
掌根揉法	用掌根着力于治疗部位，做轻柔缓和的环旋活动；亦可双掌重叠，以掌根着力于治疗部位，左右方向地用力按揉
前臂揉法	用前臂的尺侧着力于治疗部位，用力做环旋揉动或左右揉动
肘揉法	用尺骨鹰嘴着力于治疗部位，用力做环旋揉动或左右揉动

2. **动作要领**

（1）应以肢体的近端带动远端做小幅度的环旋揉动。如用前臂带动腕、掌做掌揉法。

（2）着力部位要吸定于治疗部位，并带动深层组织。

　　（3）压力要均匀，动作要协调且有节律。

　　（4）揉动的幅度要适中，不宜过大或过小。

　　3. **要求及注意事项**　操作时注意着力部位应吸附在治疗部位上，且环旋揉动的幅度应适中，幅度过大或过小均会影响放松效果。

　　4. **临床应用**　用于腹部，有调理胃肠功能的作用。指揉法主要用于穴位；掌揉法主要用于腰背、腹部；鱼际揉法多用于头面部；掌根揉法、前臂揉法、肘揉法主要用于腰骶部。

四、摩法

　　1. 操作

摩法	操作方法
掌摩法	以掌置于腹部，做环形而有节律的抚摩，亦称摩腹。摩腹顺序：胃脘部→上腹→脐→小腹→右下腹→右上腹→左上腹→左下腹
指摩法	以食指、中指、无名指、小指指腹附着在治疗部位上，做环形而有节律的抚摩。本法用于面部、胸部或某些穴位

　　2. 动作要领

　　（1）上肢及腕掌放松，轻放于治疗部位。

　　（2）前臂带动腕及着力部位做环旋活动。

　　（3）动作要缓和协调。

　　（4）用力宜轻不宜重，速度宜缓不宜急。

　　3. **要求及注意事项**　指摩法作用于颜面、眼周时常用一些供美容使用的按摩乳、磨砂膏，以保护皮肤并使得皮肤更具有活力。

　　4. **临床应用**　掌摩法主要用于腹部，能调理胃肠功能，预防术后肠粘连。若顺时针作用于腹部有通腹作用；若逆时针作用于腹部有涩肠作用。指摩法主要用于颜面、眼周及穴位，可用于治疗眼部疾病，也可用于美容、保健。指摩法作用于穴位时，不同的穴位有不同的治疗作用，如摩膻中，可宽胸理气，治疗胸闷、气喘、心悸等。

五、推法

　　1. 操作

推法	操作要点
掌推法	用掌着力于治疗部位上，进行单方向的直线推动。推动时应轻而不浮，重而不滞。本法多用于背部、胸腹部、季肋部、下肢部
指推法	用指着力于治疗部位上，进行单方向的直线推动。本法用于肌腱及腱鞘部位
肘推法	用肘着力于治疗部位上，进行单方向的直线推动。本法用于脊柱两侧
拇指分推法	以两手拇指的桡侧置于前额部位，自前额正中线向两旁分推
十指分推法	十指微屈，自胸部正中线沿肋间隙向两侧分推，亦称开胸顺气
鱼际分推法	以两手拇指桡侧及大鱼际着力于腹部，自腹部正中线沿肋弓向两侧分推

2. 动作要领

（1）着力部位要紧贴皮肤，压力适中，做到轻而不浮，重而不滞。

（2）推时应手指在前，掌根在后。

（3）应参考经络走行方向及血液运行方向推动。

（4）速度要均匀。

3. **要求及注意事项**　在做推法时应注意压力要适中，方向要正确。

4. **临床应用**　治疗经络闭阻引起的症状，如恶心、呕吐、咳嗽、腹胀；静脉曲张；瘀血肿痛。

六、 擦法

1. 操作

擦法	操作要点
掌擦法	用掌着力于施治部位，做往返直线快速擦动。本法接触面积大，产热低且慢，主要用于腰骶、四肢、肩部
侧擦法	用手的尺侧着力于施治部位，做往返直线快速擦动。本法接触面积小，产热高且快，主要用于腰骶、肩背及四肢
鱼际擦法	用大鱼际着力于施治部位，做往返直线快速擦动。本法接触面积小，产热较快，主要用于上肢及颈肩部

2. 动作要领

（1）沿直线往返操作，不可歪斜。

（2）着力部位要紧贴皮肤，压力要适中。

（3）动作要连续，速度要均匀且快，往返距离尽量拉长。

3. **要求及注意事项**　治疗部位应充分暴露，治疗部位应涂适量润滑剂，多用在治疗的最后，操作时医生要注意自然呼吸，不要憋气。

4. **临床应用**　寒性疾病。

七、 搓法

1. 操作

搓法	操作要点
掌搓法	以两手夹住肢体，相对用力，做相反方向的快速搓动，同时上下往返移动。本法主要用于上肢部
虎口搓法	以两手虎口置于颈肩部快速搓动，本法用于颈肩部

2. **动作要领**　①用力要对称；②搓动要快，移动要慢。

3. **要求及注意事项**　用力应沉稳，移动的速度要慢。

4. **临床应用**　多用于治疗结束时。主要用于四肢、胸胁，尤以上肢为主。

八、抹法

1. **操作**　用双手拇指的罗纹面着力于治疗部位，以拇指的近端带动远端，做上下或左右的单方向移动。本法用于前额部。

2. **动作要领**

（1）用力宜轻不宜重，宜缓不宜急。

（2）用拇指近端带动远端进行操作。

（3）两手用力及两手的速度要对称。

3. **要求及注意事项**　操作时不要用力按压局部。

4. **临床应用**　头痛、失眠、眩晕、眼周疾病。多在手法开始时应用。作用于印堂至神庭穴时，又称开天目或开天门，常用拇指自下而上，交替进行。作用于前额部时，又称分推前额、合推前额，统称推前额。推前额常用拇指自中间向两旁太阳穴处分推，然后再回至中间，如此反复进行。

九、按法

1. **操作**

按法	操作要点
普通按法	以掌着力于治疗部位，垂直向下按压。本法多与其他手法结合应用，如与揉法结合应用称为按揉，与摩法结合应用称为按摩
背部按法	以两掌重叠置于背部正中，先嘱患者用力吸气，再嘱患者用力呼气，医生双手也随之向下按压，至呼气末，瞬间用力，听到弹响即表明复位

2. **动作要领**　①普通按法在按压时，应逐渐用力；②作用于背部时，医生应随患者的呼气向下按压，用力的时机为呼气末，力量持续的时间为瞬间用力。

3. **要求及注意事项**　操作时要根据治疗部位，选择着力部位。作用于背部时，不可在吸气、吸气末和呼气过程中按压背部，以免造成损伤；同时应使患者俯卧于平坦、柔软的床上，患者的胸前不要有硬物（如扣子），以免造成损伤。

4. **临床应用**　常与其他手法配合应用，如按揉、按摩。作用于背部时，可调整胸椎椎间关节及肋椎关节，用于治疗胸胁屏伤。

十、点法

1. **操作**　以指端着力，持续按压人体的穴位，即为点法，也称点穴。在点穴时也可瞬间用力点按人体的穴位。点穴时可单用拇指点，也可食指或食中指一起点按穴位。在做点法时还可用点穴枪点按治疗部位，如足底。

2. **动作要领**　无论用拇指还是用食、中指点，手指都应用力保持一定姿势，避免在点的过程中出现手指过伸或过屈，造成损伤。

3. **要求及注意事项**　操作时注意保护自己手指和患者的皮肤。

4. **临床应用**　止痛、急救、调理脏腑功能。具体应用时应根据具体情况，辨证选穴并配穴。

十一、捏法

1. 操作

捏法	操作方法
三指捏法	两手腕关节略背伸，拇指横抵于皮肤，食、中两指置于拇指前方的皮肤处，以三指捏拿肌肤，两手边捏边交替前进
二指捏法	两手腕关节略尺偏，食指中节桡侧横抵于皮肤，拇指置于食指前方的皮肤处，以拇指、食指捏拿皮肤，边捏边交替前进

2. **动作要领**　①应沿直线捏，不要歪斜；②捏拿肌肤松紧要适宜。

3. **要求及注意事项**　应避免肌肤从手指间滑脱；应沿直线捏，不要歪斜。

4. **临床应用**　捏脊可用于儿童、成人，有很好的调理胃肠功能、促进消化吸收、提高人体抵抗力的作用，并对失眠有一定效果。捏脊方向为自下而上，从臀裂至颈部大椎穴。一般捏3~5遍，以皮肤微微发红为度。在捏最后一遍时，常捏三下，向上提一次，称"捏三提一"，目的在于加大刺激量。除捏督脉以外，还可捏两侧足太阳膀胱经。

十二、拿法

1. **操作**　拇指与其余四指对合呈钳形，施以夹力，以掌指关节的屈伸运动所产生的力，捏拿治疗部位，即捏而提起称为拿。

2. **动作要领**

（1）前臂放松，手掌空虚。

（2）捏拿的方向要与肌腹垂直。

（3）动作要有连贯性。

（4）用力由轻到重，不可突然用力。

（5）应以掌指关节运动为主捏拿肌腹，指间关节不动。

3. **要求及注意事项**　操作时注意指间关节不动；若指间关节运动，易造成掐的感觉，影响放松效果。

4. **临床应用**　用于颈、肩、四肢等部位，是保健时常用的手法。

十三、捻法

1. **操作**　用拇指罗纹面与食指桡侧缘夹住治疗部位，做上下快速揉捻。本法用于手指部和耳部。

2. **动作要领**

（1）捻动要快，移动要慢。

（2）捻动时以食指运动为主，拇指运动为辅。

（3）动作要有连贯性。

3. **要求及注意事项**　注意捻动要快，移动要慢。

4. **临床应用**　用于手指和耳部。捻法作用于手指两侧可疏通皮部，用于治疗手指的麻木、肿胀；作用于耳时可调养神志，用于治疗头面疾患、保健。

十四、 拍法

1. **操作**　五指并拢且微屈，以前臂带动腕关节自由屈伸，指先落，腕后落；腕先抬，指后抬，虚掌拍打体表。

2. **动作要领**

（1）应虚掌拍打患者体表。

（2）腕关节要自由摆动，且肘关节也要自由屈伸。

（3）可单手拍也可双手拍。

3. **要求及注意事项**　注意虚掌拍打，以免产生疼痛。

4. **临床应用**　用于腰骶部、背部。作用于背部可祛痰止咳；作用于腰骶部时可治疗部分腰痛、痛经等病证。

十五、 击法

1. **操作**

击法	操作要点
掌根击法	手指微屈，腕略背伸，以掌根着力，有弹性、有节律地击打体表。本法用于腰背部
侧击法	五指伸直分开，腕关节伸直，以手的尺侧（包括第5指和小鱼际）着力，双手交替有弹性、有节律地击打体表。也可两手相合，同时击打施治部位。本法用于颈肩、腰背及下肢后侧
指尖击法	两手五指屈曲，以指尖着力，有弹性、有节律地击打患者头部。本法用于头部
拳击法	以拳面、拳背、拳底有弹性地击打患者的体表。本法用于背部、腰骶、下肢
桑枝棒击法	医生手握拍打棒的手柄，有弹性、有节律地击打患者的腰背部及下肢的后侧

2. **动作要领**

（1）无论哪种击法，腕关节都应放松并以肘关节的屈伸带动腕关节自由摆动。

（2）操作时应有一定节律，使患者感到轻松舒适。

3. **要求及注意事项**　应因人、因部位选择击法的种类，同时注意保护皮肤。

4. **临床应用**　掌根击法和侧击法可通过振动缓解肌肉痉挛，消除肌肉疲劳。指尖击法可开窍醒脑，改善头皮血液循环。掌根击法主要用于腰骶部、下肢；侧击法主要用于颈肩部、四肢部；指尖击法主要用于头部。击法多在治疗结束时应用。

十六、 拨法

1. **操作**

拨法	操作要点
拇指拨法	以拇指罗纹面按于施治部位，以上肢带动拇指，垂直于肌腱、肌腹、条索往返用力推动。本法用于肌腱、肌腹、腱鞘、神经干等部位。也可以两手拇指重叠进行操作

续表

拨法	操作要点
掌指拨法	以一手拇指指腹置于施治部位，另一手手掌置于该拇指之上，以掌发力，以拇指着力，垂直于肌腱、肌腹、条索往返推动。本法用于肌腱、肌腹、腱鞘等部位
肘拨法	以尺骨鹰嘴着力于施治部位，垂直于肌腹往返用力拨动。本法用于臀部环跳穴

2. 动作要领

（1）先按后拨。

（2）拨动时应垂直于肌腱、肌腹、条索。

（3）以上肢带动着力部位，掌指关节及指间关节不动。

3. 要求及注意事项 应注意垂直于肌腱、肌腹、条索拨动，拇指拨法应避免掌指关节和指间关节的屈伸，以防止有抠的感觉。

4. 临床应用 本法缓解肌肉痉挛的作用很强。作用于神经干处，通过拨动神经干，可治肢体的麻木或疼痛。在保健中主要用于背部脊柱两侧，达到放松骶棘肌的目的。

十七、抖法

1. 肩部抖法

（1）操作：患者取坐位。医生站在患侧，双手握住患者的手指并使患者肩关节外展，在牵引的情况下，做连续、小幅度、均匀、快速的上下抖动，使抖动上传至肩关节，而使肩关节抖动的幅度最大。在抖动过程中，可以瞬间加大抖动幅度3次，但只加大抖动的幅度，不加大牵引力。

（2）动作要领

1）患肩应处于外展位。

2）在抖动过程中，始终要有牵引的力量。

3）抖动时必须做到连续、小幅度、快速、均匀。

（3）要求及注意事项

1）患者肩关节应置于外展位。

2）在抖动过程中可瞬间加大抖动幅度，但不加大牵引力。

3）抖动后有部分患者感到腕关节疼痛，此时医生两手分别握住患者前臂下段和手，相对用力牵拉腕关节，然后缓慢松开即可。

4）对于年老体弱的患者，亦可嘱患者仰卧进行操作。

（4）临床应用：肩周炎之外展受限。

2. 腰部抖法

（1）操作：患者取俯卧位。一助手固定患者腋下。医生双手托住患者两个踝关节，两臂伸直，身体后仰，与助手相对用力，牵引患者的腰部，待患者腰部放松后，医生身体先向前，然后身体后仰，瞬间用力，上下抖动，使患者腰部抖动的幅度最大。如此反复操作3

~5 次。

（2）动作要领

1）医生与助手牵引患者腰部时，患者的下肢与床面的角度不要太大。

2）待患者放松后，再发力上下抖动。

（3）要求及注意事项：操作时注意发力的时机，连续抖动 3 ~5 次或更多。

（4）临床应用：急慢性损伤导致的椎间关节关系紊乱，如腰椎间盘突出症。

3. 髋部抖法

（1）操作：患者取侧卧位。医生双手握住患者踝关节，拔伸牵引后，在维持牵引的情况下，做上下、快速的抖动。

（2）动作要领：先牵引后抖动，抖动要连续。

（3）要求及注意事项：抖动过程中医生两前臂应伸直，身体略后仰以利于发力。

（4）临床应用：治疗髋关节功能受限。

十八、 振法

1. 操作

振法	操作要点
掌振法	以掌置于治疗部位，做连续、快速的上下颤动。作用于腹部称为振腹，作用于腰部称为颤腰
指振法	以食中指指端置于穴位，做连续、快速的上下颤动。用于百会、膻中、中脘、关元等穴

2. 动作要领

（1）操作时着力部位应紧贴皮肤。

（2）频率要快，每分钟施振 200 ~300 次。

3. 要求及注意事项　操作时医生的手不应离开治疗部位；应以意领气，运气至手，发出振颤，并将振颤传达至治疗部位的深层。振颤的频率为每分钟 200 ~300 次。

4. 临床应用　作用于腹部时用于治疗消化不良、肠梗阻，预防术后肠粘连。振腰用于治疗腰椎间盘突出症。作用于穴位时用指振法可调理气机。

十九、 踩跷法

1. 操作　医生用足踩踏患者腰背、四肢的方法。

2. 动作要领

（1）以足跟或足心，或足底外侧，或第一跖骨头着力。

（2）踩踏的力量据患者的体质、治疗部位而定。

3. 要求及注意事项　据患者体质、部位选择踩的力量。

4. 临床应用　放松肌肉，通经止痛。

二十、 插法

1. 操作　手指插入肩胛骨与胸壁间。

2. **动作要领**　患者取坐位。医生两手宜配合施力，插入之手斜向内上，扶肩助力之手按向后下，两力合施，便于插入及达到一定深度。

3. **要求及注意事项**　医生应将指甲修齐磨平，以防戳破皮肤。

4. **临床应用**　胃下垂。常与托法配合应用。

二十一、理法

1. **操作**　以一手持患者肢体远端，另一手以拇指与余指及手掌部握住其近端，指掌部主动施力，做一松一紧的节律性握捏，并循序由肢体的近端移向远端。两手交替操作，可反复多次。理法也有双手同时操作者，即双手同时对握患者肢体近端，向远端进行节律性握捏。

2. **动作要领**

（1）操作时指掌部要均衡施力，体现"握"和"捏"。

（2）握捏要有节奏，频率宜稍快，应流畅自然，使患者有轻松舒适的感觉。

3. **要求及注意事项**　注意手法操作的灵活性，不可缓慢呆滞。

4. **临床应用**　常作为四肢部结束手法使用，用以缓解其他手法的过重刺激。

第二单元　复合手法

学 ▽ 前 ▽ 导 ▽ 航 ......

　　本单元复合手法中每一手法的操作要点、注意事项均是重点掌握内容。操作过程中两种手法须有机结合、协调操作，动作自然连贯，不可呆滞僵硬，否则影响效果。悉知各类复合手法的临床应用，对症治疗。

学 ▽ 习 ▽ 要 ▽ 点 ......

一、按揉法

1. **操作**

按揉法		操作方法
指按揉法		用单手或双手拇指罗纹面置于施术部位，其余手指置于对侧或相应的位置以助力。拇指和前臂部主动用力，进行节律性按压揉动
掌按揉法	单掌按揉法	以掌根部着力于施术部位，余指自然伸直，前臂与上臂主动用力，进行有节律按压揉动
	双掌按揉法	双掌重叠，置于施术部位，以掌中部或掌根部着力，以肩关节为支点，身体上半部小幅度前倾后移，前倾时将身体上半部的重量经肩关节、前臂传至手部，进行有节律按压揉动

2. **动作要领**　指按揉法无论是以单手还是双手拇指操作，外形均酷似拿法，其区别是拿法以拇指与其他四指对称性用力，而指按揉法的用力点在拇指侧，余指仅起到助力、助

动的作用。

3. **要求及注意事项**　①将按法与揉法进行有机结合；②按揉并重；③注意按揉法的节奏，不可过快或过慢。

4. **临床应用**　颈椎病、肩关节周围炎、腰背筋膜炎、腰椎间盘突出症、高血压、糖尿病、痛经、颞颌关节功能紊乱、近视等。

二、 拿揉法

1. **操作**　拇指与其余四指对合呈钳形，施以夹力，以掌指关节的屈伸运动所产生的力，捏拿治疗部位，同时拇指与其余四指在治疗部位上环旋揉动。

2. **动作要领**　在拿法动作的基础上，拇指与其他手指在做捏、提时增加了适度的旋转揉动，所产生的拿揉之力连绵不断地作用于施术部位上。

3. **要求及注意事项**

（1）拿揉法在拿中含有一定量的旋转揉动，以拿为主，以揉为辅。

（2）操作要自然流畅，不可呆滞僵硬。

4. **临床应用**　颈椎病、肩关节周围炎、四肢疲劳酸痛等。

三、 牵抖法

1. **操作**

（1）患者俯卧位，两手拉住床头或由助手固定其两腋部。医生以两手握住其两足踝部，两臂伸直，身体后仰，向足端方向缓缓牵引其腰部，牵引的同时可小幅度摇摆其腰部。待其腰部放松后，两手臂维持一定的牵引力，身体前倾，以准备抖动。其后随身体起立之势，手臂部瞬间用力，做 1~3 次较大幅度的抖动，使抖动之力作用于腰部，使其产生较大幅度的波浪状运动。

（2）除牵抖腰部外，亦可牵抖肩关节和髋关节。即用双手握住上肢或下肢的远端，先做一定时间的牵引，待肩关节或髋关节放松时，减缓牵引力，瞬间用力，行 1~3 次较大幅度的抖动，使抖动力作用到肩关节或髋关节。

2. **动作要领**

（1）医生与助手牵引患者腰部时，患者的下肢与床面的角度不要太大。

（2）待患者放松后，再发力上下抖动 1~3 次或更多。

3. **要求及注意事项**

（1）牵抖法要将牵引力同抖动力有机地结合起来。先牵引是第一步，然后是减缓牵引力，再行瞬间的、突然较大幅度的抖动，要把握好抖动的时机。

（2）在持续牵引未减力之前不可进行抖动，亦不可在完全撤去牵引的情况下进行抖动。

（3）对于四肢长骨骨质疏松者禁止牵抖肩、髋关节。

4. **临床应用**　滑膜嵌顿、腰椎间盘突出症、肩关节周围炎、髋部伤筋等。

第三单元　运动关节类手法

学 ▼ 前 ▼ 导 ▼ 航 ....

　　本单元运动关节类手法中每一手法的操作要点、注意事项均是重点掌握内容。悉知各手法的临床应用，对症治疗。

学 ▼ 习 ▼ 要 ▼ 点 ....

一、摇法

1. 颈部摇法

（1）操作

	操作要点
方法一	患者取坐位，颈部放松。医生站在患者的侧后方，一手扶住患者的后枕部，另一手托住患者下颌，做缓慢的环旋摇动，并使其摇动的范围逐渐加大。亦可用肘夹住患者的下颌，另一手托住患者的后枕部，做缓慢的环旋摇动
方法二	医生站在患者的后方，两手托住患者的头部（拇指在后，其余四指在前托住下颌部)，两前臂的尺侧压住患者的肩部，边向上拔伸，边缓慢地做环旋摇动，并使其摇动的范围逐渐加大

（2）动作要领

1）摇动时速度宜慢不宜快，以免引起患者头晕。

2）摇动幅度不宜过大，仅在受限区域内摇动即可。

（3）要求及注意事项

1）对于眩晕的患者慎用。

2）摇动的速度不宜快，幅度不宜大；仅在受限区域内摇动即可。

3）摇动时应嘱患者睁开两眼以免头晕。

（4）临床应用：颈椎病、落枕。

2. 腰部摇法

（1）操作

	操作要点
方法一	患者坐于床边，一助手双手按压患者的大腿以固定。医生站于患者背后，双手从腋下穿过抱住患者，然后环旋摇动患者的腰部，并使其摇动的范围逐渐加大
方法二	患者站立，弯腰扶住床边。医生站在患者的侧后方，一手扶住患者的腹部，另一手扶住患者的腰部，两手相对用力，环旋摇动患者的腰部，并使其摇动的范围逐渐加大

（2）动作要领：腰部摇法幅度宜大，速度宜慢。

（3）要求及注意事项：摇动过程中应使患者腰部充分活动。

（4）临床应用：腰部软组织损伤引起的腰功能受限，如急性腰肌损伤、腰椎间盘突出症。

3. 肩部摇法

（1）操作

	操作要点
方法一	医生站于患者左后方，以腹部顶住患者背部，右手托住患者右肘，左手握住患者右手手指或右手的尺侧，使肩关节沿前下→前上→后上→后下→前下的方向摇动，并使其摇动的范围逐渐加大
方法二	医生站在患者的右后方，左手扶按患者的右肩，右手握住患者的右腕部，环旋摇动患者的肩关节。亦可用右手托住患者的右肘，环旋摇动患者的肩关节
方法三	医生站在患者的右后方，左手扶住患者的右肩，右手虎口经患者的腋下握住患者右前臂下段的桡侧，做前下→前上→后上→后下的摇动，亦可做水平方向的摇动
方法四	医生站在患者的右后方，左手置于患者的右肩后，右手从患者的腋下绕过置于患者的右肩前；医生左右手与右臂协同用力摇动患者的肩关节，并使其摇动的范围逐渐加大

（2）动作要领

1）方法一中医生腹部应顶住患者背部，以使患者身体固定。

2）注意摇动的方向。

3）摇肩时以托肘之手运动为主。

（3）要求及注意事项：摇动过程中应使肩关节充分活动，且摇动的范围应在受限的区域内从小到大。

（4）临床应用：恢复肩关节正常运动范围，治疗肩周炎及创伤后因固定导致的肩关节粘连。

4. 前臂摇法

（1）操作：医生一手托住患者的肘关节，另一手握住患者的腕部，旋前或旋后摇动患者的前臂。

（2）动作要领：摇动的范围要逐渐加大。

（3）要求及注意事项：重点在功能受限区域进行操作。

（4）临床应用：治疗前臂旋转功能受限及前臂部的保健。

5. 腕部摇法

（1）操作：医生一手握住患肢前臂下段，另一手五指与患者的五指交叉握住，环旋摇动腕关节。

（2）动作要领：摇动的范围要逐渐加大。

（3）要求及注意事项：重点在功能受限区域进行操作。

（4）临床应用：恢复腕关节旋转功能，用于腕部伤筋和前臂下段或腕部骨折致腕部运动功能受限的治疗。

6. 髋部摇法

（1）操作：患者取仰卧位，两下肢伸直。医生站在患侧，一手扶患侧膝部，另一手扶踝；先使膝关节屈曲，同时使患侧髋关节外展、外旋至最大限度，然后使髋、膝关节极度屈曲；再使髋关节极度内收、内旋，最后伸直患侧下肢。

（2）动作要领：在整个摇动过程中，医生始终不将患肢拿起，而使患肢尽量贴在床面上，并用推的力量使患肢运动，最后运用下肢自身重量使患肢从内收、内旋位伸直并回置床上。

（3）要求及注意事项：对于髋关节周围的骨折后遗症导致的髋关节功能障碍，摇动范围应适当，避免强力牵拉摇动而发生再骨折。

（4）临床应用：治疗髋关节功能受限、小儿髋关节一过性滑膜炎。

7. 膝部摇法

（1）操作：患者取仰卧位，医生站在患侧，一手扶膝，一手托踝，环旋摇动膝关节。或者患者取俯卧位，医生站在患者的侧方，一手扶患者大腿后侧，另一手扶患者的足跟部或小腿下段，环旋摇动患者的膝关节，并使其摇动的范围逐渐加大。

（2）动作要领：摇动的范围要逐渐加大。

（3）要求及注意事项：对于膝关节周围的骨折后遗症导致的膝关节功能障碍者，摇动范围应适当，避免强力牵拉摇动而发生再骨折。

（4）临床应用：可加大膝关节屈伸、旋转运动的幅度。

8. 踝部摇法

（1）操作：患者取仰卧位，医生一手托患者的足跟部，另一手握患者的前足部，环旋摇动踝关节，并使其摇动的范围逐渐加大。

（2）动作要领：摇动的范围要逐渐加大。

（3）要求及注意事项：对于踝关节周围的骨折后遗症导致的踝关节功能障碍，摇动范围适当，避免强力牵拉摇动而发生再骨折。

（4）临床应用：可加大踝关节屈伸、旋转运动的幅度。

二、扳法

1. 操作

扳法	操作要点
颈椎定位旋转扳法	以棘突向右偏为例。患者取坐位，医生站于患者右后方，用左手拇指顶住偏歪棘突的右侧，先使患者头部前屈至要扳动椎骨的棘突开始运动时，再使患者头向左侧屈、面部向右旋转至最大限度，然后医生用右手托住患者下颌，待患者放松后，做一个有控制的、稍增大幅度的、瞬间的旋转扳动，同时左手拇指向左推按偏歪的棘突，听到弹响即表明复位。亦可用肘夹住患者下颌做此扳法
扩胸牵引扳法	患者取坐位，两手交叉扣住置于颈部。医生站在患者身后，用一侧膝关节顶住偏歪的棘突，用两手托住患者两肘。医生膝关节向前顶，两手向后上托至最大限度，嘱患者头后伸，待患者放松后，瞬间用力，听到弹响即表明复位

续表

扳法	操作要点
胸椎对抗复位法	患者取坐位，两手交叉扣住置于颈部。医生站在患者身后，用一侧膝关节顶住偏歪的棘突，医生两手从患者上臂之前绕至前臂之后，并且握住前臂的下段。医生膝关节向前顶，两前臂及手向后上方提拉至最大限度时，瞬间用力，听到弹响即表明复位
胸椎后伸扳肩法	以棘突向左偏为例。患者取俯卧位。医生站在患者的左侧，以右手掌根顶住偏歪棘突的左侧，左手置于右肩前，两手相对用力，使背部后伸并且旋转，至最大限度时，两手瞬间用力，听到弹响即表明复位
腰部侧扳法	患者取健侧卧位，健侧下肢伸直在下，患侧下肢屈曲在上，健侧上肢置于胸前，患侧上肢置于身后。医生站在患者腹侧，一手置于患侧肩前，另一上肢的前臂尺侧置于患者臀后。医生两手相对用力并逐渐加大患者腰部旋转角度，至最大限度时，瞬间用力，加大旋转的角度，听到弹响即表明复位
腰部后伸扳腿法	患者取俯卧位。医生站在患者侧方，一手置于对侧大腿下段的前外侧，另一手按压患者腰骶部。两手相对用力，使患者腰部后伸至最大限度后，瞬间用力，加大后伸5°~10°
腰部后伸扳肩法	以棘突向左偏为例。患者取俯卧位。医生站在患者的左侧，右手顶住偏歪（胸腰段）棘突的左侧并向右方推；左手置于右肩前。两手相对用力，使患者腰部后伸至最大限度，待患者腰部放松后，医生两手瞬间用力，听到弹响即表明复位
腰椎定位旋转扳法	以棘突向右偏为例。患者取坐位，右手置于颈后。一助手固定患者的大腿部。医生坐在患者右后方，左手拇指置于偏歪棘突的右侧，右手从患者右上臂之前绕至前臂之后，并且置于患者颈后。先使患者腰部前屈至所要扳动的椎骨棘突开始运动时，再使患者腰部左侧屈并且右旋至最大限度（以上3个动作在腰部旋转过程中同时进行）后，做一个有控制的、稍增大幅度的、瞬间的旋转扳动；同时左手拇指向左推按偏歪的棘突，听到弹响即表明复位
直腰旋转扳法一	以腰部向右旋转受限为例。患者取坐位。医生站在患者的右前方，以右腿的外侧顶住患者右大腿的外侧。医生左手置于患者右肩前，右手置于左肩后，两手相对用力，使患者腰部向右旋至最大限度后，瞬间用力，加大旋转5°~10°，听到弹响即表明复位
直腰旋转扳法二	以腰部向右旋转受限为例。医生站在患者的左前方，两腿夹住患者的左膝部以固定，左手置于患者的左肩后，右手置于患者的右肩前。医生两手协调用力，使患者的腰部右旋至最大限度后，瞬间用力，加大患者腰部右旋的角度

2. **动作要领** ①定位要准；②用力要稳、要准、要轻巧；③无论哪种扳法，都应在最大限度时用力。

3. **要求及注意事项**

（1）扳前应使患者充分放松。

（2）扳时定位要准，不要强求弹响音。

（3）对于椎动脉型颈椎病、脊髓型颈椎病、严重心肺等疾患及各类骨病、脊柱畸形的患者应慎用或禁用扳法。

4. **临床应用**

（1）颈椎病、落枕、寰枢椎半脱位、椎间关节紊乱症。

（2）胸胁屏伤、因胸椎椎间关节紊乱导致的消化系统及心血管疾病。

（3）腰椎间盘突出症、各种急慢性损伤导致腰椎椎间关节紊乱。

三、拔伸法

1. 颈部拔伸法

（1）操作

拔伸法	操作要点
颈部坐位拔伸法	患者取坐位。医生站在患者侧后方，腹部顶住患者的背部，用一手托住患者后枕部，用另一肘夹住患者下颌，缓慢、反复、向后上方拔伸患者颈部
颈部仰卧位拔伸法	患者取仰卧位。医生一手托患者后枕部，另一手置于患者下颌处，两手用力拔伸患者颈部

（2）动作要领

1）医生站于患者侧后方。

2）拔伸时应使患者头后伸30°左右。

（3）要求及注意事项：在做颈部端提手法时，注意将患者的姿势摆好。无论是哪种拔伸，都应注意肘部夹住的是患者的下颌，而不是颈部。

（4）临床应用：颈部扭伤或落枕时出现的颈椎椎间关节紊乱。

2. 腰部拔伸法

（1）操作：患者取俯卧位。一助手固定患者肩部，医生双手托住患者的两个踝关节，两臂伸直，身体后仰，与助手相对用力，拔伸患者的腰部。

（2）动作要领：拔伸时，医生两上肢要伸直，身体要后仰，以自身的重力作牵引力。

（3）要求及注意事项：拔伸时注意患者下肢与床面的角度不可太大。

（4）临床应用：腰椎间盘突出症、退行性脊柱炎等。

3. 肩部拔伸法

（1）操作：患者取坐位。医生站在患者患侧的前方，双手握住患者腕部（患者手掌朝里），逐渐向上拔伸患肢。拔伸过程中，也可瞬间加大拔伸的力量。

（2）动作要领

1）医生向上拔伸时，动作要迅速。

2）拔伸的幅度应逐渐加大，也可在患者放松时瞬间用力拔伸一次。

（3）要求及注意事项：据患者的病情、体质选择拔伸的力量。在瞬间加大拔伸的力量之后，应迅速在局部做轻柔的掌揉法以缓解局部疼痛。

（4）临床应用：肩关节上举受限。

4. 背法拔伸法

（1）操作：医生与患者背靠背地站立，两肘套住患者两肘，以臀部顶住患者腰部，弯腰、屈膝，将患者反背起，先左右水平方向摇动数次，待患者放松后，迅速伸膝挺臀，同时加大腰部前屈的角度，随即将患者放下。

（2）动作要领

1）医生的臀部应顶住患者的腰部。

2）迅速伸膝挺臀的同时，医生应加大腰部前屈，从而加大患者腰部后伸的角度。

3）在将患者放下时，应先确认患者能够站稳，然后再松手，以防患者摔倒。

（3）要求及注意事项：应用背法时，医生要特别注意用臀部顶住患者的腰部。

（4）临床应用：急性损伤致腰后伸功能受限、腰肌急性损伤、腰椎间盘突出症之腰部后伸受限。

第四单元　小儿推拿手法

学 ▽ 前 ▽ 导 ▽ 航 ···

本单元小儿推拿手法中每一种手法的操作要点、注意事项均是重点掌握内容。要严格按照手法要求的程序进行操作，不可动作过猛，以免伤及患儿。悉知各手法的临床应用，对症治疗。

学 ▽ 习 ▽ 要 ▽ 点 ···

一、推法

1. 操作

推法	操作要点
直推法	医者一手拇指自然伸直，以罗纹面或其桡侧缘着力，或食、中两指伸直，以罗纹面着力，腕部伸直，带动手指做单方向的直线推动。手法频率每分钟250~300次
旋推法	医生用拇指面在穴位上做顺时针方向的旋转推动。手法频率每分钟150~200次
分推法	以双手拇指罗纹面或其桡侧缘，或用双掌着力，附着在患儿所需治疗的穴位或部位上，用腕部或前臂发力，带动着力部位自穴位或部位的中间向两旁做直线推动。一般分推20~50次
合推法	以双手拇指罗纹面或双掌着力，附着在患儿所需治疗的穴位或部位的两旁，用肘臂发力，带动着力部位自两旁向中间做相对方向的直线或弧线推动

2. 动作要领

推法	动作要领
直推法	用拇指着力做直推法时，主要依靠腕部带动拇指做主动内收和外展活动，用食指、中指着力做直推法时，主要依靠腕部带动肘部做适当的屈伸活动。操作时，动作要轻快连续，一拂而过，如帚拂尘状。操作时必须直线进行，不可歪斜
旋推法	医者肩、肘、腕、掌指关节均要放松，仅依靠拇指做小幅度的旋转推动。动作要轻快连续，犹如用拇指做摩法，仅在皮肤表面推动，不得带动皮下组织。要求动作协调，均匀柔和，速度较直推法稍缓慢
分推法	操作时主要依靠肘关节的屈伸活动带动指、掌着力部位做横向直线分推。或依靠腕部和拇指掌指关节的内收、外展活动带动拇指着力部位做直线或弧线分推。双手用力要均匀，动作要柔和而协调，节奏要轻快而平稳

续表

推法	动作要领
合推法	其动作和要求与分推法基本相同，但推动方向相反，主要是做直线合推，动作幅度较小，不要使皮肤向中间起皱

3. 要求及注意事项

（1）推法操作时着力部位要紧贴皮肤，压力适中。

（2）应参考经络走行方向及气血运行方向推动。

（3）速度要均匀。

（4）不可推破皮肤，一般需辅以介质，随蘸随推。

（5）据病情需要选择合适的部位和穴位，注意手法的方向、轻重、快慢。

（6）推法从摩法中演变而出，但比摩法、运法为重，而较指揉法为轻，故旋推法与指摩法极为相似，操作时需准确掌握运用。

（7）手法不可呆滞。

4. 临床应用

儿科推拿中推法作用于线状穴位和面状穴位，多用于头面部、四肢部、脊柱部。直推法用于小儿推拿特定穴中的线状穴位和五经穴，旋推法用于手部五经穴及面状穴位，分推法用于头面部、胸腹部、腕掌部及肩胛部等，合推法用于头面部、胸腹部、腕掌部。

二、揉法

1. 操作

揉法	操作要点
指揉法	以拇指或中指的指面或指端，或食指、中指、无名指指端着力于穴位做环旋揉动，使该处的皮下组织一起揉动。根据着力部位的不同，可分为拇指揉法、中指揉法、食指中指揉法和食指中指无名指三指揉法
掌揉法	以掌着力于穴位做环旋揉动，稍用力下压，腕部放松，以肘关节为支点，前臂做主动运动，带动腕部及着力部分连同前臂做轻柔和缓的、小幅度的、顺时针或逆时针方向的环旋揉动，使该处的皮下组织一起揉动
鱼际揉法	以大鱼际着力于穴位做环旋揉动。稍用力下压，腕部放松，前臂主动运动，通过腕关节带动着力部位在治疗部位上做轻柔和缓、小幅度、顺时针或逆时针方向的环旋揉动，使该处的皮下组织一起揉动

2. 动作要领

（1）应以肢体的近端带动远端做小幅度的环旋揉动。

（2）着力部位要吸定于治疗部位，并带动深层组织。

（3）压力要均匀，动作要协调有节律。

（4）揉动的幅度要适中，不宜过大或过小。

3. 要求及注意事项

（1）同成人推拿手法的揉法要求，但动作宜轻柔。

（2）揉法在操作时，着力部位不能与患儿皮肤发生摩擦运动，也不能用力下压。

（3）揉法的动作与摩法颇为相似，需注意区别，揉法着力相对较重，操作时要吸定治疗部位或穴位，并带动该处的皮下组织一起揉动；而摩法着力相对较轻，操作时仅在体表做抚摩，不带动该处的皮下组织。

4. 临床应用　揉法在儿科推拿中主要用于点状穴位和面状穴位。拇指与中指揉法适用于全身各部位或穴位，食指中指揉法适用于肺俞、脾俞、胃俞、肾俞、天枢等穴，三指揉法适用于胸锁乳突肌及脐、双侧天枢穴等。鱼际揉法适用于头面部、胸腹部、胁肋部、四肢部。掌揉法适用于腰背部、腹部及四肢部。

三、 按法

1. 操作

按法		操作要点
指按法	拇指按法	拇指伸直，其余四指握空拳，食指中节桡侧轻贴拇指指间关节掌侧。用拇指罗纹面或指端着力，吸定在患儿治疗穴位上，垂直用力，向下按压，持续一定的时间，按而留之，然后放松，再逐渐用力向下按压，如此一压一放反复操作
	中指按法	中指指间关节、掌指关节略弯曲，稍悬腕，用中指指端或罗纹面着力，吸定在患儿需要治疗的穴位上，垂直用力，向下按压。余同拇指按法
掌按法		腕关节背伸，五指放松伸直，用掌面或掌根着力，附着在患儿需要治疗的部位上，垂直用力，向下按压，并持续一定的时间，按而留之。余同拇指按法

2. 动作要领

（1）操作时，按压的方向要垂直向下用力。

（2）按压时，应逐渐用力。

（3）按压时着力部位要紧贴患儿体表的部位或穴位上，不能移动。

3. 要求及注意事项　操作时根据治疗部位，选择着力部位。切忌用迅猛的暴力，以免造成组织损伤。结束时不宜突然撤力，应逐渐减轻按压的力量。

4. 临床应用　指按法适用于全身各部的经络和穴位，掌按法适用于面积大而又较为平坦的部位，如胸腹部、腰背部等。

四、 摩法

1. 操作

摩法	操作要点
掌摩法	指掌自然伸直，腕关节微背伸，用掌面着力，附着在患儿体表一定部位上，腕关节放松，前臂主动运动，通过腕关节连同着力部位做顺时针或逆时针方向的环形摩动。以掌置于腹部，做环形而有节律的抚摩，称摩腹。顺序：胃脘部→上腹→脐→小腹→右下腹→右上腹→左上腹→左下腹

续表

摩法	操作要点
指摩法	以食指、中指、无名指、小指指面附着在治疗部位上，做环形而有节律的抚摩。操作时前臂主动运动，通过腕关节做顺时针或逆时针方向的环形摩动。本法用于面部、胸部或某些穴位

2. **动作要领** ①上肢及腕掌放松，轻放于治疗部位；②前臂带动腕及着力部位做环旋活动；③动作要缓和协调；④用力宜轻不宜重，速度宜缓不宜急。

3. **要求及注意事项** 同成人推拿手法中的摩法。操作时注意摩动的速度不宜过快，也不宜过慢；压力不宜过轻，也不宜过重。此手法用于小儿时注意保护皮肤。

4. **临床应用** 用于腹部。顺时针作用于腹部有通便作用；逆时针作用于腹部则有涩肠作用。

五、 掐法

1. 操作

掐法	操作要点
双手掐法	以两手的拇食指相对用力，挤压治疗部位
单手掐法	以单手拇指指端掐按人体的穴位，如掐人中

2. **动作要领** 操作时，应垂直用力切掐，可持续用力，也可间歇性用力以增强刺激，取穴宜准。用力要稳、准，刺激量要大。

3. **要求及注意事项** 掐法不宜反复长时间应用，更不能掐破皮肤。掐后常继用揉法以缓和刺激。注意保护皮肤。掐法多放在治疗的最后操作。

4. **临床应用** 适用于头面部和手足部的穴位，可急救、止痛，还可用于肢体麻木、腱鞘囊肿。

六、 捏脊法

1. 操作

捏脊法	操作要点
二指捏	医生两手略尺偏，两手食指中节桡侧横抵于皮肤，拇指置于食指前方的皮肤处。两手指共同捏拿肌肤，边捏边交替捻动向前
三指捏	医生两手略背伸，两手拇指桡侧横抵于皮肤，食指、中指置于拇指前方的皮肤处。三手指共同捏拿肌肤，边捏边交替捻动向前

2. **动作要领**

（1）向前推进移动时，须做直线移动，不可歪斜。

（2）捏拿肌肤松紧要适宜。

3. **要求及注意事项**

（1）肩、肘关节要放松，腕、指关节的活动要灵活、协调。

（2）操作时要有节律性、连贯性。

（3）操作时间的长短和手法强度的轻重及挤捏面积的大小适中，用力均匀。

（4）捏脊时要用指面着力。

（5）捏拿肌肤不可过度，捏拿过多则不易向前推进；过少则易滑脱。过重易致疼痛，过轻又不易得气。

（6）捏法靠慢功奏效，不可急于求成。

4. 临床应用　捏法作用于背部督脉则称为捏脊或捏积。捏脊不仅可用于儿童，而且也可用于成人，有调理胃肠功能、促进消化吸收、提高人体抵抗力的作用，并对失眠有一定效果。捏脊方向一般为自下而上，从臀裂龟尾至颈部大椎穴。一般捏 3~5 遍，以皮肤微微发红为度。在捏最后一遍时，常常捏三下，向上提一次，称为"捏三提一"，目的在于加大刺激量。除捏督脉以外，还可捏两侧足太阳膀胱经。

七、 运法

1. 操作　医生以一手托握住患儿手臂，使被操作的部位或穴位平坦向上，另一手以拇指或食指、中指的罗纹面着力，轻附着在治疗部位或穴位上，做由此穴向彼穴的弧形运动，或在穴周做周而复始的环形运动，频率为每分钟 60~120 次。

2. 动作要领

（1）操作时，医生着力部位要轻贴体表。

（2）用力宜轻不宜重，作用力仅达皮表，只在皮肤表面运动，不带动皮下组织。

（3）操作频率宜缓不宜急。

3. 要求及注意事项

（1）操作时配合使用润滑剂，以保护患儿皮肤。

（2）运法的操作较推法和摩法轻而缓慢，幅度较旋推法为大。

（3）运法的方向常与补泻有关，操作时应视病情需要而选用。

4. 临床应用　多用于弧线形穴位或圆形面状穴位。具有清热除烦、宽胸理气的作用，如运内八卦。

八、 捣法

1. 操作　患儿坐位。医生以一手握持住患儿食指、中指、无名指、小指四指，使手掌向上，用另一手的中指指端或食指、中指屈曲后的第 1 指间关节突起部着力，其他手指屈曲相握，前臂主动运动，通过腕关节的屈伸运动，带动着力部位做有节奏的叩击，5~20 次即可。

2. 动作要领

（1）前臂为动力源，腕关节放松。

（2）捣击时取穴要准确，发力要稳，要有弹性。

3. 要求及注意事项

（1）操作时要以前臂为主动用力，不要用暴力。

（2）操作前要将指甲修剪圆钝、平整，以免损伤患儿肌肤。

4. **临床应用**　适用于手部小天心穴及承浆穴。

九、黄蜂入洞

1. **操作**　医者以左手扶患儿头部，右手食、中两指在患儿鼻孔下缘处揉 20~30 次。

2. **动作要领**

（1）双手相对用力。

（2）以腕关节带动食、中两指做反复揉动。

3. **要求及注意事项**　以食、中两指的罗纹面或指端着力，手指尽量伸直，不宜用指甲部位进行操作，以免损伤患儿皮肤。

4. **临床应用**　外感风寒、发热无汗、急慢性鼻炎、鼻塞流涕、呼吸不畅等。

十、揉耳摇头

1. **操作**　医者以两手拇、食指分别揉捏小儿双侧耳垂，然后用掌心捧住小儿头部轻轻摇动，揉耳垂 20~30 次，摇小儿头部 10~20 次。

2. **动作要领**

（1）揉捏耳垂时以两手拇、食指的罗纹面着力。

（2）摇小儿头时动作协调，操作频率缓慢。

3. **要求及注意事项**　摇动小儿头部时，不可用暴力或蛮力，力度轻柔，频率较慢，以每分钟操作 10~20 次为宜。

4. **临床应用**　惊风。

十一、双凤展翅

1. **操作**　医者用两手食、中指夹持住患儿两耳，向上提数次后，再用一手或两手拇指端按掐眉心、太阳、听会、人中、承浆、颊车各穴，每穴按、掐各 3 次。

2. **动作要领**

（1）食中指相对用力，夹持住患儿耳郭位置。

（2）在每个穴位上宜先掐后按，以免带来不适。

3. **要求及注意事项**　本法操作涉及七个部位及穴位，手法运用到提、掐、按等法，操作时要按程序进行。

4. **临床应用**　外感风寒、咳嗽多痰等。

十二、苍龙摆尾

1. **操作**　医者以左手托患儿肘部，右手自总筋至肘部来回搓揉，再握住患儿食、中、无名、小指，并上提，左右摆动使患儿腕关节如摆尾之状。

2. **动作要领**

（1）以拇、食、中三指或掌心托住患儿肘尖。

（2）握住患儿四指后，微微上提，左右摆动的幅度为 10°～15°，频率较快。

3. 要求及注意事项　按手法要求的程序进行操作。

4. 临床应用　胸闷发热、烦躁不安、大便秘结等。

十三、 飞经走气

1. 操作　医者先以右手握住患儿四指，再用左手拇指与四指相对用力，从曲池起一捏一松至总经穴处数次，然后医者再以拇、中两指相对用力分别按住患儿阴池、阳池两穴不动，最后医者以右手手掌推动患儿四指一握一伸，连续 20～30 次。

2. 动作要领

（1）医者左手拇指与四指相对用力，从曲池起一捏一松，手法类似于捏法，但移动速度较快。

（2）医者右手手掌推动患儿四指一握一伸，握时将患儿手握拳并握于医者手中，伸时医者手指亦随患儿伸展。

3. 要求及注意事项　注意按手法操作的程序进行。

4. 临床应用　外感，咳嗽痰鸣。

十四、 二龙戏珠

1. 操作　医者以左手持患儿之手，使其掌心向上，前臂伸直，医者以右手食中二指指面，自患儿总经穴处，分别向前点按，一起一伏，直至曲池穴，为一次。一般操作 20～30 次。

2. 动作要领　医者右手向前点按时手指灵活有节奏，沿前臂中线进行操作。

3. 要求及注意事项　注意按手法操作的程序进行。

4. 临床应用　小儿惊惕不安、惊风等。

十五、 凤凰展翅

1. 操作　医者以两手食、中二指固定患儿之腕部，同时以拇指掐患儿之精宁、威灵，并上下摇动腕关节使其屈曲与背伸，如凤凰展翅之状 20～50 次。

2. 动作要领

（1）患儿掌心向下，医者以食、中二指夹持住患儿手腕部。

（2）摇动腕关节时幅度为屈曲 90°，背伸 30°。

3. 要求及注意事项　注意按手法操作的程序进行。

4. 临床应用　痰食积聚、气吼痰喘、惊风等。

十六、 赤凤点头

1. 操作　医者左手托患儿之肘，右手捏中指上下摇之，如赤凤点头之状，摇 20～30 次。

2. 动作要领　医者右手通常以食、中两指夹持住患儿中指指端处，使患儿其余手指放松。

3. **要求及注意事项** 注意按手法操作的程序进行。

4. **临床应用** 上肢麻木，心悸，胸满胀痛，气喘等。

十七、 水底捞明月

1. **操作** 医者以左手持患儿四指，右手食中指固定患儿拇指，然后医者以拇指自患儿小指尖推至小天心，再转入内劳宫为一次，推 30 ~ 50 次。

2. **动作要领** 推法操作时力度适中，频率较直推法为慢，以每分钟 20 ~ 30 次为宜。

3. **要求及注意事项** 注意按手法操作的程序进行。

4. **临床应用** 高热神昏，热入营血，烦躁不安，便秘等实热证。

十八、 打马过天河

1. **操作** 医者以左手捏住患儿四指，将掌心向上，用另一手拇指罗纹面运内劳宫穴，然后屈患儿四指向上，以左手握住，再以食、中指的指面自内关、间使、循天河水向上一起一落打至洪池为一次，操作 10 ~ 20 次。

2. **动作要领**

（1）运法操作时力度轻，频率缓。

（2）以食、中二指的指面进行打法，动作灵活不呆滞，频率适中。

3. **要求及注意事项** 按手法具体要求的步骤进行操作。

4. **临床应用** 高热烦躁，神错抽搐，上肢麻木等实热病证。

十九、 开璇玑

1. **操作** 医者先用两手拇指自患儿璇玑穴处，沿胸肋自上而下分推至季肋部，再从胸骨下端鸠尾穴，向下直推至脐，然后由脐向左、右推摩患儿腹部，最后从脐直推至小腹部，操作 50 ~ 100 次。

2. **动作要领** 推法操作时动作轻快，着实平稳，连贯均匀。

3. **要求及注意事项**

（1）可选用介质，以免损伤皮肤。

（2）本法自上而下操作，按具体要求有序进行。

4. **临床应用** 内寒束肺，食积不化引起的咳嗽气促，胸腹胀，腹痛，呕吐，外感发热，抽搐等。

二十、 按弦搓摩

1. **操作** 患儿抱坐于父母怀中，背对医者，较大的小儿最好令其两手交叉置于头部，医者以两手用搓法自患儿两肋搓摩至肚角穴，一般操作 50 ~ 100 次。

2. **动作要领** 操作时紧搓慢移，自上而下操作。

3. **要求及注意事项** 可适当选用介质，以免损伤患儿皮肤。

4. **临床应用**　积痰积滞引起的咳嗽气急，胸闷痰喘，积聚等。

二十一、　揉龟尾并擦七节骨

1. **操作**　患儿仰卧，医者一手揉脐，另一手揉龟尾，揉毕令患儿俯卧，自龟尾擦至七节骨为补，反之为泻，操作 40~50 次。

2. **动作要领**　擦法操作频率较快，以局部发热发红为度。

3. **要求及注意事项**　按手法操作的具体程序进行。

4. **临床应用**　泄泻，痢疾，便秘、脱肛等。

二十二、　总收法

1. **操作**　医者以左手中指掐按患儿肩井穴，再以右手拇、食、中三指握住患儿食指和无名指，直摇患儿上肢，摇 20~30 次。

2. **动作要领**

（1）右手稍向外用力，使患儿手臂保持伸直。

（2）沿患儿肩关节进行摇动，摇动幅度不宜过大。

3. **要求及注意事项**　注意按手法操作的程序进行。

4. **临床应用**　小儿推拿结束手法。

下篇

临床篇

第七章

常见急症

本章内容详述虚脱、抽搐、痛经、牙痛的辨证和治疗。术者临证要抢时间、争速度、求质量、讲效率。急症治疗具有一定的风险，术者必须在安全范围内施救。

第一单元　虚脱

本单元虚脱的治疗是重点掌握内容。治疗前应辨清证型，再明确急救方案。体针疗法所选的水沟、素髎穴操作时应向上斜刺 0.3～0.5 寸。合理补泻。此外，应根据症状及时配穴，有效治疗。

一、辨证

主要表现为面色苍白，汗出淋漓，神情迟钝，四肢逆冷，少尿或二便失禁，甚则昏迷，或烦躁不安，血压下降，脉微欲绝。

证候	辨证要点
亡阳	兼见呼吸微弱，冷汗淋漓，神情淡漠，口唇紫绀，舌淡胖润，脉微欲绝
亡阴	兼见神情恍惚，或烦躁不安，气促息弱，口渴，唇舌干红，脉细数无力
阴阳俱脱	神志昏迷，目张口开，瞳仁散大，喉中痰鸣，气少息促，汗出如油，舌卷囊缩，手撒，周身俱冷，二便失禁，脉微欲绝

二、治疗

1. 体针疗法

（1）治法：回阳固脱，苏厥救逆。以督脉、任脉及手厥阴经穴为主。

（2）主穴：素髎、水沟、神阙、关元、内关。

（3）配穴：亡阳＋气海、足三里。亡阴＋太溪、涌泉。神志昏迷＋中冲、涌泉。汗出多＋合谷、复溜。汗出肢冷＋大椎、命门、三阴交。

（4）操作：素髎、水沟用毫针强刺激，泻法；内关用补法；神阙、关元重灸；中冲、涌泉用点刺法；余穴常规针刺，补法。

（5）方义：任脉维系一身之阴，督脉总督一身之阳，任、督脉经穴可调节阴阳，以防离决。素髎升阳救逆，开窍醒神，急刺可使血压回升。水沟为苏厥救逆之要穴。神阙、关元重灸回阳固脱复脉；内关调补心气，助气血之运行以养神窍。三穴合用，回阳固脱。

2. **艾灸疗法** 取百会、神阙、关元、气海、足三里，用艾条温和灸 30~60 分钟，至神醒脉复；或重灸"五心"穴（百会、双劳宫、双涌泉），至神醒脉复。

3. **耳针疗法** 取肾上腺、心、皮质下、枕、神门。毫针刺，中等刺激强度。

第二单元　抽搐

学 ▼ 前 ▼ 导 ▼ 航 ···

　　本单元抽搐的治疗是重点掌握内容。治疗前应辨清证型，再明确急救方案。体针疗法注意所选腧穴的进针角度、深度，合理补泻。推拿疗法中掐法切勿用力过度，以免掐破皮肤。此外应根据症状及时配穴，有效治疗。

学 ▼ 习 ▼ 要 ▼ 点 ···

一、辨证

　　主要表现为四肢抽动，甚者伴意识丧失，或伴口噤不开，项背强直，角弓反张。

证候	辨证要点
热极生风	起病急骤，四肢抽搐，颈项强直，口噤不开，角弓反张，舌红苔黄，脉洪数者
痰热化风	兼壮热烦躁，昏迷惊厥，喉间痰鸣，舌红，苔厚腻，脉滑数者
血虚生风	手足搐搦，兼露睛，脉细无力者

二、治疗

1. **体针疗法**

（1）治法：以息风止痉、清热开窍为主，取督脉经穴为主。

（2）主穴：水沟、合谷、太冲、阳陵泉。

（3）配穴：热极生风 + 曲池、大椎、中冲。痰热化风 + 内关、丰隆。血虚生风 + 血海、足三里。神昏不醒 + 十宣、涌泉。

（4）配穴：毫针泻法。大椎刺络拔罐，少商、十宣、中冲可点刺出血。

（5）方义：水沟醒脑开窍，调神导气，为止抽搐要穴；合谷、太冲相配，为"开四关"，是息风定惊的首选穴；"诸风掉眩，皆属于肝"，阳陵泉镇肝息风、缓解痉挛。

2. **推拿疗法**

（1）处方：掐人中、掐老龙、掐十宣、掐威灵、拿肩井、拿仆参、拿合谷、拿曲池、拿百虫、拿承山、拿委中。以上穴位可选择应用。

（2）方义：掐人中、掐老龙、掐十宣、掐威灵、拿肩井、拿仆参开窍醒神；拿合谷、拿曲池、拿百虫、拿承山、拿委中止抽搐。

（3）加减：肝风内动＋拿风池、推天柱骨、推脊以息风止痉。痰湿内阻＋清肺经、推揉膻中、揉天突、揉中脘、揉肺俞清热导痰。乳食积滞＋补脾经、清大肠、揉板门、揉天枢、推下七节骨以消积理气。

（4）方义：补脾经、补肾经、揉中脘、摩腹、揉足三里、捏脊健脾和胃，培补元气；清肝经、按揉百会、拿曲池平肝息风，止抽搐。

第三单元　痛经

学 ▼ 前 ▼ 导 ▼ 航 ....

本单元痛经的治疗是重点掌握内容。治疗前应辨清证型，再明确治疗方案。体针疗法注意所选腧穴的进针角度、深度，合理补泻。此外，应根据症状及时配穴，有效治疗。

学 ▼ 习 ▼ 要 ▼ 点 ....

一、辨证

证候	辨证要点
实证	疼痛发于经前或经行之初，以绞痛、灼痛、刺痛为主，疼痛拒按，月经量少，质稠，行而不畅，血色紫暗有块，块下痛缓者
虚证	月经将净或经后始作痛者，以隐痛、坠痛为主，喜按喜揉，量少色淡或色暗者
气滞血瘀	经前或经期小腹胀痛拒按，经血量少，行而不畅，血色紫暗有块，块下痛缓，伴有乳房胀痛，舌质紫暗或有瘀点，脉弦者
寒凝血瘀	小腹冷痛拒按，得热痛减，量少色暗，面色青白，肢冷畏寒，舌暗苔白，脉沉紧者
气血虚弱	小腹隐痛喜按，月经量少色淡，面色无华，舌淡，脉细无力者
肾气亏损	经后小腹绵绵作痛，月经色暗量少，伴腰骶酸痛，头晕耳鸣，舌淡红苔薄，脉沉细者

二、治疗

1. 体针疗法

	治法	主穴	配穴	操作	方义
实证	散寒行气，通经止痛。以足太阴经及任脉穴为主	三阴交、中极、次髎	气滞血瘀＋太冲、阳陵泉。寒邪凝滞＋归来、地机。腹胀＋天枢、足三里。胁痛＋支沟、阳陵泉。胸闷＋膻中、内关	毫针刺，用泻法。寒邪甚者可用艾灸	三阴交通经而止痛。中极通调冲任之气，散寒行气。次髎为治疗痛经的经验穴

续表

	治法	主穴	配穴	操作	方义
虚证	调补气血，温养冲任。以足太阴、足阳明经穴为主	气海、三阴交、足三里	气血亏虚＋脾俞、胃俞。肝肾不足＋太溪、肝俞、肾俞。头晕耳鸣＋百会、悬钟	毫针刺，用补法。可配合灸法	气海为任脉穴，可温养冲任暖下焦。三阴交为肝、脾、肾三经之交会穴，可调理气血。足三里补益气血

2. **耳针疗法**　选子宫、内生殖器、交感、皮质下、内分泌、神门、肝、肾，每次选2～4穴，在所选的穴位处寻找敏感点，毫针刺，中等强度捻转数分钟，每次留针20～30分钟，每日或隔日1次。也可用揿针埋藏或王不留行籽贴压，每3～5日更换1次。

3. **皮肤针疗法**　选下腹部任脉、肾经、脾经，腰骶部督脉、膀胱经、夹脊穴。消毒后，腹部从肚脐向下叩刺到耻骨联合，腰骶部从腰椎到骶椎，先上后下，先中央后两旁，以所叩部位出现潮红为度，每次叩刺10～15分钟，以痛止、腹部舒适为度。

4. **穴位注射疗法**　选三阴交、地机、足三里、归来。每次选用1～2穴，选黄芪或当归、丹参等注射液，每穴注入药液0.5～1mL。

5. **皮内针疗法**　选气海、阿是穴、地机、三阴交。消毒穴位后，取揿钉形或麦粒形皮内针刺入，外用胶布固定，埋入2天后取出。

第四单元　牙痛

学 ▼ 前 ▼ 导 ▼ 航

　　本单元牙痛的治疗是重点掌握内容。治疗前应辨清证型，再明确治疗方案。体针疗法注意所选腧穴的进针角度、深度，合理补泻。此外，应根据症状及时配穴，有效治疗。

学 ▼ 习 ▼ 要 ▼ 点

一、辨证

证候	辨证要点
风火牙痛	起病急，牙痛甚而龈肿，伴形寒身热，脉浮数者
胃火牙痛	牙痛剧烈，齿龈红肿或出脓血，口臭，口渴，便秘，舌红，苔黄燥，脉洪数者
虚火牙痛	起病较缓，牙痛隐作，时作时止，牙龈微红肿或见萎缩，齿浮动，舌红，少苔，脉细数者

二、治疗

针灸治疗

（1）治法：祛风泻火、通络止痛。取手、足阳明经穴为主。

（2）主穴：合谷、颊车、下关。

（3）配穴：风火牙痛＋外关、风池。胃火牙痛＋内庭、二间。虚火牙痛＋太溪、行间。

（4）操作：毫针泻法，或平补平泻。循经远取可左右交叉刺，合谷持续行针 1~2 分钟。虚火牙痛者，太溪可用补法。

（5）方义：合谷清阳明之热，为治疗牙痛之要穴；颊车、下关属局部取穴，疏泄足阳明经气，消肿止痛。

第八章

中医内科学

章 ▽ 节 ▽ 提 ▽ 示

　　本章涉及的临床常见病中包含肺系、心系、脑系、脾胃、肝胆、肾系、气血津液、肢体经络病证，医者首先应通过四诊合参做出正确的病证诊断，再结合所学知识与临床经验施以内服、外治等对症治疗。学习与治疗的过程中切忌死记硬背，需学会辨证论治。此外，应注意患者的预后及调护，以促进机体尽快恢复。

第一单元　感冒

学 ▽ 前 ▽ 导 ▽ 航

　　感冒是临床常见的疾病，其病因病机、诊断和类证鉴别、辨证论治、其他疗法均为重点掌握内容，治疗前需辨清虚实，勿犯虚虚实实之戒，注意用药安全，并及时随症加减药物。体针疗法中风池穴的操作应向鼻尖方向斜刺。此外需注意与风温的鉴别，防止误诊、误治。平素注意疾病预防。

学 ▽ 习 ▽ 要 ▽ 点

一、概述

　　感冒是感受触冒风邪，邪犯卫表而导致的常见外感疾病，以鼻塞、流涕、喷嚏、咳嗽、头痛、恶寒、发热、全身不适、脉浮为特征。

二、病因病机

　　1. **病因**　外感六淫、时行病毒。

　　2. **病机**　卫表不和，肺失宣肃。

三、诊断和类证鉴别

　　1. **诊断要点**　以卫表及鼻咽症状为主。若风邪夹暑、夹湿、夹燥，还可见相关症状。病程一般3~7日。四季皆可发病，而以冬春两季为多。时行感冒多呈流行性，多突然起病，恶寒，发热（多为高热），身痛乏力，病情较重。少数可传变入里，变生他病。

2. 与风温早期的鉴别

病名	相同点	不同点
感冒	风热感冒与风温初起相似	发热一般不高或不发热，病势轻，不传变，服解表药后，多能汗出热退，脉静身凉，病程短，预后良好
风温		病势急，寒战发热甚至高热，汗出后热虽暂降，但脉数不静，身热旋即复起，咳嗽胸痛，头痛较剧，甚至出现神志昏迷、惊厥、谵妄等传变入里的证候

四、 辨证论治

1. **辨证要点** 首辨普通、时行感冒，次辨虚体、实体感冒，三辨风寒、风热、暑湿感冒。

2. **治疗原则** 解表达邪。

3. **证治分类**

（1）常人感冒

证型	主症	治法	方剂	药物组成	加减
风寒束表	恶寒重发热轻，无汗头痛，肢节酸痛，鼻塞，咳嗽，痰稀色白，口不渴或渴喜热饮，舌苔薄白而润，脉浮或浮紧	辛温解表	荆防达表汤或荆防败毒散加减	荆防达表苏芷苓，姜葱神曲橘杏仁，辛温疏表宣肺卫，风寒感冒服康宁；荆防败毒草苓芎，羌独柴前枳桔同	①表寒重，头身痛，憎寒发热，无汗＋麻黄、桂枝；②表湿较重，肢体酸痛＋羌活、独活，或用羌活胜湿汤加减
风热犯表	身热较著，微恶风，汗泄不畅，头胀痛，面赤，咳嗽，痰黏或黄，咽燥，流黄浊涕，口干欲饮，舌苔薄白微黄，舌边尖红，脉浮数	辛凉解表	银翘散或葱豉桔梗汤加减	银翘散主上焦医，竹叶荆蒡豉薄荷，甘桔芦根凉解法，风温初感此方宜；葱豉桔梗薄荷翘，山栀竹叶加甘草	①风热上壅，头胀痛甚＋桑叶、菊花；②时行感冒热毒较盛＋大青叶、蒲公英、草河车等；③风寒外束，入里化热＋石膏、麻黄
暑湿伤表	身热，微恶风，汗少，肢体酸重，头昏重胀痛，咳嗽痰黏，渴不多饮，胸闷脘痞，腹胀便溏，小便短赤，舌苔薄黄而腻，脉濡数	清暑祛湿解表	新加香薷饮加减	三物香薷豆朴先，散寒化湿功效兼，若益银翘豆易花，新加香薷祛暑煎	①暑热偏盛＋黄连、栀子、黄芩、青蒿；②湿困卫表，肢体酸重疼痛较甚＋豆卷、藿香、佩兰

（2）虚体感冒

证型	主症	治法	方剂	药物组成
气虚感冒	恶寒较甚，发热，无汗，头痛身楚，咳嗽痰白，咳痰无力，气短懒言，反复易感，舌淡苔白，脉浮无力	益气解表	参苏饮加减	参苏饮内用陈皮，枳壳前胡半夏齐，干葛木香甘桔茯，内伤外感此方宜

续表

证型	主症	治法	方剂	药物组成
阴虚感冒	身热，微恶风寒，少汗，头昏，心烦，口干咽燥，干咳少痰，舌红少苔，脉细数	滋阴解表	加减葳蕤汤化裁	加减葳蕤用白薇，豆豉生葱桔梗随，草枣薄荷共八味，滋阴发汗此方魁

五、 其他疗法

1. 体针疗法

（1）治法：祛风解表。以手太阴、手阳明经及督脉穴为主。

（2）主穴：风池、大椎、太阳、列缺、合谷。

（3）配穴：风寒感冒＋风门、肺俞。风热感冒＋曲池、尺泽。头痛＋印堂、头维。鼻塞＋迎香。体虚感冒＋足三里。咽喉疼痛＋少商。全身酸楚＋身柱。夹湿者＋阴陵泉。夹暑＋委中。

（4）操作：主穴用毫针泻法。风寒感冒，大椎行灸法；风热感冒，大椎行刺络拔罐。

（5）方义：列缺、合谷祛邪解表。温灸大椎可通阳散寒，刺络出血可清泻热邪。风池可疏散风邪，与太阳穴相配可清利头目。

2. 推拿疗法　以疏经通络、祛风解表为主。

（1）基本治法

	取穴及部位	主要手法	操作方法
头面及项部	印堂、太阳、迎香、风池、攒竹、眼眶部、前额部	揉法、按法、推法、抹法、拿法	患者坐位，医生立于患者前侧。推印堂穴8～10遍；按揉双侧太阳、攒竹、迎香穴，每对穴位操作0.5分钟；用抹法在头颅两侧分别操作，每侧0.5～1分钟。用分推法在前额、目眶上下及两侧鼻翼，反复推5～8遍。患者取坐位，医生立其体侧，用拇、食两指指面在风池穴上做拿法，再缓慢向下移动拿颈项两侧直至颈项根部，如此，由上自下反复8～10遍；从前发际开始到后发际处用五指拿法，反复5～8遍
背部	大椎、肩井、背部膀胱经	按法、擦法、拿法、揉法	按揉双侧肺俞，每侧1分钟；擦大椎，擦背部膀胱经（重点擦大杼至膈俞部位），以透热为度；拿双侧肩井，稍用力，以酸胀为度
上肢部	合谷、外关、鱼际、上肢伸侧	一指禅推法、按法、揉法、推法	一指禅推合谷、外关，按揉鱼际、外关，每穴0.5～1分钟；可用掌推法推抹上肢背侧手三阳经2～3分钟

（2）辨证治疗

证型	操作方法
风寒	①用按揉法在风府、风门两穴重点操作，每穴2分钟，使项背部有轻松感为度；②患者取俯卧位，医生位于患者右侧，用推法、擦法沿足太阳膀胱经背部两条侧线，操作3～5分钟，以透热为度

续表

证型	操作方法
风热	①患者坐位，医生用一指禅推法沿督脉循行自印堂推至上星，反复操作5分钟；②用按揉法在百会、曲池穴操作1~2分钟
暑湿	①按揉法在心俞、脾俞、胃俞穴操作2分钟；②摩揉腹部5分钟，拿三阴交1~2分钟
阳气不足	①在肾俞、命门、足三里穴处按揉，每穴2分钟；②重按合谷、太阳、肺俞，捶打足三里

3. 拔罐疗法

证型	操作方法
风寒感冒	大椎、身柱、大杼、肺俞，留罐15分钟起罐，或用闪罐法
风热感冒	大椎、风门、身柱、肺俞，消毒后，用三棱针点刺，使其自然出血，待出血颜色转淡后，加火罐于穴位上，留罐10分钟后起罐

4. **耳针疗法**　肺、内鼻、下屏尖、额。毫针刺，用中、强刺激。咽痛加咽喉、扁桃体，毫针刺。

5. **三棱针疗法**　耳尖、尺泽、太阳、关冲。每次选用1~2穴，点刺出血。适用于风热证。

六、预防

1. **生活调理**　防寒保暖，注意锻炼，常感冒可每天按摩迎香穴，并服用方药。

2. **季节性预防用药要点**　冬春可服贯众汤，夏令可服藿佩汤。

3. **时行感冒流行期间注意事项**　用贯众、板蓝根、生甘草煎服预防用药；远离人口密集的公共场所；室内消毒等。

第二单元　咳嗽

学▼前▼导▼航 ....

咳嗽分为外感咳嗽和内伤咳嗽，其病因病机、辨证论治及其他疗法均为重点掌握内容。注意用药安全。体针疗法中天突穴的操作，必须严格掌握针刺的角度和深度，以防刺伤肺和有关动、静脉。平素要求患者注意疾病预防。

学▼习▼要▼点 ....

一、概述

咳嗽是指肺失宣降，肺气上逆作声，或伴咳吐痰液而言。分别言之，有声无痰为咳，有痰无声为嗽，一般多为痰声并见，难以截然分开，故以咳嗽并称。

二、病因病机

1. **病因**　外感六淫、内邪干肺。

2. **病机**　邪犯于肺，肺气上逆。

三、 辨证论治

1. **辨证要点**　首辨外感、内伤，次辨虚实，再辨咳嗽及咳痰特点。

2. **治疗原则**　外感咳嗽（实证）应祛邪利肺，分风寒、风热、风燥论治；内伤咳嗽（邪实正虚），标实为主治以祛邪止咳；本虚为主治以扶正补虚。并按本虚标实的主次酌情兼顾。除直接治肺外，还应从整体出发，注意治脾、治肝、治肾等。

3. **证治分类**

证型	主症	治法	方剂	药物组成
风寒袭肺	咳嗽声重，气急，咽痒，痰稀色白，常伴鼻塞，头痛，肢体酸楚，或见风寒表证，脉浮或浮紧	疏风散寒，宣肺止咳	三拗汤合止嗽散加减	三拗汤用麻杏草，宣肺平喘效不低；止嗽散中用白前，陈皮桔梗草荆添，紫菀百部同蒸用，感冒咳嗽此方先
风热犯肺	咳嗽气粗，喉燥咽痛，痰稠或黄，常伴鼻流黄涕，口渴，头痛身楚，或见风热表证，苔薄黄，脉浮数	疏风清热，宣肺止咳	桑菊饮加减	桑菊饮中桔梗翘，杏仁甘草薄荷饶，芦根为引轻清剂，热盛阳明入母膏
风燥伤肺	干咳，连声作呛，唇鼻干燥，无痰或痰黏难咳，或痰中带血，口干，初起或伴表证，舌红干而少津，苔薄白或薄黄，脉浮数	疏风清肺，润燥止咳	桑杏汤加减	桑叶汤中浙贝宜，沙参栀豉与梨皮
痰湿蕴肺	咳声重浊，痰黏或稠，色白，早晨或食后咳甚痰多，进甜腻食物加重，胸闷脘痞，呕恶食少，体倦，大便时溏，舌苔白腻，脉濡滑	燥湿化痰，理气止咳	二陈平胃散合三子养亲汤加减	熟半夏、白茯苓、广皮、甘草、熟苍术、厚朴；三子养亲祛痰方，芥苏莱菔共煎汤，大便实硬加熟蜜，冬寒更可加生姜
肝火犯肺	咳逆阵作，咳时面赤，咽干口苦，痰少质黏，胸胁胀痛，症状可随情绪波动而加重或减轻，舌红苔薄黄少津，脉弦数	清肺泻肝，顺气降火	黛蛤散合加减泻白散加减	青黛，蛤壳；泻白桑皮地骨皮，甘草粳米四般宜，参茯知芩皆可入，肺热喘嗽此方施
肺阴亏耗	干咳，咳声短促，痰少黏白，或痰中带血，或声嘶，口干咽燥，或午后潮热，颧红，盗汗，消瘦，舌红少苔，脉细数	滋阴润肺，化痰止咳	沙参麦冬汤加减	沙参麦冬扁甘桑，竹粉甘寒救燥伤

四、其他疗法

1. 体针疗法

	治法	主穴	配穴	操作	方义
外感咳嗽	疏风解表，宣肺止咳。以手太阴、手阳明经穴为主	天突、中府、肺俞、列缺、合谷	风寒+风池、风门。风热+大椎、曲池。咽喉痛+少商放血	天突先直刺0.2寸，再将针尖转向下方，紧靠胸骨后方刺入1~1.5寸，做小幅度提插，有针感后立即出针，或将针上提0.5寸后留针。余穴毫针泻法，风热可疾刺，风寒留针或针灸并用，或针后在背部腧穴拔火罐	针刺天突可疏导咽喉及肺系气血，降气止咳。列缺散风祛邪，宣肺解表。合谷配列缺加强宣肺解表。肺俞与中府俞募相配，使肺气通调，清肃有权
内伤咳嗽	肃肺理气，止咳化痰。以手足太阴经穴为主	天突、肺俞、太渊、三阴交	痰湿侵肺+阴陵泉、丰隆。肝火灼肺+行间、鱼际。肺阴亏虚+膏肓、太溪。咯血+孔最	天突操作同前，余主穴用毫针平补平泻法，或加用灸法。配穴按虚补实泻法操作	天突降气止咳以治标。肺俞调理肺气，清肃之令自行。太渊肃理肺气。三阴交疏肝健脾，化痰止咳

2. 推拿疗法

外感咳嗽治以祛邪利肺，止咳化痰；内伤咳嗽治以祛邪补虚，止咳化痰。

(1) 基本治法

	取穴及部位	主要手法	操作方法
胸背部	天突、膻中、中府、身柱、大杼、风门、肺俞、胁肋部、胸骨部	揉法、推法、一指禅推法	患者仰卧位，医生以中指揉天突、膻中、中府，每穴1分钟；再以两拇指由胸骨剑突沿肋弓分推两胁肋部5~10遍；患者俯卧位，用一指禅推法推身柱、大杼、风门、肺俞，每穴1分钟
四肢部	尺泽、外关、列缺、太渊、合谷、上肢手太阴经行走部位	一指禅推法、推法、按法、揉法	坐位，医生先用一指禅推法推尺泽、太渊穴2~3分钟，然后按揉列缺、外关、合谷，每穴1~2分钟

(2) 辨证治疗

证型	操作方法
风寒咳嗽	①用拇指点按风池、风府两穴，每穴操作2~3分钟，以局部酸胀向周围扩散为宜。擦背部膀胱经，以透热为度。②拿肩井3分钟，使头部、颈部有轻快感觉为宜
风热咳嗽	①用手掌小鱼际推、搓大椎、肺俞及背部压痛点各3分钟；②用按揉法在曲池、合谷两穴操作3分钟，使感应扩散到整个上肢。拿肩井2分钟
痰湿咳嗽	①重点在手三里、丰隆两穴按揉，每穴3分钟；②用推、抹法施术于前胸与胁肋部2~3分钟，然后在章门穴按揉2分钟，以呼吸道通畅、咳出黏痰为度
痰火咳嗽	①一指禅推法在天柱、肩井穴处操作各1分钟；②重按太冲、行间、三阴交，使酸胀感沿经脉向上扩散

3. **穴位贴敷疗法**　选肺俞、定喘、风门、膻中、丰隆，用白附子16%、洋金花48%、川椒33%、樟脑3%制成粉剂。将药粉少许置穴位上，用胶布贴敷，每3~4日更换1次，最好在三伏天应用。亦可用白芥子、甘遂、细辛、丁香、苍术、川芎等量研成细粉，加入基质，调成糊状，制成直径1cm圆饼，贴在穴位上，用胶布固定，每3天更换1次，5次为一疗程。

4. **穴位注射疗法**　选定喘、大杼、风门、肺俞，用维生素B_1注射液等药物，每穴注入0.5~1.0mL。外感咳嗽者，每日或隔日1次，内伤咳嗽者，每周2次。

5. **耳针疗法**　取肺、脾、肾、气管、神门、肾上腺、皮质下。每次选2~3穴，毫针刺，外感者用较强刺激，内伤者用弱刺激。也可用压丸法。

6. **拔罐疗法**　取肺俞、大椎、风门、膏肓，留罐10~15分钟。多用于风寒束肺证。

五、 预防和转归

1. **预防**　防寒保暖，饮食不宜甘肥、辛辣及过咸，戒烟酒，适当锻炼。易感者面部迎香穴按摩，夜间艾熏足三里。

2. **转归**　外感与内伤咳嗽、不同证候之间可相互转化。一般外感咳嗽病浅易治，但燥与湿二者较为缠绵。内伤咳嗽多呈慢性反复发作过程，其病较深，治疗难取速效。

第三单元　喘证

学 ▼ 前 ▼ 导 ▼ 航 ....

喘证的概述、病因病机、类证鉴别、辨证论治及其他疗法均为重点掌握内容。治疗前需辨清虚实，对症治疗，注意用药安全，并及时随症加减药物。喘证需重点与哮病进行鉴别，防止误诊、误治。体针疗法注意腧穴的进针深度、角度。平素注意预防，病后注意调护。

学 ▼ 习 ▼ 要 ▼ 点 ....

一、 概述

喘即气喘、喘息。喘证是以呼吸困难，甚至张口抬肩，鼻翼扇动，不能平卧为临床特征的病证。

二、 病因病机

1. **病因**　外邪侵袭、饮食不当、情志所伤、劳欲久病。

2. **病机**　肺气上逆，肺失宣降；或气无所主，肾失摄纳。

三、 诊断与类证鉴别

1. **诊断要点**　以喘促短气，呼吸困难，甚至张口抬肩，鼻翼扇动，不能平卧，口唇发绀为特征。多有慢性咳嗽、哮病、肺痨、心悸等病史，每遇外感及劳累而诱发。

2. 与哮病、 气短的鉴别

（1） 喘证与哮病

病名	相同点	不同点
哮病	呼吸急促、困难	哮指声响言，喉中哮鸣有声，亦伴呼吸困难，是一种反复发作的独立性疾病
喘证		喘指气息言，为呼吸气促困难，甚则张口抬肩，摇身撷肚，是多种肺系急慢性疾病的一个症状。喘未必兼哮，而哮必兼喘

（2） 喘证与气短：两者同为呼吸异常，喘证呼吸困难，张口抬肩，摇身撷肚。但气短进一步加重，亦可呈虚喘表现。

四、 辨证论治

1. 辨证要点

（1）实喘：呼吸深长有余，呼出为快，气粗声高，伴有痰鸣咳嗽，脉数有力，病势多急。

（2）虚喘：呼吸短促难续，深吸为快，气怯声低，少有痰鸣咳嗽，脉微弱或浮大中空，病势徐缓，时轻时重，遇劳则甚。

2. 治疗原则　实喘宜治肺，祛邪利气；虚喘宜培补摄纳；虚实夹杂、寒热互见需分清主次，权衡标本，辨证选方用药。

3. 证治分类

证型	主症	治法	方剂	药物组成	加减
风寒壅肺	喘息咳逆，气促，痰多稀薄带泡沫，色白质黏，头痛，恶寒，口不渴，无汗，舌苔薄白而滑，脉浮紧	宣肺散寒	麻黄汤合华盖散加减	麻黄汤中臣桂枝，杏仁甘草四般施；华盖杏甘配麻黄，苏子陈皮茯苓桑	①表证明显＋桂枝；②寒痰较重＋细辛、生姜；③寒饮伏肺，复感客寒而发，用小青龙汤
表寒肺热	喘逆胸胀，息粗鼻扇，咳痰稠黏，形寒身热，有汗或无汗，口渴，舌苔薄白或罩黄，舌边红，脉浮数或滑	解表清里，化痰平喘	麻杏石甘汤加味	麻黄、杏仁、石膏、甘草、黄芩、桑白皮、苏子、半夏、款冬花	①表寒重＋桂枝；②痰热重，痰黄黏稠量多＋瓜蒌、贝母；③痰鸣息涌＋葶苈子、射干
痰浊阻肺	喘而胸满闷塞，甚则胸盈仰息，咳嗽，痰多黏腻色白，难咳，呕恶食少，口黏不渴，舌苔白腻，脉滑或濡	祛痰降逆，宣肺平喘	二陈汤合三子养亲汤加减	二陈汤用半夏陈，苓草梅姜一并存；三子养亲祛痰方，芥苏莱菔共煎汤，大便实硬加熟蜜，冬寒更可加生姜	①痰从寒化，色白清稀，畏寒＋干姜、细辛；②痰浊郁而化热，按痰热证治疗

续表

证型	主症	治法	方剂	药物组成	加减
肺气郁痹	喘促遇情志刺激而诱发，呼吸短促，息粗气憋，胸闷胸痛，咽中如窒，喉中痰鸣不著。苔薄，脉弦	开郁降气平喘	五磨饮子加减	四磨饮子七情侵，人参乌药及槟沉，去参加入木香枳，五磨饮子白酒斟	①肝郁气滞较著+柴胡、郁金、青皮；②心悸、失眠+百合、合欢皮、酸枣仁、远志；③气滞腹胀，大便秘结+大黄
肺气虚耗	喘促短气，气怯声低，咳声低弱，自汗畏风，痰少质黏，面颧潮红，舌淡红，脉软弱或细数	补肺益气养阴	生脉散合补肺汤加减	生脉麦味与人参；补肺阿胶马兜铃，鼠黏甘草杏糯停	①偏阴虚+沙参、麦冬、玉竹、百合、诃子；②中气虚弱，肺脾同病，配补中益气汤
肾虚不纳	动则喘甚，呼多吸少，跗肿，汗出肢冷，面青唇紫，舌淡苔白或黑而润滑，脉微细；或见面红烦躁，口咽干燥，足冷，汗出如油，舌红少津，脉细数	补肾纳气	金匮肾气丸合参蛤散加减	《金匮》肾气治肾虚，地黄怀药及山萸，丹皮苓泽加桂附，引火归原热下趋；人参、蛤蚧	①肾阴虚者用七味都气丸合生脉散加减；②喘息渐平，善后调理可服紫河车、胡桃肉

五、其他疗法

1. 体针疗法

	治法	主穴	配穴	操作	方义
实证	祛邪肃肺，化痰平喘。以手太阴经穴及相应背俞穴为主	肺俞、定喘、膻中、尺泽、列缺	风寒+风池、风门。风热+大椎、曲池。痰热+曲池、丰隆。喘甚+天突	毫针泻法。风寒者可合用灸法，定喘穴刺络拔罐	列缺宣通肺气，祛邪外出。尺泽清泻肺之壅邪。膻中乃气之会穴，可宽胸理气，舒展气机。肺俞宣肺祛痰。定喘为平喘之效穴
虚证	补益肺肾，止哮平喘。以相应背俞穴及手太阴、足少阴经穴为主	肺俞、膏肓、肾俞、太渊、太溪、足三里、定喘	肺气不足+气海、脾俞。肺肾两虚+阴谷、关元。喘甚+天突	定喘用刺络拔罐，余穴用毫针补法。可酌用灸法或拔火罐	肺俞、膏肓补益肺气，膏肓善治虚劳咳嗽哮喘。肺俞与太渊、肾俞与太溪，俞原穴相配，充肺肾真元之气。足三里健脾益气。定喘为平喘之效穴

2. **穴位贴敷疗法**　选肺俞、膏肓、膻中、定喘。用白芥子30g，甘遂15g，细辛15g，共为细末，用生姜汁调药粉成糊状，制成药饼如蚕豆大，上放少许丁桂散，敷于穴位上，用胶布固定。贴30～60分钟后取掉，局部可有红晕微痛为度。若起疱，消毒后挑破，涂烫伤油等。亦可采用斑蝥膏贴敷发疱。

3. **穴位埋线疗法**　选膻中、定喘、肺俞。常规消毒后，局部浸润麻醉，用三角缝合针，将"0"号羊肠线埋于穴下肌肉层，每10～15天更换1次。

4. **耳针疗法**　选平喘、下屏尖、肺、神门、皮质下、交感。每次取2穴，毫针刺，捻转法用中、强刺激，适用于哮喘发作期。

5. **皮肤针疗法**　取鱼际至尺泽穴手太阴肺经循行部、第一胸椎至第二腰椎旁开1.5寸足太阳膀胱经循行部，循经叩刺，以皮肤潮红或微渗血为度。

六、预防调护

平时要慎风寒，节饮食。早期力求根治，防寒保暖。忌烟酒，远房事，调情志，饮食清淡而富有营养。加强锻炼，增强体质等。

第四单元　肺胀

学▼前▼导▼航

肺胀的病因病机、诊断与类证鉴别、辨证论治均为重点掌握内容。注意用药安全，并及时随症加减药物。本病需与哮病、喘证进行鉴别，防止误诊、误治。准确预测疾病的转归及预后，以及时更新治疗方案。

学▼习▼要▼点

一、概述

肺胀是多种慢性肺系疾患反复发作，迁延不愈，导致肺气胀满，不能敛降的一种病证。

二、病因病机

1. **病因**　久病肺虚，感受外邪。

2. **病机**　久病肺虚，六淫侵袭，以致痰饮瘀血，结于肺间。病理因素主要为痰浊、水饮与血瘀互结。

三、诊断与类证鉴别

1. **诊断要点**　有慢性肺系疾病史。以胸部膨满，胸中憋闷，咳逆上气，痰多，喘息，甚则鼻扇气促，张口抬肩为主症，日久可见心慌动悸，面唇发绀等，严重者可出现喘脱。常因外感诱发。

2. **与哮病、喘证鉴别**

病名	相同点	不同点
肺胀	咳而上气、喘满	胸部膨满、心悸、唇甲发绀、胸腹胀满、肢体浮肿
哮病		喉中哮鸣有声
喘证		呼吸气促困难

四、辨证论治

1. **辨证要点**　首辨标本虚实的主次；其后偏实者分清痰浊、水饮、血瘀的偏盛，偏虚者区别气虚、阴虚以及肺、心、肾、脾病变的主次。

2. 治疗原则

（1）标实：据病邪性质分别祛邪宣肺，降气化痰，温阳利水，甚或开窍、息风、止血等。

（2）本虚：以补养心肺、益肾健脾为主，或气阴兼调，或阴阳两顾。正气欲脱时应扶正固脱，救阴回阳。

3. 证治分类

证型	主症	治法	方剂	药物组成	加减
痰浊壅肺	胸部膨满，憋闷如塞，短气喘息，咳嗽痰多，色白黏腻，脘痞纳少，舌暗苔浊腻，脉小滑	化痰降气，健脾益肺	苏子降气汤合三子养亲汤加减	苏子降气半夏归，前胡桂朴草姜随，下虚上盛痰嗽喘，亦有加参贵和机；三子养亲祛痰方，芥苏莱菔共煎汤	①表寒里饮＋麻黄、桂枝、细辛、干姜；②饮郁化热用小青龙加石膏汤；③痰浊夹瘀用涤痰汤＋丹参、地龙、桃仁、红花、赤芍、水蛭等
痰热郁肺	胸部膨满，咳逆喘粗，烦躁，目胀睛突，痰黏稠难咳，身热，口渴欲饮，溲赤便干，舌边尖红，苔黄腻，脉滑数	清肺化痰，降逆平喘	越婢加半夏汤或桑白皮汤加减	越婢汤中有石膏，麻黄生姜加枣草；桑皮汤治肺热喘，芩栀贝杏苏连半	①痰热内盛＋鱼腥草、金荞麦、瓜蒌皮、海蛤粉、大贝母、风化硝；②痰热壅肺，腑气不通＋大黄、芒硝；③阴伤而痰量已少＋沙参、麦冬等
痰蒙神窍	胸部膨满憋闷，神志恍惚，撮空理线，甚则昏迷，抽搐，咳逆喘促，咳痰不爽，舌暗红或淡紫，苔白腻或黄腻，脉细滑数	涤痰，开窍，息风	涤痰汤加减	参苓橘半连茹草，枳实菖枣星麦冬	①痰热内盛＋葶苈子、天竺黄、竹沥；②肝风内动＋钩藤、全蝎，另服羚羊角粉；③血瘀明显＋丹参、红花、桃仁；④皮肤黏膜出血＋水牛角、生地黄、牡丹皮、紫珠草等
阳虚水泛	胸部膨满憋闷，咳痰清稀，胸闷心悸。肢肿，脘痞纳差，怕冷，面唇青紫，舌苔白滑，舌胖质暗，脉沉细	温肾健脾，化饮利水	真武汤合五苓散加减	真武汤壮肾中阳，茯苓术芍附生姜；五苓散治太阳腑，白术泽泻猪苓茯，桂枝化气兼解表，小便通利水饮除	①水肿势剧，上凌心肺＋沉香、黑白丑、川椒目、葶苈子、万年青根；②血瘀甚，发绀明显＋泽兰、红花、丹参、益母草、五加皮
肺肾气虚	胸部膨满，气短难续，甚则张口抬肩不能平卧，咳嗽，痰白如沫，形寒汗出，腰膝酸软，小便清长，舌淡或暗紫，脉沉细数无力，或有结代	补肺纳肾，降气平喘	平喘固本汤合补肺汤加减	平喘胡桃苏橘红，党参半夏坎脐冬，沉香五味磁虫草，肺肾双疗固本雄；补肺五味与参芪，熟地紫菀配桑皮	①肺虚有寒＋肉桂、干姜、钟乳石；②阴伤加麦冬、玉竹、生地黄；③气虚瘀阻＋当归、丹参、苏木；③喘脱危象急用参附汤送服蛤蚧粉或黑锡丹。稳定期可服皱肺丸

五、 转归及预后

肺胀病程缠绵，反复发作，难期根治。尤其是老年患者，病后若不及时控制，极易发生变端。

第五单元 肺痨

学 ▽ 前 ▽ 导 ▽ 航 ··························

肺痨的概述、病因病机、类证鉴别、辨证论治均为重点掌握内容。治疗过程需辨别病变的脏腑，以对症治疗。注意用药安全，并及时随症加减药物。本病需与虚劳、肺痿进行鉴别，防止误诊、误治。准确评估疾病的转归及预后，以及时更新治疗方案。

学 ▽ 习 ▽ 要 ▽ 点 ··························

一、 概述

肺痨是具有传染性的慢性虚弱疾患，以咳嗽、咯血、潮热、盗汗及逐渐消瘦为主要特征。

二、 病因病机

1. **病因** 感染痨虫、禀赋不足、酒色劳倦、病后失调、营养不良。
2. **病机** 虚体虫侵，阴虚火旺。

三、 诊断与类证鉴别

1. **诊断要点** 有与肺痨病人的密切接触史。以咳嗽、咯血、潮热、盗汗及形体明显消瘦为主症。初期病人仅感疲劳乏力，干咳，食欲不振，逐渐消瘦。

2. **病证鉴别**

（1）肺痨与虚劳

病名	相同点	不同点
肺痨	均为慢性虚弱性疾患	有传染特点，是慢性传染性疾患，有其发生发展及传变规律；病位在肺；病理主在阴虚
虚劳		内伤亏损引起，是多种慢性疾病虚损证候的总称；病位在五脏，以肾为主；病理为阴阳并重

（2）肺痨与肺痿

病名	相同点	不同点
肺痨	均为病位在肺的慢性虚弱性疾患	以咳嗽、咯血、潮热、盗汗为主
肺痿		以咳吐浊唾涎沫为主

四、辨证论治

1. **辨证要点**　首辨病变之脏器，次辨虚损之性质，三辨夹火、夹痰、夹瘀。
2. **治疗原则**　补虚培元、抗痨杀虫。
3. **证治分类**

证型	主症	治法	方剂	药物组成	加减
肺阴亏损	干咳，咳声短促，痰黏带血，胸部隐痛，午后手足心热，或见盗汗，口干咽燥。舌苔薄白，舌边尖红，脉细数	滋阴润肺	月华丸加减	月华丸方擅滋阴，二冬二地沙贝苓，山药百部胶三七，獭肝桑菊保肺金	①咳频而痰少质黏＋川贝母、甜杏仁，可配琼玉膏；②痰中带血较多＋蛤粉炒阿胶、仙鹤草、白茅根等；③低热不退＋银柴胡、青蒿、胡黄连、地骨皮等
虚火灼肺	呛咳气急，痰少质黏，咯血，骨蒸颧红，五心烦热，盗汗，急躁易怒，男子遗精，女子月经不调，日益消瘦。舌干红，苔薄黄而剥，脉细数	滋阴降火	百合固金汤合秦艽鳖甲散加减	百合固金二地黄，玄参贝母桔甘藏，麦冬芍药当归配，喘咳痰血肺家伤；秦艽鳖甲治风劳，地骨柴胡及青蒿，当归知母乌梅合，止嗽除蒸敛汗超	①骨蒸劳热＋秦艽、白薇、鳖甲；②痰热蕴肺＋桑白皮、天花粉、知母、海蛤粉；③咯血较著＋牡丹皮、栀子、紫珠草、醋制大黄等，或配十灰丸
气阴耗伤	咳嗽无力，气短声低，痰稀色白量多，午后潮热，伴畏风，怕冷，自汗盗汗，纳少便溏，面白颧红。舌光淡，边有齿印，苔薄，脉细弱而数	益气养阴	保真汤或参苓白术散加减	保真治痨功不小，二冬八珍川芎少，莲心知柏骨陈皮，柴胡朴芪五味枣；参苓白术扁豆陈，山药甘莲砂薏仁，桔梗上浮兼保肺，枣汤调服益脾神	①夹有湿痰＋姜半夏、橘红、茯苓等；②咯血量多＋山萸肉、仙鹤草、煅龙牡、三七等，配补气药；③劳热、自汗、恶风取桂枝、白芍、红枣，配党参、黄芪、炙甘草等
阴阳虚损	咳逆喘息，少气，自汗盗汗，面浮肢肿，形寒肢冷，或五更泄泻，苔黄而剥，舌光淡隐紫，少津，脉微细而数	滋阴补阳	补天大造丸加减	补天大造参术芪，归芍山药远志依，枣仁枸杞紫河车，龟鹿茯苓大熟地	①肾虚气逆喘息＋冬虫夏草、诃子、钟乳石；②心慌＋紫石英、丹参、远志；③五更泄泻＋煨肉蔻、补骨脂，去地黄、阿胶

五、转归及预后

　　正气较强，病情轻浅，早期治疗者，可获康复。正气虚弱，治疗不及时，迁延日久，每多演变恶化，全身虚弱症状明显。少数患者可呈急性发病，预后较差。

第六单元　心悸

学 ▼ 前 ▼ 导 ▼ 航 ....

　　心悸的概述、病因病机、辨证论治及其他疗法均为重点掌握内容。治疗前需辨清虚实，对症治疗，注意用药安全，并及时随症加减药物。体针疗法注意腧穴的进针深度、角度。平素注意疾病预防调护。

学 ▽ 习 ▽ 要 ▽ 点 ···

一、概述

心悸指病人自觉心中悸动，惊惕不安甚则不能自主的一种病证。轻者为惊悸，重者为怔忡。

二、病因病机

1. **病因**　体虚劳倦、七情所伤、感受外邪、药食不当。
2. **病机**　气血阴阳亏虚，心失所养，或邪扰心神，心神不宁。

三、辨证论治

1. **治疗原则**　虚证宜补气、养血、滋阴、温阳；实证宜祛痰、化饮、清火、行瘀。
2. **证治分类**

证型	主症	治法	方剂	药物组成	加减
心虚胆怯	心悸不宁，善惊易恐，坐卧不安，多梦易惊，恶闻声响，食少纳呆，苔薄白，脉细略数或细弦	镇惊定志，养心安神	安神定志丸加减	安神定志用远志，人参菖蒲合龙齿，茯苓茯神二皆用，心虚胆怯用此治	①心阳不振，用肉桂易桂枝，加附子；②兼心血不足＋阿胶、何首乌、龙眼肉；③兼心气郁结＋柴胡、郁金、合欢皮、绿萼梅
心血不足	心悸气短，头晕目眩，失眠健忘，面色无华，倦怠乏力，纳呆食少，舌淡红，脉细弱	补血养心，益气安神	归脾汤加减	归脾汤用术参芪，归草茯神远志齐，酸枣木香龙眼肉，煎加姜枣益心脾	①气阴两虚用炙甘草汤加减；②失眠多梦＋合欢皮、夜交藤、五味子等；③热病后期损及心阴而心悸，用生脉散加减
阴虚火旺	心悸易惊，心烦失眠，五心烦热，口干盗汗，耳鸣腰酸，头晕目眩，急躁易怒，舌红少苔，脉细数	滋阴清火，养心安神	天王补心丹合朱砂安神丸加减	补心丹用柏枣仁，二冬生地当归身，三参桔梗朱砂味，远志茯苓共养神；朱砂安神东垣方，归连甘草合地黄	①肾阴亏虚，虚火妄动＋龟甲、熟地黄、知母、黄柏，或知柏地黄丸；②阴虚而火热不明显可单用天王补心丹；③阴虚兼瘀热＋赤芍、牡丹皮、桃仁、红花、郁金
心阳不振	心悸不安，胸闷气短，面色苍白，形寒肢冷，舌淡苔白，脉虚弱或沉细无力	温补心阳，安神定悸	桂枝甘草龙骨牡蛎汤合参附汤加减	桂枝、附片、人参、黄芪、麦冬、枸杞子、炙甘草、龙骨、牡蛎	①形寒肢冷重用人参、附子等；②大汗出重用人参、黄芪等，或独参汤；③兼水饮内停＋葶苈子、五加皮等；④夹瘀血＋丹参、赤芍等；⑤心动过缓＋炙麻黄、补骨脂，重用桂枝

续表

证型	主症	治法	方剂	药物组成	加减
水饮凌心	心悸眩晕，胸闷痞满，渴不欲饮，肢肿尿少，形寒肢冷，恶心欲吐，舌淡胖苔白滑，脉弦滑或沉细而滑	振奋心阳，化气行水，宁心安神	苓桂术甘汤加减	苓桂术甘痰饮主，桂枝甘草加苓术	①兼肺气不宣，肺有痰湿＋杏仁、前胡、桔梗；②兼瘀血＋当归、川芎、刘寄奴、泽兰叶、益母草；③浮肿尿少、阵发性夜间咳喘或端坐呼吸用真武汤
瘀阻心脉	心悸不安，胸闷不舒，心痛如刺，唇甲青紫，舌质紫暗或有瘀斑，脉涩或结或代	活血化瘀，理气通络	桃仁红花煎合桂枝甘草龙骨牡蛎汤	桃仁红花煎四物，理气青皮与香附，祛瘀丹参和元胡；桂枝、炙甘草、龙骨、牡蛎	①气虚＋黄芪、党参、黄精；②络脉痹阻＋沉香、檀香、降香；③夹痰浊＋瓜蒌、薤白、半夏、广陈皮；④胸痛甚＋乳香、没药、五灵脂等

四、其他疗法

1. 体针疗法

（1）治法：调理心气，安神定悸。以手厥阴、手少阴经穴为主。

（2）主穴：内关、郄门、神门、心俞、巨阙、厥阴俞、膻中。

（3）配穴：心胆虚怯＋胆俞、丘墟。心脾两虚＋脾俞、足三里。阴虚火旺＋肾俞、太溪。水气凌心＋膻中、气海。心脉瘀阻＋膈俞。善惊＋大陵。多汗＋膏肓。烦热＋劳宫。耳鸣＋中渚、太溪。浮肿＋水分、阴陵泉。

（4）操作：毫针平补平泻法。

（5）方义：内关、郄门可调理心气，疏导气血。神门宁心安神定悸。心俞配巨阙，厥阴俞配膻中，可调心气，宁心神，调理气机。

2. 推拿疗法　以养心、安神、定悸为主。

（1）基本治法

	取穴及部位	主要手法	操作方法
头面部	印堂、风池、百会、眉弓、头面部	推法、揉法、按法	推印堂、眉弓5～10遍。自上而下推桥弓，先推左侧，再推右侧，每侧约1分钟，然后按揉百会、风池2～3分钟。同时测脉搏，以90次/分以下为度
胸背部	心俞、肺俞、膈俞、膻中、中府、云门、背部	揉法、摩法、一指禅推法	一指禅推法推心俞、肺俞、膈俞，揉膻中，摩中府、云门，约10分钟
上肢部	内关、神门、双上肢	按法、揉法、拿法	按揉双内关、神门，拿双上肢，约6分钟

（2）辨证治疗

证型	操作方法
心胆虚怯	①延长按揉神门的时间，加按巨阙，拿风池、玉枕；②用小鱼际沿胸骨正中分别向左右腋中线推运至两胁部3分钟，以心悸减轻为度
心血不足	①加揉中脘，拿血海、足三里，延长推脾俞、胃俞的时间；②双手掌重叠按揉或用一指禅推法，施术于心俞、华佗夹脊穴5分钟
阴虚火旺	①加推肾俞，拿太冲、行间，推太阳、听宫、听会、耳门；②按揉翳风，拿风池，按哑门
心阳不振	①摩小腹，按中极，推关元、气海、中极；②揉八髎、肾俞、命门，拿三阴交
水饮凌心	①加按揉章门、期门，搓两胁；②用梳法梳胸部中府、膻中两穴各2分钟，运腹部约5分钟
心血瘀阻	①按揉大包、京门、膈俞、三阴交，以透热为度；②用右手掌或右手拇指、食指按摩头项部及背部膀胱经第1侧线，操作3~5分钟

3. 穴位注射法 选穴参照基本治疗，用维生素 B_1 或维生素 B_{12} 注射液，每穴注射0.5mL，隔日1次。

4. 耳针疗法 选交感、神门、心、脾、肝、胆、肾。用毫针刺，轻刺激，亦可用撤针埋藏或用王不留行籽贴压。

5. 皮肤针疗法 取心俞、厥阴俞、巨阙、内关、膻中，叩刺皮肤至出现红晕略有渗血为度。

五、预后

若虚损程度较轻，治疗及时得当，多能痊愈。反之预后较差，甚至出现厥证、脱证等变证，若不及时抢救，预后极差，甚至猝死。

第七单元 胸痹

学 ▼ 前 ▼ 导 ▼ 航

胸痹的病因病机、诊断与类证鉴别、辨证论治及其他疗法均为重点掌握内容。注意用药安全，并及时随症加减药物。本病需与胃痛、真心痛进行鉴别，防止误诊、误治。推拿疗法要掌握操作的时间及治疗量。平素注意预防。正确预测疾病的转归，以及时调整治疗方案。

学 ▼ 习 ▼ 要 ▼ 点

一、概述

胸痹指以胸部闷痛，甚则胸痛彻背，喘息不得卧为主的一种疾病。

二、病因病机

1. **病因** 寒邪内侵、饮食失调、情志失节、劳倦内伤、年迈体虚。

2. 病机　心脉痹阻。

三、诊断与类证鉴别

1. 诊断要点　以胸部闷痛为主。多见膻中或心前区憋闷疼痛，甚则痛引左肩背、咽喉、胃脘部、左上臂内侧等部位，呈反复发作性，一般几秒到几十分钟。常伴心悸、气短、自汗，常因劳累、抑郁恼怒、多饮暴食或气候变化等诱发。

2. 与胃痛、真心痛的鉴别

（1）胸痹与胃痛

病名	不同点
胸痹	以闷痛为主，时间极短，虽与饮食有关，但休息、服药常可缓解
胃痛	与饮食相关，以胀痛为主，局部有压痛，持续时间较长，常伴泛酸、嘈杂、嗳气、呃逆等

（2）胸痹与真心痛：真心痛乃胸痹的进一步发展，症见心痛剧烈，甚则持续不解，伴有汗出、肢冷、面白、唇紫，手足青至节，脉微或结代等。

四、辨证论治

1. 辨证要点　首辨病情轻重，次辨标本虚实。

2. 治疗原则　标实针对气滞、血瘀、寒凝、痰浊而疏理气机，活血化瘀，辛温通阳，泄浊豁痰，尤重活血通脉。本虚权衡心脏阴阳气血之不足，有无兼见肺、肝、脾、肾等脏之亏虚，补气温阳，滋阴益肾，纠正脏腑之偏衰，尤重补益心气之不足。

3. 证治分类

证型	主症	治法	方剂	药物组成	加减
心血瘀阻	心胸刺痛，痛有定处，入夜为甚，甚则心痛彻背，背痛彻心，伴胸闷，日久不愈，舌紫暗有瘀斑，苔薄，脉弦涩	活血化瘀，通脉止痛	血府逐瘀汤加减	血府当归生地桃，红花枳壳膝芎饶，柴胡赤芍甘桔梗，血化下行不作痨	①瘀血痹阻重+乳香、没药等；②血瘀气滞并重+沉香、檀香等；③气虚血瘀用人参养营汤合桃红四物汤加减；④猝然心痛用复方丹参滴丸、速效救心丸等
气滞心胸	心胸满闷，隐痛阵发，时欲太息，遇情志不遂易诱发或加重，或兼脘腹胀闷，嗳气则舒，苔薄或薄腻，脉细弦	疏肝理气，活血通络	柴胡疏肝散加减	柴胡疏肝芍川芎，枳壳陈皮草香附	①胸闷心痛明显可合用失笑散；②气郁化热，心烦易怒，口干便秘，用丹栀逍遥散；③便秘严重+当归芦荟丸

续表

证型	主症	治法	方剂	药物组成	加减
痰浊闭阻	胸闷重而心痛微，痰多，形体肥胖，阴雨天易发作或加重，纳呆便溏，咳吐痰涎，舌胖大边有齿痕，苔浊腻或白滑，脉滑	通阳泄浊，豁痰宣痹	栝蒌薤白半夏汤合涤痰汤加减	瓜蒌、薤白、半夏、白酒；清心涤痰汤效灵，补正除邪两收功，参苓橘半连茹草，枳实菖枣星麦冬	①痰浊郁而化热，用黄连温胆汤＋郁金；②痰热兼郁火＋海浮石、海蛤壳、栀子、天竺黄、竹沥；③大便干结＋桃仁、大黄
寒凝心脉	猝然心痛如绞，心痛彻背，喘不得卧，遇寒而发或加重，形寒肢冷，心悸，面色苍白，苔薄白，脉沉紧或沉细	辛温散寒，宣通心阳	枳实薤白桂枝汤合当归四逆汤加减	枳实、薤白、桂枝、芍药、甘草、大枣；当归四逆芍桂枝，细辛甘枣通草施	①阴寒极盛之胸痹重症予乌头赤石脂丸＋荜茇、高良姜、细辛等；②痛剧而肢冷汗出，含化苏合香丸或麝香保心丸
气阴两虚	心胸隐痛，时作时休，心悸气短，面色㿠白，易汗出，舌淡红，舌体胖边有齿痕，苔薄白，脉虚细缓或结代	益气养阴，活血通脉	生脉散合人参养荣汤加减	生脉麦味与人参；人参养荣本十全，去芎陈志五味添，食少神衰心气怯，养荣益气损能填	①兼气滞血瘀＋川芎、郁金；②兼痰浊之象可合茯苓、白术、白蔻仁；③兼心脾两虚可合茯苓、茯神、远志、半夏曲、柏子仁、酸枣仁
心肾阳虚	心悸而痛，胸闷自汗，面色㿠白，神倦怯寒，四肢欠温或肿胀，舌淡胖边有齿痕，苔白或腻，脉沉细迟	温补阳气，振奋心阳	参附汤合右归饮加减	人参、附子；右归八味减三泻，杜仲甘草枸杞入	①肾阳虚衰，水饮上凌心肺用真武汤＋黄芪、防己等；②阳虚欲脱厥逆用四逆加人参汤或参附注射液加入5%葡萄糖注射液中静滴

五、其他疗法

推拿疗法补心温阳、宣痹止痛。

（1）基本治法

1）取穴及部位：膻中、心俞、厥阴俞、内关、胸部任脉循行部位及背部督脉、太阳经循行部位。

2）主要手法：一指禅推法、揉法、按法、擦法。

3）操作方法：①患者取坐位或仰卧位，医生分别以一指禅推法、指按法、指揉法在膻中、内关穴上操作，各3分钟；掐揉内关穴同时配合深呼吸5分钟；横擦前胸部，以透热为度。②患者取坐位或俯卧位，医生分别以一指禅推法、指按法、指揉法在心俞、厥阴俞上操作，各3分钟；侧擦背部，以透热为度。

（2）辨证治疗

证型	操作方法
胸阳痹阻	手法操作时宜重，由肺俞至膈俞重推背部膀胱经，以泻为主
阳气虚衰	手法操作时宜轻，轻摩心俞、厥阴俞15分钟左右，以补为主

六、预防、转归和预后

1. **预防**　注意调摄精神；注意生活起居，寒温适宜；注意饮食调节；劳逸结合；加强护理及监护。

2. **转归与预后**　治疗及时得当可获缓解，如反复发作，则病情较为顽固。病情进一步发展可见真心痛。

第八单元　不寐

学 ▼ 前 ▼ 导 ▼ 航 ....

不寐的病因病机、诊断、辨证论治及其他疗法均为重点掌握内容。治疗前需辨清虚实，对症治疗，注意用药安全。体针疗法注意腧穴的进针深度、角度。平素注意疾病调护。

学 ▼ 习 ▼ 要 ▼ 点 ....

一、概述

不寐是以不能获得正常睡眠为特征的一类病证，主要表现为睡眠时间、深度的不足，轻者入睡困难，或寐而不酣，时寐时醒，或醒后不能再寐。

二、病因病机

1. **病因**　饮食不节、情志失常、劳倦思虑过度、病后、年迈体虚。

2. **病机**　阳盛阴衰，阴阳失交。

三、诊断

轻者入寐困难或寐而易醒，醒后不寐，连续3周以上，重者彻夜难寐，常伴头痛、头晕、心悸、健忘、神疲乏力、心神不宁、多梦等症。

四、辨证论治

1. **辨证要点**

（1）虚证：多属阴血不足，心失所养，特点为体质瘦弱，面色无华，神疲懒言，心悸健忘。

（2）实证：邪热扰心，特点为心烦易怒，口苦咽干，便秘溲赤。

2. **治疗原则**　补虚泻实，调整脏腑阴阳。

3. 证治分类

证型	主症	治法	方剂	药物组成
肝火扰心	不寐多梦，急躁易怒，伴头晕头胀，目赤耳鸣，口干而苦，不思饮食，便秘溲赤，舌红苔黄，脉弦而数	疏肝泻火，镇心安神	龙胆泻肝汤加减	龙胆泻肝栀芩柴，生地车前泽泻偕，木通甘草当归合，肝经湿热力能排
痰热扰心	心烦不寐，胸闷脘痞，泛恶嗳气，伴口苦，头重，目眩，舌偏红，苔黄腻，脉滑数	清化痰热，和中安神	黄连温胆汤加减	温胆夏茹枳陈助，佐以茯草姜枣煮+黄连
心脾两虚	不易入睡，多梦易醒，心悸健忘，神疲食少，伴头晕目眩，四肢倦怠，腹胀便溏，面色少华，舌淡苔薄，脉细无力	补益心脾，养血安神	归脾汤加减	归脾汤用术参芪，归草茯神远志齐，酸枣木香龙眼肉，煎加姜枣益心脾
心肾不交	心烦不寐，入睡困难，心悸多梦，伴头晕耳鸣，腰膝酸软，潮热盗汗，五心烦热，咽干少津，男子遗精，女子月经不调，舌红少苔，脉细数	滋阴降火，交通心肾	六味地黄丸合交泰丸加减	六味地黄益肾肝，茱薯丹泽地苓专；心肾不交交泰丸，一份桂心十份连
心胆气虚	虚烦不寐，触事易惊，终日惕惕，胆怯心悸，伴气短自汗，倦怠乏力，舌淡，脉弦细	益气镇惊，安神定志	安神定志丸合酸枣仁汤加减	安神定志用远志，人参菖蒲合龙齿，茯苓茯神二皆用，心虚胆怯用此治；酸枣仁汤治失眠，川芎知草茯苓煎

五、 其他疗法

1. 体针疗法

（1）治法：调理跷脉，安神利眠。以相应八脉交会穴、手少阴经及督脉穴为主。

（2）主穴：印堂、四神聪、安眠、神门、照海、申脉。

（3）配穴：肝火扰心+行间、侠溪。痰热内扰+丰隆、内庭。心脾两虚+心俞、脾俞。心肾不交+心俞、肾俞。心胆气虚+心俞、胆俞。脾胃不和+公孙、足三里。

（4）操作：神门、印堂、四神聪平补平泻；对于较重的不寐患者，四神聪可留针过夜；照海用补法，申脉用泻法。配穴按虚补实泻法操作。

（5）方义：神门与印堂相配可安神利眠。四神聪、安眠穴镇静安神。照海、申脉分别与阴跷脉、阳跷脉相通，阴、阳跷脉主睡眠，故补阴泻阳使阴、阳跷脉功能协调，不眠自愈。

2. 推拿疗法　虚证宜益气养血，实证宜泻其有余。虚实夹杂宜在补虚泻实之上安神定志。

（1）基本治法

手法	操作方法
点穴催眠	点揉内关、神门、三阴交以交通心肾、安神定志
梳理少阳	医生两手五指微屈，从前至后梳理头侧足少阳胆经以平肝潜阳，引火归原
摩掌熨目	两掌摩擦至热，轻放于眼上，使眼部有温热舒适感。本病也可参考头痛的治疗手法进行治疗

（2）辨证治疗

证型	操作方法
心脾两虚	指按揉神门、足三里，直擦背部督脉，透热为度
阴虚火旺	推桥弓，擦两侧涌泉穴，透热为度
肝郁化火	按揉肝俞、胆俞、期门、章门、太冲，搓两胁
痰热内扰	按揉神门、内关、丰隆、足三里，横擦脾俞、胃俞，以透热为度

3. 耳针疗法　选皮质下、心、肾、肝、神门、垂前、耳背心。毫针刺，或揿针埋藏，或王不留行籽贴压。

4. 皮肤针疗法　自项至腰部督脉和足太阳经背部第一侧线，用梅花针自上而下叩刺，叩至皮肤潮红为度，每日1次。

5. 电针疗法　选四神聪、太阳，接通电针仪，用较低频率，每次刺激30分钟。

6. 拔罐疗法　自项至腰部足太阳经背部侧线，用火罐自上而下行走罐，以背部潮红为度。

六、调护

保持心情舒畅；规律作息，适当锻炼，清淡饮食，忌浓茶、咖啡；注意睡眠环境的安宁，床铺要舒适，卧室光线要柔和，并减少噪音等。

第九单元　癫狂

学▼前▼导▼航

　　癫狂的概述、病因病机、类证鉴别、辨证论治及其他疗法均为重点掌握内容。注意用药安全。癫狂与狂证、痫病较易鉴别，尤需与郁证进行鉴别，防止误诊、误治。体针疗法注意腧穴的进针深度、角度。平素注意疾病预防调护。

学▼习▼要▼点

一、概述

癫证以精神抑郁，表情淡漠，沉默痴呆，语无伦次，静而多喜为特征。狂证以精神亢奋，狂躁不安，喧扰不宁，骂詈毁物，动而多怒为特征。

二、病因病机

1. **病因**　七情内伤、饮食失节、禀赋不足。

2. **病机**　癫为痰气郁结，蒙蔽神机。狂为痰火上扰，神明失主。

三、诊断与类证鉴别

1. **诊断要点**　以神情抑郁，表情淡漠，静而少动，沉默痴呆，或喃喃自语，语无伦次，或突然狂奔，喧扰不宁，呼号打骂，不避亲疏为主，有家庭史或脑外伤史。

2. 病证鉴别

（1）癫证与狂证

病名	相同点	不同点
癫证	均属性格行为异常的精神疾病	属阴，以静而多喜为主，表现为沉静独处，言语支离，畏见生人，或哭或笑，声低气怯，以抑郁性精神失常为特征
狂证		属阳，以动而多怒为主，表现为躁动狂乱，气力倍常，呼号詈骂，声音多亢，以兴奋性精神失常为特征

（2）癫证与郁证

病名	相同点	不同点
郁证	喜怒无常，多语或不语等	心情抑郁，情绪不宁，胸胁胀闷，急躁易怒，心悸失眠，喉中如有异物等，以自我感觉异常为主，但神志清晰
癫证		一般已失去自控力，神明逆乱，神志不清

（3）癫证与痴呆：痴呆以智能低下为突出表现，以神志呆滞、愚笨迟钝为主要特征，其部分症状可自制。

（4）癫证与痫病：痫病是以突然昏仆、不省人事、两目上视、口吐涎沫、四肢抽搐为特征的发作性疾病，不难区别。

四、 辨证论治

1. **辨证要点** 首辨癫证与狂证的不同，次辨病性虚实。

2. **治疗原则** 初期多以邪实为主，治当理气解郁，畅达神机，降（泄）火豁痰，化瘀通窍。后期以正虚为主，治当补益心脾，育阴养血，调整阴阳。

3. **证治分类**

（1）癫证

证型	主症	治法	方剂	药物组成
痰气郁结	精神抑郁，表情淡漠，沉默痴呆，时时太息，喃喃自语，喜怒无常，不思饮食，舌红苔腻而白，脉弦滑	理气解郁，化痰醒神	逍遥散合顺气导痰汤加减	逍遥散用当归芍，柴苓术草加姜薄；验方顺气导痰汤，夏陈苓草枳星姜，木香香附再加入，理气解郁化痰良
心脾两虚	神思恍惚，魂梦颠倒，心悸易惊，善悲欲哭，肢体困乏，饮食锐减，言语无序，舌淡，苔薄白，脉沉细无力	健脾益气，养心安神	养心汤合越鞠丸加减	养心汤用草芪参，二茯芎归柏子寻，半夏远志兼桂味，再加酸枣总宁心；越鞠丸治六般郁，芎苍香附兼栀曲

（2）狂证

证型	主症	治法	方剂	药物组成
痰火扰神	性情急躁，面红目赤，突发狂乱无知，骂詈号叫，或毁物伤人，不食不眠，舌红绛，苔黄腻或黄燥而垢，脉弦大滑数	清心泻火，涤痰醒神	生铁落饮加减	龙胆草、黄连、连翘、胆南星、贝母、橘红、竹茹、石菖蒲、远志、茯神、生铁落、朱砂、玄参、天冬、麦冬、丹参
火盛阴伤	癫狂久延，时作时止，妄言妄为，呼之能自制，寝不安寐，烦躁，形瘦，面红目秽，口干便难，舌尖红无苔，有剥裂，脉细数	育阴潜阳，交通心肾	二阴煎合琥珀养心丹加减	二阴煎中生地冬，元参黄连竹叶通，灯心茯神酸枣草，滋阴降火有神功；琥珀养心有牛黄，生地当归人参尝，茯神酸枣柏仁远，菖蒲龙齿朱砂方
痰热瘀结	癫狂日久，面色晦滞，躁扰不安，恼怒不休，甚至登高而歌，弃衣而走，头痛，心悸而烦，舌紫暗有瘀斑，少苔或薄黄苔干，脉弦细或细涩	豁痰化瘀，调畅气血	癫狂梦醒汤加减	癫狂梦醒桃仁附，木通芍药半夏胡，陈皮青皮桑白皮，苏子甘草大腹皮

五、其他疗法

1. 体针疗法

	癫证	狂证
治法	理气化痰，清心安神。以手足厥阴经、督脉穴为主	清心泻火，开窍定志。以手厥阴经、督脉及手少阴经穴为主
主穴	印堂、神门、膻中、丰隆、太冲	水沟、大陵、劳宫、中冲、丰隆
配穴	肝郁气滞＋行间、肝俞。痰气郁结＋中脘、阴陵泉。心脾两虚＋心俞、脾俞。哭笑无常＋间使、百会。纳呆＋足三里、中脘	痰火扰神＋内庭、曲池。火盛伤阴＋行间、三阴交。气血瘀滞＋膻中、血海
操作	主穴用毫针泻法。配穴按虚补实泻法操作	主穴用毫针泻法，水沟操作同上，中冲点刺出血。配穴中三阴交用补法，余穴用泻法
方义	印堂、神门安神定志，膻中疏调气机，太冲疏肝理气，丰隆除湿化痰	水沟醒脑开窍调神。大陵、劳宫、中冲，清泻心包经、心经之火。丰隆化痰通络

2. 三棱针疗法
狂证取大椎、水沟、百会、中冲（十宣或十二井），点刺出血。

3. 耳针疗法

	癫证	狂证
取穴	心、皮质下、肾、枕、神门	
操作要点	每次选用3～5穴，毫针刺法或压丸法	每次选用3～4穴，毫针刺法，强刺激，留针30分钟

4. 穴位注射法

	癫证	狂证
取穴	心俞、膈俞、间使、足三里、三阴交	
操作要点	每次选用 1~2 穴，每穴注射氯丙嗪 0.5~1mL	每次选用 2~3 穴，每穴注射氯丙嗪 0.5~1mL

六、 预防与调护

注意精神调摄，避免母孕期间受到精神刺激。注意幼儿的发育成长，一旦有精神异常表现，应尽早诊治。鼓励患者参加社交活动，移情易性。对重症病人应严密观察和看护等。

第十单元 痫病

学 ▽ 前 ▽ 导 ▽ 航

痫病的病因病机、诊断、辨证论治及其他疗法均为重点掌握内容。诊断时可结合询问病史。治疗前需辨清轻重、虚实等，以对症治疗。风痰痹阻证的治疗需要用及全蝎、朱砂等有毒药物，应严格掌握用法用量，注意用药安全。体针疗法注意腧穴的进针深度、角度。平素注意疾病预防，病后正确调护。

学 ▽ 习 ▽ 要 ▽ 点

一、 概述

痫病是一种发作性神志异常的病证。临床以突然意识丧失，甚则仆倒，不省人事，强直抽搐，口吐涎沫，两目上视或口中怪叫，移时苏醒，一如常人为特征。

二、 病因病机

1. **病因** 先天遗传、七情失调、惊恐、饮食失调、脑部外伤、六淫所干、他病之后。
2. **病机** 脏腑失调，痰浊阻滞，气机逆乱，风痰内动，蒙蔽清窍。

三、 诊断

发作时突然昏倒，不省人事，两目上视，项背强直，四肢抽搐，口吐涎沫，或有异常叫声等。多有家族史。醒后如常人，反复发作。脑电图示对称性同步化棘波或棘-慢波等阳性表现。

四、 辨证论治

1. **辨证要点** 首辨病情轻重，次辨证候的虚实，再辨病理性质，即风、痰、热、瘀。
2. **治疗原则** 频繁发作，以治标为主，着重清泻肝火，豁痰息风，开窍定痫；平时病缓，则补虚以治其本，宜益气养血，健脾化痰，滋补肝肾，宁心安神。

3. 证治分类

证型	主症	治法	方剂	药物组成
风痰闭阻	突然跌倒，神志不清，抽搐吐涎，或伴尖叫与二便失禁，或双目发呆，持物落地，或精神恍惚而无抽搐，舌红苔白腻，脉弦滑有力	涤痰息风，开窍定痫	定痫丸加减	定痫二茯贝天麻，丹麦陈远菖蒲夏，胆星蝎蚕草竹沥，姜汁琥珀与朱砂
痰火扰神	昏仆抽搐，吐涎，或有吼叫，平时急躁易怒，心烦失眠，咳痰不爽，口苦咽干，便秘溲黄，病后彻夜难眠，目赤，舌红苔黄腻，脉弦滑而数	清热泻火，化痰开窍	龙胆泻肝汤合涤痰汤加减	龙胆泻肝栀芩柴，生地车前泽泻偕，木通甘草当归合，肝经湿热力能排；清心涤痰汤效灵，补正除邪两收功，参苓橘半连茹草，枳实菖枣星麦冬
瘀阻脑络	平素头晕头痛，痛有定处，常伴单侧肢体抽搐，面唇青紫，舌暗红或有瘀斑，苔薄白，脉涩或弦	活血化瘀，息风通络	通窍活血汤加减	通窍全凭好麝香，桃红大枣老葱姜，川芎黄酒赤芍药，表里通经第一方
心脾两虚	反复发病不愈，神疲乏力，心悸气短，失眠多梦，面色苍白，纳呆便溏，舌质淡，苔白腻，脉沉细而弱	补益气血，健脾宁心	六君子汤合归脾汤加减	四君子汤中和义，人参苓术甘草比，益以夏陈名六君，健脾化痰又理气；归脾汤用术参芪，归草茯神远志齐，酸枣木香龙眼肉，煎加姜枣益心脾
心肾亏虚	痫病频发，神思恍惚，心悸，健忘失眠，两目干涩，面色晦暗，耳轮焦枯不泽，腰膝酸软，大便干燥，舌质淡红，脉沉细而数	补益心肾，潜阳安神	左归丸合天王补心丹加减	左归丸内山药地，萸肉枸杞与牛膝，菟丝龟鹿二胶合，补阴填精功效奇；补心丹用柏枣仁，二冬生地当归身，三参桔梗朱砂味，远志茯苓共养神

五、 其他疗法

1. 体针疗法

	治法	主穴	配穴	操作	方义
发作期	醒脑开窍，息风豁痰。以督脉及足厥阴、足阳明经穴为主	水沟、百会、后溪、涌泉、合谷、太冲、丰隆	–	毫针泻法。水沟用雀啄法，以患者神志复苏或有反应为度	水沟、百会、后溪醒脑开窍。涌泉激发肾气，促进脑神的恢复。丰隆豁痰，合谷、太冲息风止痉
间歇期	化痰通络，息风舒筋。以任脉、督脉、足阳明及足厥阴经穴为主	鸠尾、筋缩、间使、阳陵泉、丰隆、太冲	痰火扰神＋曲池、神门、内庭。风痰闭阻＋风池、中脘、合谷。心脾两虚＋心俞、脾俞、足三里。肝肾阴虚＋肝俞、肾俞、三阴交。瘀阻脑络＋百会、膈俞、内关。夜发者＋照海；昼发者＋申脉	主穴用毫针泻法，鸠尾向巨阙斜刺1寸。配穴按虚补实泻法操作	鸠尾、任脉调理阴阳，平抑风阳；筋缩疏调督脉、通脑络、舒经筋，与阳陵泉相配，重在舒调经筋而止痉。间使调心神、理气血，为治痫经验穴。太冲平息肝风，丰隆化痰通络

2. **穴位注射疗法**　选间使、丰隆、太冲、鸠尾、大椎。用维生素 B_1 和 B_{12} 注射液，每穴注射 0.5~1.0mL，每日 1 次。

3. **耳针疗法**　取心、肝、胃、神门、皮质下、脑点。发作时，取 2~3 穴，毫针强刺激，留针 30 分钟，间歇行针。间歇期可用压丸法。

六、预防与调护

保持精神愉快，劳逸适度。妇女在怀孕前积极治疗原发病，避免胎儿头颅外伤、颅内感染等发生。休止期患者应避免近水、近火、近电、高空作业及驾驶车辆，以免突然发病时发生危险。

第十一单元　胃痛

学 ▼ 前 ▼ 导 ▼ 航　..

胃痛的病因病机、诊断与类证鉴别、辨证论治及其他疗法均为重点掌握内容。治疗前需辨清寒热虚实，以对症治疗，注意用药安全，并及时随症加减药物。本病应与真心痛进行鉴别，防止误诊、误治。平素注意疾病预防与调护。准确评估疾病的转归，以及时调整治疗方案。

学 ▼ 习 ▼ 要 ▼ 点　..

一、概述

胃痛是以上腹胃脘近心窝处疼痛为主症的病证。

二、病因病机

1. **病因**　外邪犯胃、饮食伤胃、情志不畅、脾胃素虚。
2. **病机**　胃气阻滞，胃失和降，不通则痛。

三、诊断与类证鉴别

1. **诊断要点**　上腹近心窝处胃脘部发生疼痛为特征，常伴食欲不振，恶心呕吐，嘈杂泛酸，嗳气吞腐等。多有反复发作史。可由劳累、暴饮暴食、饥饿等诱发。

2. **与真心痛的鉴别**

病名	不同点
胃痛	多见胀痛、刺痛、隐痛，有反复发作史，一般无放射痛，伴嗳气、泛酸、嘈杂等
真心痛	当胸而痛，多绞痛、闷痛，痛引肩背，常伴心悸气短、汗出肢冷，病情危急

四、辨证论治

1. **辨证要点**　辨虚实寒热，在气在血。

2. 治疗原则　理气和胃止痛。

3. 证治分类

证型	主症	治法	方剂	药物组成	加减
寒邪客胃	胃痛暴作，恶寒喜暖，得温痛减，遇寒加重，口淡不渴，或喜热饮，舌淡苔薄白，脉弦紧	温胃散寒，行气止痛	良附丸加减	高良姜、香附、吴茱萸、乌药、陈皮、木香	①兼风寒表证 + 香苏散；②兼寒湿证用厚朴温中汤；③兼寒夹食滞 + 枳实、神曲、鸡内金等；④寒邪郁久化热，寒热错杂可用半夏泻心汤
饮食伤胃	胃脘胀痛拒按，呕吐不消化食物，其味腐臭，吐后痛减，不思饮食，大便不爽，得矢气及便后稍舒，舌苔厚腻，脉滑	消食导滞，和胃止痛	保和丸加减	保和神曲与山楂，苓夏陈翘菔子加	①脘腹胀甚 + 枳实、砂仁、槟榔等；②胃脘胀痛而便闭可合小承气汤或改用枳实导滞丸；③痛剧拒按，伴苔黄燥、便秘，合用大承气汤，理气药选香橼、佛手等
肝气犯胃	胃脘胀痛，痛连两胁，遇烦恼则痛作或痛甚，嗳气、矢气则痛舒，胸闷嗳气，喜长叹息，大便不畅，舌苔多薄白，脉弦	疏肝解郁，理气止痛	柴胡疏肝散加减	柴胡疏肝芍川芎，枳壳陈皮草香附	①疼痛较著 + 川楝子、延胡索；②嗳气频繁 + 旋覆花、代赭石；③泛吐酸水 + 左金丸；④肝胃郁热改用化肝煎或丹栀逍遥散合左金丸；⑤郁热迫血妄行 + 大黄、地榆、白及粉等
湿热中阻	胃脘疼痛，痛势急迫，脘闷灼热，口干口苦，口渴而不欲饮，纳呆恶心，小便色黄，大便不畅，舌红，苔黄腻，脉滑数	清化湿热，理气和胃	清中汤加减	清中二陈连栀蔻	①湿偏重 + 苍术、藿香；②热偏重 + 蒲公英、黄芩；③痰湿阻胃用二陈汤合平胃散
瘀血停胃	胃脘刺痛，痛有定处，食后加剧，入夜尤甚，或吐血黑便，舌紫暗或有瘀斑，脉涩	化瘀通络，理气和胃	失笑散合丹参饮加减	蒲黄、五灵脂、丹参、檀香、砂仁	①胃痛甚 + 延胡索、木香、郁金、枳壳；②四肢不温，舌淡脉弱 + 党参、黄芪；③便黑 + 三七、白及
胃阴亏耗	胃脘隐隐灼痛，饥不欲食，口燥咽干，五心烦热，消瘦乏力，口渴思饮，大便干结，舌红少津，脉细数	养阴益胃，和中止痛	一贯煎合芍药甘草汤加减	一贯煎中用地黄，沙参枸杞麦冬襄，当归川楝水煎服；芍药、甘草	①胃脘灼痛，嘈杂泛酸 + 珍珠层粉、牡蛎、海螵蛸或合左金丸；②胃脘胀痛较剧兼气滞 + 厚朴、玫瑰花、佛手等；③阴虚胃热 + 石斛、知母、黄连

续表

证型	主症	治法	方剂	药物组成	加减
脾胃虚寒	胃痛隐隐，喜温喜按，空腹痛甚，得食则缓，劳累或受凉后发作或加重，泛吐清水，神疲纳呆，四肢倦怠，手足不温，便溏，舌淡苔白，脉虚弱或迟缓	温中健脾，和胃止痛	黄芪建中汤加减	小建中汤芍药多，桂姜甘草大枣和，更加饴糖补中脏，虚劳腹痛服之瘥＋黄芪	①泛吐清水较多＋干姜、制半夏等；②泛酸，去饴糖，加黄连、吴茱萸等；③胃脘冷痛，里寒较甚＋理中丸；④形寒肢冷用附子理中汤；⑤无泛吐清水，无手足不温，改用香砂六君子汤或补中益气汤加减

五、其他疗法

1. 体针疗法

（1）治法：和胃止痛。以足阳明、手厥阴经穴及相应募穴为主。

（2）主穴：中脘、内关、足三里。

（3）配穴：寒邪犯胃＋胃俞、神阙。饮食停滞＋下脘、梁门。肝气犯胃＋太冲、期门。气滞血瘀＋膻中、膈俞。脾胃虚寒＋神阙、气海、脾俞。胃阴不足＋胃俞、三阴交、太溪。

（4）操作：足三里用平补平泻法，疼痛发作时，持续行针1~3分钟，直到痛止或缓解。内关、中脘均用泻法。配穴按虚补实泻法操作。寒气凝滞、脾胃虚寒者，可用灸法。

（5）方义：足三里疏调胃腑气机，和胃止痛。中脘健运中州，调理气机。内关宽胸解郁，行气止痛。

2. 推拿疗法

因寒者温胃止痛，因滞者消积导滞、理气止痛。肝气犯胃宜疏肝理气止痛。脾胃虚弱宜调理脾胃，温阳止痛。

（1）基本治法

	操作方法
胃脘部	患者仰卧位，医者坐于患者右侧，先用轻快的一指禅推法、摩法在胃脘部治疗，然后按揉中脘、气海、天枢等，同时按揉足三里，约6分钟
背部	患者俯卧位。用一指禅推法，从背部脊柱两旁沿膀胱经顺序而下至三焦俞，往返4~5次，再用较重的按揉法施术于膈俞、肝俞、脾俞、胃俞、三焦俞，约5分钟
肩臂及胁部	患者取坐位，拿肩井循臂肘而下，在手三里、内关、合谷等做较强的揉按刺激。然后搓肩臂使经络畅通，再搓抹两胁部，由上而下往返数次。也可用点穴止痛法：首先点足三里，使局部产生酸胀感，待疼痛缓解后再点中脘。在点中脘时应向下点至腹主动脉，使指端有动脉搏动感，并随患者的呼吸而上下起伏

（2）辨证治疗

证型	操作方法
寒邪犯胃	在背部用较重的力点、按脾俞、胃俞，约2分钟。用掌擦法重点擦脊柱左侧，以透热为度
食滞伤胃	配合摩腹助运，用顺时针方向，荡涤胃肠积滞；并可点揉中脘、天枢，弹拨大横等穴

续表

证型	操作方法
肝气犯胃	摩擦胸胁两侧，用柔软的一指禅推或揉法，自天突向下至中脘穴治疗，重点在膻中穴，然后轻柔地按揉两侧章门、期门，约3分钟。用较重的手法按揉背部肝俞、胆俞、膈俞
脾胃虚弱	在梁门、气海、关元等穴处施用一指禅推法，每穴约2分钟，在气海穴治疗时间可适当延长。然后在脊柱左侧重点做擦法，以透热为度

3. **穴位注射疗法**　选中脘、足三里、肝俞、胃俞、脾俞。每次选2穴，诸穴可交替使用。以黄芪、丹参或当归注射液，每穴注入药液1mL，每日或隔日1次。

4. **耳针疗法**　选胃、肝、脾、神门、交感、十二指肠。毫针刺用中等强度，或用揿针埋藏或用王不留行籽贴压。

5. **拔罐疗法**　选中脘、胃俞、脾俞、膈俞，留罐5~10分钟。每日1~2次。适用于实证胃痛。

六、　调摄、 转归及预后

1. **生活调摄、 预防**　生活规律，忌暴饮暴食，饥饱不匀。胃痛者进流质或半流质，保持乐观情绪，避免过度劳累与紧张等。

2. **转归与预后**　胃痛还可衍生变证，危及生命。若胃痛日久，痰瘀互结，壅塞胃脘，可形成噎膈。

第十二单元　呕吐

学 ▽ 前 ▽ 导 ▽ 航

呕吐的病因病机、类证鉴别、辨证论治及其他疗法均为重点掌握内容。本病需与呃逆进行鉴别，防止误诊、误治。平素注意预防，病后注意饮食调护。

学 ▽ 习 ▽ 要 ▽ 点

一、 概述

呕吐指胃失和降，气逆于上，迫使胃中之物从口中吐出的一种病证。有物有声谓之呕，有物无声谓之吐，无物有声谓之干呕。

二、 病因病机

1. **病因**

（1）实证：饮食所伤、外感时邪、情志失调。

（2）虚证：先天禀赋薄弱，脾胃素虚，或病后损伤脾胃，中阳不振或胃阴不足。

2. **病机**　胃失和降，胃气上逆。

三、 诊断与类证鉴别

1. **诊断要点**　初起呕吐量多，吐出物多有酸腐气味；久病呕吐，时作时止，吐出物不多，酸臭气味不甚。常有饮食不节、过食生冷、恼怒气郁及久病不愈等病史。

2. **与呃逆的鉴别**

病名	相同点	不同点
呕吐	都是胃部的病变，都有胃气上逆	病位在胃，以有声有物为特征
呃逆		病位在喉，以喉间呃呃连声，声短而频，令人不能自制为特征，有膈间不利的因素存在

四、 辨证论治

1. **治疗原则**　和胃降逆。

2. **证治分类**

证型	主症	治法	方剂	药物组成
外邪犯胃	突然呕吐，胸脘满闷，发热恶寒，头身疼痛，舌苔白腻，脉濡缓	疏邪解表，化浊和中	藿香正气散加减	藿香正气大腹苏，甘桔陈苓术朴俱，夏曲白芷加姜枣，感伤岚瘴并能祛
食滞内停	呕吐酸腐，脘腹胀满，嗳气厌食，大便或溏或结，舌苔厚腻，脉滑实	消食化滞，和胃降逆	保和丸加减	保和神曲与山楂，苓夏陈翘菔子加
痰饮内阻	呕吐清水痰涎，脘闷不食，头眩心悸，舌苔白腻，脉滑	温中化饮，和胃降逆	小半夏汤合苓桂术甘汤加减	半夏、生姜；苓桂术甘
肝气犯胃	呕吐吞酸，嗳气频繁，胸胁胀痛，舌淡红，苔薄，脉弦	疏肝理气，和胃降逆	四七汤加减	半夏厚朴痰气疏，茯苓生姜共紫苏，加枣同煎名四七，痰凝气滞皆能除
脾胃气虚	恶心呕吐，食欲不振，食入难化，脘部痞闷，大便不畅，舌淡胖，苔薄，脉细	健脾益气，和胃降逆	香砂六君子汤加减	党参、白术、茯苓、甘草、木香、砂仁、陈皮、法半夏、生姜、大枣
胃阴不足	呕吐反复发作，或时作干呕，饥不欲食，口燥咽干，舌红少津，脉细数	滋养胃阴，降逆止呕	麦门冬汤加减	麦门冬汤用人参，枣草粳米半夏存
脾胃阳虚	饮食稍多即吐，时作时止，面色㿠白，倦怠乏力，喜暖恶寒，四肢不温，便溏，舌淡，脉濡弱	温中健脾，和胃降逆	理中汤加减	理中汤主温中阳，人参甘草术干姜，呕哕腹痛阴寒盛，再加附子更扶阳

五、 其他疗法

1. **体针疗法**

（1）治法：和胃降逆，理气止呕。以手厥阴、足阳明经穴及相应募穴为主。

（2）主穴：中脘、胃俞、内关、足三里。

（3）配穴：寒邪客胃＋上脘、公孙。热邪内蕴＋合谷，并可用金津、玉液点刺出血。

痰饮内阻＋膻中、丰隆、公孙。肝气犯胃＋阳陵泉、太冲。脾胃虚寒＋脾俞、胃俞。腹胀＋气海。肠鸣＋脾俞、大肠俞。泛酸干呕＋建里、公孙。食滞＋梁门、天枢。

（4）操作：足三里平补平泻法，内关、中脘用泻法。配穴按虚补实泻法操作；虚寒者，可加用艾灸。呕吐发作时，可在内关穴行强刺激并持续运针 1～3 分钟。

（5）方义：中脘、胃俞为俞募相配，理气和胃止呕。内关宽胸利气，降逆止呕。足三里疏理胃肠气机，通降胃气。

2. 耳针疗法　选胃、贲门、食道、交感、神门、脾、肝。每次选 3～4 穴，以毫针刺，中等刺激，亦可用揿针埋藏或王不留行籽贴压。

3. 穴位注射疗法　参照体针疗法所选穴位，用维生素 B_1 或维生素 B_{12} 注射液，每穴注射 0.5～1mL。

六、 预防调护

养成良好的饮食习惯；脾胃素虚者勿过食生冷；胃中有热者忌食辛辣；保持心情舒畅，适当锻炼。呕吐患者少食多餐，清淡饮食。呕吐不止者卧床休息，加强护理，密切观察病情变化。选药无腥恶气味，服药应少量频服。

第十三单元　腹痛

学 ▼ 前 ▼ 导 ▼ 航 ....

腹痛的病因病机、诊断与类证鉴别、辨证论治及其他疗法均为重点掌握内容。需辨清腹痛的缓急以及时对症治疗，注意用药安全。本病需重点与胃痛进行鉴别，防止误诊、误治。体针疗法注意腧穴的进针深度、角度，有效进行补泻。注意预防与调护。

学 ▼ 习 ▼ 要 ▼ 点 ....

一、 概述

腹痛是以胃脘以下、耻骨毛际以上的部位发生疼痛为主症的病证。

二、 病因病机

1. 病因　外感时邪、饮食不节、情志失调、素体阳虚、跌仆损伤、络脉瘀阻、腹部手术。

2. 病机　脏腑气机阻滞，气血运行不畅，经脉痹阻，"不通则痛"，或脏腑经络失养，"不荣则痛"。

三、 诊断与类证鉴别

1. 诊断要点　以胃脘以下、耻骨毛际以上部位的疼痛为主症，若病因外感，突然剧痛，伴发症状明显者，属于急性腹痛；病因内伤，起病缓慢，痛势缠绵者，则为慢性腹痛。

2. 与胃痛的鉴别

病名	不同点
腹痛	部位以胃脘部以下，耻骨毛际以上整个位置疼痛为主
胃痛	胃处腹中，与肠相连，腹痛常伴胃痛的症状，胃痛亦时有腹痛的表现，常需鉴别。胃痛部位在心下胃脘之处，常伴恶心、嗳气等胃病见症

四、 辨证论治

1. **辨证要点** 首辨腹痛之缓急，次辨腹痛性质，再辨腹痛部位。
2. **治疗原则** 以"通"立法。
3. **证治分类**

证型	主症	治法	方剂	药物组成
寒邪内阻	腹痛拘急，遇寒痛甚，得温痛减，口淡不渴，形寒肢冷，小便清长，大便清稀或秘结，舌淡苔白腻，脉沉紧	散寒温里，理气止痛	良附丸合正气天香散加减	高良姜、干姜、紫苏、乌药、香附、陈皮
湿热壅滞	腹痛拒按，烦渴引饮，大便秘结，或溏滞不爽，潮热汗出，小便短黄，舌红，苔黄燥或黄腻，脉滑数	泄热通腑，行气导滞	大承气汤加减	大承气汤用硝黄，配伍枳朴泻力强
肝郁气滞	腹痛胀闷，痛无定处，痛引少腹，或痛窜两胁，时作时止，得嗳气或矢气则舒，遇忧思恼怒则剧，舌淡红，苔薄白，脉弦	疏肝解郁，理气止痛	柴胡疏肝散加减	柴胡疏肝芍川芎，枳壳陈皮草香附
瘀血内停	腹痛较剧，痛如针刺，痛处固定，经久不愈，舌紫暗，脉细涩	活血化瘀，和络止痛	少腹逐瘀汤加减	少腹茴香与炒姜，元胡灵脂没芎当，蒲黄官桂赤芍药，调经种子第一方
中脏虚寒	腹痛绵绵，时作时止，喜温喜按，形寒肢冷，神疲乏力，气短懒言，纳呆，面色无华，便溏，舌淡苔薄白，脉沉细	温中补虚，缓急止痛	小建中汤加减	小建中汤芍药多，桂姜甘草大枣和，更加饴糖补中脏，虚劳腹冷服之瘥

五、 其他疗法

1. **体针疗法**

（1）治法：通调腑气，缓急止痛。以足阳明、足厥阴经及任脉穴为主。

（2）主穴：下脘、关元、天枢、足三里、太冲。

（3）配穴：寒邪内积＋神阙、公孙。湿热壅滞＋阴陵泉、内庭。气滞血瘀＋膻中、血海。脾阳不振＋脾俞、肾俞。

（4）操作：关元虚证用补法，实证用平补平泻法；太冲用泻法，其余主穴用平补平泻法。配穴按虚补实泻法操作；寒证可用艾灸。腹痛发作时，足三里持续强刺激1~3分钟。

（5）方义：足三里为胃之下合穴，"肚腹三里留"，下脘、关元、天枢为局部选穴，通调腹部之腑气。太冲疏肝而通调气机，通则不痛。

2. 耳针疗法　选胃、小肠、大肠、肝、脾、交感、神门、皮质下。每次选 2～4 穴，毫针刺，疼痛时用中强刺激捻转，亦可用揿针埋藏或王不留行籽贴压。用于急慢性肠炎引起的腹痛。

3. 穴位注射疗法　选天枢、足三里。用山莨菪碱注射液 10mg（1mL），每穴注入 0.5mL 药液，每日 1 次。

六、预防调护

注意起居有常，饮食有节（洁），戒烟忌酒。避风寒，畅情志。腹痛剧烈应禁食，缓解后宜饮食清淡。虚寒证或实寒证可予热敷疗法。若见脱证，立即中西医结合急诊治疗。

第十四单元　泄泻

学 ▼ 前 ▼ 导 ▼ 航 ....

泄泻的病因病机、诊断与类证鉴别、辨证论治及其他疗法均为重点掌握内容。治疗前需辨暴泻与久泻，对症治疗，注意用药安全，并及时随症加减药物。本病需重点与痢疾进行鉴别，防止误诊、误治。治疗慢性泄泻选神阙穴，用灸法，此穴不宜针。注意预防与调护。

学 ▼ 习 ▼ 要 ▼ 点 ....

一、概述

泄泻是以排便次数增多，粪质稀溏或完谷不化，甚至泻出如水样为主症的病证。

二、病因病机

1. 病因　感受外邪、饮食所伤、情志失调、禀赋不足、病后体虚。

2. 病机　脾虚湿盛，肠道功能失司。

三、诊断与类证鉴别

1. 诊断要点　以大便粪质稀溏为主要依据，或完谷不化，或粪如水样，大便次数增多，每日三五次以至十数次以上。常兼腹胀、腹痛、肠鸣、纳呆。暴泻者多有暴饮暴食或误食不洁的病史。迁延日久，时发时止者，常由外邪、饮食或情志等诱发。

2. 与痢疾的鉴别

病名	相同点	不同点
泄泻	均见大便次数增多、粪质稀薄的病证	大便次数增加，粪质稀溏，甚则如水样，或完谷不化为主症，大便不带脓血，也无里急后重，或无腹痛
痢疾		腹痛、里急后重、便下赤白脓血

四、辨证论治

1. **辨证要点** 首辨暴泻与久泻，次辨泻下之物，再辨脏腑定位。
2. **治疗原则** 运脾化湿。
3. **证治分类**

证型	主症	治法	方剂	药物组成	加减
寒湿内盛	泄泻清稀，甚则如水样，脘闷食少，腹痛肠鸣，或兼外感风寒，舌苔白或白腻，脉濡缓	芳香化湿，解表散寒	藿香正气散加减	藿香正气大腹苏，甘桔陈苓术朴俱，夏曲白芷加姜枣，感伤岚瘴并能祛	①表寒重＋荆芥、防风；②外感寒湿，饮食生冷，腹痛，泻下清稀，可用纯阳正气丸；③湿邪偏重，腹满肠鸣，小便不利，可改用胃苓汤
湿热伤中	泄泻腹痛，泻下急迫，或泻而不爽，粪色黄褐，味臭秽，肛门灼热，烦热口渴，小便短黄，舌红苔黄腻，脉滑数或濡数	清热燥湿，分利止泻	葛根芩连汤加减	葛根、黄芩、黄连、甘草、车前草、苦参	①夹食滞＋神曲、山楂、麦芽；②大便欠爽，腹中痞满痛甚＋木香、大腹皮、枳壳；③湿邪偏重＋藿香、茯苓等，或合平胃散；④发热头重，烦渴自汗，脉濡数用新加香薷饮合六一散
食滞肠胃	腹痛肠鸣，泻下粪臭如败卵，泻后痛减，脘腹胀满，嗳腐酸臭，舌苔厚腻，脉滑实	消食导滞，和中止泻	保和丸加减	保和神曲与山楂，苓夏陈翘菔子加	①食积较重，脘腹胀满，用枳实导滞丸；②食积化热＋黄连；③脾虚＋白术、白扁豆
脾胃虚弱	大便时溏时泻，食少，食后脘闷不舒，稍进油腻则便次增加，面色萎黄，神疲倦怠，舌淡苔白，脉细弱	健脾益气，化湿止泻	参苓白术散加减	参苓白术扁豆陈，山药甘莲砂薏仁，桔梗上浮兼保肺，枣汤调服益脾神	①脾阳虚衰，阴寒内盛，用理中丸；②久泻不止，中气下陷，或兼脱肛用补中益气汤；③兼湿盛用升阳除湿汤加减；④胃热而肠寒交错可仿诸泻心汤，寒热并调
肝气乘脾	腹痛而泻，腹中雷鸣，矢气频作，每因抑郁恼怒而作，素有胸胁胀闷，嗳气食少，舌淡红，脉弦	抑肝扶脾	痛泻要方加减	痛泻要方用陈皮，术芍防风共成剂	①胸胁脘腹胀痛，嗳气＋柴胡、木香、郁金、香附；②兼神疲乏力，纳呆，脾虚甚＋党参、茯苓、扁豆、鸡内金；③久泻反复发作＋乌梅、焦山楂、甘草
肾阳虚衰	黎明前脐腹作痛，肠鸣即泻，完谷不化，腹部喜暖，泻后则安，形寒肢冷，腰膝酸软，舌淡苔白，脉沉细	温肾健脾，固涩止泻	四神丸加减	四神故纸吴茱萸，肉蔻五味四般齐，大枣生姜同煎合，五更肾泻最相宜	①脐腹冷痛＋附子理中丸；②中气下陷＋黄芪、党参、白术、升麻；③泻下滑脱不禁或虚坐努责，可改用真人养脏汤；④脾虚肾寒不著，反见心烦嘈杂，大便夹黏冻，寒热错杂，改服乌梅丸；⑤久泻伤阴，阴阳两伤用胃关煎加减

五、 其他疗法

1. 体针疗法

	治法	主穴	配穴	操作	方义
急性泄泻	除湿导滞，通调腑气。以足阳明、足太阴经穴为主	天枢、水分、上巨虚、阴陵泉	寒湿内盛+神阙。湿热伤中+内庭、曲池。饮食停滞+下脘、梁门	毫针泻法。神阙用隔姜灸法	天枢调理肠胃气机。"合治内腑"，上巨虚运化湿滞。阴陵泉健脾化湿。水分利小便而实大便
慢性泄泻	健脾温肾，固本止泻。以任脉及足阳明、足太阴经穴为主	神阙、天枢、足三里、公孙	脾虚+脾俞、太白。肝郁+肝俞、太冲。肾虚+肾俞、命门	神阙用灸法；天枢用平补平泻法；足三里、公孙用补法。配穴按虚补实泻法操作	灸神阙可温补元阳，固本止泻。天枢调理肠胃气机。足三里、公孙健脾益胃

2. 推拿疗法 寒湿泻宜解表散寒止泻；湿热泻宜清热利湿止泻；食滞肠胃宜消食导滞止泻；肝气乘脾宜抑肝扶脾止泻；脾胃虚弱宜健脾益胃止泻；肾阳虚衰宜温肾健脾止泻。

（1）基本治法

1）取穴及部位：中脘、气海、关元、天枢、足三里、脾俞、胃俞、肾俞、大肠俞、八髎、长强、肩井、曲池、合谷。

2）手法：一指禅推法、摩法、按法、揉法、拿法。

3）操作

体位	操作方法
仰卧位	医者居于右侧，用一指禅推法、摩法，由中脘慢慢向下移动至气海、关元穴，往复数次，再指按、揉中脘、天枢、气海及下肢的足三里
俯卧位	一指禅推法施术于脾俞、胃俞、大肠俞、上髎、次髎穴约5分钟，然后施按揉法于上述诸穴，以酸胀为度，横擦大肠俞、八髎部以透热为度
坐位	拿肩井及上肢的曲池、合谷等穴结束治疗。也可用点穴止泻法：以拇指或食、中指点揉腹部中脘、天枢和足三里、上巨虚、下巨虚

（2）辨证治疗

证型	操作方法
湿邪侵袭	配合按揉神阙、气海、关元等穴，并点按两侧阴陵泉
食滞肠胃	配合顺时针摩腹以通行腑气，化食止泻
肝气乘脾	配合摩擦两胁，点揉两侧章门、期门
脾胃虚弱	配合逆时针摩腹，并可在背部脾俞、胃俞、大肠俞处点揉，以健脾和胃
脾肾阳虚	加重点揉足三里、太溪等穴的力量；直擦背部督脉，横擦腰骶，以透热为度

3. 穴位注射疗法 选天枢、上巨虚。用黄连素注射液，或用维生素 B_1、B_{12} 注射液，每穴每次注射 0.5～1mL，每日或隔日 1 次。

4. **耳针疗法** 选大肠、胃、脾、肝、肾、交感。每次选3~4穴，毫针刺，中等刺激。亦可用揿针埋藏或用王不留行籽贴压。

六、 预防调护

避风寒，慎起居，调饮食，调情志。暴泻者可予米粥，止后也要清淡饮食。虚寒腹泻可予姜汤。久泻应注意避风寒，勿食生冷。泄泻严重应及时就医。脾胃素虚者可食疗，亦可艾灸或隔姜灸足三里、神阙等穴。

第十五单元 便秘

学 ▼ 前 ▼ 导 ▼ 航 ··

便秘的病因病机、诊断与类证鉴别、辨证论治及其他疗法均为重点掌握内容。治疗前需审查病因，对症治疗。本病应与肠结进行鉴别，防止误诊、误治。摩腹为顺时针，不可逆时针操作。注意预防与调护。

学 ▼ 习 ▼ 要 ▼ 点 ··

一、 概述

便秘是指大便在肠内滞留过久，秘结不通，排便周期延长，或周期不长，但粪质干结，排出艰难，或不硬，虽有便意，但便而不畅的病证。

二、 病因病机

1. **病因** 饮食不节、情志失调、年老体虚、感受外邪。
2. **病机** 大肠传导失常，气机不畅，糟粕内停。

三、 诊断与类证鉴别

1. **诊断要点** 排便间隔时间超过自己的习惯1天以上，或两次排便时间间隔3天以上。大便粪质干结，排出艰难，或欲大便而艰涩不畅。伴腹胀、腹痛等。有饮食不节、情志内伤、劳倦过度等病史。

2. **与肠结的鉴别**

病名	相同点	不同点
便秘	大便秘结不通	急病，因大肠通降受阻所致，表现为腹部疼痛拒按，大便完全不通，且无矢气和肠鸣音，严重者可吐出粪便
肠结		慢性久病，因大肠传导失常所致，表现为腹部胀满，大便干结艰行，可有矢气和肠鸣音，或有恶心欲吐，食纳减少

四、 辨证论治

1. **辨证要点** 首要审查病因，其次辨别粪质及排便情况。
2. **治疗原则** 通下为主。

3. 证治分类

证型	主症	治法	方剂	药物组成
热秘	大便干结，腹胀腹痛，口干口臭，面红心烦，或有身热，小便短赤，舌红，苔黄燥，脉滑数	泻热导滞，润肠通便	麻子仁丸加减	麻子仁丸小承气，杏芍麻仁治便秘
冷秘	大便艰涩，腹痛拘急，胀满拒按，手足不温，呃逆呕吐，舌苔白腻，脉弦紧	温里散寒，通便止痛	温脾汤加减	温脾参附与干姜，甘草当归硝大黄
气滞秘	大便干结，欲便不得出，肠鸣矢气，腹中胀痛，嗳气频作，纳少，胸胁痞满，舌苔薄腻，脉弦	顺气导滞	六磨汤加减	木香、乌药、沉香、大黄、槟榔、枳实
气虚秘	大便并不干硬，虽有便意，但排便困难，用力努挣则汗出短气，便后乏力，面白神疲，舌淡苔白，脉弱	益气润肠	黄芪汤加减	黄芪、麻仁、白蜜、陈皮
血虚秘	大便干结，面色无华，头晕目眩，心悸气短，健忘，口唇色淡，舌淡苔白，脉细	养血润燥	润肠丸加减	润肠丸用归羌活，大黄桃麻两仁合
阴虚秘	大便干结，形体消瘦，头晕耳鸣，两颧红赤，心烦少眠，潮热盗汗，腰膝酸软，舌红少苔，脉细数	滋阴通便	增液汤加减	增液麦地与玄参
阳虚秘	大便干或不干，排出困难，小便清长，面色㿠白，四肢不温或腰膝酸冷，舌淡苔白，脉沉迟	温阳通便	济川煎加减	济川归膝肉苁蓉，泽泻升麻枳壳从

五、 其他疗法

1. 体针疗法

（1）治法：调理肠胃，行滞通便。以足阳明、手少阳经穴为主。

（2）主穴：大肠俞、天枢、归来、支沟、上巨虚。

（3）配穴：热秘＋合谷、内庭。气秘＋中脘、太冲。气虚＋脾俞、气海。血虚＋足三里、三阴交。阳虚＋神阙、关元。

（4）操作：主穴用毫针泻法。配穴按虚补实泻法操作；神阙、关元用灸法。

（5）方义：大肠俞、天枢俞募相配疏通大肠腑气。支沟宣通三焦气机，三焦通畅，则肠腑通调。归来、上巨虚行滞通腑。

2. 推拿疗法　以和肠通便、调理气机为主。

（1）基本治法

手法	操作要点
摩腹助运，荡涤胃肠	顺时针摩腹，即自左上腹→脐→小腹→右下腹→右上腹→左上腹→左下腹
点穴通便	以拇指或食中两指点揉中脘、天枢、水道、大横
推按降结肠	若在左下腹部摸到有粪块，可向下方用力推按，若能听到肠鸣音为最佳
直擦腰骶	患者俯卧位，在腰骶部沿脊柱两侧做上下的快速擦动。再用轻柔的按揉法在肾俞、大肠俞、八髎、长强穴治疗，往返2~3遍，促进粪块排出

（2）辨证治疗

证型	操作方法
胃肠燥热	配合横擦八髎、大肠俞以透热为度，较重按揉足三里、大肠俞，以酸胀为度
气机郁滞	按、揉胸胁部的中府、云门、膻中、章门、期门；背部的肺俞、肝俞、膈俞，均以酸胀为度；横擦胸上部，以透热为度；斜擦两胁，以微有热感为度
气血两亏	横擦胸上部、左侧背部及骶部八髎穴，均以透热为度；配合按揉支沟、足三里、上巨虚各1分钟
阴寒凝滞	横擦肩背部及腰部肾俞、命门穴，骶部八髎穴，均以透热为度；配合直擦背部督脉及横擦腰骶，以透热为度

3. **耳针疗法**　选大肠、直肠、交感、皮质下。毫针刺，中等强度或弱刺激，或用揿针埋藏或用王不留行籽贴压。

4. **穴位注射疗法**　参照体针疗法选穴。用生理盐水或维生素 B_1、维生素 B_{12} 注射液，每穴注射 0.5~1mL，每日或隔日1次。

六、预防调护

首先，清淡饮食，避免辛辣，勿食寒凉，多饮水，多运动，保持心情舒畅。其次不可滥用泻药。热病后，食少而不便者，须扶养胃气。年老体弱及便秘日久者，可配合灌肠等治疗。饮食可用食饵疗法。

第十六单元　胁痛

学 ▼ 前 ▼ 导 ▼ 航 ....

胁痛的病因病机、辨证论治及其他疗法均为重点掌握内容。治疗时注意用药安全，并及时随症加减药物。体针疗法注意期门穴的进针深度、角度。注意预防与调护。

学 ▼ 习 ▼ 要 ▼ 点 ....

一、概述

胁痛是指以一侧或两侧胁肋部疼痛为主要表现的病证。

二、病因病机

1. **病因**　情志不遂、跌仆损伤、饮食所伤、外感湿热、劳欲久病。
2. **病机**　肝络失和。

三、辨证论治

1. **辨证要点**　首辨在气在血，次辨胁痛属虚属实。
2. **治疗原则**　疏肝和络止痛。

3. 证治分类

证型	主症	治法	方剂	药物组成	加减
肝郁气滞	胁肋胀痛，走窜不定，甚则引及胸背肩臂，疼痛每因情志变化而增减，嗳气频作，纳少口苦，舌苔薄白，脉弦	疏肝理气	柴胡疏肝散加减	柴胡疏肝芍川芎，枳壳陈皮草香附	①气郁化火去川芎，+栀子、牡丹皮等；②肝郁化火，耗伤阴津，去川芎，酌配枸杞子、菊花等；③兼恶心呕吐+半夏、陈皮、生姜等；④气滞兼血瘀+赤芍、当归尾、川楝子等
肝胆湿热	胁肋重着或灼热疼痛，口苦口黏，胸闷纳呆，恶心呕吐，小便黄赤，大便不爽，或兼有身热恶寒，身目发黄，舌红苔黄腻，脉弦滑数	清热利湿	龙胆泻肝汤加减	龙胆泻肝栀芩柴，生地车前泽泻偕，木通甘草当归合，肝经湿热力能排	①兼发热、黄疸+茵陈、黄柏；②肠胃积热，大便不通，腹胀腹满+大黄、芒硝；③湿热煎熬，结成砂石，阻滞胆道，+金钱草、海金沙、郁金、川楝子，或酌配硝石矾石散；④胁肋剧痛，呕吐蛔虫用乌梅丸
瘀血阻络	胁肋刺痛，痛有定处，痛处拒按，入夜痛甚，胁肋下或见有癥块，舌质紫暗，脉沉涩	祛瘀通络	血府逐瘀汤或复元活血汤加减	血府当归生地桃，红花枳壳膝芎饶，柴胡赤芍甘桔梗；复元活血汤柴胡，花粉当归山甲俱，桃仁红花大黄草	①跌打损伤，局部见积瘀肿痛+穿山甲、酒军、瓜蒌根；②胁肋刺痛较重+当归尾、延胡索等；③胁肋下有癥块，而正气未衰+三棱、莪术、土鳖虫，或配合服用鳖甲煎丸
肝络失养	胁肋隐痛，悠悠不休，遇劳加重，口干咽燥，心中烦热，头晕目眩，舌红少苔，脉细弦而数	养阴柔肝	一贯煎加减	一贯煎中用地黄，沙参杞子麦冬襄，当归川楝水煎服，阴虚肝郁是妙方	①阴亏过甚，舌红而干+石斛、玄参、天冬；②心神不宁+酸枣仁、炒栀子、合欢皮；③肝肾阴虚，头目失养+菊花、女贞子、熟地黄等；④阴虚火旺+黄柏、知母、地骨皮等

四、 其他疗法

1. 体针疗法

（1）治法：疏肝理气，通络止痛。以足厥阴、足少阳经穴为主。

（2）主穴：期门、支沟、阳陵泉、足三里。

（3）配穴：肝气郁结+内关、太冲。气滞血瘀+膈俞、太冲。肝胆湿热+行间、侠溪。肝阴不足+肝俞、三阴交。

（4）操作：虚证时足三里用补法，其余主穴用泻法。配穴按虚补实泻法常规操作。局部穴可仅取患侧，针期门用1~1.5寸毫针平刺或斜刺0.5~0.8寸。

（5）方义：期门疏肝解郁。支沟配阳陵泉疏泄少阳经气，调理气血。足三里引气下行，和降胃气而消痞满，以减胁痛。

2. 推拿疗法

肝气郁结治以疏肝理气；瘀血停着治以活血化瘀；肝胆湿热治以清利湿

热；肝阴不足治以养阴柔肝。

（1）基本治法

	取穴及部位	主要手法	操作方法
背部	膈俞、肝俞、胆俞、阿是穴、背部膀胱经	点法、按法、一指禅推法、擦法	患者坐位或俯卧位。医生用点法或按法在患者背部膈俞、肝俞、胆俞及压痛点处施术，每穴约3分钟，刺激要强。用一指禅推法在背部膀胱经施术，约3分钟。用擦法在背部膀胱经施术，以透热为度
胁肋部	章门、期门、胸胁部	按揉法、擦法	患者坐位。医生用指按揉患者章门、期门，每穴约1分钟。用擦法施于患者两侧胁肋部，以透热为度
四肢部	阳陵泉、胆囊穴、太冲、行间	点法、按法	患者坐位或仰卧位。医生用点法或按法在阴陵泉、胆囊穴、太冲、行间处治疗，每穴约1分钟

（2）辨证治疗

证型	操作方法
肝气郁结	①按揉章门、期门的时间可延长；②点按厥阴俞、脾俞，每穴约1分钟；③搓两胁，约1分钟
瘀血停着	①掌摩胁肋部，约3分钟；②指摩右上腹及剑突下，约2分钟
肝胆湿热	①用点法或按法点按脾俞、胃俞，每穴约2分钟；②一指禅推或指按揉中脘、天枢、大横，每穴约2分钟
肝阴不足	①指摩气海俞、关元俞，每穴约2分钟；②指按揉三阴交、太溪，每穴约2分钟

3. **耳针疗法**　选肝、胆、脾、胃、肾、神门、胸。取患侧为主，毫针刺，实证用强刺激，虚证用轻刺激，每日1次，每次留针30分钟。或埋揿针，或王不留行籽贴压。

4. **皮肤针疗法**　选局部阿是穴2~3个。用皮肤针轻轻叩刺，可加拔火罐。适用于气滞血瘀胁痛。

5. **穴位注射疗法**　选肝俞、肾俞、三阴交、足三里。每次选穴，用10%葡萄糖注射液10mL，加维生素B$_{12}$1mL，每穴注射0.5~1mL，或注射于相应节段的夹脊穴，待有明显针感后，将针向上提再注入药液。

五、　预防调护

保持心情舒畅，清淡饮食，忌过度饮酒或嗜食辛辣肥甘。调护方面，通过安慰、鼓励等方式振奋患者精神、稳定情绪。劳逸结合，起居有常，适当锻炼。

第十七单元　黄疸

学　前　导　航

黄疸的病因病机、诊断、辨证论治均为重点掌握内容。治疗前需辨清阳黄与阴黄，对症治疗，注意用药安全，并及时随症加减药物。注意预防与调护。正确预测疾病的转归，以及时调整治疗方案。

学 ▼ 习 ▼ 要 ▼ 点 ....

一、 概述

黄疸是以目黄、身黄、小便黄为主症的一种病证。目睛黄染尤为重要特征。

二、 病因病机

1. **病因** 外感湿热疫毒、内伤饮食、劳倦、病后续发。

2. **病机** 湿邪壅阻中焦，脾胃失健，肝气郁滞，疏泄不利，致胆汁输泄失常，胆液不循常道，外溢肌肤，下注膀胱。

三、 诊断

目黄，肤黄，小便黄，其中目睛黄染为重要特征。常伴食欲减退、恶心呕吐、胁痛腹胀等。常有外感湿热疫毒，内伤酒食不节，或有胁痛、癥积等病史。

四、 辨证论治

1. **辨证要点** 首辨阳黄、阴黄，次辨阳黄湿热之轻重、胆腑郁热及疫毒炽盛，三辨阴黄之病因，四辨黄疸病势轻重。

2. **治疗原则** 化湿邪，利小便。

3. **证治分类**

证型	主症	治法	方剂	药物组成	加减
热重于湿	身目俱黄，黄色鲜明，发热口渴，口干而苦，恶心呕吐，便结溲赤，舌苔黄腻，脉弦数	清热通腑，利湿退黄	茵陈蒿汤加减	茵陈、栀子、大黄	①胁痛较甚＋柴胡、郁金等；②热毒内盛，心烦懊憹＋黄连、龙胆草；③恶心呕吐＋橘皮、竹茹、半夏
湿重于热	身目俱黄，黄色不甚鲜明，头重身困，胸脘痞满，恶心呕吐，腹胀或便溏，舌苔厚腻微黄，脉濡数或濡缓	利湿化浊运脾，佐以清热	茵陈五苓散合甘露消毒丹加减	藿香、白蔻仁、陈皮、茵陈、车前子、茯苓、薏苡仁、黄芩、连翘	①胸腹痞胀，呕恶纳差等症较著＋苍术、厚朴；②湿重于热，湿为阴邪，黏腻难解，当利湿化浊运脾，佐以清热
胆腑郁热	身目发黄，黄色鲜明，上腹、右胁胀闷疼痛，身热不退，口苦咽干，呕吐呃逆，尿赤便秘，苔黄舌红，脉弦滑数	疏肝泄热，利胆退黄	大柴胡汤加减	大柴胡汤用大黄，枳实芩夏白芍将，煎加姜枣表兼里，妙法内攻并外攘	①砂石阻滞＋金钱草、海金沙、元明粉；②恶心呕逆明显＋厚朴、竹茹、陈皮

续表

证型	主症	治法	方剂	药物组成	加减
疫毒炽盛（急黄）	发病急骤，黄疸迅速加深，其色如金，皮肤瘙痒，高热口渴，神昏谵语，烦躁抽搐，或衄血、便血，舌红绛，苔黄燥，脉弦滑或数	清热解毒，凉血开窍	千金犀角散加味	犀角散内用黄连，升麻茵陈山栀全	①神昏谵语＋安宫牛黄丸；②动风抽搐＋钩藤、石决明，另服羚羊角粉或紫雪丹；③衄血、便血、肌肤瘀斑重＋黑地榆、侧柏叶等；④腹大有水，小便短少＋马鞭草、木通等，并另吞琥珀、蟋蟀、沉香粉
寒湿阻遏	身目俱黄，黄色晦暗，或如烟熏，脘腹痞胀，纳谷减少，大便不实，神疲畏寒，口淡不渴，舌淡苔腻，脉濡缓或沉迟	温中化湿，健脾和胃	茵陈术附汤加减	茵陈术附寒湿伤，乃是四逆巧梳妆，肉桂加之热更壮，此治阴黄不粗伧	①脘腹胀满，胸闷、呕恶显著＋苍术、厚朴、半夏、陈皮；②胁腹疼痛作胀，肝脾同病＋柴胡、香附；③胁下癥结疼痛，腹胀，肤色黧黑，可加服硝石矾石散
脾虚湿滞	面目及肌肤淡黄，甚则晦暗不泽，肢软乏力，心悸气短，大便溏薄，舌质淡苔薄，脉濡细	健脾养血，利湿退黄	黄芪建中汤加减	小建中汤芍药多，桂姜甘草大枣和，更加饴糖补中气，虚劳腹痛服之瘥＋黄芪	①气虚乏力明显重用黄芪，并加党参；②畏寒，肢冷，舌淡＋附子；③心悸不宁，脉细而弱＋熟地黄、何首乌、酸枣仁

4. 黄疸消退后的调治

证型	治法	方剂	药物组成
湿热留恋，余邪未清	清理湿热	茵陈四苓散	茵陈、黄芩、黄柏、茯苓、泽泻、车前草、苍术、苏梗、陈皮
肝脾不调，疏运失职	调和脾胃，理气助运	柴胡疏肝饮或归芍六君子汤	柴胡、枳壳、香附、赤芍、陈皮；当归、白芍、人参、白术、茯苓、陈皮、半夏、炙甘草
气滞血瘀，积块留着	疏肝理气，活血化瘀	逍遥散合鳖甲煎丸	逍遥散中当归芍，柴苓术草加姜薄；鳖甲煎丸疟母方，蟅虫鼠妇及蜣螂，蜂窠石韦人参射，桂朴紫葳丹芍姜，瞿麦柴芩胶半夏，桃仁葶苈和硝黄

五、 转归预后

阳黄病程较短，消退较易；但阳黄湿重于热者，消退较缓，应防其迁延转为阴黄。急黄病情重笃，常可危及生命，若救治得当，亦可转危为安。阴黄病程缠绵，收效较慢。

六、 调护

病初卧床休息。恢复期或转为慢性久病者适当锻炼，保持心情舒畅，进食富有营养而易消化的饮食，忌辛辣、油腻、酒热之品，密切观察病情变化。

第十八单元　鼓胀

学 ▼ 前 ▼ 导 ▼ 航

鼓胀的概述、病因病机、类证鉴别、辨证论治均为重点掌握内容。治疗前需辨清虚实，对症治疗，注意用药安全，并及时随症加减药物。需与水肿进行鉴别，防止误诊、误治。平素注意预防，病后注意调护。准确评估疾病的转归，以及时调整治疗方案。

学 ▼ 习 ▼ 要 ▼ 点

一、概述

鼓胀是指腹部胀大如鼓的一类病证，临床以腹大胀满，绷急如鼓，皮色苍黄，脉络显露为特征。

二、病因病机

1. **病因**　酒食不节、情志刺激、虫毒感染、病后续发。

2. **病机**　肝、脾、肾三脏功能受损，气滞、血瘀、水停腹中。

三、诊断与类证鉴别

1. **诊断要点**　初起脘腹作胀，食后尤甚，继而腹部胀大如鼓，重者腹壁青筋显露，脐孔突起。常伴乏力、纳差、尿少及齿衄、鼻衄、皮肤紫斑等。常有酒食不节或黄疸、胁痛等病史。

2. 与水肿的鉴别

病名	不同点
鼓胀	肝、脾、肾受损，气、血、水互结于腹中，以腹部胀大为主，四肢肿不甚明显，晚期方伴肢体浮肿，每兼面色青晦，面颈部有血痣赤缕，胁下癥积坚硬，腹皮青筋显露等
水肿	肺、脾、肾功能失调，水湿泛溢肌肤。浮肿多从眼睑开始，继则延及头面及肢体，或下肢先肿，后及全身，每见面色㿠白、腰酸倦怠等，水肿较甚亦可见腹水

四、辨证论治

1. **辨证要点**　首辨虚实，其次辨明气血水三者轻重，再辨寒热偏盛。

2. **治疗原则**　标实分别采用行气、活血、祛湿利水或暂用攻逐之法，同时配以疏肝健脾；本虚分别采取温补脾肾或滋养肝肾法，同时配合行气活血利水。

3. 证治分类

证型	主症	治法	方剂	药物组成	加减
气滞湿阻	腹胀按之不坚，胁下胀满，纳少，食后胀甚，得嗳气稍减，小便短少，舌苔薄白腻，脉弦	疏肝理气，运脾利湿	柴胡疏肝散合胃苓汤加减	柴胡疏肝芍川芎，枳壳陈皮草香附；术泽猪苓茯桂枝，苍术陈朴甘草施	①胸脘痞闷，腹胀，嗳气为快，气滞偏甚 + 佛手、沉香、木香；②尿少腹胀，苔腻 + 砂仁、大腹皮、泽泻、车前子；③兼胁下刺痛，舌紫，脉涩 + 延胡索、莪术、丹参
水湿困脾	腹大胀满，按之如囊裹水，下肢浮肿，脘腹痞胀，得热则舒，怯寒懒动，尿少便溏，舌苔白腻，脉缓	温中健脾，行气利水	实脾饮加减	实脾苓术与木瓜，附草木香大腹加，草果二姜兼厚朴，虚寒阴水效堪夸	①浮肿较甚，尿少 + 肉桂、猪苓、车前子；②兼胸闷咳喘 + 葶苈子、苏子、半夏；③胁腹痛胀 + 郁金、香附、青皮、砂仁；④脘闷纳呆，神疲，便溏，下肢浮肿 + 党参、黄芪、山药、泽泻
水热蕴结	腹大坚满，脘腹胀急，烦热口苦，渴不欲饮，小便赤涩，大便秘结或溏垢，舌边尖红，苔黄腻或兼灰黑，脉弦数	清热利湿，攻下逐水	中满分消丸合茵陈蒿汤加减	中满分消砂朴姜，芩连夏陈知泽襄，二苓参术姜黄草，枳实为丸效力彰；茵陈、栀子、大黄	①热势较重 + 连翘、龙胆草、半边莲；②小便赤涩不利 + 陈葫芦、蟋蟀粉；③腹部胀急，大便干结，可用舟车丸
瘀结水留	脘腹坚满，青筋显露，胁下痛如针刺，面色晦暗，口干不欲饮，或大便色黑，舌紫暗或有紫斑，脉细涩	活血化瘀，行气利水	调营饮加减	调营莪术麦用瞿，归芎白芷莥葶苈，元胡苓桂芍三皮，大黄槟榔辛要细	①胁下癥积肿大明显 + 穿山甲、土鳖虫、牡蛎，或合鳖甲煎丸；②体虚气血不足，或攻逐后正气受损，用八珍汤或人参养荣丸；③黑便 + 参三七、茜草、侧柏叶
阳虚水盛	腹大胀满，形似蛙腹，朝宽暮急，面色㿠白，脘闷纳呆，肢冷浮肿，小便短少，舌胖，质紫，苔淡白，脉沉细无力	温补脾肾，化气利水	附子理苓汤或济生肾气丸加减	附子、干姜、甘草、人参、白术、猪苓、赤茯苓、泽泻、官桂；六味地黄山药萸，泽泻苓丹三泻侣	①偏脾阳虚，神疲乏力，少气懒言，纳少，便溏 + 黄芪、山药、薏苡仁、扁豆；②偏肾阳虚，面色苍白，怯寒肢冷，腰膝酸冷疼痛 + 肉桂、仙茅、淫羊藿等
阴虚水停	腹大胀满，或青筋暴露，面色晦滞，口干而燥，心烦失眠，时或鼻衄，小便短少，舌红绛少津，苔少或光剥，脉弦细数	滋肾柔肝，养阴利水	六味地黄丸合一贯煎加减	六味地黄益肾肝，茱薯丹泽地苓专；一贯煎中用地黄，沙参枸杞麦冬襄，当归川楝水煎服，阴虚肝郁是妙方	①津伤口干明显 + 石斛、玄参等；②青筋显露，唇舌紫暗，尿少 + 丹参、益母草等；③腹胀甚 + 枳壳、大腹皮；④兼潮热，烦躁 + 地骨皮、白薇、栀子；⑤齿鼻衄血 + 鲜茅根等；⑥阴虚阳浮 + 龟甲、鳖甲等

五、 转归预后

鼓胀病情易于反复，预后一般较差。早期正虚不著，经适当调治，病情可趋缓解。如延至晚期，邪实正虚，则预后较差。

六、 预防调护

饮食有节，低盐，忌油腻、辛辣、饮酒等，避免与血吸虫、疫水、肝毒性物质接触。如感外邪，应及时治疗。注意休息，保持情绪稳定。

第十九单元　积聚

积聚的概述、病因病机、类证鉴别、辨证论治均为重点掌握内容。治疗前需辨清积证、聚证，以对症治疗，注意用药安全，并及时随症加减药物。本病需与痞满进行鉴别，防止误诊、误治。平素注意预防，病后注意调护。准确评估疾病的转归，以及时调整治疗方案。

一、 概述

积聚是腹内结块，或痛或胀的病证。分别言之，积属有形，结块固定不移，痛有定处，病在血分，是为脏病；聚属无形，包块聚散无常，痛无定处，病在气分，是为腑病。

二、 病因病机

1. **病因**　情志失调、饮食所伤、外邪侵袭、病后所致。
2. **病机**　气机阻滞，瘀血内结。

三、 诊断与类证鉴别

1. **诊断要点**　腹腔内有可扪及的包块。常有腹部胀闷或疼痛不适等症。常有情志失调、饮食不节、感受寒邪或黄疸、胁痛、虫毒、久疟、久泻、久痢等病史。

2. **与痞满的鉴别**

病名	相同点	不同点
积聚	均可因情志失调而致气滞痰阻，出现胀满	腹内结块，或痛或胀，不仅有自觉症状，而且有结块可扪及
痞满		脘腹部痞塞胀满，系自觉症状，而无块状物可扪及

四、 辨证论治

1. **辨证要点**　首辨在气在血，次辨积块的部位，再辨虚实偏重。
2. **治疗原则**　积证初期属邪实，予消散；中期邪实正虚，予消补兼施；后期以正虚为主，予养正除积。聚证多实，以行气散结为主。

3. 证治分类

(1) 聚证

证型	主症	治法	方剂	药物组成	加减
肝气郁结	腹中结块柔软，时聚时散，攻窜胀痛，脘胁胀闷不适，苔薄，脉弦	疏肝解郁，行气散结	逍遥散、木香顺气散加减	逍遥散用当归芍，柴苓术草加姜薄；木香顺气青陈朴，芎苍枳壳与香附，砂仁桂心乌药草，肝郁气滞此方好	①胀痛甚＋川楝子、延胡索等；②兼瘀象＋延胡索、莪术；③寒湿中阻，腹胀，舌苔白腻＋苍术、厚朴、陈皮等
食滞痰阻	腹胀或痛，腹部时有条索状物聚起，按之胀痛更甚，便秘，纳呆，舌苔腻，脉弦滑	理气化痰，导滞散结	六磨汤加减	大黄、槟榔、枳实、沉香、木香、乌药	①蛔虫结聚，阻于肠道＋鹤虱、雷丸、使君子；②痰湿较重，兼食滞，腑气虽通，苔腻不化可用平胃散＋山楂、六神曲

(2) 积证

证型	主症	治法	方剂	药物组成	加减
气滞血阻	腹部积块质软不坚，固定不移，胀痛不适，舌苔薄，脉弦	理气消积，活血散瘀	柴胡疏肝散合失笑散加减	柴胡疏肝芍川芎，枳壳陈皮草香附；五灵脂、蒲黄	①兼烦热口干，舌红，脉细弦＋牡丹皮、栀子、赤芍、黄芩；②腹中冷痛，畏寒喜温＋肉桂、吴茱萸
瘀血内结	腹部积块明显，固定不移，刺痛，纳少，面色晦暗，女子可见月事不下，舌有瘀斑，脉细涩	祛瘀软坚，佐以扶正健脾	膈下逐瘀汤合六君子汤加减	当归、川芎、桃仁、三棱、莪术、石见穿、香附、乌药、陈皮、人参、白术、黄精、甘草	①积块疼痛＋五灵脂、延胡索、佛手；②痰瘀互结＋白芥子、半夏、苍术等
正虚瘀结	久病体弱，积块坚硬，隐痛或剧痛，肌肉瘦削，神倦乏力，面色黧黑，舌淡紫，或光剥无苔，脉细数或弦细	补益气血，活血化瘀	八珍汤合化积丸加减	参术茯草＋芎地芍归；化积三棱与莪术，阿魏雄黄海浮苏，香附槟榔瓦楞子，灵脂加入诸积除	①阴伤较甚＋生地黄、北沙参、枸杞子、石斛；②牙龈出血，鼻衄＋栀子、牡丹皮、白茅根、茜草、三七等；③畏寒肢肿＋黄芪、附子、肉桂、泽泻等

五、转归及预后

聚证病程较短，一般预后良好。少数聚证日久不愈，可以由气入血转化成积证。如病势进一步发展，还可出现一些严重变证。

六、预防调护

重视病人的心理调护，饮食有节，劳逸适度，情志舒畅。避免感受虫毒。黄疸、胁痛等应及时治疗，防止成积。

第二十单元　头痛

　　头痛的病因病机、诊断与类证鉴别、辨证论治及其他疗法均为重点掌握内容。治疗前需辨清外感与内伤及经络归属，以对症治疗，选取最佳的引经药，并及时随症加减药物。体针疗法注意头部腧穴的进针深度、角度。平素注意预防与调护。

一、 概述

　　头痛是常见的自觉症状，可单独出现，亦见于多种疾病的过程中。本单元讨论的头痛，是指因外感六淫、内伤杂病而引起的，以头痛为主症的一类疾病。

二、 病因病机

　　1. **病因**　感受外邪、情志失调、先天不足或房事不节、饮食劳倦及体虚久病、头部外伤或久病入络。

　　2. **病机**　外感头痛为外邪上扰清空，壅滞经络，络脉不通。内伤头痛为肝阳上扰，或瘀血阻络，或头目失荣。

三、 诊断与类证鉴别

　　1. **诊断要点**　以头部疼痛为主症。可为突然发作，或缓慢起病，或反复发作，时痛时止。持续时间可长可短，可数分钟、数小时或数天、数周，甚则长期疼痛不已。

　　2. **真头痛与一般头痛的鉴别**　真头痛为头痛的特殊重症，呈突发性剧烈头痛，持续不解，阵发加重，常伴喷射性呕吐，肢厥，抽搐。

四、 辨证论治

　　1. **辨证要点**　辨外感头痛与内伤头痛，辨头痛的经络归属。

　　2. **治疗原则**

　　（1）外感头痛：主以疏风，兼以散寒、清热、祛湿。

　　（2）内伤头痛：虚者以滋阴养血，益肾填精为主；实证当平肝、化痰、行瘀；虚实夹杂者，酌情兼顾并治。

3. 证治分类

（1）外感头痛

证型	主症	治法	方剂	药物组成	加减
风寒头痛	头痛连及项背，常有拘急收紧感，或伴恶风畏寒，遇风尤剧，口不渴，苔薄白，脉浮紧	疏散风寒止痛	川芎茶调散加减	川芎茶调散荆防，辛芷薄荷甘草羌	①头痛、恶寒明显＋麻黄、桂枝等；②寒侵厥阴经用吴茱萸汤－人参＋藁本、川芎等；③寒客少阴经用麻黄附子细辛汤＋白芷、川芎
风热头痛	头痛而胀，发热或恶风，面红目赤，口渴喜饮，便秘溲赤，舌尖红苔薄黄，脉浮数	疏风清热和络	芎芷石膏汤加减	当归、生地黄、白芍、何首乌、川芎、五味子、远志、枣仁	①烦热口渴，舌红少津＋石膏、知母、天花粉、黄芩、栀子；②大便秘结，腑气不通，口舌生疮用黄连上清丸
风湿头痛	头痛如裹，肢体困重，胸闷纳呆，大便或溏，苔白腻，脉濡	祛风胜湿通窍	羌活胜湿汤加减	羌活胜湿独防风，蔓荆秦本草川芎	①胸闷脘痞、腹胀便溏显著＋苍术、厚朴、陈皮、藿梗；②恶心、呕吐＋半夏、生姜；③纳呆食少＋麦芽、神曲

（2）内伤头痛

证型	主症	治法	方剂	药物组成	加减
肝阳头痛	头昏胀痛，两侧为重，心烦易怒，口苦面红，或兼胁痛，舌红苔黄，脉弦数	平肝潜阳息风	天麻钩藤饮加减	天麻钩藤益母桑，栀芩清热决潜阳，杜仲牛膝益肾损，茯神夜交安服良	①头痛剧烈，目赤口苦，急躁，便秘溲黄＋夏枯草、龙胆草、大黄；②头晕目涩，视物不明，遇劳加重，腰膝酸软＋枸杞子、白芍、山萸肉
血虚头痛	头痛隐隐，时时昏晕，心悸失眠，面色少华，神疲乏力，舌淡苔薄白，脉细弱	养血滋阴，和络止痛	加味四物汤加减	当归、生地黄、白芍、何首乌、川芎、五味子、远志、枣仁	①血虚气弱＋党参、黄芪、白术；②阴血亏虚，阴不敛阳，肝阳上扰＋天麻、钩藤、石决明、菊花等
痰浊头痛	头痛昏蒙，胸脘满闷，纳呆呕恶，舌苔白腻，脉滑或弦滑	健脾燥湿，化痰降逆	半夏白术天麻汤加减	半夏白术天麻汤，苓草橘红枣生姜	①痰湿久郁化热，口苦便秘，舌红苔黄腻，脉滑数＋黄芩、竹茹等；②胸闷、呕恶明显＋厚朴、枳壳、生姜
肾虚头痛	头痛且空，眩晕耳鸣，腰膝酸软，神疲乏力，滑精带下，舌红少苔，脉细无力	养阴补肾，填精生髓	大补元煎加减	大补元煎益精方，人参草药培脾安，归地山萸滋真水，杜仲枸杞冲任藏	①肾阴亏虚，虚火上炎，去人参，加知母、黄柏，或用知柏地黄丸；②肾阳不足用右归丸或金匮肾气丸加减

续表

证型	主症	治法	方剂	药物组成	加减
瘀血头痛	头痛经久不愈，痛处固定，痛如锥刺，舌紫暗或有瘀斑苔薄白，脉细或细涩	活血化瘀，通窍止痛	通窍活血汤加减	通窍全凭好麝香，桃红大枣老葱姜，川芎黄酒赤芍药，表里通经第一方	①虫类药多有小毒，应合理掌握用量，不可久用；②头痛较剧，久痛不已 + 全蝎、蜈蚣、土鳖虫等

4. 引经药的选择　太阳头痛选羌活、蔓荆子、川芎；阳明头痛选葛根、白芷、知母；少阳头痛选柴胡、黄芩、川芎；厥阴头痛选吴茱萸、藁本等。

五、 其他疗法

1. 体针疗法

（1）外感头痛

1）治法：祛风通络止痛。以督脉及手太阴、足少阳经穴为主。

2）主穴：百会、太阳、阿是穴、风池、列缺。

3）配穴：阳明头痛 + 印堂、阳白、攒竹、合谷、内庭。少阳头痛 + 率谷、太阳、悬颅、外关、侠溪。太阳头痛 + 天柱、后顶、后溪、申脉。厥阴头痛 + 百会、四神聪、太冲、内关。风寒头痛 + 风门、合谷。风热头痛 + 大椎、曲池。风湿头痛 + 头维、阴陵泉。

4）操作：毫针泻法。风门拔罐或艾灸；大椎点刺出血。头痛急性发作时每日可治疗1~2次。

5）方义：百会、太阳疏导头部经气，通络止痛。风池祛风活血、通络止痛。列缺宣肺解表，祛风通络。

（2）内伤头痛

	治法	主穴	配穴	操作	方义
实证	疏通经络，清利头窍。以督脉及头局部经穴为主	百会、头维、风池	按头痛部位配穴者同外感头痛。肝阳上亢 + 太冲、太溪、侠溪。痰浊头痛 + 中脘、丰隆、阴陵泉。瘀血头痛 + 阿是穴、内关、血海、膈俞	毫针泻法。瘀血头痛阿是穴点刺出血	百会位居颠顶，头维位居两额，用泻法可疏通头部经络气血。风池活血通经，清利头目，调和气血
虚证	疏通经络，滋养脑髓。以督脉及头局部经穴为主	百会、风池、足三里	按头痛部位配穴者同外感头痛。血虚头痛 + 气海、三阴交、脾俞。肾虚头痛 + 太溪、肾俞、悬钟	风池用平补平泻法。余穴均用补法。慢性头痛每日或隔日治疗1次	百会疏调气血以养脑髓。风池活血通经，调和气血。足三里补益气血，滋养脑髓

附偏头痛

治法：疏泄肝胆，通经止痛。以足厥阴及手足少阳经穴为主。

取穴：太阳、率谷、悬颅、头维、风池、外关、太冲、足临泣。

操作：均用泻法。发作时要先刺远端，行较强刺激的泻法。

2. 推拿疗法 以调神利窍、缓急止痛为基本原则。

（1）基本治法

治法	操作方法
揉拿颈部	患者取坐位。医生站在患者的侧后方，一手扶住患者的头部，另一手在颈部做广泛且深透的拿法。拿时自上而下，重点放松颈部两侧肌肉，此时患者局部应有酸胀感
轻抹前额	患者取仰卧位。医生两手拇指自印堂至神庭做抹法，其余四指置于头的两侧相对固定。操作时力量不宜太大，速度宜快，此时患者可有轻松舒适的感觉
分推前额	医生两手拇指桡侧缘，自前额中线向两侧分推至太阳穴并做点揉，然后两手拇指滑向头维点揉，最后滑至角孙穴点揉，如此反复操作数次
点按头顶	医生两手拇指自前发际向后交替点按头部前后正中线即督脉，然后两手同时点按距督脉1、3、5、7、9cm处的侧线，每条线点按3~5遍。颠顶痛者应在百会、四神聪、前顶、囟会、承光等处着力点揉。偏头痛者应重点点按距正中线6~9cm的区域。在行此法时患者局部有酸胀舒适感
点揉少阳五穴	用拇指点揉法分别点揉颔厌、悬颅、悬厘、曲鬓、率谷。在点揉每一穴位时，均应使局部产生酸胀感，时间约半分钟，点揉的力量由轻到重
梳头栉发	医生双手十指微屈，从前至后做梳头动作
点揉枕后穴位	医生以食中两指分别点揉风府、玉枕、天柱、风池等大约半分钟，点揉时力量应稍大，使患者局部有酸胀感
远端配穴	无论哪型头痛、哪部位头痛，均应配1~2个远端穴位，如外关、合谷、涌泉、绝骨，并给予强刺激，使穴位局部产生较强的酸胀感。其目的在于引气下行，防止气聚于上，出现头晕等症

（2）辨证治疗

证型	操作方法
外感头痛	配合拿风池、肩井、曲池、合谷，按揉耳门、肺俞
肝阳头痛	配合按揉风池、天柱、肝俞、肾俞，揉桥弓，拿阳陵泉，重按太冲
气血两亏	配合摩腹，按揉足三里，揉脾俞、胃俞
痰浊头痛	配合按揉丰隆、足三里
肾虚头痛	加揉太溪、肾俞，横擦腰骶

3. 耳针疗法 选枕、额、脑、神门，以毫针刺，或埋针，或压丸法。顽固性头痛可在耳背静脉点刺出血。

4. 皮肤针疗法 取太阳、印堂及阿是穴，用皮肤针中、重度叩刺。适用于外感头痛及瘀血头痛。

5. 三棱针疗法 取印堂、太阳、百会、攒竹，点刺出血，每穴放血3~5滴。适用于头痛剧烈时。

6. 穴位注射疗法　取风池穴，用1%的盐酸普鲁卡因或维生素 B_{12} 注射液，每穴 0.5 ~ 1mL。适用于顽固性头痛。

六、 预防调护

起居有常，适当锻炼，避邪保暖，舒畅情志，避免过劳，合理作息。忌辛辣刺激之品，禁烟酒。头痛剧烈者，宜卧床休息。

第二十一单元　眩晕

学▼前▼导▼航

眩晕的概述、病因病机、类证鉴别、辨证论治及其他疗法均为重点掌握内容。治疗前需辨清相关脏腑，对症治疗，注意用药安全，并及时随症加减药物。本病需与中风鉴别，防止误诊、误治。体针疗法注意风池穴的进针深度、角度。平素注意预防与调护。

学▼习▼要▼点

一、 概述

眩是指眼花或眼前发黑，晕是指头晕甚或感觉自身或外界景物旋转。二者常同时并见，故统称"眩晕"。

二、 病因病机

1. **病因**　情志不遂、年高肾亏、病后体虚、饮食不节、跌仆损伤。
2. **病机**　脑髓空虚，清窍失养，或痰火上逆，扰动清窍。

三、 诊断与类证鉴别

1. **诊断要点**　头晕目眩，视物旋转，轻者闭目即止，重者如坐车船，甚则仆倒。重者可伴头痛、项强、恶心呕吐、面色苍白等。多有情志不遂、年高体虚、饮食不节、跌仆损伤等病史。

2. **类证鉴别**

（1）眩晕与中风

病名	相同点	不同点
眩晕	部分中风病人，以眩晕、头痛为其先兆表现	眩晕之甚者晕倒与中风昏仆相似，但晕倒者记忆空白，瞬间即清，且无半身不遂、口舌㖞斜诸症
中风		以猝然昏仆，不省人事，口舌㖞斜，半身不遂，失语，或不经昏仆，仅以㖞僻不遂为特征

（2）眩晕与厥证

病名	不同点
眩晕	重者也有欲仆或晕旋仆倒的表现，但眩晕病人记忆空白，意识并不丧失
厥证	以突然昏仆，不省人事，四肢厥冷为特征，发作后可在短时间内苏醒，重者可一厥不复而死亡

四、辨证论治

1. **辨证要点**　辨相关脏腑，辨标本虚实。

2. **治疗原则**　补虚泻实，调整阴阳。

3. **证治分类**

证型	主症	治法	方剂	药物组成	加减
肝阳上亢	眩晕耳鸣，头目胀痛，口苦，失眠多梦，遇烦劳郁怒加重，甚则仆倒，急躁易怒，舌红苔黄，脉弦或数	平肝潜阳，清火息风	天麻钩藤饮加减	天麻钩藤益母桑，栀芩清热决潜阳，杜仲牛膝益肾损，茯神夜交安服良	①肝火上炎，口苦目赤，烦躁易怒＋龙胆草、牡丹皮、夏枯草；②肝肾阴虚较甚＋枸杞子、何首乌、生地黄等；③眩晕剧烈，兼手足麻木或震颤＋羚羊角、石决明等
气血亏虚	眩晕动则加剧，劳累即发，面色淡白，神疲乏力，倦怠懒言，唇甲不华，心悸少寐，纳少腹胀，舌淡苔薄白，脉细弱	补益气血，调养心脾	归脾汤加减	归脾汤用术参芪，归草茯神远志齐，酸枣木香龙眼肉，煎加姜枣益心脾	①中气不足，清阳不升，兼气短乏力，便溏下坠，可合补中益气汤；②自汗，易感冒，重用黄芪，＋防风、浮小麦；③兼心悸怔忡，少寐健忘＋柏子仁、合欢皮等
肾精不足	眩晕日久不愈，精神萎靡，腰酸膝软，两目干涩，或遗精滑泄，耳鸣齿摇。或五心烦热，舌红少苔，脉细数；或形寒肢冷，舌淡嫩，苔白，脉弱尺甚	滋养肝肾，益精填髓	左归丸加减	左归丸内山药地，萸肉枸杞与牛膝，菟丝龟鹿二胶合，补阴填精功效奇	①阴虚火旺＋鳖甲、龟甲、知母、黄柏、牡丹皮、地骨皮；②肾失封藏固摄，遗精滑泄＋芡实、莲须、桑螵蛸等；③阴损及阳，肾阳虚明显，或予右归丸，或酌配巴戟天、淫羊藿、肉桂
痰湿中阻	眩晕，头重昏蒙，或伴视物旋转，胸闷恶心呕吐痰涎，食少多寐，舌苔白腻，脉濡滑	化痰祛湿，健脾和胃	半夏白术天麻汤加减	半夏白术天麻汤，苓草橘红枣生姜	①眩晕较甚，呕吐频作，视物旋转＋代赭石、竹茹、生姜、旋覆花；②兼耳鸣重听＋郁金、石菖蒲、葱白；③痰郁化火用黄连温胆汤

五、其他疗法

1. 体针疗法

	治法	主穴	配穴	操作	方义
实证	平肝潜阳、和胃化痰。取督脉、足厥阴、足少阳经穴为主	百会、风池、太冲、内关	肝阳上亢 + 行间、侠溪、太溪。痰湿中阻 + 丰隆、中脘、阴陵泉。瘀血阻窍 + 膈俞、阿是穴	针刺风池穴应正确把握进针的方向、角度和深浅；其他腧穴常规针刺	百会、风池清利脑窍而定眩。风池、太冲，清泻肝胆，平抑肝阳。内关宽胸理气，和中化痰止呕
虚证	补益气血，益精填髓。取督脉及相应背俞穴为主	百会、风池、肾俞、肝俞、足三里	气血亏虚 + 脾俞、气海。肾精不足 + 悬钟、太溪	针刺风池穴应正确把握进针的方向、角度和深浅；其他腧穴常规针刺	百会、风池疏调头部气机，清利脑窍而定眩。肾俞、肝俞补益肝肾、养血益精、滋阴潜阳以治本。足三里补益气血、充髓止晕

2. 推拿疗法　治法为虚补实泻，调整阴阳。

（1）基本操作

	取穴及部位	主要手法	操作方法
头面及颈部	太阳、攒竹、鱼腰、印堂、睛明、四白、前额部、眼眶部、后头部	抹法、推法、按法、揉法、拿法	按揉睛明、攒竹、太阳、鱼腰、四白，每穴1~2分钟；推印堂至发际，分推额部、眼眶部，抹太阳至颞侧5~8遍；抹督脉（项部），拿风池、风府，3~5分钟
腰背部	肝俞、心俞、肾俞、脾俞、膈俞、背部、腰部	擦法、推法	横擦五脏俞及膈俞，以透热为度。直推背部膀胱经5~10遍
四肢部	曲池、神门、阳陵泉、涌泉、上肢前侧、下肢内侧阴经	按法、揉法、擦法、拿法	按揉曲池、神门、阳陵泉，擦涌泉，操作8~10分钟。拿上肢掌侧力量宜重，背侧宜轻。按揉下肢内侧3~5分钟

（2）辨证治疗

证型	操作方法
肝阳上亢	①重推心俞、肝俞、肾俞、命门；②拿曲池，按揉三阴交；③拇指推桥弓，左右各10~20遍
痰浊中阻	①推摩膻中、中府、云门；②推揉中脘，按揉足三里、丰隆，推脾俞、胃俞
肾精不足	①推大椎，按揉翳风；②重推肾俞、命门，按揉大肠俞，拿承山
气血亏虚	①推中脘，摩腹，按揉血海、足三里；②推心俞、脾俞、胃俞，3~5分钟
瘀血内阻	①揉中脘、章门、期门、云门；②患者膝关节屈曲，拿承山

3. 三棱针疗法　眩晕剧烈时可取印堂、太阳、百会、头维等穴，三棱针点刺出血1~2滴。

4. 耳针疗法 选肾上腺、皮质下、额。肝阳上亢＋肝、胆；痰湿中阻＋脾；气血两虚＋脾、胃；肾精亏虚＋肾、脑。毫针刺或用王不留行籽贴压。

5. 头针疗法 选顶中线，沿头皮刺入，快速捻转，每日 1 次，每次留针 30 分钟。

六、 预防调护

适当锻炼，保持心情舒畅，劳逸结合，饮食清淡有节，尽量戒烟酒，作息规律。已患眩晕者，应积极施治并预防中风的发生，并避免从事高空作业。

第二十二单元　中风

学 ▼ 前 ▼ 导 ▼ 航 ....

中风的概述、病因病机、类证鉴别、辨证论治及其他疗法均为重点掌握内容。需重点辨中经络与中脏腑、阳闭与阴闭，以对症治疗，注意用药安全，并及时随症加减药物。本病应重点与痫病、厥证、痉证进行鉴别，防止误诊、误治。体针疗法注意腧穴的操作要点。准确评估疾病的转归，以及时调整治疗方案。

学 ▼ 习 ▼ 要 ▼ 点 ....

一、 概述

中风是以猝然昏仆，不省人事，半身不遂，口眼㖞斜，语言不利为主症的病证。

二、 病因病机

1. 病因 内伤积损、劳欲过度、饮食不节、情志所伤、气虚邪中。

2. 病机 阴阳失调，气血逆乱，上犯于脑，虚（阴虚、气虚）、火（肝火、心火）、风（肝风、外风）、痰（风痰、湿痰）、气（气逆）、血（血瘀）为其病机六端。

三、 诊断与类证鉴别

1. 诊断要点 有突然昏仆、不省人事、半身不遂、偏身麻木、口眼㖞斜、言语謇涩为主症。轻症仅见眩晕，偏身麻木，口眼㖞斜，半身不遂等。发病前多有头晕、头痛、肢体一侧麻木等先兆症状。有眩晕、头痛、心悸等病史，有情志失调、饮食不当或劳累等诱因。

2. 与痫病、 厥证、 痉证的鉴别

（1）中风与痫病

病名	相同点	不同点
中风	发作时起病急骤，突然昏仆倒地	仆地无声，一般无四肢抽搐及口吐涎沫。神昏症状严重，持续时间长，难以自行苏醒，需及时治疗方可逐渐清醒。多伴半身不遂、口眼㖞斜
痫病		阵发性神志异常，猝发仆地时常口中作声，如猪羊啼叫，四肢频抽而口吐白沫。神昏多为时短暂，移时可自行苏醒，醒后一如常人，但可再发

（2）中风与厥证

病名	相同点	不同点
中风	突然昏仆、不省人事	神昏症状严重，持续时间长，难以自行苏醒，需及时治疗方可逐渐清醒。多伴半身不遂、口眼㖞斜
厥证		神昏时间短暂，发作时常伴有四肢逆冷，移时多可自行苏醒，醒后无半身不遂、口眼㖞斜、言语不利等表现

（3）中风与痉证

病名	相同点	不同点
中风	神昏	起病时即有神昏，而后可以出现抽搐，抽搐时间短，多伴半身不遂、口眼㖞斜
痉证		以四肢抽搐、项背强直甚至角弓反张为主症，抽搐时间长，神昏多出现在抽搐之后。无半身不遂、口眼㖞斜等症

四、辨证论治

1. **辨证要点**　辨病期，辨中经络与中脏腑（半身不遂，口舌㖞斜，舌强语謇而神志清醒者，为中经络。有神志昏蒙者，属中脏腑。鉴别要点是有无神志障碍），中脏腑辨闭证与脱证，闭证辨阳闭与阴闭，辨病势顺逆。

2. **治疗原则**　急性期以平肝息风、化痰祛瘀通络为主；恢复期及后遗症期，平肝息风、化痰祛瘀与滋养肝肾、益气养血并用。

3. **证治分类**

（1）中经络

证型	主症	治法	方剂	药物组成	加减
风痰入络	肌肤不仁，手足麻木，口眼㖞斜，舌强语謇，甚则半身不遂，或兼手足拘挛，舌苔薄白，脉浮数	祛风化痰通络	真方白丸子加减	真方白丸半夏附，南星天麻与川乌，全蝎木香枳壳合，祛风化痰通经络	①语言不清＋石菖蒲、远志；②痰瘀交阻＋丹参、桃仁、红花、赤芍等
风阳上扰	头晕头痛，耳鸣目眩，突发口眼㖞斜，舌强语謇，甚则半身不遂，舌红苔黄，脉弦	平肝潜阳，活血通络	天麻钩藤饮加减	天麻钩藤益母桑，栀芩清热决潜阳，杜仲牛膝益肾损，茯神夜交安服良	①夹痰浊＋胆南星、郁金；②头痛较重＋羚羊角、夏枯草；③腿足重滞＋杜仲、桑寄生
阴虚风动	头晕耳鸣，腰酸，突发口眼㖞斜，言语不利，手指瞤动，甚或半身不遂，舌红苔腻，脉弦细数	滋阴潜阳，息风通络	镇肝息风汤加减	张氏镇肝息风汤，龙牡龟牛制亢阳，代赭天冬元芍草，茵陈川楝麦芽襄	①痰热较重＋胆南星、竹沥、川贝母；②阴虚阳亢，肝火偏旺，心中烦热＋栀子、黄芩

（2）中脏腑

	证型	主症	治法	方剂	药物组成	加减
	痰热腑实	头痛眩晕，心烦易怒，突发半身不遂，口舌喝斜，舌强语謇，神识欠清，痰多而黏，伴腹胀，便秘，舌暗红苔黄腻，脉弦滑	通腑泄热，息风化痰	桃仁承气汤加减	桃仁、大黄、芒硝、枳实、胆南星、黄芩、全瓜蒌、桃仁、赤芍、牡丹皮、牛膝	①头痛，眩晕严重＋钩藤、菊花、珍珠母；②烦躁不安，彻夜不眠，口干，舌红＋生地黄、沙参、夜交藤
闭证	痰火郁闭	突然昏仆，不省人事，牙关紧闭，大小便闭，肢体强痉，面赤身热，气粗口臭，躁扰不宁，苔黄腻，脉弦滑而数	息风清火，豁痰开窍	羚角钩藤汤加减	俞氏羚角钩藤汤，桑叶菊花鲜地黄，芍草茯神川贝茹，凉肝增液定风方	①痰热阻于气道，喉间痰鸣辘辘＋竹沥水、猴枣散；②肝火旺盛＋龙胆草、栀子、夏枯草等；③腑实热结＋生大黄、元明粉、枳实
	痰浊郁闭	突然昏仆，不省人事，牙关紧闭，两手握固，肢体强痉，二便闭，四肢不温，痰涎壅盛，苔白腻，脉沉滑缓	化痰息风，宣郁开窍	涤痰汤加减	清心涤痰汤效灵，补正除邪两收功，参苓橘半连茹草，枳实菖枣星麦冬	①兼动风＋天麻、钩藤以平息内风；②有化热之象＋黄芩、黄连；③见戴阳证，宜急进参附汤、白通加猪胆汁汤
脱证	阴竭阳亡	突然昏仆，不省人事，目合口张，鼻鼾息微，手撒肢冷，二便自遗，肢体软瘫，舌痿，脉细弱或脉微欲绝	回阳救阴，益气固脱	参附汤合生脉散加味	人参、附子；生脉麦味与人参	①阴不恋阳，阳浮于外，津液不能内守，汗泄过多＋龙骨、牡蛎；②阴精耗伤，舌干，脉微＋玉竹、黄精

（3）恢复期

证型	主症	治法	方剂	药物组成	加减
风痰瘀阻	口眼喝斜，舌强语謇或失语，半身不遂，肢体麻木，苔滑腻，舌暗紫，脉弦滑	搜风化痰，行瘀通络	解语丹加减	解语南星甘木香，向附天麻远志菖；羌活全蝎一并入，中风不语自然康	①痰热偏盛＋瓜蒌、竹茹等；②兼肝阳上亢＋钩藤、石决明、夏枯草；③咽干口燥＋天花粉、天冬
气虚络瘀	肢体偏枯不用，肢软无力，面色萎黄，舌质淡紫或有瘀斑，苔薄白，脉细涩或细弱	益气养血，化瘀通络	补阳还五汤加减	补阳还五赤芍芎，归尾通经佐地龙，四两黄芪为主药，血中瘀滞用桃红	①血虚甚＋枸杞子、首乌藤；②肢冷，阳失温煦＋桂枝；③腰膝酸软＋川续断、桑寄生、杜仲

续表

证型	主症	治法	方剂	药物组成	加减
肝肾亏虚	半身不遂，患肢僵硬，拘挛变形，舌强不语，或偏瘫，肢体肌肉萎缩，舌红脉细	滋养肝肾	左归丸合地黄饮子加减	左归丸内山药地，萸肉枸杞与牛膝，菟丝龟鹿二胶合，补阴填精功效奇；地黄饮子山茱斛，麦味菖蒲远志茯，苁蓉桂附巴戟天，少入薄荷姜枣服	①腰酸腿软较甚＋杜仲、桑寄生、牛膝；②肾阳虚＋巴戟天、肉苁蓉、附子、肉桂；③夹痰浊＋石菖蒲、远志、茯苓

五、 其他疗法

1. 体针疗法

（1）中经络

1）治法：醒脑调神，疏通经络。以手厥阴经、督脉及足太阴经穴为主。

2）主穴：内关、水沟、三阴交、极泉、尺泽、委中。

3）配穴：肝阳暴亢＋太冲、太溪。风痰阻络＋丰隆、合谷。痰热腑实＋曲池、内庭、丰隆。气虚血瘀＋足三里、气海。阴虚风动＋太溪、风池。口角㖞斜＋颊车、地仓。上肢不遂＋肩髃、手三里、合谷。下肢不遂＋环跳、阳陵泉、悬钟、太冲。头晕＋风池、完骨、天柱。足内翻＋丘墟透照海。便秘＋水道、归来、丰隆、支沟。复视＋风池、天柱、睛明、球后。尿失禁、尿潴留＋中极、曲骨、关元。

4）操作：内关用泻法，水沟用雀啄法，以眼球湿润为佳；刺三阴交时，沿胫骨内侧缘与皮肤成45°角，使针尖刺到三阴交穴，补法；刺极泉时，避开腋毛，直刺进针，用提插泻法，以患者上肢有麻胀和抽动感为度；尺泽、委中均直刺，提插泻法，使肢体有抽动感。余穴按虚补实泻法操作。

5）方义：内关调理心气，疏通气血；水沟醒脑开窍，调神导气；三阴交滋补肝肾；极泉、尺泽、委中，疏通肢体经络。

（2）中脏腑

1）治法：醒脑开窍，启闭固脱。取手厥阴及督脉穴为主。

2）主穴：内关、水沟。

3）配穴：闭证＋十二井穴、太冲、合谷。脱证＋关元、气海、神阙。

4）操作：内关、水沟同前。十二井穴用三棱针点刺出血；太冲、合谷用泻法，强刺激。关元、气海用艾炷灸法，神阙用隔盐灸法，直至四肢转温为止。

5）方义：内关调心神，水沟醒脑开窍；十二井穴调和阴阳；配太冲、合谷，平肝息风；关元灸之可扶助元阳；神阙配气海可益气固本，回阳固脱。

2. 推拿疗法　适于中风后遗症的治疗，其作用通经活络，强筋壮骨。

（1）基本治法

治法	操作方法
点穴通经	①头面部：百会、四神聪、风池、哑门、人中、承浆、地仓、颊车。②上肢：极泉、曲泽、尺泽、曲池、手三里、内关、外关、合谷、后溪、劳宫。③下肢：秩边、环跳、承扶、殷门、委中、承山、太溪、昆仑、涌泉、风市、髀关、梁丘、血海、阳陵泉、足三里、丰隆、绝骨、解溪
拿法舒筋	在上、下肢的内、前、后、外侧分别施拿法以理筋舒筋，防止肌肉萎缩
揉捻肢端	用捻法作用于肢端部位，上肢重点揉捻手指，下肢重点揉捻足趾，以改善肢端血液循环，消除肢端肿胀
运动关节	施用各种手法使患者各关节充分运动，如摇法、屈伸法，以防关节粘连。在运动关节时应注意尽量加大关节运动的幅度，以使患肢充分伸展
摩腹助运	在腹部施用掌摩法，以健脾和胃，利湿祛痰，防止肌肉萎缩

（2）辨证治疗

证型	操作方法
语言謇涩	重点按揉廉泉、通里、风府
口眼㖞斜	于瘫痪一侧面部轻轻推抹5分钟，然后重按颧髎、下关、瞳子髎
口角流涎	按揉面部一侧与口角部

3. **头针疗法**　选顶颞前斜线、顶旁1线及顶旁2线，毫针平刺入头皮下，快速捻转2~3分钟，每次留针30分钟，留针期间反复捻转2~3次。行针后鼓励患者活动肢体。

4. **电针疗法**　在患侧上、下肢各选两个穴位或面部取一对穴位，针刺得气后留针，接通电针仪，采用断续波或疏密波，以局部肌肉微颤为度，每次通电20~30分钟。

5. **穴位注射疗法**　取肩髃、曲池、手三里、足三里、丰隆。每次选用2~4穴，用丹参注射液，或川芎嗪注射液，或维生素B_1注射液，或维生素B_{12}注射液，每穴注入1~2mL。适用于中经络证。

六、转归和预后

中脏腑者神志逐渐转清，半身不遂趋于恢复，预后多好。若见顽固性呃逆等则为变证，多致正气散脱。若迁延为中风后遗症，应配外敷熏洗及针灸按摩，适当锻炼。后遗症期若偏瘫肢体由松懈瘫软变为拘挛发痉，则病情较重。

第二十三单元　水肿

学 ▽ 前 ▽ 导 ▽ 航　．．

水肿的病因病机、辨证论治为重点掌握内容。治疗前需辨清阳水、阴水及病变之脏腑，对症治疗，注意用药安全，并及时随症加减药物。平素注意预防，病后注意调护。准确评估疾病的转归，以及时更新治疗方案。

学 ▼ 习 ▼ 要 ▼ 点 ⋯⋯⋯⋯⋯⋯⋯⋯⋯⋯⋯⋯⋯⋯⋯⋯⋯⋯⋯⋯⋯⋯⋯

一、概述

水肿为体内水液潴留，泛滥肌肤，表现以头面、眼睑、四肢、腹背，甚至全身浮肿为特征的一类病证。

二、病因病机

1. **病因**　外邪袭表、疮毒内犯、外感水湿、饮食不节、禀赋不足、久病劳倦。
2. **病机**　肺失通调，脾失转输，肾失开合，三焦气化不利，水液泛滥肌肤。

三、诊断

水肿先从眼睑或下肢开始，继及四肢全身。轻者仅眼睑或足胫浮肿，重者全身皆肿，甚则腹大胀满，气喘不能平卧，更甚者可见尿闭或尿少，恶心呕吐，抽搐，神昏谵语等危象。可有乳蛾、心悸、疮毒、紫癜以及久病体虚病史。

四、辨证论治

1. **辨证要点**

（1）首辨阳水、阴水：①阳水：起病较快，病程较短。肿多从头面开始，由上而下，继及全身，肿处皮肤绷急光亮，按之凹陷即起。②阴水：起病较慢，病程较长。肿多由下而上，继及全身，肿处皮肤松弛，按之凹陷不易恢复，甚则按之如泥。

（2）次辨病变之脏腑。

2. **治疗原则**　发汗、利尿、泻下逐水。

3. **证治分类**

证型	主症	治法	方剂	药物组成	加减
风水相搏	眼睑浮肿，继则四肢及全身皆肿，多恶寒发热，肢节酸楚，小便不利。偏风热者，伴咽喉肿痛，舌红，脉浮滑数；偏风寒者，兼恶寒，咳喘，舌苔薄白，脉浮滑或浮紧	疏风清热，宣肺行水	越婢加术汤加减	越婢汤中有石膏，麻黄生姜加枣草，风水恶风一身肿，水道通调肿自消	①风寒偏盛，去石膏，+苏叶、桂枝、防风；②风热偏盛+连翘、桔梗等；③咳喘较甚+杏仁、前胡；④汗出恶风，卫阳已虚，用防己黄芪汤加减；⑤表证渐解，身重而水肿不退者，可按水湿浸渍证论治
水湿浸渍	起病缓慢，病程较长，全身水肿，下肢明显，按之没指，小便短少，身体困重，胸闷，纳呆，泛恶，苔白腻，脉沉缓	运脾化湿，通阳利水	五皮散合胃苓汤加减	五皮散用五般皮，陈茯姜桑大腹齐；术泽猪苓茯桂枝，苍术陈朴甘草施	①外感风邪，肿甚而喘+麻黄、杏仁；②面肿，胸满，不得卧+苏子、葶苈子；③湿困中焦，脘腹胀满+川椒目、大腹皮、干姜

续表

证型	主症	治法	方剂	药物组成	加减
湿热壅盛	遍体浮肿，皮肤绷急光亮，胸脘痞闷，烦热口渴，小便短赤，或大便干结，舌红，苔黄腻，脉沉数或濡数	分利湿热	疏凿饮子加减	疏凿饮子泻水方，木通泽泻与槟榔，羌芫苓腹椒商陆，赤豆姜皮退肿良	①腹满不减，大便不通可合己椒苈黄丸；②肿势严重，兼喘促不得平卧＋葶苈子、桑白皮；③湿热久羁，化燥伤阴，口燥咽干＋白茅根、芦根
湿毒浸淫	眼睑浮肿，延及全身，皮肤光亮，尿少色赤，身发疮痍，甚则溃烂，恶风发热，舌红苔薄黄，脉浮数或滑数	宣肺解毒，利湿消肿	麻黄连翘赤小豆汤合五味消毒饮加减	麻黄连翘小豆汤，梓白杏仁枣草姜，五味消毒疗诸疔，银花野菊蒲公英，紫花地丁天葵子，煎加酒服效非轻	①脓毒甚，重用蒲公英、紫花地丁；②湿盛糜烂＋苦参、土茯苓；③风盛＋白鲜皮、地肤子；④血热而红肿＋牡丹皮、赤芍；⑤大便不通＋大黄、芒硝；⑥尿痛、尿血＋石韦、大蓟、荠菜花等
脾阳虚衰	身肿日久，腰以下为甚，按之凹陷不易恢复，纳减便溏，面色不华，神疲乏力，四肢倦怠，小便短少，舌淡，苔白腻或白滑，脉沉缓或沉弱	健脾温阳利水	实脾饮加减	实脾苓术与木瓜，附草木香大腹加，草果二姜兼厚朴，虚寒阴水效堪夸	①气虚甚＋人参、黄芪；②小便短少＋桂枝、泽泻
肾阳衰微	水肿反复不已，面浮身肿，腰以下甚，按之凹陷不起，尿少或反多，腰酸冷痛，怯寒神疲，面色㿠白，甚者心悸胸闷，喘促难卧，腹大胀满，舌淡胖，苔白，脉沉细或沉迟无力	温肾助阳，化气行水	济生肾气丸合真武汤加减	干姜、附子、草果、桂枝、白术、茯苓、泽泻、车前子、木瓜、木香、厚朴、大腹皮	①小便清长量多去泽泻、车前子，＋菟丝子、补骨脂；②面部浮肿为主，形寒肢冷用右归丸加减；③后期肾阴虚为主，用左归丸＋泽泻、茯苓、冬葵子；④肾虚肝旺＋鳖甲、牡蛎、杜仲等；⑤缠绵不愈，正气日衰，复感外邪，越婢汤＋党参、菟丝子

五、转归和预后

阳水易消，阴水难治。阳水患者如初发年少，脏气未损，治疗及时，则病可向愈。若先天禀赋不足，或他病久病，或得病之后拖延失治，导致肺、脾、肾三脏功能严重受损，后期还可影响到心、肝，则难向愈。

六、预防与调护

避免风邪外袭，注意调摄饮食，劳逸结合，调畅情志。长服肾上腺糖皮质激素者，皮肤易生痤疮，应避免抓搔。长期卧床者，皮肤外涂滑石粉，保持干燥，并定时翻身。每日记录水液的出入量。

第二十四单元　淋证

学 ▽ 前 ▽ 导 ▽ 航 ....

　　淋证的概述、病因病机、类证鉴别、辨证论治均为重点掌握内容。治疗前需辨清淋证的类别，对症治疗，注意用药安全，并及时随症加减药物。血淋需与尿血进行鉴别，防止误诊、误治。平素注意预防，病后注意调护。准确评估疾病的转归，以及时更新治疗方案。

学 ▽ 习 ▽ 要 ▽ 点 ....

一、概述

　　淋证指以小便频数短涩，淋沥刺痛，小腹拘急或痛引腰腹为主症的病证。

二、病因病机

　　1. 病因　外感湿热、饮食不节、情志失调、禀赋不足、劳伤久病。

　　2. 病机　湿热蕴结下焦，肾与膀胱气化不利。

三、诊断与类证鉴别

　　1. 诊断要点　以小便频数，淋沥涩痛，小腹拘急引痛为各种淋证的主症。病久或反复发作后，常伴低热、腰痛、小腹坠胀、疲劳等。每因疲劳、情志变化、不洁房事而诱发。

　　2. 六种淋证的特征

淋证	特征
热淋	起病多急骤，小便赤热，溲时灼痛，或伴有发热，腰痛拒按
石淋	小便排出砂石，或排尿时突然中断，尿道窘迫疼痛，或腰腹绞痛难忍
气淋	小腹胀满较明显，小便艰涩疼痛，尿后余沥不尽
血淋	溺血而痛
膏淋	小便混浊如米泔水或滑腻如膏脂
劳淋	小便不甚赤涩，溺痛不甚，但淋沥不已，时作时止，遇劳即发

　　3. 血淋与尿血的鉴别

病名	相同点	不同点
血淋	小便出血，尿色红赤，甚至溺出纯血	溺血而痛
尿血		多无疼痛之感，虽亦间有轻微的胀痛或热痛，但终不若血淋的小便滴沥而疼痛难忍

四、辨证论治

　　1. 辨证要点　首辨六淋的类别，次辨证候之虚实，再辨各淋证的转化与兼夹。

2. **治疗原则**　实则清利，虚则补益。

3. **证治分类**

证型	主症	治法	方剂	药物组成	加减
热淋	小便频数短涩，灼热刺痛，溺色黄赤，少腹拘急胀痛，或有寒热，口苦，呕恶，或有腰痛拒按，或有便秘，苔黄腻，脉滑数	清热利湿通淋	八正散加减	八正木通与车前，萹蓄大黄滑石研，草梢瞿麦兼栀子，煎加灯草痛淋蠲	①伴寒热、口苦、呕恶＋黄芩、柴胡；②便秘、腹胀重用生大黄、枳实；③阳明热证＋知母、石膏；④热毒弥漫三焦用黄连解毒汤合五味消毒饮；⑤气滞＋青皮、乌药；⑥湿热伤阴，去大黄，＋生地黄、知母、白茅根
血淋	小便热涩刺痛，尿色深红，或夹血块，疼痛满急加剧，或见心烦，舌尖红，苔黄，脉滑数	清热通淋，凉血止血	小蓟饮子加减	小蓟饮子藕蒲黄，木通滑石生地襄，归草黑栀淡竹叶，血淋热结服之良	①有瘀血象＋三七、牛膝、桃仁；②出血不止＋仙鹤草、琥珀粉；③尿色淡红，腰膝酸软，神疲乏力用知柏地黄丸加减；④神疲乏力，面色少华用归脾汤＋仙鹤草、泽泻、滑石
石淋	尿中夹砂石，排尿涩痛，或排尿时突然中断，尿道窘迫疼痛，少腹拘急，尿中带血，舌红，苔薄黄，脉弦或带数	清热利湿，排石通淋	石韦散加减	瞿麦、萹蓄、通草、滑石、金钱草、海金沙、鸡内金、石韦、穿山甲、虎杖、王不留行、牛膝、青皮、乌药、沉香	①腰腹绞痛＋芍药、甘草；②尿中带血＋小蓟、生地黄、藕节，去炮山甲、王不留行；③小腹胀痛＋木香、乌药；④伴瘀滞＋桃仁、红花等；⑤神疲乏力，少腹坠胀用补中益气汤＋金钱草、海金沙等；⑥腰膝酸软，腰部隐痛＋杜仲、续断、补骨脂
气淋	郁怒之后，小便涩滞，淋沥不宣，少腹胀满疼痛，苔薄白，脉弦	理气疏导，通淋利尿	沉香散加减	沉香散将结石摧，橘皮白芍滑石飞，甘草冬葵和石韦，当归不留谁还追	①少腹胀满，上及于胁＋川楝子、小茴香、广郁金；②中气下陷，用补中益气汤加减
膏淋	小便混浊，乳白或如米泔水，或伴絮状凝块物，或混血块，尿道热涩疼痛，口干，苔黄腻，舌质红，脉濡数	清热利湿，分清泄浊	程氏萆薢分清饮加减	萆薢、石菖蒲、黄柏、车前子、飞廉、水蜈蚣、向日葵心、莲子心、连翘心、牡丹皮、灯心草	①伴血尿＋小蓟、藕节、白茅根；②小便黄赤，热痛明显＋甘草梢、竹叶、通草；③病久湿热伤阴＋生地黄、麦冬、知母；④脾肾两虚，气不固摄，用膏淋汤
劳淋	小便淋沥不已，时作时止，遇劳即发，腰膝酸软，神疲乏力，病程缠绵，舌质淡，脉细弱	补脾益肾	无比山药丸加减	局方无比山药丸，六味地黄要去丹，苁蓉菟丝仲巴戟，牛膝五味石脂全	①肾阴虚＋生熟地黄、龟甲；②阴虚火旺，用知柏地黄丸；③肾阳虚＋附子、肉桂、鹿角片、巴戟天

五、调摄、转归和预后

1. **转归和预后** 初起病情尚轻，治疗得当，易愈。但热淋、血淋有时可发生热毒入血，出现高热神昏等重笃证候。若病久不愈或反复发作，可转为劳淋，甚至水肿、癃闭、关格等，或肾虚肝旺，成为头痛、眩晕。石淋亦可成水肿、癃闭、关格。膏淋日久可致气血大亏，终成虚劳。

2. **生活调摄** 注意外阴清洁，不憋尿，多饮水。养成良好的饮食起居习惯。避免纵欲过劳，保持心情舒畅。

第二十五单元 郁证

学 ▽ 前 ▽ 导 ▽ 航 ....

喘证的病因病机、诊断、辨证论治及其他疗法均为重点掌握内容。郁证梅核气与虚火喉痹、噎膈鉴别，郁证脏躁与癫证鉴别，防止误诊、误治。体针疗法注意腧穴的操作。平素注意防护。

学 ▽ 习 ▽ 要 ▽ 点 ....

一、概述

郁证系由于情志不舒、气机郁滞所致，以心情抑郁、情绪不宁、胸部满闷、胁肋胀痛，或易怒喜哭，或咽中如有异物梗塞等为主症的一类病证。

二、病因病机

1. **病因** 七情所伤、思虑劳倦、脏气素虚。
2. **病机** 肝失疏泄，脾失健运，心失所养，脏腑阴阳气血失调。

三、诊断

1. **诊断要点** 以忧郁不畅、情绪不宁、胸胁胀满疼痛为主症，或有易怒易哭，或有咽中如有炙脔，吞之不下，咳之不出的特殊症状。多有情志内伤的病史。多发于青中年女性。

2. **类证鉴别**

（1）郁证梅核气与虚火喉痹

病名	操作要点
梅核气	多见于青中年女性，因情志抑郁而起病，自觉咽中有物梗塞，但无咽痛及吞咽困难，咽中梗塞的感觉与情绪波动有关，在心情愉快、工作繁忙时，症状可减轻或消失，而当心情抑郁或注意力集中于咽部时，则梗塞感觉加重
虚火喉痹	以青中年男性发病较多，多因感冒、长期吸烟饮酒及嗜食辛辣食物等引发，咽部除有异物感外，尚觉咽干、咽痒、灼热，咽部症状与情绪无关，但过度辛劳或感受外邪则易加剧

（2）郁证梅核气与噎膈

病名	相同点	不同点
梅核气	咽中梗塞不舒	系气逆痰阻于咽，乃无形之邪，自觉咽部有异物感，但无吞咽困难，其症状轻重与情绪波动有关，多见于青中年女性，预后较好
噎膈		多为气、痰、瘀阻食道，乃有形之物阻于食道，以吞咽困难为主并程度逐渐加重，日久形体消瘦，梗塞的感觉主要在胸骨后的部位，做食管检查常有异常发现，多见于中老年男性，预后较差

（3）郁证脏躁与癫证

病名	相同点	不同点
脏躁	与五志过极、七情内伤有关，常有相似之精神症状	多发于青中年或绝经期女性，缓慢起病，在精神因素的刺激下呈间歇性发作，临床表现以精神恍惚、心神不宁、多疑易惊、悲忧善哭，或时时欠伸，或手舞足蹈、骂詈喊叫等情志异常为主，在不发作时可如常人，多具有自知自控能力
癫证		多发于青壮年，无显著性别差别，病程迁延，临床表现以喜怒无常、沉默痴呆、语无伦次等思维、情感、感觉甚至行为的异常为主，极少自行缓解，病人缺乏自知自控能力

四、辨证论治

1. **辨证要点**　辨六郁及主次，辨脏腑，辨虚实。
2. **治疗原则**　理气开郁、调畅气机、怡情易性。
3. **证治分类**

证型	主症	治法	方剂	药物组成
肝气郁滞	精神抑郁，情绪不宁，胸部满闷，胁肋胀痛，痛无定处，脘闷嗳气，不思饮食，大便不调，苔薄腻，脉弦	疏肝解郁，理气畅中	柴胡疏肝散加减	柴胡疏肝芍川芎，枳壳陈皮草香附
痰气郁结	精神抑郁，胸部闷塞，胁肋胀满，咽中如有物梗塞，吞之不下，咳之不出，苔白腻，脉弦滑。本证为"梅核气"	行气开郁，化痰散结	半夏厚朴汤加减	半夏厚朴与紫苏，茯苓生姜共煎服
心神失养	精神恍惚，心神不宁，多疑易惊，悲忧善哭，喜怒无常，或时时欠伸，或手舞足蹈，骂詈喊叫等，舌质淡，脉弦。本证称"脏躁"	甘润缓急，养心安神	甘麦大枣汤加减	甘草、小麦、大枣、郁金、合欢花
心脾两虚	情绪不宁，多思善疑，头晕神疲，心悸胆怯，失眠健忘，纳差，面色不华，舌质淡，苔薄白，脉细	健脾养心，补益气血	归脾汤加减	归脾汤用术参芪，归草茯神远志随，酸枣木香龙眼肉，煎加姜枣益心脾

五、其他疗法

1. **精神疗法**　移情易性，保持心情舒畅。

2. 体针疗法

（1）治法：调神理气，疏肝解郁。以督脉及手足厥阴、手少阴经穴为主。

（2）主穴：水沟、百会、内关、神门、太冲。

（3）配穴：肝气郁结＋膻中、期门。气郁化火＋行间、侠溪。痰气郁结＋丰隆、廉泉。心神惑乱＋通里、心俞。心脾两虚＋心俞、脾俞。肝肾亏虚＋肝俞、肾俞。咽部异物梗塞感明显＋天突、照海。癔症性失明＋四白、光明。癔症性失听＋听宫、耳门。癔症性失语＋廉泉、通里。癔症性瘫痪者，上肢＋曲池、合谷，下肢＋阳陵泉、隐白。癔症性意识障碍＋中冲、涌泉。

（4）操作：水沟用雀啄泻法；神门用平补平泻法；百会、内关、太冲用泻法。配穴按虚补实泻法操作。

（5）方义：水沟、百会可调理脑神。神门、内关调理心神而安神定志，内关又可宽胸理气。太冲疏肝解郁，内关、太冲相配，厥阴同气相求，疏肝理气解郁。

3. 耳针疗法　选神门、心、交感、肝、脾，以毫针刺，或揿针埋藏，或王不留行籽贴压。

4. 穴位注射疗法　选风池、心、内关，用丹参注射液，每穴每次 0.3～0.5mL，每日 1 次。

5. 电针疗法　选印堂、百会，用疏密波，每次通电 20 分钟。

六、预防调护

保持心情舒畅，医务人员应以诚恳、耐心的态度对待病人，帮助患者克服精神方面的不良因素。饮食清淡而富有营养，适当运动等。

第二十六单元　消渴

学 ▼ 前 ▼ 导 ▼ 航

消渴的病因病机、诊断与类证鉴别、辨证论治及其他疗法均为重点掌握内容。治疗前需辨清病变脏腑，对症治疗，注意用药安全，并及时随症加减药物。本病需与口渴症、瘿病进行鉴别，防止误诊、误治。体针疗法注意背部腧穴的进针深度、角度。病后注意调护。正确预测疾病的转归，以及时调整治疗方案。

学 ▼ 习 ▼ 要 ▼ 点

一、概述

消渴是以多饮、多食、多尿、乏力、消瘦及尿有甜味为主症的一种病证。

二、病因病机

1. 病因　禀赋不足、饮食失节、情志失调、劳欲过度。

2. **病机** 阴津亏损，燥热偏胜。

三、 诊断与类证鉴别

1. **诊断要点** 以口渴多饮、多食易饥、尿频量多、形体消瘦及尿有甜味为主症。有的患者"三多"症状不著，但若中年后发病，且嗜食膏粱厚味、醇酒炙煿，以及病久并发眩晕、肺痨、雀目、疮痈等病证者，应考虑消渴的可能性。家族史可供参考。

2. **类证鉴别**

（1）消渴与口渴症

病名	相同点	不同点
消渴	口干多饮	多食、多尿、乏力、消瘦、尿甜
口渴症		指口渴饮水的一个临床症状，可出现于多种疾病过程中，尤以外感热病为多见，这类口渴各随其所患病证的不同而出现相应的临床症状，不伴消渴的特点

（2）消渴与瘿病

病名	相同点	不同点
消渴	多食易饥、消瘦	多饮、多尿、乏力、尿甜
瘿病		瘿病中气郁化火、阴虚火旺的类型，以情绪激动、多食易饥、形体日渐消瘦、心悸、眼突、颈部一侧或两侧肿大为特征。其中的多食易饥、消瘦，类似消渴病的中消，但眼球突出，颈前瘿肿有形则与消渴有别，且无消渴病的多饮、多尿、尿甜等症

四、 辨证论治

1. **辨证要点** 首辨三消的脏腑定位，次辨标本，三辨本症与并发症。
2. **治疗原则** 清热润燥、养阴生津。
3. **证治分类**

证型	主症	治法	方剂	药物组成	加减
肺热津伤	口渴多饮，口舌干燥，尿频量多，烦热多汗，舌边尖红，苔薄黄，脉洪数	清热润肺，生津止渴	消渴方加减	天花粉、葛根、麦冬、生地黄、藕汁、黄连、黄芩、知母	烦渴不止，小便频数，而脉数乏力，用玉泉丸或二冬汤
胃热炽盛	多食易饥，口渴，尿多，形体消瘦，大便干燥，苔黄，脉滑实有力	清胃泻火，养阴增液	玉女煎加减	玉女煎中地膝兼，石膏知母麦冬全	大便秘结不行，可用增液承气汤。亦可用白虎加人参汤
胃阴亏虚	尿频量多，混浊如脂膏，或尿甜，腰膝酸软，乏力，头晕耳鸣，口干唇燥，皮肤干燥、瘙痒，舌红苔少，脉细数	滋阴固肾	六味地黄丸加减	六味地黄益肾肝，茱薯丹泽地苓专	①阴虚火旺＋知母、黄柏；②尿量多而混浊＋益智仁、桑螵蛸；③气阴两虚＋党参、黄芪、黄精；④烦渴，头痛，唇红舌干用生脉散＋天冬、鳖甲、龟甲；⑤阴竭阳亡可合参附龙牡汤

续表

证型	主症	治法	方剂	药物组成	加减
阴阳两虚	小便频数，混浊如膏，甚至饮一溲一，面容憔悴，耳轮干枯，腰膝酸软，畏寒肢冷，阳痿或月经不调，舌苔淡白而干，脉沉细无力	滋阴温阳，补肾固涩	金匮肾气丸加减	《金匮》肾气治肾虚，地黄怀药及山萸，丹皮苓泽加桂附，引火归原热下趋	①尿量多而混浊＋益智仁、桑螵蛸、覆盆子、金樱子；②身体困倦，气短乏力＋党参、黄芪、黄精；③阳痿＋巴戟天、淫羊藿、肉苁蓉；④阳虚畏寒＋鹿茸粉

五、其他疗法

1. 体针疗法

（1）治法：清热润燥，养阴生津。以相应背俞穴及足少阴、足太阴经穴为主。

（2）主穴：胰俞、肺俞、脾俞、肾俞、三阴交、太溪。

（3）配穴：上消＋太渊、少府。中消＋内庭、地机。下消＋复溜、太冲。阴阳两虚＋关元、命门。烦渴、口干舌燥＋廉泉、承浆或金津、玉液。多食善饥＋合谷、上巨虚、丰隆、中脘。便秘＋天枢、腹结、足三里。多尿、盗汗＋复溜、关元。合并视物模糊＋头维、光明。头晕＋百会、上星。上肢疼痛麻木＋肩髃、曲池、合谷。下肢疼痛麻木＋风市、阳陵泉、解溪。皮肤瘙痒＋风池、曲池、血海。

（4）操作：主穴用毫针补法或平补平泻法。配穴按虚补实泻法操作。

（5）方义：胰俞是经验效穴。肺俞培补肺阴。肾俞、太溪滋补肾阴。三阴交滋补肝肾。脾俞健脾而促进津液的化生。

2. 推拿疗法　以养阴清热、益气补肾为主。

（1）常用穴位：胰俞、肝俞、脾俞、肾俞、胃俞、中脘、气海、关元、大椎、三阴交、涌泉等穴。

（2）常用手法：一指禅推、按、揉、擦、平推、擦、振法等。

（3）操作方法

	操作方法
基本手法	患者俯卧，医者施一指禅推法在背部两侧膀胱经第一侧线上进行治疗，自膈俞至肾俞往返操作；然后用拇指按揉法按揉胰俞、肝俞、脾俞、胃俞、肾俞、命门和局部阿是穴，以胰俞和局部阿是穴为重点；接着用轻柔而快速的擦法在背部脊柱两侧进行治疗，重点在胰俞穴；然后直擦督脉和膀胱经第一侧线，横擦腰部肾俞区和腰骶部八髎区，均以透热为度；最后施振法于大椎穴约1分钟
	患者仰卧，医者先以一指禅推法推中脘、气海、关元穴；然后用手掌平推法平推两胁肋、上腹及少腹部，指振脐部约1分钟；用拇指指端按揉双侧曲池穴；捏揉掌心第四掌骨与掌中纹相交处；然后，再用拇指指端按揉生殖腺测量穴1分钟；按揉双侧三阴交，捏揉足底内缘，第一跖骨小头下方区域；最后擦涌泉，以透热为度

续表

	操作方法
随症加减	上消明显＋中指点揉膻中1分钟；直擦膻中，以透热为度；拇指推点中府、云门、气户、库房等穴；平推上臂、前臂，拇指指端按揉手三里、少商穴，拿肩井5～10次
	中消明显者，可加中指按揉天枢、期门、章门穴；拇指按揉血海、足三里，每穴1～2分钟；搓胁肋1分钟
	下消明显者，可加拇指点揉志室、八髎，拇指指端按揉然谷、太溪、涌泉穴；擦复溜、交信，以透热为度
	三消并存者，则在基本治法后，用拇指按揉法按揉上述上、中、下三消所加用的全部或部分穴位
	若患者存在胸椎后关节紊乱的体征，则可用对抗复位法或胸椎旋转定位扳法进行复位

3. **耳针疗法**　选胰胆、内分泌、肾、三焦、耳迷根、神门、心、肝、肺、屏尖、胃等穴。每次选3～4穴，用毫针轻刺激，或用揿针埋藏或用王不留行籽贴压。

4. **穴位注射疗法**　选心俞、肺俞、脾俞、胃俞、肾俞、三焦俞或相应夹脊穴、曲池、足三里、三阴交、关元、太溪。每次选取2～4穴，以当归或黄芪注射液，或以等渗盐水，或用小剂量的胰岛素进行穴位注射，每穴注射0.5～2mL。

六、转归和预后

消渴病常涉及多个脏腑，未及时医治以及病情严重的患者，常可并发肺痨、白内障、雀目、耳聋、疮疖痈肿、中风偏瘫、水肿等病证。

七、调护

药物治疗，节制饮食，戒烟酒、浓茶及咖啡等，保持情志平和，生活起居规律。

第二十七单元　汗证

学前导航

汗证的概述、病因病机、诊断与类证鉴别、辨证论治均为重点掌握内容。治疗前需辨清阴阳虚实，对症治疗，注意用药安全，并及时随症加减药物。本病需与脱汗、战汗、黄汗进行鉴别，防止误诊、误治。体针疗法注意腧穴的进针深度、角度。平素注意防护。正确预测疾病的转归，以及时调整治疗方案。

学习要点

一、概述

汗证是指由于阴阳失调，腠理不固，而致汗液外泄失常的病证。白昼时时汗出，动辄益甚者，称为自汗；寐中汗出，醒来自止者，称为盗汗，亦称为寝汗。

二、 病因病机

1. **病因** 病后体虚、表虚受风、思虑烦劳过度、情志不舒、嗜食辛辣。
2. **病机** 阴阳失调，腠理不固，营卫失和，汗液外泄失常。

三、 诊断与类证鉴别

1. **诊断要点** 不因外界环境影响，在头面、颈胸，或四肢、全身出汗者。昼日汗出溱溱，动则益甚为自汗；睡眠中汗出津津，醒后汗止为盗汗。有病后体虚、表虚受风、思虑烦劳过度、情志不舒、嗜食辛辣等病因存在。

2. **类证鉴别**

(1) 汗证与脱汗

病名	不同点
汗证	白昼时时汗出，动辄益甚（自汗）；寐中汗出，醒来自止（盗汗）
脱汗	大汗淋漓，汗出如珠，常同时出现声低息微，精神疲惫，四肢厥冷，脉微欲绝或散大无力，多在疾病危重时出现，为病势危急的征象，又称绝汗。其汗出的情况及病情的程度均较自汗、盗汗为重

(2) 汗证与战汗

病名	不同点
汗证	白昼时时汗出，动辄益甚（自汗）；寐中汗出，醒来自止（盗汗）
战汗	现为突然恶寒战栗，全身汗出，发热，口渴，烦躁不安，为邪正交争的征象。若汗出之后，热退脉静，气息调畅，为正气拒邪，病趋好转。与阴阳失调、营卫不和之自汗、盗汗迥然有别

(3) 汗证与黄汗

病名	不同点
汗证	白昼时时汗出，动辄益甚（自汗）；寐中汗出，醒来自止（盗汗）
黄汗	汗出色黄，染衣着色，常伴见口中黏苦，渴不欲饮，小便不利，苔黄腻，脉弦滑等湿热内郁表现。可以为自汗、盗汗中的邪热郁蒸型，但汗出色黄的程度较重

四、 辨证论治

1. **辨证要点** 辨阴阳虚实。

2. **治疗原则** 虚证分别治以益气、养阴、补血、调和营卫；实证当清肝泄热、化湿和营；虚实夹杂者，则根据虚实的主次而适当兼顾。

3. 证治分类

证型	主症	治法	方剂	药物组成	加减
肺卫不固	汗出恶风，稍劳汗出尤甚，或半身、局部出汗，易于感冒，体倦乏力，周身酸楚，面色白少华，苔薄白，脉细弱	益气固表	桂枝加黄芪汤或玉屏风散加减	桂枝、黄芪、白芍、生姜、大枣、甘草；黄芪、防风、白术	①气虚甚＋党参、白术；②兼阴虚＋麦冬、五味子；③兼阳虚＋附子；④汗多＋浮小麦、糯稻根、龙骨、牡蛎；⑤半身或局部出汗可合甘麦大枣汤。中成药可用玉屏风颗粒
心血不足	自汗或盗汗，心悸少寐，神疲气短，面色不华，舌质淡，脉细	养血补心	归脾汤加减	归脾汤用术参芪，归草茯神远志随，酸枣木香龙眼肉，煎加姜枣益心脾	血虚甚＋制首乌、枸杞子、熟地黄
阴虚火旺	夜寐盗汗，或自汗，五心烦热，或兼午后潮热，两颧色红，口渴，舌红少苔，脉细数	滋阴降火	当归六黄汤加减	当归六黄治汗出，芪柏芩连生熟地	①汗出多＋牡蛎、浮小麦、糯稻根；②潮热甚＋秦艽、银柴胡、白薇；③兼气虚＋黄芪；④阴虚为主，而火热不甚，可改用麦味地黄丸
邪热郁蒸	蒸蒸汗出，汗黏，汗液易使衣服黄染，面赤烘热，烦躁，口苦，小便色黄，舌苔薄黄，脉弦数	清肝泄热，化湿和营	龙胆泻肝汤加减	龙胆泻肝栀芩柴，生地车前泽泻偕，木通甘草当归合，肝经湿热力能排	①里热较甚，小便短赤＋茵陈；②湿热内蕴而热势不盛，可改用四妙丸

五、预后转归

单纯出现的自汗、盗汗，预后较好。伴见于其他疾病过程中的自汗、盗汗，则病情较重。治疗时应针对原发病，原发病好转，自汗、盗汗会减轻或消失。

六、预防调护

加强锻炼，劳逸结合，保持精神愉快，少食辛辣厚味。汗出时当避风寒。汗出后及时擦干。出汗多者需常换内衣，保持衣服、卧具干燥清洁。

第二十八单元　痹证

学 ▽ 前 ▽ 导 ▽ 航 ....

痹证的病因病机、诊断与类证鉴别、辨证论治及其他疗法均为重点掌握内容。治疗前需辨清病邪，对症治疗，注意用药安全，并及时随症加减药物。本病需与痿证进行鉴别，防止误诊、误治。外治应正确选取腧穴，提高疗效。平素注意防护。正确预测疾病的转归，以及时调整治疗方案。

学 ▼ 习 ▼ 要 ▼ 点 ....

一、 概述

痹证是由于风、寒、湿、热等邪气闭阻经络，影响气血运行，导致肢体筋骨、关节、肌肉等处发生疼痛、重着、酸楚、麻木，或关节屈伸不利、僵硬、肿大、变形等症的一种疾病。

二、 病因病机

1. **病因**　正气不足，卫外不固；风寒湿热，外邪入侵。
2. **病机**　邪气痹阻经脉，不通则痛。

三、 诊断与类证鉴别

1. **诊断要点**　以肢体关节、肌肉疼痛，屈伸不利，或疼痛游走不定，甚则关节剧痛、肿大、强硬、变形为主症。发病及病情的轻重常与劳累及天气变化有关。

2. **与痿证的鉴别**

病名	不同点
痹证	以关节疼痛为主，因痛而影响活动，由于疼痛甚或关节僵直不能活动，日久废而不用导致肌肉萎缩
痿证	肢体力弱，无疼痛症状，无力运动，部分痿证病初即有肌肉萎缩

四、 辨证论治

1. **辨证要点**　首辨病邪，次辨虚实，再辨体质。
2. **治疗原则**　祛邪通络。
3. **证治分类**

证型	主症	治法	方剂	药物组成	加减
行痹	肢体关节、肌肉疼痛酸楚，屈伸不利，疼痛呈游走性，初起可见表证，舌苔薄白，脉浮或浮缓	祛风通络，散寒除湿	防风汤加减	防风、麻黄、桂枝、葛根、当归、茯苓、生姜、大枣、甘草	①腰背酸痛为主＋杜仲、桑寄生、淫羊藿、巴戟天、续断；②关节肿大，苔薄黄用桂枝芍药知母汤加减
痛痹	肢体关节疼痛，痛势较剧，部位固定，遇寒痛甚，得热痛缓，关节屈伸不利，舌质淡，舌苔薄白，脉弦紧	散寒通络，祛风除湿	乌头汤加减	制川乌、麻黄、芍药、甘草、蜂蜜、黄芪	关节发凉，疼痛剧烈，遇冷更甚＋附子、细辛、桂枝、干姜、全当归

续表

证型	主症	治法	方剂	药物组成	加减
着痹	肢体关节、肌肉酸楚、重着、疼痛，肿胀散漫，关节活动不利，肌肤麻木不仁，舌质淡，舌苔白腻，脉濡缓	除湿通络，祛风散寒	薏苡仁汤加减	薏苡仁、苍术、甘草、羌活、独活、防风、麻黄、桂枝、制川乌、当归、川芎	①关节肿胀甚＋萆薢、五加皮；②肌肤麻木不仁＋海桐皮、豨莶草；③小便不利，浮肿＋茯苓、泽泻、车前子；③痰湿盛＋半夏、天南星；④久痹风、寒、湿偏盛不明显用蠲痹汤
风湿热痹	游走性关节疼痛，局部灼热红肿，得冷则舒，可有皮下结节或红斑，常伴发热、恶风、汗出、口渴、烦躁不安等症，舌红，苔黄或黄腻，脉滑数或浮数	清热通络，祛风除湿	白虎加桂枝汤或宣痹汤加减	知母、甘草、石膏、粳米、桂枝；连翘、半夏、防己、杏仁、山栀、薏苡仁、滑石、赤小豆、蚕砂	①皮肤有红斑＋牡丹皮、赤芍、生地黄、紫草；②关节红肿灼热，痛如刀割，筋脉拘急，入夜尤甚，壮热烦渴，可选五味消毒饮合犀黄丸。热痹亦可由风寒湿郁久化热而成，邪初化热仍兼风寒湿邪，可用麻黄连翘赤小豆汤加味
痰瘀痹阻	痹证日久，肌肉关节刺痛，固定不移，或关节僵硬变形，屈伸不利，有硬结、瘀斑，面色暗黧，或胸闷痰多，舌紫暗，苔白腻，脉弦涩	化痰行瘀，蠲痹通络	双合汤加减	桃仁、红花、当归、川芎、白芍、茯苓、半夏、陈皮、白芥子、竹沥、姜汁	①痰浊滞留，皮下有结节＋胆南星、天竺黄；②瘀血明显＋莪术、三七、土鳖虫；③痰瘀交结，疼痛不已＋穿山甲、白花蛇、全蝎、蜈蚣、地龙；④痰瘀化热＋黄柏、牡丹皮
肝肾亏虚	痹证日久，关节屈伸不利，肌肉瘦削，腰膝酸软，或畏寒肢冷，阳痿、遗精，或骨蒸劳热，心烦口干，舌淡红，苔薄白或少津，脉沉细弱或细数	培补肝肾，舒筋止痛	独活寄生汤加减	独活寄生芄防辛，归芎地芍桂苓均，杜仲牛膝人参草，冷风顽痹屈能伸	①肾气虚，腰膝酸软，乏力较著＋鹿角霜、续断、狗脊；②阳虚，畏寒肢冷＋附子、干姜、巴戟天，或合阳和汤；③肝肾阴亏，腰膝疼痛，低热心烦＋龟甲、熟地黄、女贞子，或合河车大造丸加减；④心悸短气，舌淡脉结代，用炙甘草汤加减

4. **虫类药和川乌、草乌等在痹证治疗中的作用**　痹证久病抽掣疼痛，肢体拘挛者，常用全蝎、蜈蚣、地龙、水蛭、穿山甲、白花蛇、乌梢蛇、露蜂房等搜风通络。这些药物多偏辛温，作用较猛，也有一定毒性，故用量不可太大，中病即止。风寒湿痹疼痛剧烈者，常用附子、川乌、草乌等。从小剂量开始递增，不可久服。

五、其他疗法

1. 体针疗法

（1）治法：祛邪通痹，活络止痛。取病痛局部经穴为主，结合循经及辨证选穴。

（2）主穴：阿是穴、局部经穴。

部位	主穴
肩部	肩髃、肩髎、肩贞
肘部	曲池、天井、尺泽、少海、小海
腕部	阳池、外关、阳溪、腕骨
脊背	大椎、大杼、身柱、腰阳关、夹脊
髀部	环跳、居髎、秩边、髀关
股部	伏兔、殷门、承扶、风市、阳陵泉
膝部	膝眼、梁丘、血海、阳陵泉、膝阳关
踝部	申脉、照海、昆仑、丘墟

（3）配穴：行痹＋膈俞、血海。痛痹＋肾俞、关元。着痹＋阴陵泉、足三里。热痹＋大椎、曲池。

（4）操作：各部腧穴常规操作，毫针泻法或平补平泻法，可加拔罐法。痛痹、着痹可加灸法。大椎、曲池可点刺出血。

（5）方义：行痹取膈俞、血海以活血调血，遵"治风先治血，血行风自灭"之义。痛痹取肾俞、关元温补阳气，祛寒外出。着痹取阴陵泉、足三里健脾除湿。热痹取大椎、曲池清泻热毒，通络消肿。

2. 刺络拔罐疗法　用皮肤针重叩背脊两侧和关节病痛部位，使出血少许，并加拔火罐。

3. 电针疗法　参考体针疗法选穴，每次选用 2 ~ 3 组，针刺得气后，接通电针仪，先用连续波 5 分钟，后改疏密波。刺激量以患者耐受为度，刺激 10 ~ 20 分钟，每日或隔日 1 次。

4. 穴位注射疗法　在病痛部位选穴，选用当归注射液或威灵仙注射液等，每次每穴注入 0.5 ~ 1mL。注意勿注入关节腔内。

六、 预防、 转归及预后

1. 生活调摄、 预防　平素注意防风、防寒、防潮，避免居阴湿之地。注意生活调摄，加强锻炼。痹证初发，应积极治疗，防止传变。病情较重者应卧床休息。行走不便者应防止跌仆。长期卧床者，保持肢体的功能位以利恢复，常变换体位防止褥疮。

2. 转归及预后　预后与患者体质、感受邪气轻重以及疾病调摄有着密切的关系。痹证日久，可逐渐演变为虚劳、心悸、喘证、咳嗽、悬饮等。

第二十九单元　腰痛

学 ▼ 前 ▼ 导 ▼ 航 ....

腰痛的病因病机、诊断与类证鉴别、辨证论治及其他疗法均为重点掌握内容。治疗前需辨清外感、内伤与跌仆闪挫之外伤，以对症治疗，注意用药安全。本病需与背痛、尻痛、胯痛、肾痹进行鉴别，防止误诊、误治。外治应正确选取腧穴，提高疗效。平素注意防护。

学 ▽ 习 ▽ 要 ▽ 点 ....

一、概述

腰痛是指因外感、内伤或挫闪导致腰部气血运行不畅，或失于濡养，引起腰脊或脊旁部位疼痛为主症的一种病证。

二、病因病机

1. **病因** ①外邪侵袭；②体虚年衰；③跌仆闪挫。
2. **病机** 筋脉痹阻，腰府失养。

三、诊断与类证鉴别

1. **诊断要点** 急性腰痛，病程较短，轻微活动即可引起一侧或两侧腰部疼痛加重，脊柱两旁常有明显的按压痛。慢性腰痛，病程较长，缠绵难愈，腰部多隐痛或酸痛。常因体位不当、劳累过度、天气变化等加重。常有居处潮湿阴冷、涉水冒雨、跌仆挫闪或劳损等病史。

2. **类证鉴别**

（1）腰痛与背痛、尻痛、胯痛

病名	不同点
腰痛	腰背及其两侧部位的疼痛
背痛、尻痛、胯痛	背痛为背膂以上部位疼痛，尻痛是尻骶部位的疼痛，胯痛是指尻尾以下及两侧胯部的疼痛，疼痛的部位不同

（2）腰痛与肾痹

病名	不同点
腰痛	以腰部疼痛为主
肾痹	以腰背强直弯曲，不能屈伸，行动困难而言，多由骨痹日久发展而成

四、辨证论治

1. **辨证要点** 辨外感、内伤与跌仆闪挫之外伤。
2. **治疗原则** 感受外邪属实，治宜祛邪通络。外伤腰痛属实，治宜活血祛瘀，通络止痛为主；内伤致病多属虚，治宜补肾固本为主，兼顾肝脾；虚实兼见者，宜辨主次轻重，标本兼顾。

3. 证治分类

证型		主症	治法	方剂	药物组成
寒湿腰痛		腰部冷痛重着，转侧不利，静卧病痛不减，寒冷和阴雨天则加重，舌淡苔白腻，脉沉而迟缓	散寒行湿，温经通络	甘姜苓术汤加减	干姜、桂枝、甘草、牛膝、茯苓、白术、杜仲、桑寄生、续断
湿热腰痛		腰部疼痛，重着而热，暑湿阴雨天加重，活动后或可减轻，身体困重，小便短赤，苔黄腻，脉濡数或弦数	清热利湿，舒筋止痛	四妙丸加减	二妙散中苍柏兼，若云三妙牛膝添，四妙再加薏苡仁，湿热下注痿痹痊
瘀血腰痛		腰痛如刺，痛有定处，痛处拒按，日轻夜重。舌暗紫，或有瘀斑，脉涩	活血化瘀，通络止痛	身痛逐瘀汤加减	身痛逐瘀膝地龙，香附羌秦草归芎，黄芪苍柏量加减，要紧五灵桃没红
肾虚腰痛	肾阴虚	腰部隐痛，酸软无力，缠绵不愈，心烦少寐，口燥咽干，面色潮红，手足心热，舌红少苔，脉弦细数	滋补肾阴，濡养筋脉	左归丸加减	左归丸内山药地，萸肉枸杞与牛膝，菟丝龟鹿二胶合，补阴填精功效奇
	肾阳虚	腰部隐痛，酸软无力，缠绵不愈，喜温喜按，少腹拘急，面色白，肢冷畏寒，舌淡，脉沉细无力	补肾壮阳，温煦经脉	右归丸加减	右归丸中地附桂，山药萸萸菟丝归，杜仲鹿胶枸杞子，益火之源此方魁

五、 其他疗法

1. 体针疗法

（1）治法：通经活络止痛。取局部阿是穴、足太阳经穴。

（2）主穴：大肠俞、阿是穴、委中。

（3）配穴：寒湿腰痛＋腰阳关。瘀血腰痛＋膈俞、次髎。肾虚腰痛＋命门、肾俞。病在督脉＋后溪。病在足太阳经＋申脉。腰椎病变＋腰夹脊。腰骶部痛＋次髎、腰俞。腰眼部痛＋腰眼。急性腰扭伤＋水沟，或后溪，或腰痛穴，或委中。

（4）操作：阿是穴、大肠俞、委中均采用泻法。寒湿证加艾灸；瘀血证加刺络拔罐；肾虚证配穴用补法，肾阳虚加艾灸。急性腰扭伤所致者，先针刺配穴如水沟、后溪、腰痛穴，同时令患者前后左右活动腰部，幅度由小到大，频率由慢到快；或取委中刺络放血，之后再在腰部针刺。

（5）方义：阿是穴、大肠俞可疏通局部经脉、络脉及经筋之气血，通经止痛；"腰背委中求"，委中又为"血郄"，可疏通腰背部足太阳经气血。

2. 推拿疗法 以舒筋通络、温经活血、解痉止痛为主。

（1）取穴及部位：阿是穴、三焦俞、肾俞、腰阳关、气海俞、关元俞、大肠俞、志室、八髎、秩边、委中、承山、腰臀部等穴及部位。

（2）主要手法：按揉、点压、弹拨、擦、拍击、扳法等。

（3）操作方法

1）准备手法：患者俯卧位，医生先用柔和的掌根按揉法沿两侧足太阳膀胱经从上向下施术 5～6 遍。

2）治疗手法：用掌根在痛点周围按揉 1～2 分钟；医生以双手拇指依次点揉两侧三焦俞、肾俞、腰阳关、气海俞、关元俞、大肠俞、志室、八髎、秩边、委中、承山、阿是穴等，约 4 分钟，以酸胀为度；并用双手拇指弹拨痉挛的肌腹 10 次；然后，患者侧卧位，施腰椎斜扳法，左右各 1 次。

3）结束手法：用掌擦法直擦腰背两侧膀胱经，横擦腰骶部，以透热为度；并用桑枝棒拍击腰骶部，约 2 分钟，结束治疗。

3. 耳针疗法　取患侧腰骶椎、肾、神门，用毫针刺后嘱患者活动腰部；或用揿针埋藏或用王不留行籽贴压。

4. 刺络拔罐疗法　取阿是穴，用皮肤针叩刺或三棱针点刺出血后拔罐。适用于瘀血腰痛和寒湿腰痛。

六、 预防调护

针对腰痛的危险因素采取预防性干预措施。如避免坐卧湿地，劳逸适度，不强力负重。急性腰痛及时治疗，愈后注意休息调养。慢性腰痛除药物治疗外，注意腰部保暖，或加用腰托固护。避免劳欲太过。经常活动腰部，或进行腰部自我按摩等。

第三十单元　痿证

学 ▽ 前 ▽ 导 ▽ 航 ·············

痿证的概述、病因病机、诊断与类证鉴别、辨证论治及其他疗法均为重点掌握内容。治疗前需辨清脏腑病位、标本虚实，以对症治疗，注意用药安全。本病需与偏枯、痹证进行鉴别，防止误诊、误治。外治应正确选取腧穴，提高疗效。平素注意防护。准确评估疾病的转归，以及时调整治疗方案。

学 ▽ 习 ▽ 要 ▽ 点 ·············

一、 概述

痿证是指肢体筋脉弛缓，软弱无力，不能随意运动，或伴有肌肉萎缩的一种病证。

二、 病因病机

1. **病因**　感受温毒、湿热浸淫、饮食毒物所伤、久病房劳、跌仆瘀阻。

2. **病机**　气血津液输布不畅，筋肉四肢失养而痿弱不能用。

三、 诊断与类证鉴别

1. 诊断要点　肢体筋脉弛缓不收，下肢或上肢，一侧或双侧，软弱无力，甚则瘫痪，部分病人伴肌肉萎缩。部分病人发病前有感冒、腹泻病史，有的病人有神经毒性药物接触史或家族遗传史。

2. 类证鉴别

痿证与偏枯：偏枯亦称半身不遂，是中风症状，病见一侧上下肢偏废不用，常伴语言謇涩、口眼㖞斜，久则患肢肌肉枯瘦，其瘫痪是由于中风而致，二者不难鉴别。

四、 辨证论治

1. 辨证要点　重在辨明脏腑病位，其次审标本虚实。
2. 治疗原则　虚证宜扶正补虚，实证宜祛邪和络，虚实兼夹当兼顾。
3. 证治分类

证型	主症	治法	方剂	药物组成
肺热津伤	病起发热，或热后突发肢体软弱无力，皮肤干燥，心烦口渴，咳呛少痰，咽干不利，尿黄便干，舌红，苔黄，脉细数	清热润燥，养阴生津	清燥救肺汤加减	清燥救肺参草杷，石膏胶杏麦胡麻，经霜收下干桑叶，解郁滋肝效堪夸
湿热浸淫	肢体困重，痿软无力，扪及微热，喜凉恶热，或有发热，胸脘痞闷，小便赤涩热痛，舌红苔黄腻，脉濡数或滑数	清热利湿，通利经脉	二妙散加减	二妙散中苍柏兼，若云三秒牛膝添，再加苡仁名四妙，湿热下注痿痹瘳
脾胃虚弱	肢软无力渐重，神疲肢倦，肌肉萎缩，少气懒言，纳呆便溏，面白或萎黄无华，舌淡苔薄白，脉细弱	补中益气，健脾升清	参苓白术散合补中益气汤加减	参苓白术扁豆陈，山药甘莲砂薏仁，桔梗上浮兼保肺，枣汤调服益脾神；补中益气芪术陈，升柴参草当归身
肝肾亏损	肢体痿软无力，腰膝酸软，甚至步履全废，腿胫大肉渐脱，或伴眩晕耳鸣，舌咽干燥，遗精，或妇女月经不调，舌红少苔，脉细数	补益肝肾，滋阴清热	虎潜丸加减	虎潜足痿是妙方，虎骨陈皮并锁阳，龟板干姜知母芍，再加柏地作丸尝
脉络瘀阻	四肢痿弱，肌肉瘦削，手足麻木不仁，四肢青筋显露，可伴肌肉活动时隐痛不适，舌痿不能伸缩，舌质暗淡或有瘀点、瘀斑，脉细涩	益气养营，活血行瘀	圣愈汤合补阳还五汤加减	东垣方中有圣愈，四物汤内加参芪，气虚血弱均能补，经期量多总能医；补阳还五赤芍芎，归尾通经佐地龙，四两黄芪为主药，血中瘀滞用桃红

五、 其他疗法

1. 体针疗法

（1）治法：调和气血、濡养筋肉。取手足阳明经穴和相应夹脊穴。

（2）主穴：上肢取肩髃、曲池、合谷、颈及胸夹脊。下肢取髀关、足三里、阳陵泉、三阴交、腰夹脊。

（3）配穴：肺热津伤＋鱼际、尺泽。湿热浸淫＋阴陵泉、中极。脾胃虚弱＋脾俞、胃俞。肝肾亏虚＋肝俞、肾俞。脉络瘀阻＋膈俞、血海。

（4）操作：鱼际、尺泽用泻法，或三棱针点刺出血；上肢肌肉萎缩，手阳明经排刺；下肢肌肉萎缩，足阳明经排刺。余穴均常规操作。

（5）方义：阳明经多气多血，疏通经络，调理气血，取"治痿独取阳明"之意。夹脊穴调脏腑阴阳，通行气血。阳陵泉通调诸筋。三阴交可健脾、补肝、益肾。

2. **推拿疗法** 以舒筋通络、行气活血为主。

（1）部位及取穴：阿是穴、脾俞、胃俞、肾俞、环跳、足三里、阳陵泉、阴陵泉、委中、承山、三阴交、伏兔、膝眼、解溪等穴及部位。

（2）手法：擦、按、揉、拿捏、点压、弹拨、擦法及被动运动肢体等。

（3）操作

体位	操作方法
仰卧位	①医生站于一侧，先用擦、揉法自下而上作用于四肢体表，以舒筋通络，反复3～5遍；②沿淋巴回流方向，施用推揉手法作用于下肢内侧，反复3～5遍；③用按揉法作用于足太阴脾经的三阴交、漏谷、阴陵泉、血海、箕门等穴，足阳明胃经的髀关、伏兔、阴市、足三里、条口、解溪等穴，均以产生酸胀感为度；④拿揉四肢体表，以缓解痉挛，最后做关节被动运动
俯卧位	①医生站于一侧，先ек捏双下肢至背部，然后用捏脊法自长强至大椎，反复5～10遍。②用双拇指同时点按夹脊穴和膀胱经背部腧穴，反复3～5次。然后弹拨坐骨神经，即取相应的穴位环跳、承扶、委中、承山等。③用揉法及拿揉法作用于背部及双下肢，反复3～5遍，再做腰骶、膝、踝关节的被动运动。④最后轻叩腰背及下肢，结束治疗

3. **皮肤针疗法** 取肺俞、脾俞、胃俞、膈俞和手、足阳明经线，用皮肤针反复叩刺上述腧穴和部位至潮红或微出血，隔日1次。

4. **电针疗法** 在瘫痪肌肉处选取穴位。针刺后选2～3对加电针仪，用断续波中强度刺激，刺激量宜逐渐加强，以患肢出现规律性收缩为佳。每次20～30分钟。

5. **穴位注射疗法** 取足三里、阳陵泉、三阴交。每次选用2～3穴，用维生素注射液，每穴注入1～2mL。

六、 转归与预后

多数早期急性病例，病情较浅，治疗效果较好，易恢复。内伤致病或慢性病例，病势缠绵，大多难治。年老体衰发病者，预后较差。

七、 预防与调护

避居湿地。病危卧床不起，吞咽呛咳者，要常翻身拍背，鼓励排痰。瘫痪者注意患肢保暖，保持肢体功能体位，防止肢体挛缩和关节僵硬。适当锻炼。病情较重者，可常用手轻拍患肢。注意精神饮食调养。

第九章

中医外科学

章 ▼ 节 ▼ 提 ▼ 示 ....

本章内容主要以类病为单元，介绍外科疾病中常见的疮疡、乳房疾病、瘿病、瘤、岩、皮肤及性传播疾病、肛门直肠疾病、泌尿系统疾病、周围血管疾病、其他外科疾病的概念、病因病机、辨证论治、其他疗法、预防与调护等内容。医者首先应通过四诊合参做出正确的病证诊断，再结合所学知识与临床经验施以内服、外治等对症治疗。注意用药安全，外治切勿使用会损害皮肤的膏药。

第一单元　中医外科学概论

学 ▼ 前 ▼ 导 ▼ 航 ....

掌握内、外治法的适应证及注意点，切开法的切口选择需特别注意。熟悉外科疾病的命名原则、基本术语、病因病机、阴阳、部位、经络、局部辨证。

学 ▼ 习 ▼ 要 ▼ 点 ....

一、 疾病命名原则

1. 以部位命名者，如乳痈、子痈、对口疽等。

2. 以穴位命名者，如人中疔、委中毒、膻中疽等。

3. 以脏腑命名者，如肠痈、肝痈、肺痈等。

4. 以病因命名者，如破伤风、冻疮、漆疮等。

5. 以形态命名者，如蛇头疔、鹅掌风等。

6. 以颜色命名者，如白驳风、丹毒等。

7. 以疾病特征命名者，如烂疔、流注、湿疮等。

8. 以范围大小命名者，如小者为疖，大者为痈等。

9. 以病程长短命名者，如千日疮等。

10. 以传染性命名者，如疫疔等。

二、 基本术语

1. **疡**　指一切外科疾病的总称。

2. **疮疡**　广义指一切体表外科疾患的总称；狭义指发于体表的化脓性疾病。

3. **肿疡**　指体表外科疾病尚未溃破的肿块。

4. **溃疡**　指一切外科疾病溃破的疮面。

5. **胬肉**　疮疡溃破后，出现过度生长高突于疮面或暴翻于疮口之外的腐肉。

6. **痈**　指气血被邪毒壅聚而发生的化脓性疾病。

7. **疽**　指气血被毒邪阻滞而发于皮肉筋骨的疾病。

8. **根盘**　指肿疡基底部周围之坚硬区，边缘清楚。

9. **根脚**　指肿疡之基底根部。

10. **应指**　指患处已化脓，用手按压时感觉内有波动感。

11. **护场**　指在疮疡的正邪交争中，正气能够约束邪气，使之不至于深陷或扩散所形成的局部作肿范围。

12. **袋脓**　溃后疮口缩小，或切口不当，致使空腔较大，有如口袋之形，脓液不易排出而蓄积袋底。

13. **痔**　指肛门、耳道、鼻孔等人之九窍中的小肉突起。

14. **漏**　指溃口处脓水淋漓不止，包括瘘管、窦道。

15. **痰**　是指发于皮里膜外、筋肉骨节之间，或软或硬，或按之有囊性感的包块。

16. **毒**　导致机体阴阳平衡失调，对机体产生不利影响的因素。

17. **结核**　泛指一切皮里膜外浅表部位的病理性肿块。

18. **岩**　病变部肿块坚硬如石，高低不平，固定不移，形似岩石，破溃后疮面中间凹陷较深，状如岩穴。

19. **五善**　包括心善、肝善、脾善、肺善、肾善。

20. **七恶**　包括心恶、肝恶、脾恶、肺恶、肾恶、脏腑败坏、气血衰竭（脱证）。

21. **顺证**　外科疾病在其发展过程中，按着顺序出现应有的症状。

22. **逆证**　外科疾病在其发展过程中，不以顺序而出现不良的症状。

三、致病因素

外感六淫、情志内伤、饮食不节、外来伤害、劳伤虚损、感受特殊之毒、痰饮瘀血。

四、发病机理

邪正盛衰、气血凝滞、经络阻塞、脏腑失和。

五、辨病

1. **辨病的概念**　认识和掌握疾病的现象、本质及其变化规律。

2. **辨病的方法**　①详询病史；②全面体检；③注重局部关键；④选用新技术和必要的辅助检查；⑤综合分析。

六、 阴阳辨证

1. 以局部症状辨别阴阳

	阳证	阴证
发病缓急	急性发作	慢性发作
皮肤颜色	红赤	苍白或紫暗或皮色不变
皮肤温度	焮热	凉或不热
肿胀形势	高肿突起	平塌下陷
肿胀范围	根盘收束	根盘散漫
肿块硬度	软硬适度	坚硬如石或柔软如棉
疼痛感觉	疼痛剧烈、拒按	疼痛和缓、隐痛、不痛或酸麻
病位深浅	皮肤、肌肉	血脉、筋骨
脓液质量	脓质稠厚	脓质稀薄
溃疡形色	肉芽红活润泽	肉芽苍白或紫暗

2. 阴阳辨证应注意的问题　局部和全身相结合、辨别真假、消长与转化。

七、 部位辨证

发于上、中、下部的疾病的病因与特点如下：

部位	病因特点	发病特点
上部	多风温、风热	一般来势迅猛。常见发热恶风，头痛头晕，面红目赤，口干耳鸣，鼻燥咽痛，舌尖红而苔薄黄，脉浮而数。局部红肿宣浮，忽起忽消，根脚收束，肿势高突，疼痛剧烈，溃疡则脓稠而黄
中部	多为气郁、火郁	发病前常有情志不畅的刺激史，或素有性格郁闷。一般发病时常不易察觉，一旦发病，情志变化可影响病情
下部	多见寒湿、湿热	起病缓慢，缠绵难愈，反复发作。患部沉重不爽，二便不利，或肿胀如棉，或红肿流滋，或疮面紫暗，腐肉不脱，新肉不生

八、 经络辨证

1. 十二经脉气血多少与外科疾病的关系　手阳明大肠经、足阳明胃经为多气多血之经；手太阳小肠经、足太阳膀胱经、手厥阴心包经、足厥阴肝经为多血少气之经；手少阳三焦经、足少阳胆经、手少阴心经、足少阴肾经、手太阴肺经、足太阴脾经为多气少血之经。

2. 引经药

经脉	药物
手太阳经	黄柏、藁本
足太阳经	羌活
手阳明经	升麻、石膏、葛根

续表

经脉	药物
足阳明经	白芷、升麻、石膏
手少阳经	柴胡、连翘
足少阳经	柴胡、青皮
手太阴经	桂枝、升麻、白芷、葱白
足太阴经	升麻、苍术、白芍
手厥阴经	柴胡、牡丹皮
足厥阴经	柴胡、青皮、川芎、吴茱萸
手少阴经	黄连、细辛
足少阴经	独活、知母、细辛

九、局部辨证

1. 辨肿

	临床表现	临床意义
热肿	肿而色红，皮薄光泽焮热疼痛，肿势急剧	见于阳证疮疡，如疖疔初期、丹毒等
寒肿	肿而不硬，皮色不泽，苍白或紫暗，皮肤清冷，常伴有酸痛，得暖则舒	见于冻疮、脱疽等
风肿	发病急骤，漫肿宣浮，或游走无定，不红微热，或轻微疼痛	见于痄腮、大头瘟等
湿肿	皮肉重垂胀急，深按凹陷，如烂绵不起，浅则光亮如水疱，破流黄水，浸淫皮肤	见于股肿、湿疮
痰肿	肿势软如棉，或硬如馒，大小不一，形态各异，无处不生，不红不热，皮色不变	见于瘰疬、脂瘤等
气肿	皮紧内软，按之凹陷，复手即起，似皮下藏气，富有弹性，不红不热，或随喜怒消长	见于气瘿、乳癖等
瘀血肿	肿而胀急，病程较快，色初暗褐，后转青紫，逐渐变黄至消退。也有血肿染毒、化脓而肿	见于皮下血肿等
脓肿	肿势高突，皮肤光亮，焮红灼热，剧烈跳痛，按之应指	见于某些感染性疾病，如外痈、肛痈等
实肿	肿势高突，根盘收束	见于正盛邪实之疮疡
虚肿	肿势平坦，根盘散漫	见于正虚不能托毒之疮疡

2. 辨肿块、结节

（1）肿块：指体内比较大的或体表显而易见的肿物。主要根据其部位、大小、形态、质地、活动度、界限、内容物、疼痛等情况仔细鉴别，必要时结合 B 超、穿刺活检及手术病理。

（2）结节：结节大小不一，多呈圆形、卵圆形、扁圆形等局限性隆起，亦可相互融合成片或相连成串，亦有发于皮下，不易察觉，用手才能触及者。

3. 辨痛

（1）疼痛原因：热、寒、风、气、湿、痰、化脓、瘀血。

（2）疼痛类别：猝痛、阵发痛、持续痛。

（3）疼痛性质：刺痛、灼痛、裂痛、钝痛、酸痛、胀痛、绞痛、啄痛、抽掣痛。

4. 辨痒

（1）以原因来辨：风胜、湿胜、热胜、虫淫、血虚。

（2）以病变过程来辨：肿疡作痒、溃疡作痒。

5. 辨脓

（1）成脓的特点：一般局部疼痛明显，呈鸡啄样，局部皮肤温度增高，皮薄光亮，肿块变软，伴全身发热，脉洪数。

（2）确认成脓的方法：接触法、透光法、点压法、穿刺法、B超。

6. 辨溃疡

（1）色泽：①阳证溃疡：色泽红活鲜润，疮面脓液稠厚黄白，腐肉易脱，新肉易生，疮口易收，知觉正常。②阴证溃疡：疮面色泽灰暗，脓液清稀，或时流血水，腐肉不脱，或新肉不生，疮口经久难敛，疮面不知痛痒。

（2）形态：化脓性溃疡、压迫性溃疡、疮痨性溃疡、岩性溃疡、梅毒性溃疡。

7. 辨出血

（1）便血：上消化道出血，一般呈柏油样黑便，为远血；直肠、肛门的便血，血色鲜红，为近血。

（2）尿血：一般以无痛者为"尿血"，有痛者称"血淋"。

十、 内治法

1. 消、 托、 补三大法

（1）消法：适用于尚未成脓的初期肿疡和非化脓性肿块性疾病以及各种皮肤性疾病。

（2）托法：适用于成脓期。补托法用于正虚毒盛，不能托毒外达，疮形平塌，根脚散漫不收，难溃难腐的虚证；透托法用于毒气虽盛而正气未衰者。

（3）补法：适用于溃疡后期，此时毒势已去，精神衰疲，血气虚弱，脓水清稀，肉芽灰白不实，疮口难敛。

2. 清热法、 和营法、 内托法

治法	适应证	代表方
清热法	热毒之证	五味消毒饮、黄连解毒汤、犀角地黄汤、清营汤、知柏八味丸、清骨散

续表

治法		适应证	代表方
和营法	活血化瘀法	适用于经络阻隔、气血凝滞引起的外科疾病	桃红四物汤、大黄䗪虫丸
	活血逐瘀法	适用于瘀血凝聚、闭阻经络所引起的外科疾病	
内托法	透托法	用于肿疡已成，毒盛正气不虚，肿疡尚未溃破或溃破后脓出不畅，多用于实证	透脓散、托里消毒散、神功内托散
	补托法	用于肿疡毒势方盛，正气已虚，不能托毒外出者	

十一、 外治法

1. 膏药

（1）适应证：一切外科疾病初起、成脓、溃后各个阶段，均可应用。

（2）用法

膏药	适应证
太乙膏、千捶膏	红肿热痛明显之阳证疮疡，为肿疡、溃疡的通用方
阳和解凝膏	疮形不红不热、漫肿无头之阴证疮疡未溃者
咬头膏	肿疡脓成，不能自破，以及患者不愿接受手术切开排脓者

2. 油膏

（1）适应证：适用于肿疡、溃疡，皮肤病糜烂结痂渗液不多者，肛门病等。

（2）用法

油膏	适应证
金黄膏、玉露膏	疮疡阳证
冲和膏	半阴半阳证
回阳玉龙膏	阴证
生肌玉红膏	一切溃疡腐肉未脱、新肉未生之时，或日久不能收口者
红油膏	一切溃疡
生肌白玉膏	溃疡腐肉已净，疮口不敛者，以及乳头皲裂、肛裂等
疯油膏	牛皮癣、慢性湿疮、皲裂等
青黛散油膏	蛇串疮、急慢性湿疮等皮肤焮红痒痛、渗液不多之症，亦可用于痄腮以及对各种油膏过敏者
消痔膏、黄连膏	内痔脱出、赘皮外痔、血栓性外痔等出血、水肿、疼痛之症

3. 箍围药

（1）适应证：凡外疡不论初起、成脓及溃后，肿势散漫不聚，而无集中之硬块者。

（2）用法

箍围药	适应证
金黄散、玉露散	红肿热痛明显的阳证疮疡
冲和散	疮形肿而不高，痛而不甚，微红微热，属半阴半阳证者
回阳玉龙膏	疮形不红不热，漫肿无头属阴证者

（3）使用注意：凡外疡初起，肿块局限者，一般宜用消散药。阳证不能用热性药敷贴，阴证不能用寒性药敷贴。箍围药敷后干燥之时，宜时时用液体湿润，以免药物剥落及干板不舒。

4. 掺药

掺药	适应证	用法
消散药	肿疡初起，而肿势局限尚未成脓者	阳毒内消散、红灵丹用于一切阳证。阴毒内消散、桂麝散、黑退消用于一切阴证
提脓去腐药	凡溃疡初期，脓栓未溶，腐肉未脱；或脓水不净，新肉未生的阶段	升药药性太猛，须加赋形药使用。常用九一丹、八二丹、七三丹、五五丹、九黄丹
腐蚀药与平胬药	凡肿疡在脓未溃时，或痔疮、瘰疬、赘疣、息肉等病；或溃疡破溃以后，疮口太小，引流不畅；或疮口僵硬，或胬肉突出，或腐肉不脱等妨碍收口时	白降丹用于溃疡疮口太小，脓腐难去。枯痔散一般用于痔疮。平胬丹用于疮面胬肉突出
祛腐生肌药	溃疡日久，腐肉难脱，新肉不生；或腐肉已脱，新肉不长，久不收口者	回阳玉龙散用于溃疡属阴证，腐肉难脱，肉芽暗红，或腐肉已脱，肉芽灰白，新肉不长者。月白珍珠散、拔毒生肌散用于溃疡阳证。黄芪六一散、回阳生肌散用于溃疡虚证，脓水清稀，久不收口
生肌收口药	凡溃疡腐肉已脱、脓水将尽时	生肌收口药不论阴证、阳证均可应用
止血药	溃疡或创伤出血，凡属于小络损伤而出血者	桃花散用于溃疡出血；云南白药对于溃疡出血、创伤性出血均可使用
清热收涩药	一切皮肤病急性或亚急性皮炎而渗液不多者	青黛散用于皮肤病大片潮红丘疹而无渗液者；三石散用于皮肤糜烂，稍有渗液而无红热之时

5. 切开法

（1）适应证：一切外疡，不论阴证、阳证，确已成脓者。

（2）用法

1）选择有利时机：肿疡成脓，脓肿中央出现透脓点，即为脓已熟。

2）切口选择：选择脓腔最低点或最薄弱处进刀。一般疮疡宜循经直切；乳房部应以乳头为中心，放射状切开；面部脓肿应尽量沿皮肤自然纹理切开；手指脓肿，应从侧方切开；关节区附近的脓肿，切口尽量避免越过关节；关节区脓肿，一般施行横切口、弧形切口或"S"形切口；肛旁低位脓肿，应以肛管为中心作放射状切开。

3）切开原则：进刀深浅必须适度，以得脓为度。切口大小应根据脓肿范围大小，以及病变部位的肌肉厚薄而定，以脓流通畅为原则。一般切口不能超越浓腔以外。

（3）注意点：在关节和筋脉的部位宜慎开刀；患者过于体弱，切开时应注意体位并做好充分准备，以防晕厥；颜面疔疮，忌早期切开。切开后，由脓自流，切忌用力挤压。

6. 砭镰法、挑治疗法、挂线法、结扎法、熨法、溻渍法、冷冻疗法、激光疗法

	适应证	用法
砭镰法	急性阳证疮疡，如丹毒、红丝疔等	用三棱针或刀锋在疮疡患处皮肤或黏膜上浅刺，放出少量血液，使内蕴热毒随血外泄
挑治疗法	内痔出血、肛裂、脱肛、肛门瘙痒、颈部多发性疖肿等	用三棱针挑破皮肤、皮下组织，挑断部分皮内纤维，通过刺激皮肤经络，使脏腑得到调理
挂线法	凡疮疡溃后，脓水不净，虽经内服、外敷等治疗无效而形成瘘管或窦道者；或疮口过深，或生于血络丛处，而不宜采用切开手术者	普通丝线，或药制丝线，或纸裹药线，或橡皮筋线等，来挂断瘘管或窦道
结扎法	瘤、赘疣、痔、脱疽等病，以及脉络断裂引起的出血	将线缠扎于病变部位与正常皮肉分界处，通过结扎，促使病变部位经络阻塞、气血不通，结扎远端的病变组织失去营养而致逐渐坏死脱落
熨法	风寒湿痰凝滞筋骨肌肉等证，以及乳痈的初起或回乳	把药物加酒、醋炒热，布包熨摩患处
溻渍法	阳证疮疡初起、溃后；半阴半阳证及阴证疮疡；美容、保健等	溻法和浸渍法
冷冻疗法	瘤、赘疣、痔核、痣、早期皮肤癌等	最常用的制冷剂为液氮
激光疗法	二氧化碳激光用于瘤、赘疣、痔核等。氦氖激光用于疮疡初起及僵块、油风等	根据病情采用清扫法、切割法或凝固照射法等

7. 引流法

	适应证	用法	注意点
药线引流	溃疡疮口过小，脓水不易排出者，或已成瘘管、窦道者	外粘药物法和内裹药物法	药线插入疮口中，应留出一小部分在疮口之外，并应将留出的药线末端向疮口侧方向下方折放，再以膏药或油膏盖贴固定
导管引流	附骨疽、流痰、流注等脓腔较深、脓液不易畅流者	将消毒的导管轻轻插入疮口，达到底部后，再稍退出一些即可	导管的放置应放在疮口较低的一端，以使脓液畅流。导管必须固定，以防滑脱或落入疮口内。管腔如被腐肉阻塞，可松动引流管或轻轻冲洗，以保持引流通畅

续表

	适应证	用法	注意点
扩创引流	痛、有头疽溃后有袋脓者;瘰疬溃后形成空腔或脂瘤染毒化脓者	在消毒局麻下,对脓腔范围较小者,只需用手术刀将疮口上下延伸即可;如脓腔范围较大者,则用剪刀做十字形扩创	扩创后,须用消毒棉球按疮口大小,蘸八二丹或七三丹嵌塞疮口以祛腐,并加压固定,以防出血,以后可按溃疡处理

8. 垫棉法

(1) 适应证:溃疡脓出不畅,有袋脓者;或疮孔窦道形成,脓水不易排尽者;或溃疡脓腐已尽,新肉已生,但皮肉一时不能黏合者。

(2) 用法:袋脓者,使用时将棉花或纱布垫衬在疮口下方空隙处,并用宽绷带加压固定;对窦道深而脓水不易排尽者,用棉垫压迫整个窦道空腔,并用绷带扎紧;溃疡空腔的皮肤与新肉一时不能黏合者,使用时可将棉垫按空腔的范围稍微放大,满垫在疮口之上,再用阔带绷紧。

(3) 注意点:在急性炎症,红肿热痛尚未消退时不可应用,否则有促使炎症扩散之弊。如应用本法,未能获得预期效果时,应立即终止。

9. 药筒拔法

(1) 适应证:有头疽坚硬散漫不收,脓毒不得外出者;或毒蛇咬伤,肿势迅速蔓延,毒水不出;以及反复发作的流火等。

(2) 用法:因操作不便,多以拔火罐方法代替。

(3) 注意点:必须验其筒内拔出的脓血,若红黄稠厚者预后较好,若纯是败浆稀水,气秽黑绿者预后较差。此外,操作时须避开大血管以免出血不止。

10. 针灸法

(1) 适应证:针刺适用于瘰疬、乳痈、排尿困难等。灸法适用于肿疡初起坚肿。

(2) 用法:针刺一般采取病变远离部位取穴,手法大多应用泻法。灸法有明灸、隔灸两类。

(3) 注意点:凡针刺一般不宜直接刺于病变部位。疔疮等实热阳证,不宜灸之。

11. 熏法

(1) 适应证:肿疡、溃疡。

(2) 用法:神灯照法、桑柴火烘法、烟熏法。

(3) 注意点:随时听取患者对治疗部位热感程度的反映,不得引起皮肤灼伤。室内烟雾弥漫时,要适当流通空气。

第二单元　疮疡

学 ▼ 前 ▼ 导 ▼ 航 ....

　　疖、疔、痈、有头疽、丹毒、瘰疬的病因病机、临床特点、辨证论治、外治法均是重点掌握内容。注意用药安全。内服药物若为毒性，应严格把握用法用量。外用膏药需注意其适应证，不可滥用。注意疖与疔的鉴别，防止误诊、误治。临床应及时、有效处理疔，否则易发为走黄危症。合理调护。

学 ▼ 习 ▼ 要 ▼ 点 ....

一、疖

　　1. **病因病机**　内郁湿火，外感风邪，两相搏结，蕴阻肌肤所致；或夏秋季节感受暑毒而生；或汗出不畅，暑湿热蕴蒸肌肤，引起痱子，复经搔抓，破伤染毒而成。

　　2. **临床表现**　局部皮肤红肿疼痛，可伴发热、恶寒、口干、便秘、小便黄等症状。

疖	临床表现
有头疖	患处皮肤上有一红色结块，范围约3cm，灼热疼痛，突起根浅，中心有一脓头，出脓即愈
无头疖	皮肤上有一红色结块，范围约3cm，无脓头，表面灼热，触之疼痛，2~3天化脓，溃后多迅速自愈
蝼蛄疖	多发于儿童头部。①坚硬型：疖形肿势虽小，但根脚坚硬，溃破出脓而坚硬不退，疮口愈合后还会复发，常为一处未愈，他处又生。②多发型：疖大如枣李，相连三五枚，溃破脓出而不易愈合，日久头皮窜空，如蝼蛄串穴之状
疖病	好发于项后发际、背部、臀部。几个到几十个，反复发作，缠绵不愈。也可在身体各处散发疖肿，一处将愈，他处续发，或间隔周余、月余再发。患消渴病、习惯性便秘或营养不良者易患本病

3. 辨证论治

证型	主症	治法	方剂	药物组成
热毒蕴结	轻者疖肿只有一两个，多则可散发全身，或簇集一处。伴发热、口渴，溲赤，便秘。苔黄，脉数	清热解毒	五味消毒饮、黄连解毒汤加减	五味消毒疗诸疔，银花野菊蒲公英，紫花地丁天葵子，煎加酒服效非轻；芩连柏栀
暑热浸淫	局部皮肤红肿结块，灼热疼痛，根脚很浅。可伴发热、口干、便秘，溲赤等。舌苔薄腻，脉滑数	清暑化湿解毒	清暑汤加减	连翘、天花粉、赤芍、甘草、滑石、车前子、金银花、泽泻、淡竹叶
体虚毒恋，阴虚内热	疖肿常此愈彼起，或散发全身各处，或固定一处，易转成有头疽。伴口干唇燥，舌红苔薄，脉细数	养阴清热解毒	仙方活命饮合增液汤加减	仙方活命金银花，防芷归陈草芍加，贝母天花兼乳没，穿山皂刺酒煎佳；增液麦地与玄参

续表

证型	主症	治法	方剂	药物组成
体虚毒恋，脾胃虚弱	疖肿泛发全身各处，成脓、收口时间均较长，脓水稀薄。伴面色萎黄，神疲乏力，纳少便溏。舌淡或边有齿痕，苔薄，脉濡	健脾和胃，清化湿热	五神汤合参苓白术散加减	茯苓、金银花、牛膝、车前子、紫花地丁、白扁豆、党参、白术、炙甘草、山药、莲子肉、桔梗、薏苡仁、砂仁；参苓白术扁豆陈，山药甘莲砂薏仁，桔梗上浮兼保肺，枣汤调服益脾神

4. 外治法

（1）初起用千捶膏盖贴或三黄洗剂外搽，大者用金黄散或玉露散调成糊状外敷，或紫金锭水调外敷。

（2）脓成宜切开排脓，深者可用药线引流。脓尽用生肌散掺白玉膏收口。

（3）蝼蛄疖宜做十字形剪开。若有死骨，待松动时用镊子钳出。可配合垫棉法，使皮肉粘连而愈合。

二、疔

1. 特点与种类

（1）特点：疮形虽小，根脚坚硬，有如钉丁之状。

（2）种类：颜面部疔疮、手足部疔疮、红丝疔、烂疔、疫疔。

2. 颜面部疔疮

（1）临床表现：多发于额面、颧、颊、鼻、口唇等部。

分期	临床表现
初期	在颜面部某处皮肤上忽起一粟米样脓头，或痒或麻，逐渐红肿热痛，范围3~6cm，根深坚硬，状如钉丁，重者有恶寒、发热等全身症状
中期	第5~7天，肿势渐大，四周浸润明显，痛剧，脓头破溃。伴发热口渴，便干溲赤，苔薄腻或黄腻，脉弦滑数等
后期	第7~10天，肿势局限，顶高根软溃脓，疔根随脓外出，肿消痛止，身热减退

（2）注意事项：若处理不当可引起疔疮顶陷色黑无脓，四周皮肤暗红，头面、耳、项俱肿，并伴壮热烦躁，神昏谵语等，此乃疔毒走散，发为"发黄"。

（3）与疖的鉴别：疖好发于颜面部，但红肿范围＜3cm，无明显根脚，一般无全身症状。

3. 手足部疔疮

疔疮	临床表现
蛇眼疔	初起于指甲一侧边缘的近端处，有轻微红肿疼痛，2~3天即成脓，可在指甲背面上透现一点黄色或灰白色脓疱，或整个甲身内有脓液

续表

疗疮	临床表现
蛇头疗	初起指端麻痒而痛，继而刺痛，灼热肿胀，色红不显，肿势渐扩，中期更为扩大，手指末节呈蛇头状肿胀。酿脓时剧烈跳痛，局部触痛明显，10天左右成脓
蛇肚疗	整个患指红肿，呈圆柱状，形似小红萝卜，关节轻度屈曲，不能伸展。诸症渐重，7~10天成脓
托盘疗	初起整个手掌肿胀高突，失去正常的掌心凹陷或稍突出，手背肿势更明显，甚则延及手臂，剧痛，或伴发红丝疗，约2周左右成脓
足底疗	初期足底部疼痛，按之坚硬。3~5天有啄痛，修去老皮后可见白色脓点。重者痛连小腿，不能行走

4. 手足部疗疮成脓期切开引流要求

疗疮	切开要求
蛇眼疗	沿甲旁0.2cm挑开引流
蛇头疗	在指掌面一侧做纵形切口，必要时可对口引流，不可在指掌面正中切开
蛇肚疗	在手指侧面做纵形切口，切口长度不得超过上下指关节面
托盘疗	依掌横纹切开，切口应够大，手掌处显有白点者，应先剪厚皮，再挑破脓头

5. 红丝疗

（1）临床表现：多发于四肢内侧，在前臂或小腿内侧皮肤上起红丝一条或多条，迅速向躯干方向走窜，上肢可停于肘部或腋部，下肢可停于腘窝或胯间。伴恶寒发热等，邪毒重者可发走黄。

（2）外治法：砭镰法，挑破后盖贴太乙膏掺红灵丹。

6. 疗的内治法原则　清热解毒为主。火毒炽盛证宜凉血清热解毒。

三、痈

1. 概念与特点

（1）概念：发生在皮肉之间的急性化脓性疾病。

（2）特点：局部光软无头，红肿疼痛，结块范围多在6~9cm，发病迅速，易肿、易脓、易溃、易敛，或伴恶寒发热等全身症状。

2. 病因病机　外感六淫邪毒，或皮肤受外来伤害感染毒邪，或过食膏粱厚味，聚湿生浊，邪毒湿浊留阻肌肤，郁结不散，可营卫不和，气血凝滞，经络壅遏，化火成毒。

3. 辨证论治

证型	主症	治法	方剂	药物组成
火毒凝聚	局部突然肿胀，光软无头，迅速结块，皮肤焮红。日后渐扩，高肿发硬。重者伴恶寒发热，头痛泛恶，口渴，舌苔黄腻，脉弦滑或洪数	清热解毒，行瘀活血	仙方活命饮加减	仙方活命金银花，防芷归陈草芍加，贝母天花兼乳没，穿山皂刺酒煎佳

续表

证型	主症	治法	方剂	药物组成
热盛肉腐	红热明显，肿势高突，疼痛剧烈，痛如鸡啄，溃后脓出则肿痛消退。舌红，苔黄，脉数	和营清热，透脓托毒	仙方活命饮合五味消毒饮加减	仙方活命饮见上；五味消毒疗诸疗，银花野菊蒲公英，紫花地丁天葵子，煎加酒服效非轻
气血两虚	脓水稀薄，疮面新肉不生，色淡红而不鲜或暗红，愈合缓慢。伴面色无华，神疲乏力，纳少。舌淡胖，苔少，脉沉细无力	益气养血，托毒生肌	托里消毒散加减	党参、川芎、当归、白芍、白术、金银花、茯苓、白芷、皂角刺、甘草、桔梗、黄芪

4. 外治法

（1）初起用金黄膏或金黄散。热盛用玉露膏或玉露散，或太乙膏，掺药均可用红灵丹或阳毒内消散。

（2）成脓宜切开排脓，以得脓为度。

（3）溃后先用药线蘸八二丹插入疮口，3~5日后改用九一丹，外盖金黄膏或玉露膏。待肿势消退十之八九时，改用红油膏盖贴。脓腐已尽，见出透明浅色黏液时，改用生肌散、太乙膏或生肌白玉膏或生肌玉红膏盖贴。

（4）有袋脓者，可先用垫棉法加压包扎，如无效可扩创引流。

5. 颈痈的特点与治疗

（1）特点：多见于儿童。初起时局部肿胀、灼热、疼痛而皮色不变，结块边界清楚，具有明显的风温外感症状。

（2）内治法：散风清热，化痰消肿，用牛蒡解肌汤或银翘散加减。

6. 预防及调护

（1）保持局部皮肤清洁。

（2）少食辛辣炙煿、肥甘厚腻，病时忌烟酒及辛辣、鱼腥发物。

（3）有全身症状者静卧休息，减少患部活动。

四、有头疽

1. 特点与病因病机

（1）特点：初起皮肤上即有粟粒样脓头，焮热红肿胀痛，迅速向深部及周围扩散，脓头相继增多，溃烂之后状如蜂窝。好发于项后、背部等，多见于中老年人及消渴病患者，易发内陷。

（2）病因病机：外感风温、湿热，内有脏腑蕴毒，内外邪毒互相搏结，致营卫不和，气血凝滞，经络阻隔。

2. 临床表现　以项、背部为多见。好发于成年人，以中老年人居多。

分期	临床表现
初期	局部红肿结块，肿块上有粟粒样脓头，作痒作痛，渐向周围、深部扩大，脓头增多，色红、灼热、疼痛。伴恶寒发热等全身症状
溃脓期	疮面腐烂形似蜂窝，肿势范围大小不一，常超10cm。伴高热口渴、便秘溲赤
收口期	脓腐渐尽，新肉生长，肉色红活，逐渐愈合

3. 辨证论治

证型	主症	治法	方剂	药物组成
火毒凝结	局部红肿高突，灼热疼痛，根脚收束，迅速化脓脱腐，脓出黄稠。伴发热，口渴，尿赤。舌苔黄，脉数有力	清热泻火，和营托毒	黄连解毒汤合仙方活命饮加减	芩连柏栀；仙方活命金银花，防芷归陈草芍加，贝母天花兼乳没，穿山皂刺酒煎佳
湿热壅滞	局部症状与火毒凝结相同。伴全身壮热，朝轻暮重，胸闷呕恶。舌苔白腻或黄腻，脉濡数	清热利湿，和营托毒	仙方活命饮加减	仙方活命饮见上
阴虚火炽	肿势平塌，根脚散漫，皮色紫滞，脓腐难化，痛剧。伴发热烦躁，大便燥结，小便短赤。舌红苔黄燥，脉细弦数	滋阴生津，清热托毒	竹叶黄芪汤加减	党参、黄芪、石膏、半夏、麦冬、白芍、川芎、当归、黄芩、生地黄、甘草、淡竹叶、生姜、灯心草
气虚毒滞	肿势平塌，根脚散漫，皮色灰暗不泽，腐肉难脱，脓液稀少，色带灰绿。伴身热不扬，面色少华。舌淡红，苔白或微黄，脉数无力	扶正托毒	八珍汤合仙方活命饮加减	参术茯草＋芎地芍归；仙方活命饮见上

4. 外治法

分期	治法
初起未溃	火毒凝结证或湿热壅滞证，用金黄膏或千捶膏外敷。阴虚火炽证或气虚毒滞证，用冲和膏外敷
溃脓期	八二丹掺疮口，如脓水稀薄而带灰绿色者改用七三丹，外敷金黄膏。待脓腐大部脱落，改掺九一丹，外敷红油膏
收口期	疮面脓腐已净，新肉渐生，以生肌散掺疮口，外敷白玉膏。若疮口有空腔，皮肤与新肉一时不能黏合者，可用垫棉法加压包扎

5. 预防及调护

（1）注意个人卫生。疮周可用2%~10%黄柏溶液或生理盐水洗净。

（2）切忌挤压，患在项部者可用四头带包扎；患在背部者睡时宜侧卧；患在上肢者宜用三角巾悬吊；在下肢者宜抬高患肢，减少活动。

（3）初起时饮食宜清淡，忌食辛辣、鱼腥等发物；伴消渴者予消渴病人饮食；高热时应卧床休息，并多饮开水。

五、丹毒

1. 临床特点及病名

（1）临床特点：患部皮肤突然发红成片、色如涂丹。

（2）病名：生于躯干部者，称内发丹毒；发于头面部者，称抱头火丹；发于小腿足部者，称流火；新生儿多生于臀部，称赤游丹毒。

2. 病因病机   总由血热火毒为患。

3. 辨证论治

证型	主症	治法	方剂	药物组成
风热毒蕴	皮肤焮红灼热，肿胀疼痛，甚则发生水疱，眼胞肿胀难睁，伴恶寒发热，头痛。舌红，苔薄黄，脉浮数	疏风清热解毒	普济消毒饮加减	普济消毒芩连鼠，玄参甘桔蓝根侣，升柴马勃连翘陈，僵蚕薄荷为末咀
肝脾湿火	发于胸腹腰胯部，皮肤红肿蔓延，摸之灼手，肿胀疼痛，伴口干且苦。舌红，苔黄腻，脉弦滑数	清肝泻火利湿	柴胡清肝汤、龙胆泻肝汤或化斑解毒汤加减	龙胆草、生地黄、当归、赤芍、川芎、柴胡、黄芩、栀子、天花粉、防风、牛蒡子、连翘、甘草、泽泻、茯苓、白术
湿热毒蕴	局部红赤肿胀、灼热疼痛，或见水疱、紫斑。或反复发作，可形成大脚风。伴发热，胃纳不香。舌红苔黄腻，脉滑数	凉血清热解毒	五神汤合萆薢渗湿汤加减	茯苓、金银花、牛膝、车前子、紫花地丁；萆薢渗湿湿作怪，赤苓苡米水气败，丹皮滑石川黄柏，泽泻通草渗透快
胎火蕴毒	局部红肿灼热，常呈游走性。或伴壮热烦躁，甚则神昏谵语、恶心呕吐	凉血清热解毒	犀角地黄汤合黄连解毒汤加减	犀角地黄芍药丹，血升胃热火邪干；芩连柏栀

4. 外治法

（1）外敷法：金黄散或玉露散用冷开水或金银花露调敷；或鲜荷花叶、鲜蒲公英、鲜地丁全草、鲜马齿苋、鲜冬青树叶等捣烂湿敷。

（2）砭镰法：用七星针或三棱针叩刺患部皮肤，放血泄毒。此法只适用于下肢复发性丹毒，禁用于赤游丹毒、抱头火丹患者。

（3）若流火结毒成脓者，可在坏死部分做小切口引流，掺九一丹，外敷红油膏。

5. 预防与调护

（1）患者卧床休息，多饮水，床边隔离。

（2）流火患者应抬高患肢30°~40°。

（3）肌肤破损者应及时治疗。因脚湿气导致下肢复发性丹毒患者，应彻底治愈脚湿气。

六、瘰疬

1. 特点与病因病机

（1）特点：好发于颈部两侧。结核成串，累累如贯珠状，成脓时皮色转为暗红，溃后脓水清稀，夹败絮状物质，此愈彼溃，经久难敛，易成窦道，愈合后形成凹陷性疤痕。

（2）病因病机：忧思恚怒，肝气郁结，气郁伤脾，脾失健运，痰湿内生，结于颈项而成；也可因素体肺肾阴亏，以致阴虚火旺，灼津为痰，痰火凝结而成。

2. 辨证论治

证型	主症	治法	方剂	药物组成
气滞痰凝	多见于瘰病初期，肿块坚实，无明显全身症状。苔黄腻，脉弦滑	疏肝理气，化痰散结	开郁散加减	柴胡、当归、白芍、白芥子、白术、全蝎、郁金、茯苓、香附、天葵子、炙甘草
阴虚火旺	核块逐渐增大，皮核相连，皮色转暗红，午后潮热，夜间盗汗。舌红，少苔，脉细数	滋阴降火	六味地黄丸合清骨散加减	六味地黄益肾肝，茱薯丹泽地苓专；清骨散用银柴胡，胡连秦艽鳖甲辅，地骨青蒿知母草，骨蒸劳热保无虞
气血两虚	疮口脓出清稀，夹败絮样物，消瘦，精神倦怠，面色无华。舌淡嫩，苔薄，脉细	益气养血	香贝养营汤加减	香附、贝母、党参、茯苓、陈皮、熟地黄、川芎、当归、白芍、白术、桔梗、甘草、生姜、大枣

3. 外治法

分期	治法
初期	局部肿块处可敷冲和膏或用阳和解凝膏掺黑退消
中期	外敷冲和膏，如脓成未熟，改用千捶膏。脓熟宜切开排脓，创口宜大，或做十字切口以充分引流
后期	已溃者先用五五丹或七三丹，次用八二丹药线引流，或用药棉嵌入疮口，外敷红油膏或冲和膏。肉芽鲜红，脓腐已尽时，改用生肌散、白玉膏

4. 预防与调护

（1）保持心情舒畅。

（2）节制房事，劳逸结合。

（3）增加营养食物，忌食鱼腥发物、辛辣刺激之品。

（4）积极治疗其他部位的痨病。

第三单元　乳房疾病

学 ▽ 前 ▽ 导 ▽ 航 ·······

熟悉乳房肿块的检查方法及注意事项。重点掌握乳房疾病的特点、病因病机、临床表现、外治法。注意内服方药的用药安全、外用药的适应证。乳癖针灸疗法所选取的腧穴应严格掌握针刺的角度、深度。乳核一般手术切除。平素防护可从食疗、调畅情志等方面进行。

一、概述

1. 乳房与脏腑经络的关系　男子乳头属肝，乳房属肾；女子乳头属肝，乳房属胃。

2. 乳房肿块的检查

（1）望诊：注意乳房的形状，大小是否对称；乳房表面有无块状突起或凹陷；乳头的位置有无内缩或抬高；乳房皮肤有无发红、水肿或橘皮样、湿疹样改变等。

（2）触诊：先检查健侧乳房，再检查患侧，以便对比。四指并拢，用指腹平放乳房上轻柔触摸。顺序是先触按整个乳房，然后按内上、外上、外下、内下象限触摸，继而触摸乳晕部分，注意有无血液从乳头溢出。最后触摸腋窝、锁骨下及锁骨上区域。

（3）触诊时应注意的问题：发现乳房内肿块时，应注意肿块的位置、形状、数目、大小、质地、边界、表面情况、活动度及有无压痛。肿物是否与皮肤粘连，可用手指轻轻提起肿物附近的皮肤，以确定有无粘连。检查乳房时间选择，最好在月经来潮的第 7～10 天。确定肿块的性质，还需结合年龄、病史及其他辅助检查方法。

二、乳痈

1. 概述　在哺乳期发生的，名外吹乳痈；在妊娠期发生的，名内吹乳痈；在非哺乳期和非妊娠期发生的，名不乳儿乳痈。临床以外吹乳痈最为常见。其特点是乳房局部结块，红肿热痛，伴恶寒发热等全身症状。

2. 病因病机　乳汁淤积、肝郁胃热、感受外邪。

3. 临床表现　多见于产后 3～4 周的哺乳期妇女。

分期	临床表现
初起	常有乳头皲裂，哺乳时感乳头刺痛，伴乳汁淤积或结块，乳房局部肿胀疼痛，皮色不红或微红。或伴恶寒发热，食欲不振，脉滑数
成脓	患乳肿块渐增大，局部疼痛加重，皮色焮红，皮肤灼热，同侧腋窝淋巴结肿大压痛。至红肿热痛第 10 天左右，肿块中央渐软，按之有波动感，穿刺抽吸有脓液，全身症状加剧，壮热不退，舌红苔黄腻，脉洪数
溃后	自然破溃或切开排脓后，一般肿消痛减，寒热渐退，逐渐向愈

4. 辨证论治

证型	主症	治法	方剂	药物组成
气滞热壅	乳汁淤积结块，皮色不变或微红，肿胀疼痛。伴恶寒发热，周身酸楚，口渴，便秘，苔薄，脉数	疏肝清胃，通乳消肿	瓜蒌牛蒡汤加减	瓜蒌仁、牛蒡子、天花粉、黄芩、陈皮、栀子、连翘、皂角刺、金银花、生甘草、青皮、柴胡
热毒炽盛	乳房肿痛，皮肤焮红灼热，肿块变软，有应指感，红肿热痛不消，壮热，舌红苔黄腻，脉洪数	清热解毒，托里透脓	透脓散加味	透脓散内用黄芪，山甲芎归总得宜，加上角针头自破，何妨脓毒隔千皮

续表

证型	主症	治法	方剂	药物组成
正虚邪恋	溃脓后乳房肿痛虽轻，但疮口脓水不断，脓汁清稀，愈合缓。全身乏力，低热不退，纳少。舌淡苔薄，脉弱无力	益气和营托毒	托里消毒散加减	党参、川芎、当归、白芍、白术、金银花、茯苓、白芷、皂角刺、甘草、桔梗、黄芪

5. 外治法

分期	治法
初起	金黄散或玉露散外敷，或用鲜菊花叶、鲜蒲公英、仙人掌去刺捣烂外敷，加按摩
成脓	波动感及压痛最明显处及时切开排脓。切口按乳络方向并与脓腔基底大小一致，切口位置应选脓肿稍低的部位，避免手术损伤乳络形成乳漏
溃后	切开排脓后，用八二丹或九一丹提脓拔毒，并用药线插入切口内引流，切口周围外敷金黄膏。待脓净仅有黄稠滋水时，改用生肌散收口。若有袋脓现象，可在脓腔下方用垫棉法加压

6. 预防与调护

（1）妊娠5个月后，常用温开水或肥皂水洗净乳头。乳头内陷者，可常提拉矫正。

（2）乳母宜性情舒畅。忌辛辣炙煿、肥甘厚腻之品。

（3）保持乳头清洁，不使婴儿含乳而睡，注意乳儿口腔清洁。定时哺乳，每次哺乳应将乳汁吸空，如有积滞，可用按摩法或吸奶器帮助排出。

（4）若乳头擦伤、皲裂，可外涂麻油或蛋黄油。

（5）断乳时应先逐步减少哺乳时间和次数，再行断乳。断乳前可用生麦芽60g，生山楂60g，煎汤代茶，并用皮硝60g装入纱布袋中外敷。

（6）以胸罩或三角巾托起患乳，脓未成者可减少活动牵痛，破溃后可防袋脓。

三、乳漏

1. **概述**　发生于乳房部或乳晕部的脓肿溃破后，久不收口而形成管道者，称乳漏。其特点是疮口脓水淋漓，或杂有乳汁或豆腐渣样分泌物，经久不愈。

2. **病因病机**　多因乳痈、乳发失治，脓出不畅；或切开不当，损伤乳络，乳汁从疮口溢出，以致长期流脓、溢乳而成；或因乳痨溃后，体虚，日久不愈所致。乳晕部漏管，多因乳头内缩凹陷感染毒邪，或脂瘤染毒溃脓，疮口久不愈合而成。

3. **外治法**

治法	操作方法
腐蚀法	先用提脓去腐药，如八二丹或七三丹药捻，外敷红油膏。脓尽后改用生肌散、生肌玉红膏，必须使创面从基底部长起
垫棉法	适用于疮口漏乳不止和乳房部乳漏脓腐脱尽后，以促疮口愈合
切开疗法	适用于浅层漏管及腐蚀法失败者。乳晕部乳漏手术的关键是切开通向乳头孔的漏管或扩张的乳腺导管。切开后创面用药同腐蚀法

续表

治法	操作方法
挂线疗法	适用于深层漏管，常配合切开疗法

四、乳癖

1. 概念与特点

（1）概念：乳癖是乳腺组织的既非炎症也非肿瘤的良性增生性疾病。

（2）特点：单侧或双侧乳房疼痛并出现肿块，乳痛和肿块与月经周期及情志变化相关。乳房肿块大小不等，边界不清，质地不硬，活动度好。

2. 病因病机

由于情志不遂，或受精神刺激致肝郁气滞，蕴结于乳房胃络，不通则痛；肝气郁久化热，热灼津液为痰，气滞痰凝血瘀即可形成乳房肿块。因冲任失调，气血瘀滞，或阳虚痰湿内结，经脉阻塞，而致乳房结块、疼痛、月经不调。

3. 临床表现

好发于25~45岁。乳房以胀痛为主，常在经前加剧，经后减轻，或随情绪波动而变化。乳痛主要以乳房肿块处为甚，肿块可发于单侧或双侧，大多位于外上象限。肿块质地中等或质硬不坚，表面光滑或呈颗粒状，活动度好，多伴压痛，大小不一，可于经前增大变硬，经后稍见缩小变软。

4. 辨证论治

证型	主症	治法	方剂	药物组成
肝郁痰凝	乳房肿块随喜怒消长，伴胸闷胁胀，善郁易怒，失眠多梦，心烦口苦。苔薄黄，脉弦滑	疏肝解郁，化痰散结	逍遥蒌贝散加减	逍遥蒌贝用柴胡，归芍茯苓山慈菇；半夏南星生牡蛎，疏肝理气乳癖服
冲任失调	乳房肿块经前加重，经后缓减。伴腰酸乏力，神疲倦怠，月经失调，量少色淡，或闭经。舌淡苔白，脉沉细	调摄冲任	二仙汤合四物汤加减	二仙汤将癥症医，仙茅巴戟仙灵脾，方中知柏当归合，调补冲任贵合机；芎地归芍

5. 其他疗法

（1）外治法：阳和解凝膏掺黑退消或桂麝散盖贴，或以生白附子或鲜蟾蜍皮外敷，或用大黄粉调敷。过敏者忌用。

（2）针灸疗法：常用穴位有乳根、膺窗、膻中、期门、内关。

（3）按摩疗法：按揉行间至太冲，或自乳头向下直按推至七八肋间的期门穴36次，并于期门穴上轻揉72次。

6. 预防与调摄

（1）保持心情舒畅。

（2）适当控制脂肪类食物的摄入。

（3）及时治疗月经失调等妇科疾患和其他内分泌疾病。

（4）对发病高危人群要重视定期检查。

五、乳核

1. **特点与临床表现**　乳核是发生在乳房部最常见的良性肿瘤。好发于 20～25 岁青年妇女，乳中结核，形如丸卵，质地坚实，边界清楚，表面光滑，推之活动。

2. **辨证论治**

证型	主症	治法	方剂	药物组成
肝郁痰凝	肿块较小，发展缓慢，不红不热，不觉疼痛，推之可移，胸闷叹息。舌苔薄白，脉弦	疏肝解郁，化痰散结	逍遥散加减	逍遥散用当归芍，柴苓术草加姜薄
血瘀痰凝	肿块较大，坚硬，重坠不适，伴胸闷牵痛，烦闷急躁，或月经不调等。舌暗红苔薄腻，脉弦滑或弦细	疏肝活血，化痰散结	逍遥散合桃红四物汤加山慈菇、海藻	逍遥散见上；桃仁、红花 + 芎地芍归、山慈菇、海藻

3. **其他疗法**

（1）外治法：阳和解凝膏掺黑退消外贴，7 天换药 1 次。

（2）手术疗法：一般应做手术切除。术后均需做病理检查，有条件应及时作冰冻切片检查。

4. **预防与调护**

（1）调摄情志，避免郁怒。

（2）定期检查，发现肿块及时诊治。

（3）适当控制厚味炙煿食物。

第四单元　瘿病

学 ▽ 前 ▽ 导 ▽ 航

重点掌握瘿病的病因病机、临床表现、辨证论治。注意内服方药的用药安全、外用药的适应证、肉瘿手术治疗的适应证。瘿病之间的区别亦须掌握。平素防护可从食疗、调畅情志等方面进行。

学 ▽ 习 ▽ 要 ▽ 点

一、概述

瘿病是甲状腺疾病的总称，是指颈前结喉两侧肿大的一类疾病。其特点是：发于甲状腺部，或为漫肿，或为结块，或有灼痛，多数皮色不变。良性肿物大多可随吞咽动作上下移动，或伴烦热、心悸、多汗及月经不调，甚至闭经等症。包括西医学的单纯性甲状腺肿、甲状腺腺瘤、甲状腺囊肿、甲状腺癌、甲状腺炎等。

二、气瘿

1. **病因病机**　一为忧恚，二为水土。

2. 临床表现　女性发病率较男性略高，在流行地区常见于学龄儿童。初起无明显不适，甲状腺呈弥漫性肿大，腺体表面较平坦，质软不痛，皮色如常，随吞咽动作而上下移动。如肿块进行性增大，可呈下垂状，自觉沉重感，可压迫气管、食管、血管、神经等而引起呼吸困难、吞咽不适、颈部和胸前表浅经脉明显扩张、声音嘶哑等。

3. 辨证论治

肝郁气滞证

（1）主症：颈部弥漫性肿大，边缘不清，随喜怒消长，皮色如常，质软无压痛，肿块随吞咽动作上下移动。伴急躁易怒，善太息。舌淡红，苔薄，脉沉弦。

（2）治法：疏肝解郁，化痰软坚。

（3）方剂：四海舒郁丸加减。

（4）药物：青皮、木香、陈皮、海蛤壳、海带、海藻、昆布、海螵蛸、香附、郁金。

4. 预防

（1）流行地区内除改善饮水外，主要以食用碘化食盐做集体性预防。

（2）经常食用海带或其他海产植物菜。

（3）保持心情舒畅。

三、肉瘿

1. 肉瘿的特点　颈前喉结一侧或两侧结块，柔韧而圆，如肉之团，随吞咽动作而上下移动，发展缓慢。好发于青年女性及中年人。

2. 病因病机　气滞、湿痰、瘀血随经络而行，留注于结喉，聚而成形，乃成肉瘿。

3. 辨证论治

证型	主症	治法	方剂	药物组成
气滞痰凝	颈部一侧或两侧肿块呈圆形或卵圆形，不红不热，随吞咽上下移动。无明显全身症状，如肿块过大可有呼吸不畅等。苔薄腻，脉弦滑	理气解郁，化痰软坚	海藻玉壶汤合逍遥散加减	海藻玉壶带昆布，青陈半夏草贝母，川芎独活当归翘，化痰散结瘿瘤除；逍遥散用当归芍，柴苓术草加姜薄
气阴两虚	颈部肿块柔韧，随吞咽上下移动。常伴急躁易怒，汗出心悸，失眠多梦，消谷善饥，消瘦，手部震颤等。舌红苔薄，脉弦	益气养阴，软坚散结	生脉散合海藻玉壶汤加减	生脉麦味与人参；海藻玉壶汤见上

4. 其他疗法

（1）外治法：阳和解凝膏掺黑退消或桂麝散外敷。

（2）手术疗法：多发结节的肉瘿，内服药治疗 3 个月而症状无改善者，或伴甲状腺功能亢进，或近期肿块增大较快，有恶变倾向者，应及时考虑手术治疗。

5. 预防与调护　保持心情舒畅，避免忧思郁怒。

四、石瘿

1. **病因病机**　情志内伤，肝脾气逆，痰湿内生，气滞则血瘀，瘀血与痰湿凝结，上逆于颈部而成。

2. **诊断**

（1）临床表现：多见于40岁以上患者，或有肉瘿病史。结喉两侧结块，坚硬如石，高低不平，推之不移，并可出现吞咽时移动受限。

（2）辅助检查：甲状腺同位素^{131}I扫描，多显示为凉结节，进行B型超声、CT检查，以明确诊断。

3. **治疗原则**　一旦确诊，宜早期手术切除。

第五单元　瘤、岩

学 ▽ 前 ▽ 导 ▽ 航 ....

　　了解瘤、岩的特点。重点掌握瘤、岩的病因病机、临床表现、辨证论治、外治法。注意内服方药的用药安全，如全蝎等有毒药物需严格掌握用法用量，注意外用药及手术疗法的适应证。合理调护。

学 ▽ 习 ▽ 要 ▽ 点 ....

一、概述

　　瘤是瘀血、痰滞、浊气停留于机体组织间而产生的结块。其特点是：局限性肿块，多生于体表，发展缓慢，一般无自觉症状。岩是发生于体表的恶性肿物的统称，为外科疾病中最凶险者。其特点是：多发于中老年人，局部肿块坚硬，高低不平，皮色不变，推之不移，溃烂后如翻花石榴，色紫恶臭，疼痛剧烈，难以治愈，预后不良。

二、血瘤

1. **概念**　指体表血络扩张，纵横丛集而形成的肿瘤。特点是病变局部色泽鲜红或暗紫，或呈局限性柔软肿块，边界不清，触之如海绵状。

2. **诊断**

血瘤	临床表现
毛细血管瘤	生后1~2个月内出现，部分在5岁左右自行消失，多发于颜面、颈部。皮肤上有红色丘疹或小的红斑，界限清楚，大小不等，质软可压缩，为鲜红或紫红色，压之可褪色，抬手复原
海绵状血管瘤	质地柔软似海绵，常呈局限性半球形、扁平状或高出皮面的隆起物，肿物有很大压缩性，可因体位下垂而充盈，或随患肢抬高而缩小，在瘤内有时可扪及颗粒状的静脉石硬结

3. 治疗

(1) 辨证论治

证型	主症	治法	方剂	药物组成
心肾火毒	肿块大小不一，色泽鲜红，边界不清，不痛不痒。伴五心烦热，面赤口渴，尿黄便干。舌红苔薄黄，脉细数	清心泻火，凉血解毒	芩连二母丸合凉血地黄汤加减	黄芩、黄连、知母、贝母、当归、白芍、羚羊角、生地黄、熟地黄、蒲黄、地骨皮、川芎、生甘草、侧柏叶、地榆、槐角、天花粉、升麻、赤芍、枳壳、荆芥
肝经火旺	肿块呈丘疹或结节状，表面呈红色，易出血，常因郁怒而胀痛。伴心烦易怒、咽干口苦。舌红苔微黄，脉弦细数	清肝泻火，祛瘀解毒	丹栀逍遥散合清肝芦荟丸加减	牡丹皮、栀子、柴胡、白芍、当归、白术、茯苓、生姜、薄荷、生地黄、川芎、黄连、海蛤壳、牙皂、昆布、芦荟
脾统失司	肿瘤体积不大，边界不清，表面色红，质地柔软易出血。伴面色萎黄、纳食不佳等。舌淡苔白或白腻，脉细	健脾益气，化湿解毒	顺气归脾丸加减	陈皮、贝母、香附、乌药、当归、白术、茯神、黄芪、酸枣仁、远志、党参、木香、炙甘草、合欢根皮

(2) 其他疗法

1）外治法：①小面积者可用五妙水仙膏外搽；②清凉膏合藤黄膏外敷，每日换药 1 次；③出血者用云南白药掺敷。

2）注射疗法：消痔灵注射液加 1% 普鲁卡因按 1：1 混合注入瘤体，至整个瘤体稍高起为止。每次用药 3 ~6mL。隔 1 周可再注射 1 次。若瘤体尚未发硬萎缩，可用消痔灵 2 份，普鲁卡因 1 份，如上法进行注射。

3）手术疗法。

4）冷冻疗法：用于浅表较小的血瘤。

5）放射疗法：用于范围较大的血瘤。

三、 肉瘤

1. **概念**   发于皮里膜外、由脂肪组织过度增生而形成的良性肿瘤。特点是软似绵，肿似馒，皮色不变，不紧不宽，如肉之隆起。

2. **病因病机**   思虑过度或饮食劳倦伤脾，脾失运化，痰湿内生，津液凝聚为痰，痰气郁结，发为肉瘤。或郁怒伤肝，肝失疏泄，肝克脾土，肝脾不和，气机不畅，瘀血阻滞，逆于肉理，乃生肉瘤。

3. **临床表现**   多见于成年女性。大小不一，边界清楚，皮色不变，生长缓慢，触之柔软，呈扁平团块状或分叶状，推之可移动，基底较广阔，一般无疼痛。多发者常见于四肢、胸或腹部，呈多个较小的圆形或卵圆形结节，质地较一般肉瘤略硬，压之有轻度疼痛。

4. **辨证论治**

气郁痰凝证

(1) 主症：肿块多为单个，少数为多发，大小不一，瘤体柔软如棉，推之可移动，皮色不变，生长缓慢，舌淡，苔白，脉滑。

（2）治法：理气健脾，化痰散结。

（3）方剂：化坚二陈丸合十全流气饮加减。

（4）药物：陈皮、半夏、茯苓、僵蚕、黄连、甘草、川芎、当归、白芍、香附、青皮、木香、乌药。

5. 其他疗法

（1）外治法：阳和解凝膏掺黑退消外贴。

（2）手术疗法：瘤体较大者，或伴疼痛，宜手术切除。

6. 预防与调护 ①合理饮食，勿过食辛辣炙煿、肥甘厚味之品；②调畅情志。

四、 失荣

1. 概念 发于颈部及耳之前后的岩肿。因其晚期气血亏乏，面容憔悴，形体消瘦，状如树木枝叶发枯失去荣华而命名。多见于 40 岁以上男性。

2. 病因病机 七情内伤，肝失条达，气滞血瘀，阻于胆经颈络，则结为肿块；或脾虚运化失司，水湿津液凝聚为痰，痰瘀脏毒凝结于少阳、阳明之络，可发为本病。

3. 临床表现 颈部淋巴结肿大，生长较快，质地坚硬。初起多为单发结节，可活动；后期肿块体积增大，数量增多，融合成团块或联结成串，表面不平，固定不移。一般无疼痛。日久癌肿溃破，疮面渗流血水，高低不平，形似翻花状。

4. 辨证论治

证型	主症	治法	方剂	药物组成
气郁痰结	颈部或耳前、耳后有坚硬之肿块，聚结成团，与周围组织粘连而固定，轻度刺痛或胀痛，转侧不利，胸闷胁痛，舌红苔微黄腻，脉弦滑	理气解郁，化痰散结	化痰开郁方	柴胡、当归、白芍、白芥子、白术、全蝎、郁金、茯苓、香附、天葵子、炙甘草
阴毒结聚	颈部肿块坚硬，不痛不胀，尚可推动，患部初起皮色如常，以后可呈橘皮样变，伴畏寒肢冷，纳呆便溏，舌淡苔白腻，脉沉细或弦细	温阳散寒，化痰散结	阳和汤加减	阳和汤法解寒凝，贴骨流注鹤膝风，熟地鹿胶姜炭桂，麻黄白芥甘草从
瘀毒化热	颈部肿块迅速增大，中央变软，周围坚硬，溃破后渗流血水，状如翻花，向四周漫肿，伴疼痛发热，头颈活动受限，舌红苔黄，脉数	清热解毒，化痰散瘀	五味消毒饮合化坚二陈丸加减	金银花、野菊花、紫花地丁、天葵子、蒲公英、陈皮、半夏、茯苓、生甘草、黄连、白僵蚕、薄荷
气血两亏	颈部肿块溃后，长期渗流脓血，疮面苍白水肿，肉芽高低不平，胬肉翻花，伴低热，乏力消瘦等，舌淡苔白，脉沉细	补益气血，解毒化瘀	八珍汤合四妙勇安汤加减	参术茯草＋芎地芍归；四妙勇安用当归，玄参银花甘草随

5. 其他疗法

（1）外治法

1）气郁痰结，外贴太乙膏；或外敷天仙子膏。

2）阴毒结聚，外贴阳和解凝膏或冲和膏。

3）岩肿溃破胬肉翻花，用白降丹掺于疮面，其上敷太乙膏。若溃久气血衰败，疮面不鲜，可用神灯照法，疮面掺阴毒内消散，外敷阳和解凝膏。

（2）手术及放化疗法：局部病变可用放射治疗或配合全身化疗、手术治疗等。

6. 预防与调护　①加强营养；②保持心情舒畅；③加强疮面护理，及时换药。

第六单元　皮肤及性传播疾病

学 ▽ 前 ▽ 导 ▽ 航 ……………………………………………………………………………

熟悉外用药物使用原则。重点掌握皮肤及性传播疾病的特点、病因病机、辨证论治、外治法。注意内服方药的用药安全、外用药的适应证。体针疗法注意腧穴的进针角度、深度。皮损忌搔抓，合理调护。

学 ▽ 习 ▽ 要 ▽ 点 ……………………………………………………………………………

一、概述

外用药物使用原则

1. **根据病情阶段用药**　皮肤炎症在急性阶段，若仅有红斑、丘疹、水疱而无渗液，宜用洗剂、粉剂、乳剂；若有大量渗液或明显红肿，则用溶液湿敷为宜。皮肤炎症在亚急性阶段，渗液与糜烂很少，红肿减轻，有鳞屑和结痂，则用油剂为宜。皮肤炎症在慢性阶段，有浸润肥厚，角化过度时，则用软膏为主。

2. **注意控制感染**　有感染时先用清热解毒、抗感染制剂控制感染，然后再针对原来皮损选用药物。

3. **用药宜先温和后强烈**　先用性质比较温和的药物，尤其是儿童或女性患者不宜采用刺激性强、浓度高的药物。面部、阴部皮肤慎用刺激性强的药物。

4. **用药浓度宜先低后高**　先用低浓度制剂，根据病情需要再提高浓度。一般急性皮肤病用药宜温和安抚，顽固性慢性皮损可用刺激性较强和浓度较高的药物。

5. **随时注意药敏反应**　一旦出现过敏现象，应立即停用，并给以及时处理。

二、热疮

1. **概念与特点**　发热后或高热过程中在皮肤黏膜交界处所发生的急性疱疹性皮肤病。皮损为成群的水疱，有的互相融合，多在1周后痊愈，易复发。

2. **病因病机**　外感风温热毒，阻于肺胃二经，蕴蒸皮肤而生；或由肝经湿热下注，阻于阴部而成；或因反复发作，热邪伤津，阴虚内热所致。

3. 辨证论治

证型	主症	治法	方剂	药物组成
肺胃热盛	群集小疱，灼热刺痒，轻度周身不适，心烦郁闷，便干，尿黄，舌红苔黄，脉弦数	疏风清热	辛夷清肺饮合竹叶石膏汤加减	辛夷、生甘草、石膏、知母、栀子、黄芩、枇杷叶、升麻、百合、麦冬、淡竹叶
湿热下注	疱疹发于外阴，灼热痛痒，水疱易破糜烂，伴发热，尿赤，尿频，尿痛；苔黄，脉数	清热利湿	龙胆泻肝汤加板蓝根、紫草、玄胡	龙胆泻肝栀芩柴，生地车前泽泻偕，木通甘草当归合，肝经湿热力能排 + 板蓝根、紫草、玄胡
阴虚内热	间歇发作，发复不愈，口干唇燥，午后微热，舌红苔薄，脉细数	养阴清热	增液汤加板蓝根、马齿苋、紫草、石斛、生薏苡仁	增液麦地与玄参 + 板蓝根、马齿苋、紫草、石斛、生薏苡仁

4. 外治法

（1）初起者局部酒精消毒，用三棱针或一次性5号注射针头浅刺放出疱液。

（2）局部外用药用紫金锭磨水外搽，或金黄散蜂蜜调敷，或青吹口散油膏、黄连膏外涂，每天2~3次。

5. 预防与调护

（1）饮食清淡，忌辛辣炙煿、肥甘厚味之品。

（2）多饮水，多吃蔬菜、水果。

（3）保持局部清洁，促使干燥结痂。结痂后宜涂软膏。

（4）反复发作者应避免诱发因素。

三、 蛇串疮

1. 概念与特点

（1）概念：蛇串疮是一种皮肤上出现成簇水疱，呈带状分布，痛如火燎的急性疱疹性皮肤病。

（2）特点：皮肤上出现红斑、水疱或丘疱疹，累累如串珠，排列成带状，沿一侧周围神经分布区出现，局部刺痛。好发春秋季节。好发胸胁部，又名缠腰火丹，亦称火带疮、蛇丹、蜘蛛疮等。

2. 病因病机　初期以湿热火毒为主，后期是正虚血瘀兼夹湿邪为患。

3. 辨证论治

证型	主症	治法	方剂	药物组成
肝经郁热	皮损鲜红，灼热刺痛，口苦咽干，心烦易怒，大便干燥或小便黄，舌红，苔薄黄或黄厚，脉弦滑数	清泄肝火，解毒止痛	龙胆泻肝汤加减	龙胆泻肝栀芩柴，生地车前泽泻偕，木通甘草当归合，肝经湿热力能排

续表

证型	主症	治法	方剂	药物组成
脾虚湿蕴	皮损色淡，疼痛不显，疱壁松弛，口不渴，食少腹胀，大便时溏，舌淡苔白或白腻，脉沉缓或滑	健脾利湿，解毒消肿	除湿胃苓汤加减	除湿胃苓厚朴苍，陈泽赤苓猪苓尝；木通肉桂草灯心，白术防风滑栀襄
气滞血瘀	皮疹减轻或消退后局部疼痛不止，放射到附近部位，痛不可忍，重者可持续数月，舌暗苔白，脉弦细	理气活血，通络止痛	柴胡疏肝散合桃红四物汤加减	柴胡疏肝芍川芎，枳壳陈皮草香附；桃仁、红花＋芎地芍归

4. 其他疗法

（1）外治法

1）初起用二味拔毒散调浓茶水外涂；或外敷玉露膏；或外搽双柏散、三黄洗剂、清凉乳剂，每天 3 次；或鲜马齿苋、野菊花叶、玉簪花叶捣烂外敷。

2）水疱破后，用黄连膏、四黄膏或青黛膏外涂；有坏死者，用九一丹或海浮散换药。

3）若水疱不破或水疱较大者，可用三棱针或消毒空针刺破，吸尽疱液或使疱液流出。

（2）针刺疗法：内关、阳陵泉、足三里直刺，局部周围卧针平刺，留针 30 分钟，每日 1 次。疼痛日久者＋支沟，或耳针刺肝区，埋针 3 天。或阿是穴强刺激。

5. 预防与调护

（1）保持心情舒畅。

（2）生病期间忌食肥甘厚味和鱼腥海味之物，饮食清淡，多吃蔬菜、水果。

（3）忌用热水烫洗患处，内衣宜柔软宽松，以减少摩擦。

（4）皮损局部保持干燥、清洁，忌用刺激性强的软膏涂敷。

四、疣

1. 特点与好发部位

（1）特点：疣是一种发生在皮肤浅表部位的良性赘生物。

（2）好发部位：发于手背、手指、头皮等处者，称千日疮、疣目、枯筋箭或瘊子；发于颜面、手背、前臂等处者，称扁瘊；发于胸背部有脐窝的赘疣，称鼠乳；发于足跖部者，称跖疣；发于颈周围及眼睑部位，呈细软丝状突起者，称丝状疣或线瘊。

2. 治疗方法

（1）寻常疣

治法	操作方法
推疣法	在疣根用棉棒与皮肤平行或呈 30°向前推进，用力不宜猛。有的疣体仅用此法即可推除，推除后创面压迫止血，或掺上桃花散少许，并用纱布盖贴，胶布固定
鸦胆子散敷贴法	先用热水浸洗患部，用刀刮去表面的角质层，然后将鸦胆子仁 5 粒捣烂敷贴，用玻璃纸及胶布固定，3 天换药 1 次

续表

治法	操作方法
荸荠或菱蒂摩擦法	荸荠去皮，用白色果肉摩擦疣体，每天3~4次，每次摩擦至疣体角质层软化、脱掉、微有痛感及点状出血为止，一般数天可愈。或取菱蒂长约3cm，洗去污垢，在患部不断摩擦，每次2~3分钟，每天6~8次

（2）扁平疣

治法	操作方法
洗涤法	用内服方（风热蕴结证用马齿苋合剂去桃仁、红花加木贼草、郁金、浙贝母、板蓝根；热瘀互结证用桃红四物汤加生黄芪、板蓝根、紫草、马齿苋、浙贝母、薏苡仁）的第二煎汁外洗，以海螵蛸蘸药汁轻擦疣体使之微红为度。每天2~3次
涂法	用鸦胆子仁油外涂患处，每天1次。用于治疗散在扁瘊

（3）传染性软疣：用消毒针头挑破患处，挤尽白色乳酪样物，再用碘酒或浓石炭酸溶液点患处。

五、癣

1. 临床特点和诊断

癣		临床表现
头癣	白秃疮	相当于西医的白癣。头皮有圆形或不规则形的覆盖灰白鳞屑的斑片。病损区毛发干枯无泽，常在距头皮0.3~0.8cm处折断而参差不齐。头发易拔落且不痛，病发根部包绕有白色鳞屑形成的菌鞘。自觉瘙痒
	肥疮	相当于西医的黄癣。皮损多从头顶开始。初起红色丘疹，或有脓疱，干后结痂蜡黄色。特征是有黄癣痂堆积，肥厚，富有黏性，边缘翘起，中央微凹，上有毛发贯穿，质脆易粉碎，有特殊的鼠尿臭。病变区头发干燥，失去光泽
体癣（圆癣、铜钱癣）		初起为丘疹或水疱，逐渐形成边界清楚的钱币形红斑，其上覆盖细薄鳞屑。病灶中央皮疹消退呈自愈倾向，而向四周蔓延，有丘疹、水疱、脓疱、结痂等损害。皮损特征为环形、多环形、边界清楚、中心消退、外围扩张的斑块
花斑癣（紫白癜风、汗斑）		常发于多汗体质的青壮年，可在家庭中相互传染。皮损好发于颈项、躯干，尤其是多汗部位以及四肢近心端，为大小不一、边界清楚的圆形或不规则的无炎症性斑块，色淡褐，灰褐至深褐色，或轻度色素减退，或附少许糠秕状细鳞屑，常融合成片。有轻微痒感，常夏发冬愈，复发率高

2. 治疗方法

杀虫止痒，以外治为主。抗真菌西药治疗有一定优势，可中西药合用。白秃疮、肥疮可采用拔发疗法。

3. 预防与调护

（1）加强癣病基本知识的宣传。

（2）注意个人、家庭及集体卫生。

（3）对已有患者要早发现，早治疗，坚持治疗，巩固疗效。对患癣病的动物也要及时处理，以消除传染源。

（4）白秃疮、肥疮患者要注意理发工具及患者梳、帽、枕巾等的灭菌；脚湿气患者要注意保持足部干燥，勿与他人共用洗脚盆、浴巾、鞋袜等，鞋袜宜干爽透风，并经常洗涤、曝晒；圆癣、阴癣、紫白癜风患者的内衣、裤、床单等要常洗换、暴晒，并宜煮沸消毒。

六、 疥疮

1. 概念及特点

（1）概念：疥疮是由疥虫寄生在人体皮肤所引起的一种接触传染性皮肤病。

（2）特点：夜间剧痒，在皮损处有灰白色、浅黑色或普通皮色的隧道，可找到疥虫。

2. 病因病机 由人型疥虫通过密切接触而传染。

3. 临床特点 皮疹主要为红色小丘疹、丘疱疹、小水疱、隧道、结节和结痂。水疱常见于指缝。结节常见于阴囊、少腹等处。隧道为疥疮的特异性皮疹，弯曲，微隆起，呈淡灰色或皮色，在隧道末端有一个针头大的灰白色或微红的小点，为疥虫隐藏的地方。病久者男性皮损主要在阴茎、阴囊有结节；女性皮损主要在小腹、会阴部。患者常有奇痒，遇热或夜间尤甚，常影响睡眠。

4. 治疗方法

（1）治疗药物：硫黄为常用特效药。目前常用硫黄软膏，小儿用5%～10%、成人用10%～15%的浓度。亦可用含水银的制剂一扫光或雄黄软膏等外搽。

（2）涂药方法：先以花椒9g、地肤子30g煎汤外洗，或用温水肥皂洗涤全身后，再搽药。每天早、晚各搽1次，连续3天，第4天洗澡，换洗衣被，此为一疗程。一般治1～2个疗程，停药后观察1周左右，如无新皮损出现，即为痊愈。

5. 预防

（1）公共浴室、旅馆、车船上的衣被应定期严格消毒。

（2）注意个人卫生。

（3）接触疥疮患者后用肥皂水洗手。患者所用衣服、被褥、毛巾等均需煮沸消毒，或在阳光下充分暴晒。

（4）彻底消灭传染源，注意消毒隔离。

（5）发病期间忌食辛燥鱼腥发物。

七、 湿疮

1. 临床特点 对称分布，多形损害，剧烈瘙痒，倾向湿润，反复发作，易成慢性等。根据病程分为急性、亚急性、慢性三类。急性以丘疱疹为主，有渗出倾向；慢性以苔藓样变为主，易反复发作。

2. 病因病机 由于禀赋不耐，饮食失节，或过食辛辣刺激荤腥动风之物，脾胃受损，失其健运，湿热内生，又兼外受风邪，内外两邪相搏，风湿热邪浸淫肌肤所致。

3. 辨证论治

证型	主症	治法	方剂	药物组成
湿热蕴肤	皮损有潮红、丘疱疹，灼热瘙痒，抓破渗液流脂水，伴身热不扬，便干溲赤，舌红，苔薄黄，脉滑或数	清热利湿止痒	龙胆泻肝汤合萆薢渗湿汤加减	龙胆泻肝栀芩柴，生地车前泽泻偕，木通甘草当归合，肝经湿热力能排；萆薢渗湿湿作怪，赤苓苡米水气败，丹皮滑石川黄柏，泽泻通草渗透快
湿热浸淫	皮损色红灼热，丘疱疹密集，瘙痒剧烈，抓破脂水淋漓，伴胸闷纳呆，身热不扬，腹胀便溏，小便黄，舌红苔黄腻，脉滑数	健脾利湿，解毒止痒	龙胆泻肝汤合五味消毒饮加减	龙胆泻肝汤见上；五味消毒疗诸疔，银花野菊蒲公英，紫花地丁天葵子，煎加酒服效非轻
脾虚湿蕴	发病较缓，皮损潮红，丘疹，瘙痒，抓后糜烂渗出，可见鳞屑，伴纳少，腹胀便溏，易疲乏，舌淡胖，苔白腻，脉弦缓	健脾利湿止痒	除湿胃苓汤或参苓白术散加减	除湿胃苓厚朴苍，陈泽赤苓猪苓尝，木通肉桂草灯心，白术防风滑栀襄；参苓白术扁豆陈，山药甘莲砂薏仁，桔梗上浮兼保肺，枣汤调服益脾神
血虚风燥	皮损色暗或色素沉着，或皮损粗糙肥厚，剧痒难忍，遇热或肥皂水后瘙痒加重，伴口干不欲饮，纳差，舌淡苔白，脉弦细	养血润肤，祛风止痒	当归饮子或四物消风饮加减	四物汤（芎地芍归）＋何首乌、荆芥、防风、白蒺藜、黄芪、生甘草；生地黄、当归、荆芥、防风、赤芍、川芎、白鲜皮、蝉蜕、薄荷、独活、柴胡、甘草、丹参、鸡血藤、乌梢蛇

4. 外治法

湿疹	治法
急性湿疮	初起可用苦参、黄柏、地肤子、荆芥等煎汤温洗，或10%黄柏溶液、炉甘石洗剂外搽。若水疱糜烂、渗出明显时，可用黄柏、生地榆、马齿苋、野菊花等煎汤，或10%黄柏溶液、三黄洗剂等湿敷，或2%~3%硼酸水冷敷
亚急性湿疮	用三黄洗剂、3%黑豆馏油、10%生地榆氧化锌油、5%黑豆馏油泥膏外搽
慢性湿疮	可用各种软膏剂、乳剂，一般可外搽青黛膏、5%硫黄软膏、5%~10%复方松馏油软膏、10%~20%黑豆馏油软膏

5. 预防与调护

（1）急性湿疮忌用热水烫洗，忌用肥皂等刺激物洗患处。

（2）湿疮患者应避免搔抓，以防感染。

（3）忌食辛辣、鱼虾及鸡、鹅、牛、羊肉等发物，亦应忌食香菜、韭菜、芹菜、姜、葱、蒜等辛香之品。

（4）急性湿疮或慢性湿疮急性发作期间，暂缓预防注射各种疫苗和接种牛痘。

八、药毒

1. **病因病机**　总由禀赋不足，药毒内侵所致。

2. 诊断要点

（1）临床表现：发病前有用药史。有一定的潜伏期。突然发病，自觉灼热瘙痒，重者伴发热、倦怠、纳差、大便干燥、小便黄赤等全身症状。皮损形态多样，颜色鲜艳，分布为全身性，对称性，可泛发或仅限于局部。

（2）常见类型：荨麻疹样型、麻疹样或猩红热样型、多形红斑样型、固定红斑型、剥脱性皮炎型、大疱性表皮松解型、湿疹皮炎样型。

3. 治疗方法

（1）内治

证型	主症	治法	方剂	药物组成
湿毒蕴肤	皮疹为红斑、丘疹、风团、水疱甚则糜烂渗液，表皮剥脱，伴灼热剧痒，大便燥结，小便黄赤，舌红，苔薄白或黄，脉滑或数	清热利湿，解毒止痒	萆薢渗湿汤加减	萆薢渗湿湿作怪，赤苓苡米水气败，丹皮滑石川黄柏，泽泻通草渗透快
热毒入营	皮疹鲜红或紫红，甚则紫斑、血疱，灼热痒痛，伴高热，神志不清，口渴不欲饮，大便干结，小便短赤，舌红绛苔少，脉洪数	清热凉血，解毒护阴	清营汤加减	清营汤治热传营，脉数舌绛辨分明，犀地银翘玄连竹，丹麦清热更护阴
气阴两虚	严重药疹后期大片脱屑，伴低热，神疲乏力，气短，口干欲饮，舌红，少苔，脉细数	益气养阴清热	增液汤合益胃汤加减	增液麦地与玄参；益胃汤能养胃阴，冰糖玉竹与沙参，麦冬生地同煎服，温病须虑热伤津

（2）外治

1）皮损潮红无渗出者，用马齿苋或大青叶煎汤外洗，或炉甘石洗剂外涂。

2）皮损潮红肿胀、糜烂渗出者，用马齿苋或黄柏煎汤冷湿敷，青黛散麻油调敷。皮损脱屑干燥，用麻油或甘草油外擦；皮损结痂，用棉签蘸麻油或甘草油揩痂皮。

4. 预防调护

（1）合理用药。用药前必须询问患者有否药物过敏史。对青霉素及抗毒血清制剂，用药前要做过敏试验。

（2）用药过程中要注意观察用药后的反应，遇到全身出疹、瘙痒，要考虑药疹的可能，及时诊断，及时处理。

（3）多饮开水，忌食腥辣发物。

（4）皮损忌用热水烫洗或搔抓。

（5）重症药疹应按危重患者进行护理。

九、瘾疹

1. 病因病机　先天禀赋不足，卫外不固，风邪乘虚侵袭所致；或风寒、风热外袭，营卫失调而发；或饮食不节，或肠道寄生虫，使肠胃积热，复感风邪，内不得疏泄，外不得透达，郁于皮毛腠理之间而发。情志内伤，冲任不调，肝肾不足，血虚生风生燥，阻于肌肤也可生成。食物、生物制品亦可引发。

2. **临床表现** 皮损可发生于任何部位，出现形态不一、大小不等的红色或白色风团，边缘清楚，一般迅速消退，不留痕迹，以后不断成批出现，时隐时现。自觉灼热，瘙痒剧烈；部分患者可有怕冷、发热等症状。皮肤划痕试验阳性。

3. **辨证论治**

证型	主症	治法	方剂	药物组成
风寒束表	风团色白，遇寒加重，得暖则减，恶寒怕冷，口不渴，舌淡红，苔薄白，脉浮紧	疏风散寒止痒	麻黄桂枝各半汤加减	桂枝、白芍、生姜、大枣、甘草、麻黄、杏仁、荆芥、防风
风热犯表	风团鲜红，灼热剧痒，遇热加重，得冷则减，伴发热恶寒，咽喉肿痛，舌红苔薄黄，脉浮数	疏风清热止痒	消风散加减	消风散内用荆防，蝉蜕胡麻苦参苍，石知牛蒡通归地草，风疹湿疹服之康
胃肠湿热	风团片大色红，瘙痒剧烈，发疹时伴脘腹疼痛，恶心呕吐，神疲纳呆，便秘或泄泻，舌红苔黄腻，脉弦滑数	疏风解表，通腑泄热	防风通圣散加减	防风通圣大黄硝，荆芥麻黄栀芍翘，甘桔芎归膏滑石，薄荷芩术力偏饶
血虚风燥	反复发作，迁延日久，午后或夜间加剧，伴心烦易怒，口干，手足心热，舌红少津，脉沉细	养血祛风，润燥止痒	当归饮子加减	当归饮子治血燥，病因皆是血虚耗，四物荆防与芪草，首乌蒺藜最重要

4. **其他疗法**

（1）外治法：香樟木或晚蚕砂30~60g，煎汤熏洗。

（2）体针疗法：皮疹发于上半身者，取曲池、内关；发于下半身者，取血海、足三里、三阴交；发于全身者，配风市、风池、大椎、大肠俞等。

（3）耳针疗法：取穴肝区、脾区、肾上腺、皮质下、神门等。

（4）拔罐疗法：神阙穴拔罐，每日1次，每次10~15分钟。

5. **预防与调护**

（1）禁用或禁食某些对机体过敏的药物或食物，避免接触致敏物品，积极防治某些肠道寄生虫病。

（2）忌食鱼腥虾蟹、辛辣之品等，禁酒。

（3）注意气温变化，加强锻炼。

十、白疕

1. **病因病机** 多因素体营血亏损，血热内蕴，化燥生风，肌肤失养而成。

2. **临床表现** 寻常型皮损初起为针头大小的丘疹，逐渐扩大为绿豆、黄豆大小的淡红色或鲜红色丘疹或斑丘疹，可融合成形态不同的斑片，边界清楚，表面覆盖多层干燥银白色鳞屑，刮除鳞屑则露出发亮的半透明的薄膜，再刮除薄膜，出现多个筛状出血点。

3. 辨证论治

证型	主症	治法	方剂	药物组成
血热内蕴	皮疹多呈点滴状，颜色鲜红，层层银屑，瘙痒剧烈，抓之血露，伴口干舌燥，便干尿赤，舌红，苔薄黄，脉弦滑或数	清热凉血，解毒消斑	犀角地黄汤加减	犀角地黄芍药丹，血升胃热火邪干
血虚风燥	皮疹多呈斑片状，颜色淡红，干燥皲裂，自觉瘙痒，伴口咽干燥，舌淡红，苔少，脉沉细	养血滋阴，润肤息风	当归饮子加减	当归饮子治血燥，病因皆是血虚耗，四物荆防与芪草，首乌蒺藜最重要
气血瘀滞	皮损反复不愈，皮疹多呈斑块状，鳞屑较厚，颜色暗红，舌紫暗，或有瘀斑，脉涩或细缓	活血化瘀，解毒通络	桃红四物汤加减	桃仁、红花＋芎地芍归
湿毒蕴阻	皮损红斑糜烂，痂屑黏厚，瘙痒剧烈，或掌跖红斑、脓疱、脱皮，或伴关节酸痛，下肢沉重，舌红，苔黄腻，脉滑	清利湿热，解毒通络	萆薢渗湿汤加减	萆薢、薏苡仁、黄柏、茯苓、牡丹皮、泽泻、滑石、通草
火毒炽盛	全身皮肤潮红、肿胀、灼热痒痛，大量脱皮，伴壮热口渴，头痛畏寒，便干尿赤，舌红绛，苔黄腻，脉弦滑数	清热泻火，凉血解毒	清瘟败毒饮加减	清瘟败毒地连芩，丹石栀甘竹叶寻，犀角玄翘知芍桔，瘟邪泻毒亦滋阴

4. 其他疗法

（1）外治法：进行期皮损宜用温和之剂，可用黄连膏，每日 1 次。静止期、退行期皮损可用药渣煎水，放温，洗浴浸泡患处，再外涂黄连膏。

（2）体针疗法：取穴大椎、肺俞、曲池、合谷、血海、三阴交。头面部＋风池、迎香；在下肢＋足三里、丰隆。手法中等强度，留针半小时，每日 1 次，10 次为一个疗程，症状好转后改为隔日 1 次。

（3）耳针疗法：取肺、神门、内分泌、心、大肠穴等，耳穴埋针或压豆。

（4）刺络拔罐法：取大椎、陶道、肝俞、脾俞，每日选 1~2 个穴，用三棱针点刺，然后在穴位上拔罐，留罐 5~10 分钟，隔日 1 次，10 次为一个疗程。

5. 预防与调护

（1）预防感染和外伤，注意预防感冒、咽炎、扁桃体炎。对反复发作的扁桃体炎合并扁桃体肿大者，可考虑手术摘除。

（2）忌食辛辣腥膻发物，戒烟酒，多食新鲜蔬菜和水果。

（3）避免过度紧张劳累，生活要有规律，保持情绪稳定。

（4）急性期或红皮病型不宜用刺激性强的药物，忌热水洗浴。

十一、粉刺

1. 病因病机　素体阳热偏盛，肺经蕴热，复受风邪，熏蒸面部而发；过食辛辣肥甘厚味，助湿化热，湿热互结，上蒸颜面而致；脾气不足，运化失常，湿浊内停，郁久化热，热灼津液，煎炼成痰，湿热瘀痰，凝滞肌肤而成。

2. **诊断要点** 好发于颜面、颈、胸背部或臀部。初起为针头大小的毛囊性丘疹，或为白头粉刺，或为黑头粉刺，可挤出白色或淡黄色脂栓，因感染而成红色小丘疹，顶端可出现小脓疱。愈后可留暂时性色素沉着或轻度凹陷性疤痕。

3. 辨证论治

证型	主症	治法	方剂	药物组成
肺经风热	丘疹色红，或有痒痛，或有脓疱，伴口渴喜饮，大便秘结，小便短赤，舌红苔薄黄，脉弦滑	疏风清肺	枇杷清肺饮加减	枇杷叶、生甘草、黄连、桑白皮、黄芩、连翘、蝉衣
肠胃湿热	颜面、胸背部皮肤油腻，皮疹红肿疼痛，或有脓疱，伴口臭，便秘溲黄，舌红苔黄腻，脉滑数	清热除湿解毒	茵陈蒿汤加减	茵陈、栀子、大黄、连翘、蝉衣
痰湿瘀滞	皮疹颜色暗红，以结节、脓肿、囊肿、疤痕为主，经久难愈，伴纳呆腹胀，舌暗红，苔黄腻，脉弦滑	除湿化痰，活血散结	二陈汤合桃红四物汤加减	二陈汤用半夏陈，苓草梅姜一并存；桃仁、红花+芎地芍归

4. 其他疗法

（1）外治：①皮疹较多，可用颠倒散以茶调涂患处，每日2次，或每晚涂1次，次晨洗去；②脓肿、囊肿、结节较甚者，可外敷金黄膏，每日2次。

（2）体针疗法：取大椎、合谷、四白、太阳、下关、颊车穴。肺经风热+曲池、肺俞；肠胃湿热+大肠俞、足三里、丰隆；月经不调+膈俞、三阴交。中等刺激，留针30分钟，每日1次，10次为一个疗程。

（3）耳针疗法：取耳穴肺、内分泌、交感、脑点、面颊、额区压豆。皮脂溢出+脾，便秘+大肠，月经不调+子宫、肝。每次取穴4个，2~3天换豆1次，5次为一疗程。

5. 预防与调护

（1）经常用温水、硫黄皂洗脸。

（2）忌食辛辣；少食油腻、甜食；多食新鲜蔬菜、水果。

（3）不滥用化妆品。

（4）禁止用手挤压粉刺，以免炎症扩散。

十二、酒齄鼻

1. **病因病机** 由肺胃积热上蒸，复遇风寒外袭，血瘀凝结而成；或嗜酒之人，酒气熏蒸，复遇风寒之邪，交阻肌肤所致。毛囊寄生虫也可致病。

2. 临床表现

分型	临床表现
红斑型	颜面中部特别是鼻尖部出现红斑，初发时起时消，寒冷、饮酒、进食辛辣及精神兴奋时红斑明显，以后持久不退，伴毛细血管扩张，呈细丝状，分布如树枝

续表

分型	临床表现
丘疹脓疱型	病情继续发展时，在红斑基础上出现痤疮样丘疹或小脓疱，但无明显的黑头粉刺形成。毛细血管扩张更为明显，皮色由鲜红变为紫褐，自觉轻度瘙痒
鼻赘型	鼻部结缔组织增殖，皮脂腺异常增大，致鼻尖部肥大，形成大小不等的结节状隆起，称为鼻赘

3. 辨证论治

证型	主症	治法	方剂	药物组成
肺胃热盛	红斑多发于鼻尖或两翼，压之褪色，常嗜酒、口干、便秘、舌红，苔薄黄，脉弦滑	清泄肺胃积热	枇杷清肺饮加减	枇杷叶、生甘草、黄连、桑白皮、黄芩、连翘、蝉衣
热毒蕴肤	在红斑上出现痤疮样丘疹、脓疱，毛细血管扩张明显，局部灼热，伴口干、便秘、舌红苔黄，脉数	清热解毒凉血	黄连解毒汤合凉血四物汤加减	芩连柏栀；牡丹皮、赤芍、生地黄、川芎、当归尾、地榆、槐角、天花粉、生甘草、升麻
气滞血瘀	鼻部组织增生，呈结节状，毛孔扩大，舌略红，脉沉缓	活血化瘀散结	通窍活血汤加减	通窍全凭好麝香，桃红大枣老葱姜，川芎黄酒赤芍药，表里通经第一方

4. 其他疗法

（1）外治法：①鼻部有红斑、丘疹者，可选用一扫光或颠倒散洗剂外搽，每天3次；②鼻部有脓疱者，可选用四黄膏外涂，每天2~3次；③鼻赘形成者，可先用三棱针刺破放血，颠倒散外敷。

（2）体针疗法：取印堂、迎香、地仓、承浆、颧髎，配禾髎、大迎、合谷、曲池，坐位，轻度捻转，留针20~30分钟，每天1次。

5. 预防与调护

（1）避免过冷、过热、不洁物等刺激及精神紧张。

（2）忌辛辣、肥甘厚腻之品。

（3）保持大便通畅。

十三、 红蝴蝶疮

1. 病因病机　总由先天禀赋不足，肝肾亏虚而成。

2. 临床表现

分类	临床表现
盘状红斑狼疮	好发于面部，以两颊、鼻部为著。初为针尖至黄豆大小或更大微高起的鲜红或桃红色斑，呈圆形或不规则形，境界清楚，边缘略高起，中央轻度萎缩，表面覆有灰褐色的黏着性鳞屑，鳞屑下有角质栓，嵌入毛囊口内，毛囊口多开放，皮损周围有色素沉着，伴毛细血管扩张。两颊部和鼻部的皮损可相互融合，呈蝶形外观

续表

分类	临床表现
系统性红斑狼疮	①皮肤、黏膜损害：对称性皮损，在两颊和鼻部出现蝶形水肿性红斑。皮损发生在指甲周围皮肤及甲下者可见出血性紫红色斑片，高热时红肿光亮，时隐时现；发生在口唇者可见下唇部红斑性唇炎。严重者可有全身泛发性多形性红斑、水疱等，口腔、外阴黏膜有糜烂，头发渐稀或脱落。手部遇冷时有雷诺氏现象。②全身症状：发热、关节、肌肉疼痛、肾脏损害（尿中有蛋白、管型和红白细胞）、心血管系统病变（心包炎、心肌炎、心包积液）、呼吸系统病变（胸膜炎、间质性肺炎）、消化系统病变（恶心呕吐、腹痛腹泻）、神经系统病变（抑郁、失眠）、其他病变（淋巴结肿大）

3. 辨证论治

证型	主症	治法	方剂	药物组成
热毒炽盛	面部蝶形红斑，色鲜艳，皮肤紫斑，伴高热，烦躁口渴，抽搐，便干溲赤，舌红绛，苔黄腻，脉洪数	清热凉血，化斑解毒	犀角地黄汤合黄连解毒汤加减	犀角地黄芍药丹，血升胃热火邪干；芩连柏栀
阴虚火旺	斑疹暗红，关节痛，足跟痛，伴手足心热，心烦失眠，自汗盗汗，面浮红，月经量少，舌红，苔薄，脉细数	滋阴降火	六味地黄丸合大补阴丸、清骨散加减	六味地黄益肾肝，茱薯丹泽地苓专；大补阴丸知柏黄，龟板脊髓蜜丸方，咳嗽咯血骨蒸热，阴虚火旺制亢阳；清骨散用银柴胡，胡连秦艽鳖甲辅，地骨青蒿知母草，骨蒸劳热保无虞
脾肾阳虚	眼睑、下肢浮肿，胸胁胀满，尿少，面色无华，腰膝酸软，面热肢冷，口干不渴，舌淡胖苔少，脉沉细	温肾助阳，健脾利水	附桂八味丸合真武汤加减	肾气丸补肾阳虚，地黄山药及茱萸，苓泽丹皮合桂附，水中生火在温煦；真武附苓术芍姜
脾虚肝旺	皮肤紫斑，胸胁胀满，腹胀纳呆，头昏头痛，耳鸣失眠，月经不调，舌紫暗，脉细弦	健脾清肝	四君子汤合丹栀逍遥散加减	牡丹皮、栀子、柴胡、白芍、当归、白术、茯苓、生姜、薄荷、党参、甘草
气滞血瘀	红斑暗滞，有角质栓形成，皮肤萎缩，伴倦怠乏力，舌暗红，苔白或光面舌，脉沉细涩	疏肝理气，活血化瘀	逍遥散合血府逐瘀汤加减	逍遥散用当归芍，柴苓术草加姜薄；血府当归生地桃，红花枳壳膝芎饶，柴胡赤芍甘桔梗，血化下行不作痨

4. 预防与调护

（1）避免日光暴晒。

（2）避免感冒、受凉。

（3）避免使用易于诱发本病的药物，如青霉素、避孕药等，皮损处忌涂刺激性的外用药。

（4）忌食酒类等刺激性食品；有水肿者应限制钠盐的摄取；注意加强饮食营养，多食富含维生素的蔬菜、水果。

（5）劳逸结合，病重者卧床休息。

（6）肾脏受损害者忌食豆类及含植物蛋白高的食品。

十四、黧黑斑

1. **病因病机**   与肝、脾、肾三脏关系密切，气血不能上荣于面为主要病机。

2. **临床表现**   女性多见。如发生于孕妇，多开始于孕后 2~5 个月，分娩后渐消，但也有不消退者；对称发生于颜面，尤以两颊、额部、鼻、唇及颏等处为多见；皮损为淡褐色至深褐色、淡黑色斑片，一般多呈蝴蝶状。

3. **辨证论治**

证型	主症	治法	方剂	药物组成
肝郁气滞	斑色深褐，伴烦躁不安，胸胁胀满，经前乳房胀痛，月经不调，口苦咽干；舌红，苔薄，脉弦细	疏肝理气，活血消斑	逍遥散加减	逍遥散用当归芍，柴苓术草加姜薄
肝肾不足	斑色褐黑，面色晦暗；伴头晕耳鸣，腰膝酸软，失眠健忘，五心烦热；舌红少苔，脉细	补益肝肾，滋阴降火	六味地黄丸加减	六味地黄益肾肝，茱薯丹泽地苓专
脾虚湿蕴	斑色灰褐，伴疲乏无力，纳呆困倦，月经色淡，白带量多；舌淡胖，边有齿痕，脉濡或细	健脾益气，祛湿消斑	参苓白术散加减	参苓白术扁豆陈，山药甘莲砂薏仁，桔梗上浮兼保肺，枣汤调服益脾神
气滞血瘀	斑色黑褐；伴慢性肝病，或月经色暗有血块，或痛经；舌暗红有瘀斑，脉涩	理气活血，化瘀消斑	桃红四物汤加减	桃仁、红花＋芎地芍归

4. **其他疗法**

（1）外治法

1）用玉容散粉末搽面，早、晚各 1 次。

2）用茯苓粉，每日 1 匙，洗面或外搽，早、晚各 1 次。

3）面膜疗法：清洁面部后，外擦祛斑中药霜剂，局部穴位按摩后，用温水调祛斑中药粉涂于面部，或用中药粉加石膏粉，30 分钟后去除。

（2）耳穴刺血疗法：取内分泌、皮质下、热穴，消毒皮肤后用三棱针尖刺破至微出血，再以消毒棉球敷盖。

（3）体针疗法：以肝俞、肾俞、风池为主穴。迎香、太阳、曲池、血海为辅穴。配穴：肝郁＋内关、太冲；脾虚＋足三里、气海；肾虚＋三阴交、阴陵泉。毫针刺入，留针 20 分钟，每日 1 次，10 次为一疗程。

（4）按摩疗法：面部涂抹祛斑药物霜剂后，用双手沿面部经络循行路线按摩，并按压穴位，促进局部皮肤血液循环。

5. **预防与调护**

（1）保持心情舒畅。

（2）劳逸结合，睡眠充足。

（3）避免日光暴晒，慎用含香料和药物性化妆品，忌用刺激性及激素类药物。

（4）多食含维生素 C 的蔬菜、水果，避免辛辣、烟酒。

第七单元　肛门直肠疾病

学 ▽ 前 ▽ 导 ▽ 航 ....

熟悉肛门疾病的部位。重点掌握肛门直肠疾病的病因病机、临床表现、辨证论治、外治法。注意内服方药的用药安全、外用药的适应证。针灸疗法所选取的腧穴应严格掌握针刺的角度、深度。合理调护。

学 ▽ 习 ▽ 要 ▽ 点 ....

一、概论

1. **病因病机**　风、湿、燥、热、气虚、血虚等。

2. **辨证**

（1）辨症状：便血、肿痛、脱垂、流脓、便秘、分泌物。

（2）辨部位：肛门病的部位常用膀胱截石位表示，以时钟面的十二等分标记法，将肛门分成十二个部位。会阴部正中称 12 点，骶尾部正中称 6 点，左面中央称 3 点，右面中央称 9 点，其余依次类推。内痔好发于肛门齿线以上 3、7、11 点处；赘皮外痔多发生于 6、12 点处；环形的结缔组织性外痔多见于经产妇；血栓外痔好发于肛缘 3、9 点处；肛裂好发于 6、12 点处。

二、痔

1. **概念与分类**

（1）概念：痔是直肠末端黏膜下和肛管皮下的静脉丛发生扩大曲张所形成的柔软静脉团。

（2）分类：根据发病部位的不同，分为内痔、外痔和混合痔。

2. **病因病机**　由于先天性静脉壁薄弱，兼因饮食不节，过食辛辣醇酒厚味，燥热内生，下迫大肠，以及久坐久蹲，负重远行，便秘努责，妇女生育过多，腹腔癥瘕，致血行不畅，血液瘀积，热与血相搏，则气血纵横，筋脉交错，结滞不散而成。

3. **诊断要点**

（1）内痔

1）症状：初期以无痛性便血为主症，血液与大便不相混合，多在排便时出现手纸带血、滴血或射血。随着痔核增大可出现脱出症状，脱出后不及时回纳可形成内痔嵌顿。

2）检查：指诊可触及柔软、表面光滑、无压痛的黏膜隆起。肛门镜下见齿线上黏膜呈半球状隆起，色暗紫或深红，表面可有糜烂或出血点。

3）分期

分期	临床表现
Ⅰ期	痔核较小，不脱出，以便血为主
Ⅱ期	痔核较大，大便时可脱出肛外，便后自行回纳，便血或多或少
Ⅲ期	痔核更大，大便时痔核脱出肛外，甚者行走、咳嗽、喷嚏、站立时痔核脱出，不能自行回纳，须用手推或平卧、热敷后才能回纳，便血不多或不出血
Ⅳ期	痔核脱出，不能及时回纳，嵌顿于外，因充血、水肿和血栓形成，以致肿痛、糜烂和坏死，即嵌顿性内痔

（2）外痔：自觉肛门坠胀、疼痛，有异物感。由于临床症状和病理特点及其过程的不同，可分为静脉曲张性外痔、血栓性外痔、结缔组织外痔和炎性外痔四种。

（3）混合痔：多发于截石位3、7、11点处，以11点处最为多见。兼有内痔、外痔的双重症状。

4. 辨证论治

证型	主症	治法	方剂	药物组成
风热肠燥	大便带血，滴血或喷射状出血，血色鲜红，便秘或肛门瘙痒，舌红苔薄黄，脉数	清热凉血祛风	凉血地黄汤加减	细生地、当归尾、地榆、槐角、黄连、天花粉、生甘草、升麻、赤芍、枳壳、黄芩、荆芥
湿热下注	便血色鲜，量较多，肛内肿物外脱，可自行回纳，肛门灼热，重坠不适，苔黄腻，脉弦数	清热利湿止血	脏连丸加减	黄连、苍术、黄柏、地榆、槐角、生甘草、升麻、赤芍、枳壳、黄芩、荆芥
气滞血瘀	肛内肿物脱出，甚或嵌顿，肛管紧缩，坠胀疼痛，肛缘水肿，触痛明显，舌质红，苔白，脉弦细涩	清热利湿，行气活血	止痛如神汤加减	秦艽、桃仁、皂角刺、苍术、防风、黄柏、当归尾、泽泻、槟榔、熟大黄
脾虚气陷	肛门松弛，内痔脱出不能自行回纳，便血色淡，伴头晕气短，面色少华，纳少便溏，舌淡苔薄白，脉细弱	补中益气，升阳举陷	补中益气汤加减	补中益气芪术陈，升柴参草当归身

5. 其他疗法

（1）外治法

治法	操作方法
熏洗法	以药物加水煮沸，先熏后洗，或用毛巾蘸药液作湿热敷，常用五倍子汤、苦参汤
外敷法	将药物敷于患处，根据不同症状选用油膏、散剂，如消痔膏、五倍子散等
塞药法	将药物制成栓剂，塞入肛内，具有消肿、止痛、止血等作用，如痔疮栓

（2）手术疗法：如插药疗法、注射疗法、结扎疗法等。

6. 预防与调护

（1）养成每天定时排便的良好习惯，蹲厕时间不宜过长。

（2）注意饮食调和，多喝开水，多食蔬菜，少食辛辣食物。

（3）避免久坐久立，进行适当的活动或定时作肛门括约肌运动。

（4）发生内痔应及时治疗。

三、息肉痔

1. **概念**　息肉痔是指直肠内黏膜上的赘生物，是一种常见的直肠良性肿瘤。分为单发性和多发性两种。

2. **病因病机**　湿热下迫大肠，以致肠道气机不利，经络阻滞，瘀血浊气凝聚而成。

3. **临床表现**　位置较高的小息肉一般无症状；如息肉发炎，表面糜烂，大便时往往有鲜血及黏液随粪便排出；直肠低位带蒂息肉，大便时可脱出肛门外，小的能自行回纳，大的便后需用手推回。常伴排便不畅、下坠感等。多发性息肉以黏液血便、腹泻为主症。若息肉并发溃疡及感染，则症状加重，大便次数增多，稀便内常见泡沫，秽臭，有时带脓血黏液，里急后重。久之则出现体重减轻、消瘦无力、贫血等。

4. **辨证论治**

证型	主症	治法	方剂	药物组成
大肠湿热	大便不爽，小腹胀痛，便内有鲜血或黏液，气味臭秽，舌红苔黄，脉滑数	清热利湿，解毒散结	萆薢渗湿汤加减	萆薢渗湿湿作怪，赤苓苡米水气败，丹皮滑石川黄柏，泽泻通草渗透快
脾胃虚弱	腹痛绵绵，大便稀薄，伴泡沫和黏液，息肉脱出不易还纳；面色萎黄，纳差，舌淡苔薄白，脉弱	补益脾胃	参苓白术散加减	参苓白术扁豆陈，山药甘莲砂薏仁，桔梗上浮兼保肺，枣汤调服益脾神

5. **其他疗法**

（1）外治疗法：息肉痔可保留灌肠，灌肠方如下：①6％明矾液50mL，保留灌肠，每日1次。②乌梅12g，五倍子6g，五味子6g，牡蛎30g，夏枯草30g，海浮石12g，紫草15g，贯众15g。浓煎为150~200mL，每次50mL，保留灌肠，每日1次。

（2）手术疗法：如注射疗法、结扎疗法、电灼疗法及手术切除等。

6. **预防与调护**

（1）及时治疗内外痔、肛窦炎、肛裂、慢性肠炎等疾病。

（2）防止便秘，注意保持肛门部清洁卫生。

四、肛痈

1. **概念**　肛痈是指直肠周围间隙发生急慢性感染而形成的脓肿。

2. **病因病机**　过食肥甘、辛辣、醇酒等物，湿热内生，下注大肠，蕴阻肛门；或肛门破损染毒，致经络阻塞，气血凝滞而成。也有因肺、脾、肾亏损，湿热乘虚下注而成。

3. **诊断**　发病男性多于女性，尤以青壮年为多，主要表现为肛门周围疼痛、肿胀、有结块，伴有不同程度的发热、倦怠等全身症状。

4. 辨证论治

证型	主症	治法	方剂	药物组成
热毒蕴结	肛门周围突然肿痛，持续加剧，伴恶寒发热，便秘溲赤，肛周红肿，皮肤焮热，舌红苔薄黄，脉数	清热解毒	仙方活命饮、黄连解毒汤加减	仙方活命金银花，防芷归陈草芍加，贝母天花兼乳没，穿山皂刺酒煎佳；芩连柏栀
火毒炽盛	肛周肿痛剧烈，痛如鸡啄，难以入寐，伴恶寒发热，口干便秘。肛周红肿，按之有波动感，舌红苔黄，脉弦滑	清热解毒透脓	透脓散加减	透脓散内用黄芪，山甲芎归总得宜，加上角针头自破，何妨脓毒隔千皮
阴虚毒恋	肛周肿痛，皮色暗红，成脓时间长，溃后脓出稀薄，疮口难敛，伴午后潮热，心烦口干，盗汗，舌红苔少，脉细数	养阴清热，祛湿解毒	青蒿鳖甲汤合三妙丸加减	青蒿鳖甲知地丹，热伏阴分此方攀；二妙散中苍柏兼，若云三妙牛膝添

5. 其他疗法

（1）外治法

分期	操作方法
初起	实证用金黄膏、黄连膏外敷，位置深隐者，可用金黄散调糊灌肠；虚证用冲和膏或阳和解凝膏外敷
成脓	宜早期切开引流，并根据脓肿部位深浅和病情缓急选择手术方法
溃后	用九一丹纱条引流，脓尽改用生肌散纱条。日久成漏者，按肛漏处理

（2）手术疗法：如切开疗法、挂线疗法等。

6. 预防与调护

（1）保持大便通畅，注意肛门清洁。

（2）积极防治肛门病变。

（3）患病后应及早治疗，防止炎症范围扩大。

五、肛漏

1. 概念　指直肠或肛管与周围皮肤相通所形成的瘘管，也称肛瘘。

2. 病因病机　肛痈溃脓后，余毒未尽，蕴结不散，气血不畅，创口不合，日久成漏；亦有虚痨久嗽，肺、脾、肾亏损，邪乘于下，郁久肉腐成脓，溃后成漏。

3. 诊断要点

（1）主要症状：流脓、疼痛、瘙痒。

（2）查体：肛门视诊可见外口，外口凸起、较小者多为化脓性；外口较大、凹陷，周围皮肤暗紫，皮下有穿凿性者，应考虑复杂性或结核性肛漏。低位肛漏可在肛周皮下触及硬索，高位或结核性者一般不易触及。以探针探查，常可找到内口。

4. 分类

分类	临床表现
单纯性肛漏	指肛门旁皮肤仅有一个外口，直通入齿线上肛隐窝之内口者，称为完全漏，又叫内外漏；若只有外口下连漏管，而无内口者，称为单口外漏，又叫外盲漏；若只有内口与漏管相通，而无外口的，称为单口内漏，又叫内盲漏
复杂性肛漏	指在肛门内、外有三个以上的开口；或管道穿通两个以上间隙；或管道多而支管横生；或管道绕肛门而生，形如马蹄者，称为马蹄形肛漏

5. 肛漏的发展规律　将肛门两侧的坐骨结节画一条横线，当漏管外口在横线之前距离肛缘 4cm 以内，内口在齿线处与外口位置相对，其管道多为直行；如外口在距离肛缘 4cm 以外，或外口在横线之后，内口多在后正中齿线处，其漏管多弯曲或为马蹄形。

六、 肛裂

1. 概念　肛管皮肤全层纵行裂开并形成感染性溃疡者称肛裂。肛裂的部位一般在肛门前后正中位，尤以后位多见，位于前正中线的肛裂多见于女性。

2. 病因病机　阴虚津乏或热结肠燥而致大便秘结，排便努责，可使肛门皮肤裂伤，然后染毒而逐渐形成慢性溃疡。

3. 临床表现　疼痛、出血、便秘。

4. 分类

分类	临床表现
早期肛裂	仅在肛管皮肤见一个小的溃疡，创面浅而色鲜红，边缘整齐而有弹性
陈旧性肛裂	裂口、栉膜带、赘皮性外痔、单口内瘘、肛窦炎、肛乳头炎或肛乳头肥大

5. 辨证论治

证型	主症	治法	方剂	药物组成
血热肠燥	大便二三日一行，质干硬，便时肛门疼痛，便时滴血，裂口色红，腹胀，溲黄，舌偏红，脉弦数	清热润肠通便	凉血地黄汤合脾约麻仁丸加减	细生地、当归尾、地榆、槐角、黄连、天花粉、生甘草、升麻、赤芍、麻子仁、大黄
阴虚津亏	大便干结，数日一行，便时疼痛点滴下血，裂口深红，口干咽燥，五心烦热，舌红苔少，脉细数	养阴清热润肠	润肠汤加减	当归、甘草、生地黄、麻仁、桃仁、玄参
气滞血瘀	肛门刺痛明显，便时便后尤甚，肛门紧缩，裂口色紫暗，舌紫暗，脉弦或涩	理气活血，润肠通便	六磨汤加减	大槟榔、沉香、木香、乌药、枳壳、大黄、红花、桃仁、赤芍

6. 外治疗法

肛裂	操作方法
早期肛裂	生肌玉红膏蘸生肌散涂于裂口，每天 1～2 次。每天便后以 1：5000 高锰酸钾液坐浴，也可用苦参汤或花椒食盐水坐浴
陈旧性肛裂	七三丹或枯痔散等搽于裂口，二三天腐脱后，改用生肌白玉膏、生肌散收口

七、 脱肛

1. 概念　脱肛是直肠黏膜、肛管、直肠全层和部分乙状结肠向下移位，脱出肛外的一种疾病。

2. 病因病机　小儿气血未旺，老年人气血衰退，中气不足，或妇女分娩用力耗气，气血亏损，以及慢性泻痢、习惯性便秘、长期咳嗽等，均易导致气虚下陷，固摄失司，以致肛管直肠向外脱出。

3. 症状与分度

（1）症状：起病缓慢，无明显全身症状。早期便后有黏膜肛门脱出，便后能自行回纳，以后逐渐不能自行回复，需手托或平卧方能复位。日久失治，直肠各层组织向下移位，咳嗽、远行时也可脱出。

（2）分度

分度	临床表现
一度	直肠黏膜脱出，脱出物淡红色，长 3～5cm，触之柔软，无弹性，不易出血，便后可自行还纳
二度	直肠全层脱出，长 5～10cm，呈圆锥状，淡红色，表面为环状而有层次的黏膜皱襞，触之较厚有弹性，肛门松弛，便后有时需用手回复
三度	直肠及部分乙状结肠脱出，长达 10cm 以上，呈圆柱形，触之很厚，肛门松弛无力

4. 一度直肠黏膜脱垂与内痔脱出的鉴别　内痔脱出时痔核分颗脱出，无环状黏膜皱襞，暗红色或青紫色，容易出血。

5. 辨证论治

证型	主症	治法	方剂	药物组成
脾虚气陷	便时肛内肿物脱出，色淡红，伴肛门坠胀，大便带血，乏力纳呆，甚则头昏耳鸣，舌淡，苔薄白，脉细弱	补气升提，收敛固涩	补中益气汤加减	补中益气芪术陈，升柴参草当归身
湿热下注	肛内肿物脱出，色紫暗或深红，甚则表面溃破、糜烂，肛门坠痛，肛内指检有灼热感，舌红苔黄腻，脉弦数	清热利湿	萆薢渗湿汤加减	萆薢渗湿湿作怪，赤苓苡米水气败，丹皮滑石川黄柏，泽泻通草渗透快

6. 其他疗法

（1）外治疗法

治法	操作方法
熏洗	以苦参汤加石榴皮、枯矾、五倍子煎水熏洗，每天 2 次
外敷	以五倍子散或马勃散外敷

（2）针灸疗法

疗法	操作方法
体针及电针	取长强、百会、足三里、承山、八髎、提肛穴
梅花针	在肛门周围外括约肌部位点刺

（3）手术疗法：如注射疗法、直肠瘢痕支持固定术、肛门紧缩术和直肠悬吊术等。

7. 预防与调护

（1）脱肛后应及时治疗。

（2）避免负重远行，积极治疗慢性腹泻、便秘、慢性咳嗽等。

（3）局部可用丁字形托带垫棉固定，或每天进行提肛运动锻炼。

八、 锁肛痔

1. 临床表现　便血、排便习惯改变、大便变形、转移征象。

2. 治疗原则　一经诊断，应及早采取根治性手术治疗，根据情况术前、术后应用中医药疗法、放疗或化疗可提高疗效。

3. 辨证论治

证型	主症	治法	方剂	药物组成
湿热蕴结	肛门坠胀，便次增多，大便带血，色暗红，或夹黏液，或下痢赤白，里急后重。舌红，苔黄腻，脉滑数	清热利湿	槐角地榆丸加减	槐角、白芍、枳壳、荆芥、地榆炭、椿皮、栀子、黄芩、生地黄
气滞血瘀	肛周肿物隆起，触之坚硬，疼痛拒按，或大便带血，色紫暗，里急后重，排便困难，舌紫暗，脉涩	理气活血化瘀	桃红四物汤合失笑散加减	桃仁、红花＋芎地芍归；五灵脂、蒲黄
气阴两虚	面色无华，消瘦乏力，便溏，便中带血，色紫暗，肛门坠胀，或伴心烦口干，盗汗，舌红苔少，脉细数	益气养阴，清热解毒	四君子汤合增液汤加减	参苓术草；增液麦地与玄参

第八单元　泌尿男性疾病

学 ▽ 前 ▽ 导 ▽ 航 ....

重点掌握子痈、前列腺增生症的临床表现、辨证论治。注意内服方药的用药安全、外用药的适应证。针刺疗法中极穴的操作需在排尿后针刺，以免伤及深部膀胱。合理调护。

学 ▼ 习 ▼ 要 ▼ 点 ....

一、概论

男性前阴各部与脏腑的关系：玉茎（阴茎）属肝；马口（尿道）属小肠；阴囊属肝；肾子（附睾、睾丸）属肾；子系（精索）属肝。

二、子痈

1. **概念**　指睾丸及附睾的化脓性疾病。相当于西医的急慢性附睾炎或睾丸炎。

2. **病因病机**　湿热下注、气滞痰凝。

3. **诊断要点**

分类	诊断要点
急性子痈	附睾或睾丸突然肿痛，行动或站立时加重。疼痛可沿输精管放射至腹股沟及下腹部。伴恶寒发热、口渴欲饮、尿黄便秘等症。附睾可触及肿块，触痛明显。化脓后阴囊红肿，可有波动感。血白细胞总数增高，尿中可有白细胞
慢性子痈	阴囊部隐痛、发胀、下坠感，疼痛可放射至下腹部及同侧大腿根部，可有急性子痈发作史。检查可触及附睾增大、变硬，伴轻度压痛，同侧输精管增粗

4. **辨证论治**

证型	主症	治法	方剂	药物组成
湿热下注	睾丸或附睾肿大疼痛，阴囊皮肤红肿，焮热疼痛，伴恶寒发热，苔黄腻，脉滑数	清热利湿，解毒消肿	枸橘汤或龙胆泻肝汤加减	橘核、海藻、昆布、海带、川楝子、桃仁、厚朴、木通、枳实、延胡索、桂心、木香；龙胆泻肝栀芩柴，生地车前泽泻偕，木通甘草当归合，肝经湿热力能排
气滞痰凝	附睾结节，子系粗肿，轻微触痛，或牵引少腹不适，舌淡或有瘀斑，苔薄白或腻，脉弦滑	疏肝理气，化痰散结	橘核丸加减	橘核、青皮、白芥子、川楝子、海藻、昆布、桃仁、延胡索、木香、枳实

5. **外治法**

分类	治法
急性子痈	未成脓可用金黄散或玉露散水调匀，冷敷。病灶有波动感，穿刺有脓应及时切开引流。脓稠、腐肉较多可用九一丹或八二丹药线引流，脓液已净，外用生肌白玉膏
慢性子痈	葱归溻肿汤坐浴，或冲和膏外敷

6. **预防与调护**

（1）外生殖器有包茎、龟头炎、尿道狭窄等应及时治疗。

（2）急性子痈者应卧床休息并兜起阴囊。切开排脓者要注意引流通畅。

（3）饮食清淡，忌烟禁酒。

三、 前列腺增生症

1. **临床表现**　多见于 55 岁以上的老年患者。逐渐出现进行性尿频，以夜间为明显，并伴排尿困难，尿线变细。严重者可引起肾功能损伤，而出现肾功能不全的一系列症状。

2. **辨证论治**

证型	主症	治法	方剂	药物组成
湿热下注	小便频数黄赤，尿道灼热，排尿不畅，或大便干燥，口苦口黏，舌暗红，苔黄腻，脉滑数	清热利湿，消癃通闭	八正散加减	八正木通与车前，萹蓄大黄滑石研，草梢瞿麦兼栀子，煎加灯草痛淋蠲
脾肾气虚	尿频，滴沥不畅，尿线细甚，或夜间遗尿，乏力纳呆，便溏脱肛，舌淡苔白，脉细无力	补脾益气，温肾利尿	补中益气汤加减	补中益气芪术陈，升柴参草当归身
气滞血瘀	小便不畅，尿线变细，或尿道不通，或小腹胀满隐痛，偶有血尿，舌质暗，苔白或薄黄，脉弦或涩	行气活血，通窍利尿	沉香散加减	沉香散将结石摧，橘皮白芍滑石飞，甘草冬葵和石韦，当归不留谁还追
肾阴亏虚	小便频数不爽，尿少热赤，头晕耳鸣，腰膝酸软，五心烦热，舌红少苔，脉细数	滋补肾阴，通窍利尿	知柏地黄丸加减	知母、黄柏+六味地黄益肾肝，荣薯丹泽地苓专
肾阳不足	小便频数，夜间尤甚，尿线变细，余沥不尽，面色无华，畏寒肢冷，舌质淡润，苔薄白，脉沉细	温补肾阳，通窍利尿	济生肾气丸加减	六味地黄山药萸，泽泻苓丹三泻侣+肉桂、附子、牛膝、车前子

3. **其他疗法**

治法	操作方法
脐疗法	取独头蒜 1 个、生栀子 3 枚、盐少许，捣烂如泥敷脐部；或以葱白适量捣烂如泥加少许麝香和匀敷脐部，外用胶布固定；或以食盐 250g 炒热，布包熨脐腹部，冷后再炒再熨
灌肠法	大黄 15g，泽兰、白芷各 10g，肉桂 6g，煎汤 150mL，每日保留灌肠 1 次
针灸疗法	针刺中极、归来、三阴交、膀胱俞、足三里等穴，强刺激，反复捻转提插；体虚者灸气海、关元、水道等穴

4. **预防与调护**

（1）注意不要憋尿，保持大便通畅。

（2）慎起居，避风寒，忌饮酒及少食辛辣刺激性食物。

第九单元　周围血管疾病

学 ▽ 前 ▽ 导 ▽ 航 ···

　　重点掌握周围血管疾病的病因病机、临床表现、辨证论治及外治法。注意内服方药的用药安全、外用药的适应证。注意脱疽的类证鉴别，防止误诊、误治。合理调护。

学 ▼ 习 ▼ 要 ▼ 点 ....

一、 周围血管疾病的常见症状与体征

疼痛、皮肤温度异常、皮肤颜色异常、感觉异常、肢体增粗或萎缩、溃疡和坏疽。

二、 股肿

1. 含义与特点

（1）含义：股肿是指血液在深静脉血管内发生异常凝固，而引起静脉阻塞、血液回流障碍的疾病。相当于西医的下肢深静脉血栓形成。

（2）特点：肢体肿胀、疼痛、局部皮温升高和浅静脉怒张。好发于下肢髂股静脉和股腘静脉，可并发肺栓塞和肺梗死而危及生命。

2. 病因病机

创伤或产后长期卧床，以致肢体气血运行不畅，气滞血瘀，脉络不通，营血回流受阻，水津外溢，聚而为湿，而发本病。

3. 诊断要点

发病较急，主要表现为单侧下肢突发性广泛性粗肿、胀痛，行走不利，可伴低热。后期可出现浅静脉扩张、曲张，肢体轻度浮肿，小腿色素沉着、皮炎、臁疮等。由于阻塞的静脉部位不同，临床表现不一。

阻塞部位	临床表现
小腿深静脉血栓形成	肢体疼痛，肿胀以踝及小腿部为主，行走时加重，休息或平卧后减轻，腓肠肌压痛，一般无全身表现。霍夫曼征阳性
髂股静脉血栓形成	突然性、广泛性、单侧下肢粗肿。胀痛以患肢的髂窝、股三角区疼痛明显。平卧时减轻，站立时加重
混合性深静脉血栓形成	兼具小腿深静脉和髂股静脉血栓形成的特点
深静脉血栓形成后遗症	肢体肿胀、浅静脉曲张、色素沉着、溃疡形成

4. 辨证论治

证型	主症	治法	方剂	药物组成
湿热下注	下肢粗肿，局部发热、发红，疼痛，活动受限，舌质红，苔黄腻，脉弦滑	清热利湿，活血化瘀	四妙勇安汤加味	四妙勇安用当归，玄参银花甘草随
血脉瘀阻	下肢肿胀，皮色紫暗，痛处固定，肢体青筋怒张，舌暗或有瘀斑，苔白，脉弦	活血化瘀，通络止痛	活血通脉汤加减	丹参、鸡血藤、生黄芪、蒲公英、赤芍、天葵子、天花粉、紫花地丁、乳香、没药
气虚湿阻	下肢肿胀，活动后加重，休息抬高下肢后减轻，皮色略暗，青筋迂曲，倦怠乏力，舌淡，边有齿印，苔薄白，脉沉	益气健脾，祛湿通络	参苓白术散加味	参苓白术扁豆陈，山药甘莲砂薏仁，桔梗上浮兼保肺，枣汤调服益脾神

5. 外治法

（1）急性期可用芒硝加冰片外敷。用芒硝500g、冰片5g共研成粉状，混合后装入纱布袋中，敷于患肢小腿肚及小腿内侧，待布袋湿透后重新更换。

（2）慢性期可用中药煎汤趁热外洗患肢，可用活血止痛散每日 1 次，每次 30～60 分钟。

6. 预防与调护

（1）高血脂患者饮食宜清淡，多食富含维生素及低脂食物，忌食油腻、肥甘、辛辣之品。严格戒烟，积极锻炼，肥胖者减轻体重。

（2）高危病人适当服用活血化瘀中药或抗凝药物。

（3）术后病人慎用止血药物，可适当垫高下肢或对小腿进行按摩，或尽量早期下床活动。

（4）患深静脉血栓形成后应卧床休息，略抬高患肢，发病 1 个月内不宜进行剧烈活动。长期卧床的病人应鼓励其做足背屈活动，防止静脉血栓形成。

（5）发病后期可使用弹力绷带，促进静脉血液回流。

三、臁疮

1. 特点 主要发于双小腿内、外侧的下 1/3 处，其特点是经久难以收口，或虽经收口，每易因损伤而复发，与季节无关。相当于西医的下肢慢性溃疡。

2. 病因病机 由久站或过度负重，而致小腿筋脉横解，青筋显露，瘀停脉络，久而化热，或小腿皮肤破损染毒，湿热下注而成。

3. 临床表现 初起小腿肿胀，色素沉着，有沉重感，局部青筋怒胀，朝轻暮重，逐年加重，或出现浅静脉炎、淤积性皮炎、湿疹等一系列静脉功能不全表现，继而在小腿下1/3处内臁或外臁持续漫肿、苔藓样变的皮肤出现裂缝，自行破溃或抓破，糜烂，滋水淋漓，溃疡形成，当溃疡扩大到一定程度时，边缘趋于稳定，周围红肿，或日久不愈，或经常复发。后期疮口下陷，边缘高起形如缸口，疮面肉色灰白或晦暗，滋水秽浊，疮面周围皮色暗红或紫黑，或四周起湿疹而痒，日久不愈。严重时溃疡可扩大，上至膝，下到足背，深达骨膜。

4. 辨证论治

证型	主症	治法	方剂	药物组成
湿热下注	小腿青筋怒张，局部发痒，红肿疼痛，滋水淋漓，疮面腐暗，伴口渴便秘，小便黄赤，苔黄腻，脉滑数	清热利湿，和营解毒	二妙丸合五神汤加减	黄柏、苍术、茯苓、金银花、牛膝、车前子、紫花地丁
气虚血瘀	疮面苍白，肉芽色淡，周围皮色黑暗、板硬，肢体沉重，倦怠乏力，舌淡紫，苔白，脉细涩无力	益气活血，祛瘀生新	补阳还五汤合四妙汤加减	黄芪、归尾、赤芍、地龙、川芎、桃仁、红花、黄柏、苍术、薏苡仁、牛膝

5. 外治法

分期	治法
初期	局部红肿，溃破渗液较多者，宜用洗药。可用马齿苋 60g，黄柏 20g，大青叶 30g，煎水温湿敷，每日 3～4 次。局部红肿，渗液量少者，宜金黄膏薄敷，每日 1 次
后期	久不收口，皮肤乌黑，疮口凹陷，疮面腐肉不脱，时流污水，用七层丹麻油调，摊贴疮面，并用绷带缠缚。腐肉已脱，露新肉者，用生肌散外盖生肌玉红膏。周围有湿疹者，用青黛散调麻油盖贴

6. 预防与调护

（1）改善肢体瘀血状态，患足宜抬高，不宜久立久行。

（2）疮口愈合后，宜常用弹性护套保护。

四、脱疽

1. 特点 以下肢为多见，初起患肢末端发凉、怕冷、苍白、麻木，可伴间歇性跛行，继则疼痛剧烈，日久患趾（指）坏死变黑，甚至趾（指）节脱落。相当于西医学的血栓闭塞性脉管炎、动脉硬化性闭塞症和糖尿病足。

2. 病因病机 本病的发生以脾肾亏虚为本，寒湿外伤为标，气血凝滞、经脉阻塞为主要病机。

3. 诊断与类证鉴别

（1）诊断要点

分期	临床表现
一期（局部缺血期）	患肢末端发凉、怕冷、麻木、酸痛，间歇性跛行。患足可出现轻度肌肉萎缩，皮肤干燥，皮色变灰，皮温稍低于健侧，足背动脉搏动减弱，部分患者小腿出现游走性红硬条索（游走性血栓性浅静脉炎）
二期（营养障碍期）	患肢发凉、怕冷、麻木、酸胀疼痛，间歇性跛行加重，出现静息痛，夜间痛甚，难以入寐，患者常抱膝而坐。患足肌肉明显萎缩，皮肤干燥，汗毛脱落，趾甲增厚，且生长缓慢，皮肤苍白或潮红或紫红，患侧足背动脉搏动消失
三期（坏死期）	二期表现进一步加重，足趾紫红肿胀、溃烂坏死，或足趾发黑、干瘪，呈干性坏疽。坏疽可先为一趾或数趾，逐渐向上发展，合并感染时，则红肿明显，患足剧烈疼痛，全身发热

（2）类证鉴别

项目	血栓性闭塞性脉管炎	动脉硬化性闭塞症	糖尿病足
发病年龄	20～40 岁	40 岁以上	40 岁以上
浅静脉炎	游走性	无	无
高血压	极少	大部分有	大部分有
冠心病	无	有	可有可无
血脂	基本正常	升高	多数升高

续表

项目	血栓性闭塞性脉管炎	动脉硬化性闭塞症	糖尿病足
血糖、尿糖	正常	正常	血糖高、尿糖阳性
受累血管	中、小动脉	大、中动脉	大、微血管

4. 辨证论治

证型	主症	治法	方剂	药物组成
寒湿阻络	患趾（指）喜暖怕冷，麻木，酸胀疼痛，皮肤苍白，触之发凉，趺阳脉搏动减弱，舌淡苔白腻，脉沉细	温阳散寒，活血通络	阳和汤加减	阳和汤法解寒凝，贴骨流注鹤膝风，熟地鹿胶姜炭桂，麻黄白芥甘草从
血脉瘀阻	患趾（指）酸胀疼痛加重，皮色紫暗，肌肉萎缩，趺阳脉搏动消失，舌有瘀斑，苔薄白，脉弦涩	活血化瘀，通络止痛	桃红四物汤加减	桃仁、红花＋芎地芍归
湿热毒盛	患肢剧痛，局部肿胀，皮肤紫暗，浸淫蔓延，溃破腐烂，便秘溲赤，舌红，苔黄腻，脉弦	清热利湿，活血化瘀	四妙勇安汤加减	四妙勇安用当归，玄参银花甘草随
热毒伤阴	皮肤干燥，毫毛脱落，趾（指）甲增厚变形，肌肉萎缩，呈干性坏疽，便秘溲赤，舌红苔黄，脉弦细数	清热解毒，养阴活血	顾步汤加减	顾步汤中用参芪，石斛当归与牛膝，银花菊花生甘草，公英地丁奏效奇
气阴两虚	疮面久不愈合，肉芽淡而不鲜，倦怠乏力，面色无华，五心烦热，舌淡尖红，少苔，脉细无力	益气养阴	黄芪鳖甲煎加减	黄芪鳖甲地骨皮，艽菀参苓柴半知，地黄芍药天冬桂，甘桔桑皮劳热宜

5. 外治法

分期	治法
未溃	可用冲和膏、红灵丹油膏外敷；亦可用当归15g，独活30g，桑枝30g，威灵仙30g，煎水熏洗，每日1次；或用附子、干姜、吴茱萸各等份研末，蜜调，敷于患足涌泉穴，每日换药1次，如发生药疹即停用；或用红灵酒少许揉擦患肢足背、小腿，每次20分钟，每日2次
已溃	溃疡面积较小者，可用上述中药熏洗后，外敷生肌玉红膏；溃疡面积较大者可施行手术治疗

6. 预防与调护

（1）禁止吸烟，少食辛辣炙煿及醇酒之品。

（2）冬季户外工作时，注意保暖，鞋袜宜宽大舒适，每天用温水泡洗双足。

（3）避免外伤。

（4）患侧肢体运动锻炼可促进患肢侧支循环形成。方法是：患者仰卧，抬高下肢45°～60° 20～30分钟，然后两足下垂床沿4～5分钟，同时两足及足趾向下、上、内、外等方向运动10次，再将下肢平放4～5分钟，每日运动3次。坏疽感染时禁用。

第十单元　其他外科疾病

学 ▽ 前 ▽ 导 ▽ 航 ....

　　重点掌握冻伤、肠痈的临床表现、辨证论治以及烧伤面积、深度的计算。早期复温，严禁用雪搓、用火烤或冷水浴等。重度烧伤的辨证论治、外治法也要掌握。注意内服方药的用药安全、外用药的适应证。熟悉毒蛇的种类。

学 ▽ 习 ▽ 要 ▽ 点 ....

一、冻伤

　　1. **特点**　局部性者以局部肿胀发凉、瘙痒、疼痛、皮肤紫斑，或起水疱、溃烂为主症；全身性者以体温下降，四肢僵硬，甚则阳气亡绝为主症。

　　2. **病因病机**　寒冷。

　　3. **临床表现**

　　（1）局部性冻伤：轻者受冻部位先有寒冷感和针刺样疼痛，皮肤呈苍白、发凉，继则出现红肿硬结或斑块，自觉灼痛、麻木、瘙痒；重者受冻部位皮肤呈灰白、暗红或紫色，并有大小不等的水疱或肿块，疼痛剧烈，或局部感觉消失。根据冻伤复温解冻后的损伤程度，可分为四度。

分度	临床表现
Ⅰ度（红斑性冻伤）	损伤在表皮层。局部皮肤红斑、水肿，自觉发热、瘙痒或灼痛，5~7天后开始干燥脱皮，愈后不留瘢痕
Ⅱ度（水疱性冻伤）	损伤达真皮层。皮肤红肿更加显著，有水疱或大疱形成，疱内液体色黄或呈血性。疼痛较剧烈，对冷、热、针刺感觉不敏感
Ⅲ度（腐蚀性冻伤）	损伤达全皮层或深及皮下组织。创面由苍白变为黑褐色，皮肤温度极低，触之冰冷，痛觉迟钝或消失。一般呈干性坏疽，坏死皮肤周围红肿、疼痛，可出现血性水疱
Ⅳ度（坏死性冻伤）	损伤深达肌肉、骨骼。表现类似Ⅲ度冻疮，局部组织发生坏死。分为干性坏疽和湿性坏疽，干性坏疽表现为坏死组织周围出现炎症反应，肢端坏死脱落后可致残；并发感染后成湿性坏疽，出现发热、寒战等全身症状，甚至合并内陷而危及生命

　　（2）全身性冻疮：开始时全身血管收缩，发生寒战，随着体温的下降，患者出现疼痛性发冷、发绀、知觉迟钝、头晕、四肢无力、昏昏欲睡等表现。继而出现肢体麻木、僵硬，幻觉，视力或听力减退，意识模糊，呼吸浅快，脉搏细弱，知觉消失甚至昏迷。

　　4. **急救和复温**　严重的全身性冻疮患者，首先脱去冰冷潮湿的衣服、鞋袜。可给予姜汤、糖水等温热饮料，亦可少量饮酒及含酒饮料，以促进血液循环，扩张周围血管。必要时静脉输入加温（不超37℃）的液体。早期复温，严禁用雪搓、用火烤或冷水浴等。在急救时，如一时无法获得热水，可将冻肢置于救护者怀中或腋下复温。

5. 辨证论治

证型	主症	治法	方剂	药物组成
寒凝血瘀	局部麻木冷痛，肤色青紫肿胀结块，发痒，手足清冷，舌淡苔白，脉沉或沉细	温经散寒，养血通脉	当归四逆汤或桂枝加当归汤加减	当归、桂枝、芍药、细辛、黄芪、丹参、红花
寒盛阳衰	时时寒战，四肢厥冷，意识模糊，呼吸微弱，舌淡紫苔白，脉微欲绝	回阳救脱，散寒通脉	四逆加人参汤或参附汤加味	附子、人参、干姜、甘草
寒凝化热	冻伤后局部坏死，疮面溃烂流脓，四周红肿色暗，伴发热口干，舌红苔黄，脉数	清热解毒，活血止痛	四妙勇安汤加味	四妙勇安用当归，玄参银花甘草随
气血虚瘀	神疲体倦，气短懒言，面色少华，疮面不敛，疮周暗红漫肿，舌淡苔白，脉细弱	益气养血，祛瘀通络	人参养荣汤或八珍汤合桂枝汤加减	党参、白术、茯苓、甘草、当归、白芍、川芎、熟地黄、桂枝

6. 外治法

分度	治法
Ⅰ、Ⅱ度冻疮	用10%胡椒酒精浸液（取胡椒粉10g，加95%酒精至100mL，浸7天后，其上清液即可外用）外涂，每日数次；或以红灵酒或生姜辣椒酊（生姜、干辣椒各60g，放入95%酒精300mL内，浸泡10天，去渣贮瓶备用）外擦，轻揉按摩患处，每天2~3次，用于红肿痛痒未溃者；或用冻疮膏或阳和解凝膏外涂。有水疱的Ⅱ度冻疮应在局部消毒后，用无菌注射器抽出疱液，或用无菌剪刀在水疱低位剪小口放出疱液，外涂冻疮膏、红油膏或生肌白玉膏等
Ⅲ、Ⅳ度冻疮	用75%酒精或碘伏液消毒患处及周围皮肤，有水疱或血疱者，用注射器抽液后用红油膏纱布包扎保暖；有溃烂时用红油膏掺八二丹外敷；腐脱新生时，用红油膏掺生肌散外敷；局部坏死严重骨脱筋连者，可配合手术治疗；肢端全部坏死者待界限清楚后或湿性坏疽威胁生命时，可行截肢（趾、指）术

7. 预防和调护

（1）普及预防知识，加强抗寒锻炼。

（2）在寒冷环境下工作的人员注意防寒保暖。

（3）防湿、防静。

（4）受冻后，不宜立即用火烤。

（5）冻疮未溃发痒时，切忌用力搔抓。

二、烧伤

1. 烧伤面积的计算

（1）手掌法：伤员本人五指并拢时，一只手掌的面积占体表面积的1%。

（2）中国九分法：将成人体表面积分为11个9等份。成人头、面、颈部为9%，双上肢为2×9%（即18%），躯干前后包括会阴部为3×9%（即27%），双下肢包括臀部为5

×9% +1% =46%。

（3）儿童烧伤面积计算法：头颈面部百分比 =9 +（12 - 年龄）。双下肢百分比 =46 -（12 - 年龄）。

2. 烧伤深度

分度		深度	创面表现	创面无感染时的愈合过程
Ⅰ度（红斑）		达表皮角质层	红肿热痛，感觉过敏，表面干燥	2~3 天后脱屑痊愈，无瘢痕
Ⅱ度（水疱）	浅Ⅱ度	达真皮浅层，部分生发层健在	剧痛，感觉过敏，有水疱，基底部呈均匀红色、潮湿，局部肿胀	1~2 周愈合，无瘢痕，有色素沉着
	深Ⅱ度	达真皮深层，有皮肤附件残留	痛觉消失，有水疱，基底苍白，间有红色斑点、潮湿	3~4 周愈合，可有瘢痕
Ⅲ度（焦痂）		达皮肤全层，甚至伤及皮下组织、肌肉和骨骼	痛觉消失，无弹力，坚硬如皮革样，蜡白焦黄或炭化，干燥。干后皮下静脉阻塞如树枝状	2~4 周焦痂脱落，形成肉芽创面，除小面积外，一般均需植皮才能愈合，可形成瘢痕和瘢痕挛缩

3. 重度烧伤的辨证论治

证型	主症	治法	方剂	药物组成
火毒伤津	壮热烦躁，口干喜饮，便秘尿赤，舌红绛而干，苔黄糙，或舌光无苔，脉洪数	清热解毒，益气养阴	黄连解毒汤、银花甘草汤、犀角地黄汤或清营汤加减	芩连柏栀；金银花、甘草；犀角地黄芍药丹，血升胃热火邪干；犀地银翘玄连竹，丹麦清热更护阴
阴伤阳脱	神疲倦卧，面色苍白，呼吸气微，表情淡漠，自汗肢冷，舌淡嫩无苔，脉微欲绝	回阳救逆，益气护阴	四逆汤、参附汤合生脉散加味	四逆汤中附草姜，阳衰寒厥急煎尝；人参，附子；生脉麦味与人参
火毒内陷	壮热不退，躁动不安，舌红绛而干，苔黄糙。或神昏谵语，或鼻翼扇动，或痉挛抽搐，或便溏黏臭，或浮肿	清营凉血解毒	清营汤或黄连解毒汤合犀角地黄汤加减	犀地银翘玄连竹，丹麦清热更护阴；芩连柏栀；犀角地黄芍药丹，血升胃热火邪干
气血两虚	低热，气短懒言，面色无华，自汗盗汗，创面肉芽色淡，舌淡苔薄白，脉细弱	补气养血，兼清余毒	托里消毒散或八珍汤加减	党参、川芎、当归、白芍、白术、金银花、茯苓、白芷、皂角刺、甘草、桔梗、黄芪；参术茯草 + 芎地芍归
脾虚阴伤	面色萎黄，纳呆食少，腹胀便溏，口干少津，舌暗红而干，苔花剥，脉细数	补气健脾，益胃养阴	益胃汤合参苓白术散加减	益胃汤能养胃阴，冰糖玉竹与沙参，麦冬生地同煎服，温病须虑热伤津；参苓白术扁豆陈，山药甘莲砂薏仁，桔梗上浮兼保肺，枣汤调服益脾神

4. 中小面积烧伤创面的处理

（1）小面积Ⅰ、Ⅱ度烧伤可外涂京万红烫伤药膏、清凉膏、紫草膏、万花油等，暴露或包扎；或用地榆粉、大黄粉各等分，麻油调敷后包扎，隔日换药1次。

（2）较大面积的Ⅱ度烧伤，皮肤无破损者，抽出疱内液体后，用虎地酊喷洒创面，每日数次；水疱完整或水疱已破者，剪去破损外皮，外用湿润烧伤膏。

三、毒蛇咬伤

1. 毒蛇的种类、有毒蛇与无毒蛇的区别

（1）毒蛇的种类：神经毒者有银环蛇、金环蛇、海蛇，血循毒者有蝰蛇、尖吻蝮蛇、竹叶青蛇和烙铁头蛇，混合毒者有眼镜蛇、眼镜王蛇和蝮蛇。

（2）有毒蛇和无毒蛇的区别：无毒蛇伤的牙痕小而排列整齐。

2. 病因病机 蛇毒系风、火二毒。风火相扇，邪毒鸱张，客于营血或内陷厥阴，形成严重的全身性中毒症状。

3. 治疗方法

（1）局部常规处理：早期结扎、扩创排毒、烧灼、针刺、火罐排毒、封闭疗法、局部用药。

（2）辨证论治：风毒证、火毒证、风火毒证、蛇毒内陷证辨证施治。

（3）血清疗法：采用抗蛇毒血清治疗。

（4）其他：危重症抢救。

四、肠痈

1. 病因病机 饮食不节、饱食后急剧奔走或跌扑损伤、寒温不适、情志所伤。

2. 诊断要点

（1）临床表现

分期	临床表现
初期	转移性右下腹痛，疼痛呈持续性、进行性加重。右下腹压痛
酿脓期	病情发展渐至化脓，腹痛加剧，右下腹明显压痛、反跳痛，局限性腹皮挛急，或右下腹可触及包块。伴壮热不退
溃脓期	腹痛扩展至全腹，腹皮挛急，全腹压痛、反跳痛，恶心呕吐，大便秘结
变证	慢性肠痈、腹部包块、湿热黄疸、内外瘘形成

（2）实验室检查：初期白细胞计数及中性粒细胞比例增高，在酿脓期和溃脓期，白细胞计数常升至 $18 \times 10^9/L$ 以上。

3. 辨证论治

证型	主症	治法	方剂	药物组成
瘀滞	转移性右下腹痛，呈持续性、进行性加剧，右下腹局限性压痛或拒按，伴恶心纳差，苔白腻，脉弦滑	行气活血，通腑泄热	大黄牡丹汤合红藤煎剂加减	金匮大黄牡丹汤，桃仁芒硝瓜子蒌；红藤、延胡索、乳香、没药
湿热	腹痛加剧，右下腹或全腹有压痛、反跳痛，腹皮挛急，右下腹可摸及包块，恶心呕吐，便秘，舌红苔黄腻，脉滑数	通腑泄热，解毒利湿透脓	复方大柴胡汤加减或大黄牡丹汤合红藤煎剂加减	大柴胡汤用大黄，枳芩夏芍枣生姜；大黄牡丹汤见上；红藤煎剂见上
热毒	腹痛剧烈，全腹有压痛、反跳痛，腹皮挛急，高热不退，汗出烦渴，恶心呕吐，腹胀便秘，舌红绛而干，苔黄糙，脉洪数	通腑排脓，养阴清热	大黄牡丹汤合透脓散加减	大黄牡丹汤见上；透脓散内用黄芪，山甲芎归总得宜，加上角针头自破，何妨脓毒隔千皮

4. 外治法

（1）无论脓已成或未成，金黄散、玉露散或双柏散外敷右下腹；或用消炎散加黄酒或加醋调敷。如阑尾周围脓肿形成后，可先行脓肿穿刺抽脓，注入抗生素，用金黄膏或玉露膏外敷。

（2）大黄牡丹汤、复方大柴胡汤等煎剂150～200mL，直肠内缓慢滴入。

第十章

中医妇科学

章 ▽ 节 ▽ 提 ▽ 示

　　本章内容主要以类病为单元，介绍妇科疾病中常见的月经病、带下病、妊娠病、产后病、妇科杂病的定义、病因病机、辨证论治、其他疗法、转归与预后、预防与调护等内容。医者首先应通过中医四诊做出正确的病证诊断，再结合所学知识与临床经验施以内服、外治等对症治疗。注意用药安全。针刺腧穴需严格掌握进针的角度、深度。

第一单元　女性的生理特点

学 ▽ 前 ▽ 导 ▽ 航

　　掌握妊娠期生理现象、预产期的计算方法。熟悉月经的生理表现、恶露的持续时间及哺乳期的断乳时间。

学 ▽ 习 ▽ 要 ▽ 点

一、月经

　　1. 月经的生理表现

　　（1）月经初潮多在 13～14 岁，可早至 11～12 岁，迟至 16 岁。周期一般为 21～35天，平均28天。正常经期为 3～7 天，多数为 3～5 天。经量一般 30～50mL，＞80mL 为月经过多。经色暗红，经质是不稀不稠，不凝固，无血块，无特殊臭气。经行前可见胸乳略胀，小腹略坠，情绪波动等表现。绝经年龄一般为 45～55 岁。

　　（2）身体无病而月经定期两个月来潮一次者，称为"并月"；三个月一潮者，称为"居经"或"季经"；一年一行者称为"避年"；还有终生不潮却能受孕者，称为"暗经"；受孕初期仍能按月经周期有少量出血而无损于胎儿者，称为"激经"，又称"盛胎"或"垢胎"。

　　2. 月经产生的机理　月经的产生，是女子发育成熟后，脏腑（肾、肝、脾、心、肺）、天癸、气血、经络协调作用于胞宫的生理现象。现代称之为"肾－天癸－冲任－胞宫轴"。

二、妊娠与产育

　　1. 妊娠机理　肾气充盛，天癸成熟，任通冲盛，精壮经调，适时和合，便成胎孕。

　　2. 妊娠期生理　现象月经停闭、早孕反应（恶心欲呕）、妊娠滑脉、乳房变化（增大、发胀、乳晕变黑）、子宫增大、下腹膨隆、胎动、胎心、胎体（20 周后可触及）。

3. **预产期的计算方法**　从末次月经第 1 天算起，月份数加 9（或减 3），日数加 7（阴历加 14）。

4. **恶露的概念及持续时间**　红恶露持续 3～4 天；浆液性恶露持续 7～10 天；白恶露 2～3 周干净。

5. **哺乳期的最佳断乳时间**　以产后 10～12 个月为宜。

第二单元　妇科疾病的病因病机

学 ▼ 前 ▼ 导 ▼ 航

了解妇科疾病的病因病机。

学 ▼ 习 ▼ 要 ▼ 点

一、病因

寒热湿邪、七情内伤、生活失度、体质因素。

二、病机

脏腑功能失常、气血失调、冲任督带损伤。

第三单元　月经病

学 ▼ 前 ▼ 导 ▼ 航

月经病是临床妇科疾病中的常见病。重点掌握月经病的定义、病因病机、辨证论治，痛经、崩漏为重中之重。注意用药安全。注意经间期出血与月经先期、月经过少、赤带的鉴别，防止误诊、误治。体针疗法严格掌握腧穴进针的角度、深度，推拿疗法需把握好治疗度。准确评估疾病的转归，以及时调整治疗方案。合理预防与调摄。

学 ▼ 习 ▼ 要 ▼ 点

一、概述

1. **定义**　月经病是以月经的周期、经期、经量异常为主症，或伴随月经周期，或于经断前后出现明显症状为特征的疾病。

2. **治疗原则**　①重在治本以调经；②"急则治其标，缓则治其本"。

3. **治疗注意事项**　治疗月经病要顺应和掌握规律。

（1）顺应月经周期中阴阳转化和气血盈亏的变化规律：经期血室正开，宜和血调气，或引血归经，过寒过热、大辛大散之剂宜慎，以免滞血或动血；经后血海空虚，宜予调补，即经后勿滥攻；经前血海充盈，宜予疏导，即经前勿滥补。

（2）顺应不同年龄阶段论治的规律：青春期重治肾，生育期中年重治肝，绝经后或老年期重治脾。

（3）掌握虚实补泻规律：月经病可分虚实两类，治疗虚证月经病多以补肾扶脾养血为主，治疗实证月经病多以疏肝理气活血为主。虚实夹杂者，又当攻补兼施。

二、月经先期

1. **定义**　月经周期提前 7 天以上，甚至十余日一行，连续两个周期以上者，称为"月经先期"，亦称"经期超前""经行先期""经早""经水不及期"等。

2. **病因病机**　气虚和血热。

3. **辨证论治**

证型	主症	治法	方剂	药物组成
脾气虚	月经周期提前，或经量多，色淡红，质清稀，神疲气短，小腹空坠，纳少便溏，舌淡红苔薄白，脉细弱	补脾益气，摄血调经	补中益气汤加减	补中益气芪术陈，升柴参草当归身
肾气虚	周期提前，经量或多或少，色淡暗，质清稀，腰膝酸软，头晕耳鸣，舌淡暗，苔白润，脉沉细	补益肾气，固冲调经	固阴煎加减	党参、熟地黄、山药、山茱萸、远志、炙甘草、五味子、菟丝子
阳盛血热	经来先期，量多，色深红，质黏稠，或伴心烦，面红口干，小便短黄，大便燥结，舌红苔黄，脉数	清热凉血调经	清经散加减	牡丹皮、地骨皮、白芍、生地黄、青蒿、黄柏、茯苓、侧柏叶
阴虚血热	经来先期，量少或量多，色红质稠，或伴两颧潮红，手足心热，舌红苔少，脉细数	养阴清热调经	两地汤加减	生地黄、地骨皮、玄参、麦冬、阿胶、白芍、侧柏叶
肝郁血热	月经提前，量或多或少，经色深红，质稠，或乳房胀痛，或烦躁易怒，口苦咽干，舌红苔薄黄，脉弦数	疏肝清热，凉血调经	丹栀逍遥散加减	牡丹皮、栀子、当归、白芍、柴胡、白术、茯苓、煨姜、薄荷、炙甘草

4. **其他疗法**

（1）体针疗法

1）治法：和血调经。以任脉及足太阴经穴为主。

2）主穴：关元、血海、三阴交。

3）配穴：实热＋太冲或行间、期门。虚热＋太溪。气虚＋足三里、脾俞。月经量多＋隐白。心烦＋神门。腰骶疼痛＋肾俞、次髎。

4）操作：毫针刺，关元、三阴交用平补平泻法，血海用泻法。配穴按虚补实泻法操作。气虚者针后加灸或用温针灸。

5）方义：关元为调理冲任的要穴；血海清泄血分之热；三阴交调理肝脾肾，为调经之要穴。

（2）推拿疗法

1）基本治法

	取穴及部位	主要手法	操作方法
腹部	关元、气海、中极	一指禅推法、摩法、揉法	患者仰卧位，医生坐于右侧。先用一指禅推法或揉法于气海、关元、中极等穴，每穴约1分钟，以得气为度；然后用摩法顺时针方向摩小腹治疗，时间6~8分钟
腰背部	脾俞、肝俞、肾俞	按法、揉法、一指禅推法	患者俯卧位。医生用一指禅推法施术于背部两侧膀胱经，重点在脾俞、肝俞、肾俞等处，时间3~5分钟；然后用按揉法于脾俞、肝俞、肾俞等穴，每穴约1分钟，以得气酸胀为度
下肢部	三阴交、太冲、太溪	按法、揉法	患者仰卧位。医生用双拇指按揉三阴交、太冲、太溪等穴，每穴约1分钟，以酸胀为度

2）辨证治疗

证型	操作方法
血热	①用拇指按揉法施术于大敦、行间、隐白、三阴交、解溪、血海等穴，每穴操作约1分钟，以得气为度；②用拇指或食指、中指按揉肝俞、胃俞、大肠俞，操作3~5分钟
脾虚	①在患者腹部用掌按法，施术于患者中脘、气海，每穴持续按压3分钟，使腹部出现发热感；②用拇指按揉足三里、三阴交，每穴约1分钟，以得气为度；③用拇指按揉法施术于脾俞、胃俞，每穴操作1分钟；④用掌擦法施术于背部脾俞、胃俞处，以透热为度
肾虚	①用掌按法施术于关元穴，操作3分钟，以热深透下腹为度；②用拇指按揉双侧涌泉穴，持续施术1分钟，然后沿足底纵轴用掌擦法，反复摩擦，以透热为度；③用擦法施术于背部督脉和足太阳膀胱经两侧，反复摩擦5~7遍，然后擦肾俞、命门、白环俞，以透热为度

（3）耳针疗法：选皮质下、内生殖器、内分泌、肾、肝、脾，毫针刺，捻转法中等刺激，每日1次，每次留针15~20分钟。也可揿针埋藏或压丸法，每3~5日更换1次。

（4）皮肤针疗法：选背部第二腰椎以下夹脊穴或背俞穴，下腹部任脉、肾经、脾胃经，膝以下足三阴经。用皮肤针轻叩，至局部皮肤潮红，隔日1次。

（5）穴位注射疗法：取脾俞、肾俞、肝俞、三阴交、血海、足三里、关元。每次选用2~3穴，选当归注射液或丹参注射液，每穴注射0.5~2mL。

5. 转归与预后　本病治疗得当，多易痊愈，若伴经量过多、经期延长者，可发展为崩漏，使病情反复难愈。

6. 预防与调摄　①节饮食；②调情志；③适劳逸；④节房事和节制生育。

三、月经后期

1. 定义　月经周期延后7天以上，甚至错后3~5个月一行者，称为"月经后期"。亦称"经行后期""月经延后""月经落后""经迟"等。一般认为需连续出现两个周期以上。

2. 月经后期与早孕的鉴别　早孕者，有早孕反应，妇科检查宫颈着色，子宫体增大、变软，妊娠试验阳性，B超检查可见子宫腔内有孕囊。月经后期无以上表现，且有月经失调病史。

3. 病因病机

（1）虚：肾虚、血虚、虚寒导致精血不足，冲任不充，血海不能按时满溢而经迟。

（2）实：血寒、气滞等导致血行不畅，冲任受阻，血海不能如期满盈，致使月经后期而来。

4. 辨证论治

证型		主症	治法	方剂	药物组成
肾虚		周期延后，量少，色暗淡，质清稀，腰膝酸软，头晕耳鸣，舌淡，苔薄白，脉沉细	补肾养血调经	当归地黄饮加减	当归、熟地黄、山茱萸、杜仲、山药、牛膝、炙甘草
血虚		周期延后，量少，色淡红，质清稀，或头晕眼花，心悸少寐，面色苍白，舌淡红，脉细弱	补血益气调经	大补元煎加减	大补元煎益精方，人参草药培脾安，归地山萸滋真水，杜仲枸杞冲任藏
血寒	虚寒	月经延后，量少，色淡红，质清稀，小腹隐痛，喜暖喜按，腰酸无力，小便清长，便溏，舌淡苔白，脉沉迟	扶阳祛寒调经	温经汤（《金匮要略》）加减	温经归芍桂萸芎，姜夏丹皮及麦冬，参草扶脾胶益血，暖宫祛瘀在温通
	实寒	月经周期延后，量少，色暗有块，小腹冷痛拒按，得热痛减，畏寒肢冷，舌淡暗，苔白，脉沉紧	温经散寒调经	温经汤（《妇人大全良方》）加减	当归、川芎、芍药、牡丹皮、人参、肉桂、甘草、莪术、牛膝
气滞		月经周期延后，量少或正常，色暗红，小腹胀痛，经前乳房胀痛，舌质正常或红，苔薄白，脉弦	理气行滞调经	乌药汤加减	乌药、香附、木香、当归、甘草

5. 其他疗法

（1）体针疗法

1）治法：温经散寒，行血调经。以任脉及足太阴经穴为主。

2）主穴：气海、三阴交。

3）配穴：寒实＋子宫、天枢、地机。虚寒＋命门、关元、归来。

4）操作：毫针刺，气海、三阴交用补法，可用灸法。配穴按虚补实泻法操作，可用灸法或温针灸。

5）方义：气海益气温阳，调一身之阳气，温灸更可温经散寒。三阴交为肝、脾、肾三经交会穴，可调补三阴经经气，和血调经。

（2）推拿疗法

1）基本治法

	取穴及部位	主要手法	操作方法
腹部	关元、气海、中极	一指禅推法、摩法	患者仰卧位，医生坐于右侧。先用一指禅推法或揉法施术于气海、关元、中极等穴，每穴约1分钟，以得气为度；然后用摩法顺时针方向摩小腹治疗，时间6～8分钟
腰背部	脾俞、肝俞、肾俞	按法、揉法、一指禅推法	患者俯卧位。医生用一指禅推法施术于背部两侧膀胱经，重点在脾俞、肝俞、肾俞等处，时间3～5分钟；然后用按揉法施术于脾俞、肝俞、肾俞等穴，每穴约1分钟，以得气酸胀为度
下肢部	三阴交、太冲、太溪	按法、揉法	患者仰卧位。医生用双拇指按揉三阴交、太冲、太溪等穴，每穴约1分钟，以酸胀为度

2）辨证治疗

证型	操作方法
肾虚	①用掌按法施术于关元穴，操作3～5分钟，以热深透下腹为度；②用拇指按揉双侧涌泉穴，持续施术1分钟，然后沿足底纵轴用掌擦法，反复摩擦，以透热为度；③用擦法施术于背部督脉和足太阳膀胱经两侧，反复摩擦5～7遍，然后再擦肾俞、命门、白环俞，以透热为度
血虚	①在患者腹部用掌按法，施术于患者中脘、气海，每穴持续按压3分钟，使腹部出现发热感；②用拇指按揉足三里、三阴交，每穴约1分钟，以得气为度；③用拇指按揉法施术于脾俞、胃俞，每穴操作1分钟；④用掌擦法施术于背部脾俞、胃俞处，以透热为度
血寒	①用掌按法施术于神阙穴，持续按压3～5分钟，使患者下腹部出现发热感；②用掌擦法施术于背部督脉和肾俞、命门部位，反复摩擦1～2分钟，以皮肤透热为度
气滞	①用拇指按揉章门、期门，每穴约2分钟；②用拇指按揉膈俞、肝俞，操作3～5分钟

（3）耳针疗法：选皮质下、内生殖器、内分泌、肾、肝、脾，毫针刺；捻转法中等刺激，每日1次，每次留针15～20分钟。也可揿针埋藏或压丸法，每3～5日更换1次。

（4）皮肤针疗法：选背部第二腰椎以下夹脊穴或背俞穴，下腹部任脉、肾经、脾胃经，膝以下足三阴经。用皮肤针轻叩，至局部皮肤潮红，隔日1次。

（5）穴位注射疗法：取脾俞、肾俞、肝俞、三阴交、血海、足三里、关元。每次选用2～3穴，选当归注射液或丹参注射液，每穴注射0.5～2mL。

6. **转归与预后**　本病常与月经量少同时出现，治疗及时得当，一般预后较好，否则常可发展为闭经。生育年龄，若月经后期、量少，常可导致不孕。

7. **预防与调摄**　①适寒温；②节饮食；③调情志；④做好计划生育。

四、月经先后无定期

1. **定义**　月经周期或前或后7天以上，连续3个周期以上者，称为"月经先后无定期"。又称"经水先后无定期""月经愆期""经乱"等。

2. **病因病机**　肝肾功能失常，冲任失调，血海蓄溢失常。

3. 辨证论治

证型	主症	治法	方剂	药物组成
肝郁	经来先后无定,经量或多或少,色暗红,胸胁、乳房、少腹胀痛,时叹息,苔薄白,脉弦	疏肝理气调经	逍遥散加减	逍遥散用当归芍,柴苓术草加姜薄
肾虚	经行或先或后,量少,色淡暗,质清,腰骶酸痛,头晕耳鸣,舌淡苔白,脉细弱	补肾调经	固阴煎加减	党参、熟地黄、山药、山茱萸、远志、炙甘草、五味子、菟丝子

4. 其他疗法

（1）体针疗法

1）治法：调补肝肾,调理冲任。以任脉及足太阴经穴为主。

2）主穴：关元、三阴交、肝俞。

3）配穴：肝郁＋期门、太冲。肾虚＋肾俞、太溪。胸胁胀痛＋膻中、内关。

4）操作：毫针刺,肝俞用泻法,其余主穴用补法。配穴按虚补实泻法操作。

5）方义：关元补肾培元,通调冲任。三阴交补脾胃、益肝肾、调气血。肝俞疏肝理气。

（2）推拿疗法

1）基本治法

	取穴及部位	主要手法	操作方法
腹部	关元、气海、中极	一指禅推法、摩法、揉法	患者仰卧位,医生坐于右侧。先用一指禅推法或揉法于气海、关元、中极等穴,每穴约1分钟,以得气为度;然后用摩法顺时针方向摩小腹治疗,时间6~8分钟
腰背部	脾俞、肝俞、肾俞	按法、揉法、一指禅推法	患者俯卧位。医生用一指禅推法施术于背部两侧膀胱经,重点在脾俞、肝俞、肾俞等处,时间3~5分钟;然后用按揉法施术于脾俞、肝俞、肾俞等穴,每穴约1分钟,以得气酸胀为度
下肢部	三阴交、太冲、太溪	按法、揉法	患者仰卧位。医生用双拇指按揉三阴交、太冲、太溪等穴,每穴约1分钟,以酸胀为度

2）辨证治疗

证型	操作要点
肝郁	①用拇指按揉章门、期门,每穴约2分钟;②用拇指按揉膈俞、肝俞,操作3~5分钟
肾虚	①用掌按法施术于关元穴,操作3~5分钟,以热深透下腹为度;②用拇指按揉双侧涌泉穴,持续施术1分钟,然后沿足底纵轴用掌擦法,反复摩擦,以透热为度;③用擦法施术于背部督脉和足太阳膀胱经两侧,反复摩擦5~7遍,然后擦肾俞、命门、白环俞,以透热为度

（3）耳针疗法：选皮质下、内生殖器、内分泌、肾、肝、脾,毫针刺,捻转法中等刺激,每日1次,每次留针15~20分钟。也可揿针埋藏或压丸法,每3~5日更换一次。

（4）皮肤针疗法：选背部第 2 腰椎以下夹脊穴或背俞穴，下腹部任脉、肾经、脾胃经，膝以下足三阴经。用皮肤针轻叩，至局部皮肤潮红，隔日 1 次。

（5）穴位注射疗法：取脾俞、肾俞、肝俞、三阴交、血海、足三里、关元。每次选用 2~3 穴，选当归注射液或丹参注射液，每穴注射 0.5~2mL。

5. 转归与预后　本病如及时治疗，重视调护，可望治愈；若治不及时，或调护不当，则可转化为崩漏或闭经，治疗比较困难。

6. 预防与调摄　①调情志；②实行计划生育。

五、 月经过多

1. 定义　月经量明显增多，而周期基本正常者，称为"月经过多"。亦有称"经水过多"。一般认为月经量以 30~50mL 为适宜，超过 80mL 为月经过多。

2. 病因病机　病因为气虚、血热、血瘀。病机为冲任不固，经血失于制约。

3. 辨证论治

证型	主症	治法	方剂	药物组成
气虚	经行量多，色淡红，质清稀，神疲气短，小腹空坠，舌淡苔薄，脉细弱	补气摄血固冲	举元煎加减	举元煎中用参芪，白术升麻炙草宜
血热	经行量多，色鲜红，质稠，伴口渴心烦，尿黄便结，舌红，苔黄，脉滑数	清热凉血，固冲止血	保阴煎加减	保阴煎方用白芍，生熟二地怀山药
血瘀	经行量多，色紫暗，有血块，经行腹痛，舌紫暗，脉涩	活血化瘀止血	失笑散加减	蒲黄、五灵脂、益母草、三七、茜草

4. 转归与预后　本病常因失血过多引起气血俱虚，严重影响身体健康，故应针对病因，积极治疗。如病程过长，可发展为崩漏，反复难愈。

5. 预防与调摄　①调情志；②调饮食，少食辛辣温燥之品，饮食富有营养，易消化；③经期注意休息。

六、 月经过少

1. 定义　月经周期正常，经量明显减少，或行经时间不足 2 天，甚或点滴即净者，称"月经过少"。一般认为月经量少于 20mL 为月经过少。

2. 病因病机

（1）虚证：精亏血少，冲任血海空虚，经血乏源。

（2）实证：瘀血内停，或痰湿内生，痰瘀阻滞冲任血海，血行不畅。

3. 辨证论治

证型	主症	治法	方剂	药物组成
肾虚	经量素少或渐少，色暗淡，质稀，腰膝酸软，头晕耳鸣，夜尿多，舌淡，脉沉弱	补肾益精，养血调经	归肾丸加减	景岳全书归肾丸，杜仲枸杞菟丝含，归地药苓山茱萸，调经补肾又养肝

续表

证型	主症	治法	方剂	药物组成
血虚	经量渐少，或点滴即净，色淡，质稀，头晕眼花，面色萎黄，舌淡红，脉细	养血益气调经	滋血汤加减	党参、山药、黄芪、白茯苓、川芎、当归、白芍、熟地黄
血瘀	经行涩少，色紫暗，有血块，小腹胀痛，血块排出后痛减，舌紫暗，脉沉涩	活血化瘀调经	桃红四物汤加减	桃仁、红花＋芎地芍归
痰湿	经行量少，色淡红，质黏腻如痰，形体肥胖，胸闷呕恶，舌淡，苔白腻，脉滑	化痰燥湿调经	苍附导痰丸加减	苍附导痰叶氏方，陈苓神曲夏姜南，甘草枳壳行气滞，痰浊经闭此方商

4. **转归与预后**　本病常与月经后期同时并见，如不及时调治，可发展为闭经、不孕。

5. **预防与调摄**　①经期注意保暖，不宜冒雨涉水、过食生冷；②保持心情舒畅；③节房事，节制生育，避免手术损伤；④及早积极治疗原发病。

七、 经间期出血

1. **定义**　两次月经中间，出现周期性的少量阴道出血者，称为"经间期出血"。

2. **类证鉴别**

（1）月经先期

病名	不同点
月经先期	经量正常或时多时少，基础体温由高温下降至低温时开始出血
经间期出血	月经量较少，出血时间规律地发生于基础体温低高温转变时

（2）月经过少

病名	不同点
月经过少	周期尚正常，仅量少，甚或点滴而下
经间期出血	常发生在两次月经的中间时期

（3）赤带

病名	不同点
赤带	排出无周期性，持续时间较长，或反复发作，可有接触性出血史，妇科检查常见宫颈糜烂、赘生物或子宫、附件区压痛明显
经间期出血	有明显的周期性，一般2~3天可自行停止

3. **病因病机**　肾阴不足，或湿热内蕴，或瘀阻胞络，阳气内动时，阴阳转化不协调，阴络易伤，损及冲任，血海固藏失职，血溢于外，酿成经间期出血。

4. 辨证论治

证型	主症	治法	方剂	药物组成
肾阴虚	两次月经中间，阴道少量出血或稍多，色鲜红，质稠，头晕腰酸，五心烦热，舌红，脉细数	滋肾养阴，固冲止血	两地汤合二至丸加减	生地黄、玄参、白芍、麦冬、阿胶、地骨皮、女贞子、旱莲草
湿热	两次月经中间，阴道出血量稍多，色深红，质黏腻，骨节酸楚，舌红，苔黄腻，脉滑数	清利湿热，固冲止血	清肝止淋汤加减	当归、白芍、生地黄、黑豆、牡丹皮、香附、黄柏、牛膝、茯苓、小蓟
血瘀	经间期出血量少或多少不一，有血块，少腹两侧刺痛，舌有紫斑，脉细弦	化瘀止血	逐瘀止血汤加减	生地黄、大黄、赤芍、牡丹皮、归尾、枳壳、桃仁、龟甲

5. **转归及预后**　本病若阳气不复则出血可延续到经前期；治疗不及时可引起月经周期紊乱，月经淋漓不尽，甚或崩漏、不孕症等。

6. **预防及调摄**　①出血期间适当休息；②保持外阴局部清洁，严禁性生活；③饮食宜清淡富有营养；④调畅情志，加强锻炼。

八、崩漏

1. **定义**　崩漏是月经的周期、经期、经量发生严重失常的病证，是指经血非时暴下不止或淋漓不尽，前者谓之崩中，后者谓之漏下。

2. **病因病机**　主要病机是冲任损伤，不能制约经血。常见病因病机概括为虚、热、瘀。

3. **治疗原则**　"急则治其标，缓则治其本"。灵活运用塞流（止血）、澄源（求因治本）、复旧（固本善后）。

4. **辨证论治**

（1）出血期

证型		主症	治法	方剂	药物组成
脾虚		经血非时暴下不止，或淋漓不尽，血淡质稀，小腹空坠，纳呆便溏，舌淡胖，边有齿印，苔白，脉沉弱	补气摄血，固冲止崩	固本止崩汤加减	熟地黄、白术、黄芪、当归、炮姜、党参
肾虚	肾气虚	经乱无期，出血量多，势急如崩，或淋漓不净，面色晦暗，腰脊酸软，舌质淡暗，苔白润，脉沉弱	补肾益气，固冲止血	加减苁蓉菟丝子丸	加减苁蓉菟丝子，熟地当归枸杞子，桑寄艾叶覆盆子，补肾益气血即止
	肾阳虚	经乱无期，出血量多或淋漓不尽，血色淡红，肢冷畏寒，腰膝酸软，夜尿多，舌淡暗，苔白润，脉沉细无力	温肾益气，固冲止血	右归丸加减	右归丸中地附桂，山药茱萸菟丝归，杜仲鹿胶枸杞子，益火之源此方魁

续表

证型		主症	治法	方剂	药物组成
	肾阴虚	经乱无期，出血量少，淋漓不止，经色鲜红，质稠，头晕耳鸣，腰膝酸软，舌红少苔，脉细数	滋肾益阴，固冲止血	左归丸合二至丸或滋阴固气汤	熟地黄、山药、山茱萸、枸杞、川牛膝、菟丝子、鹿胶、龟胶、女贞子、旱莲草；党参、黄芪、白术、阿胶、续断、菟丝子、首乌、山茱萸、鹿角霜、白芍、炙甘草
血热	虚热	经来无期，量少淋漓不尽或量多势急，血色鲜红，烦热少寐，舌红少苔，脉细数	养阴清热，固冲止血	上下相资汤加减	上下相资用三参，归地五味车前追，葳蕤麦冬牛膝入，虚热崩漏此方推
	实热	经血突然暴崩如注，血色深红，质稠，口渴烦热，便秘溺黄，舌红苔黄，脉滑数	清热凉血，固冲止血	清热固经汤加减	清热固经棕炭芩，焦栀三地藕龟寻；牡蛎胶草清血热，淋漓血崩热盛因
血瘀		经血非时而下，量时多时少，时出时止，经色暗有血块，舌质紫暗，脉弦涩	活血化瘀，固冲止血	逐瘀止血汤或将军斩关汤加减	闪跌逐瘀止血汤，破瘀归芍丹大黄，龟板桃仁枳生地，急治其标止崩良；熟军炭、熟地黄、生地黄、茯神、炒谷芽、黄芪、阿胶、三七、红花、茜草、益母草

（2）止血后

1）辨证论治：可参照出血期各证型辨证论治，但应去除各方中的止血药，并配合补血以纠正贫血。

2）按年龄阶段论治：①青春期尤其是生育期患者：经后期滋肾养血，经间期补肾活血，经前期调补肾阴阳和补肾疏肝，行经期活血化瘀通经，一般连用3个月经周期。②围绝经期崩漏患者：排除器质性和恶性病变后，健脾养血。

3）按盈虚消长规律论治：常选左归丸或归肾丸或定经汤等先补3周左右，第4周多选桃红四物汤加香附、枳壳、益母草、川牛膝。

4）中西医结合治疗：中药结合激素治疗。对于更年期崩漏患者，可选大补元煎或人参养荣汤健脾益气养血善其后。

5）手术治疗：对于生育期和更年期久治不愈的顽固性崩漏，或已经诊刮子宫内膜病理检查提示有恶变倾向者，宜手术治疗，手术方法分别为宫内膜切除术或全子宫切除术。

5. 其他疗法

（1）体针疗法

	治法	主穴	配穴	操作	方义
实证	清热利湿，理气行瘀。以任脉及足太阴经穴为主	关元、三阴交、隐白	血热＋血海。湿热＋阴陵泉。气郁＋太冲。血瘀＋地机	毫针刺，关元用平补平泻法，按虚补实泻法进行操作。每日1次，每次留针20~30分钟，10次为一疗程	关元、三阴交清泻三经之湿、热、瘀等，疏肝理气。隐白是治疗崩漏的经验穴
虚证	调补冲任，益气调经。以任脉及足太阴经穴为主	气海、足三里、三阴交	脾虚＋百会、脾俞。肾阳虚＋腰阳关、命门。肾阴虚＋然谷、太溪	毫针刺，按虚补实泻法进行操作。每日1次，每次留针20~30分钟，10次为一疗程	气海固本益气，调补冲任。足三里补益气血，使经血生化有源。三阴交健脾益气

（2）耳针疗法：选内生殖器、皮质下、内分泌、肾、肝、脾、卵巢，毫针刺用中等刺激，每次留针20~30分钟。或用揿针埋藏或王不留行籽贴压，每3~5日更换一次。

（3）皮肤针疗法：取腰骶部督脉、足太阳经，下腹部任脉、足少阴经、足阳明经、足太阴经，下肢部足三阴经。由上向下反复叩刺3遍至局部微出血。

（4）三棱针疗法：取腰骶部督脉或足太阳经上反应点。每次选用2~4个点，挑断皮下白色纤维数根。每月1次，连续挑刺3次。

（5）头针疗法：取额旁3线，头针常规刺法。

6. 转归与预后

崩漏出血期必有瘀阻冲任、子宫的转归，止血治疗务必兼顾病机转归灵活处理。青春期崩漏，随发育渐成熟，肾－天癸－冲任－胞宫生殖轴协调，最终可建立正常排卵的月经周期；生育期崩漏，正值排卵旺盛期，部分病者有自愈趋势。更年期崩漏疗程相对较短，止血后健脾补血消除虚弱症状，少数须手术治疗或促使其绝经以防复发。

7. 预防与调摄

（1）重视经期卫生，尽量避免或减少宫腔手术。

（2）早期治疗月经过多、经期延长、月经先期等出血倾向的月经病。

（3）一旦发生，须及早治愈，加强锻炼。

（4）调摄首重个人卫生防感染，次调饮食增营养，再适劳逸、畅情怀。

九、闭经

1. 定义

女子年逾16周岁，月经尚未来潮，或月经周期已建立后又中断6个月以上者或月经停闭超过了3个月经周期者，称为"闭经"。前者称原发性闭经，后者称继发性闭经。中医学将闭经称之"经闭""不月""月事不来""经水不通"等。

2. 闭经与妊娠的鉴别

病名	不同点
闭经	停经前大部分有月经紊乱，继而闭经，无妊娠反应和其他妊娠变化
妊娠	伴厌食、择食、恶心呕吐等早孕反应，乳头着色、乳房增大等妊娠体征，妇科检查宫颈着色、软，子宫增大，质软，B超检查提示子宫增大，宫腔内见胚芽，甚至胚胎或胎儿

3. 病因病机

（1）虚证：肾气不足，冲任亏虚，或肝肾亏损，精血不足，或脾胃虚弱，气血乏源，或阴虚血燥，精血亏少，冲任血海空虚，源断其流，无血可下。

（2）实证：气血阻滞，或痰湿流注下焦，使血流不畅，冲任阻滞，血海阻隔，经血不得下行。

4. 治疗原则　虚者补而通之，实者泻而通之，虚实夹杂者当补中有通，攻中有养。

5. 辨证论治

证型	主症	治法	方剂	药物组成
气血虚弱	月经周期延迟，量少，色淡红，质薄，渐至经闭不行，头晕眼花，心悸气短，舌淡苔薄，脉细弱	益气养血调经	人参养荣汤加减	人参养荣本十全，去芎陈志五味添，食少神衰心气怯，养荣益气损能填
肾气亏损	月经初潮偏迟，腰膝酸软，头晕耳鸣，夜尿频多，舌淡暗，苔薄白，脉沉细	补肾益气，调理冲任	加减苁蓉菟丝子丸	加减苁蓉菟丝子，熟地当归枸杞子，桑寄艾叶覆盆子，补肾益气血即止
阴虚血燥	月经周期延后，量少，色红质稠，渐至月经停闭不行，五心烦热，干咳，舌红苔少，脉细数	养阴清热调经	加减一阴煎	一阴煎是景岳方，麦冬芍药二地黄，丹参膝草或杜仲，滋阴清热保安康
气滞血瘀	月经停闭不行，胸胁、乳房胀痛，精神抑郁，烦躁易怒，舌紫暗，有瘀点，脉沉弦而涩	理气活血，祛瘀通经	血府逐瘀汤加减	血府当归生地桃，红花枳壳膝芎饶，柴胡赤芍甘桔梗，血化下行不作痨
痰湿阻滞	月经延后，量少，色淡质黏腻，渐至经闭，形体肥胖，胸闷泛恶，纳少痰多，苔腻，脉滑	健脾燥湿化痰，活血调经	四君子汤合苍附导痰丸加减	参苓术草；苍附导痰叶氏方，陈苓神曲夏姜南，甘草枳壳行气滞，痰浊经闭此方商

6. 其他疗法

（1）体针疗法

	治法	主穴	配穴	操作	方义
血枯经闭	养血调经。以任脉及足阳明经穴为主	关元、归来、足三里	肝肾不足＋肝俞、肾俞、太冲、太溪。气血亏虚＋气海、脾俞、胃俞。五心烦热，潮热盗汗＋太溪。心悸＋内关、膻中。纳呆＋中脘	毫针刺，按虚补实泻法进行操作，可施灸	关元补下焦真元而化生精血。归来、足三里健脾胃而化生气血，血海充盈，则经自通，月事自能按时而下

续表

	治法	主穴	配穴	操作	方义
血滞经闭	活血调经。以任脉及足阳明经穴为主	中极、合谷、三阴交	气滞血瘀＋太冲、血海。痰湿阻滞＋丰隆、阴陵泉。寒邪凝滞＋腰阳关、命门。胸胁胀满＋膻中、内关	毫针刺，按虚补实泻法进行操作，可施灸	中极理下焦，调冲任。合谷行气以通经。三阴交可调肝、脾、肾三经而调冲任、通胞脉

（2）耳针疗法：选内分泌、内生殖器、肝、肾、卵巢、神门、皮质下，每次选 2 ~ 4 穴，毫针中等刺激，每次留针 15 ~ 20 分钟；或用揿针埋藏或用王不留行籽贴压，每 3 ~ 5 日更换 1 次。

（3）电针疗法：选中极、归来，或三阴交、血海，或地机、大赫。可选任意一组或各组交替使用，用疏密波，强度以患者能够耐受为度，每日 1 次或隔日 1 次，每次治疗 15 ~ 20 分钟。

（4）穴位注射疗法：选肝俞、肾俞、脾俞、气海、关元、归来、足三里、三阴交，每次选穴 2 ~ 3 穴。用黄芪、当归、红花等注射液，或用维生素 B_{12} 注射液等，每穴每次注入 1 ~ 2mL，隔日 1 次。

（5）皮肤针疗法：选腰骶部相应背俞穴及夹脊穴，下腹部任脉、肾经、胃经、脾经、带脉等。用皮肤针从上而下，用轻刺激或中等刺激，循经每隔 1cm 叩打一处，反复叩刺 3 遍，隔日 1 次。

7. **转归与预后**　若病因简单，病损脏腑单一，病程短者，一般预后稍好。若病因复杂，或多脏腑损伤则难于调治。若闭经久治不愈，可导致不孕症、性功能障碍等。

8. **预防与调摄**　①正确处理产程；②调畅情志；③避孕，避免多次人流或刮宫；④少食辛辣、油炸之品；⑤经期避免冒雨涉水，忌食生冷；⑥适当活动；⑦不宜长期服用避孕药等；⑧及时治疗慢性病。

十、痛经

1. **定义**　妇女正值经期或经行前后，出现周期性小腹疼痛，或痛引腰骶，甚至剧痛晕厥者，称为"痛经"，又称"经行腹痛"。

2. **病因病机**　以"不通则痛"或"不荣则痛"为主要病机。

（1）实证：气滞血瘀、寒凝血瘀、湿热瘀阻导致子宫的气血运行不畅，"不通则痛"。

（2）虚证：气血虚弱、肾气亏损致子宫失于濡养，"不荣而痛"。

3. **辨证论治**

证型	主症	治法	方剂	药物组成
气滞血瘀	经前或经期小腹胀痛拒按，经量少，行而不畅，色暗有块，乳房胀痛，舌紫暗，脉弦	理气行滞，化瘀止痛	膈下逐瘀汤加减	膈下逐瘀桃牡丹，赤芍乌药玄胡甘，川芎灵脂红花壳，香附开郁血亦安

续表

证型	主症	治法	方剂	药物组成
寒凝血瘀	经前或经期小腹冷痛拒按，得热痛减，量少色暗，有瘀块，肢冷畏寒，舌暗苔白，脉沉紧	温经散寒，化瘀止痛	少腹逐瘀汤或温经散寒汤加减	小茴香、干姜、延胡索、没药、当归、川芎、官桂、赤芍、蒲黄、灵脂；当归、川芎、白术、紫石英、葫芦巴、五灵脂、川楝子、延胡索、制香附、小茴香、艾叶
湿热瘀阻	经前或经期小腹疼痛，有灼热感，经血量多，色暗红，质稠，舌红苔黄腻，脉滑数	清热除湿，化瘀止痛	清热调血汤加减	清热调血芍香附，桃红归芎连莪术，清热化瘀调气血，生地丹皮并元胡
气血虚弱	经期或经后小腹隐隐作痛，喜按，量少色淡，面色无华，神疲乏力，舌淡，脉细无力	益气养血，调经止痛	圣愈汤加减	东垣方中有圣愈，四物汤内加参芪，气虚血弱均能补，经期量多总能医
肾气亏损	经期或经后小腹绵绵作痛，腰骶酸痛，经色暗淡，耳鸣健忘，舌淡红，苔薄，脉沉细	补肾益精，养血止痛	益肾调经汤或调肝汤加减	益肾调经巴戟天，杜仲续断乌药添，地芍归艾益母草，补肾养血效果好；青主调肝汤白芍，山萸草药巴戟胶

4. 其他疗法

（1）体针疗法

	治法	主穴	配穴	操作	方义
实证	散寒行气，通经止痛。以足太阴经及任脉穴为主	三阴交、中极、次髎	气滞血瘀＋太冲、阳陵泉。寒邪凝滞＋归来、地机。腹胀＋天枢、足三里。胁痛＋支沟、阳陵泉。胸闷＋膻中、内关	毫针刺，用泻法。寒邪甚者可用艾灸	三阴交通经而止痛。中极通调冲任之气，散寒行气，次髎为治疗痛经的经验穴
虚证	调补气血，温养冲任。以足太阴、足阳明经穴为主	气海、三阴交、足三里	气血亏虚配脾俞、胃俞。肝肾不足配太溪、肝俞、肾俞。头晕耳鸣加百会、悬钟	毫针刺，用补法。可配合灸法	气海温养冲任暖下焦。三阴交为肝、脾、肾三经之交会穴，可调理气血。足三里补益气血

（2）推拿疗法

1）基本治法

治法	操作方法
腹部操作	患者取仰卧位。医生坐在患者的侧方，用掌摩法作用于患者的小腹部。操作时，应稍用力，带动腹腔深层组织环旋运动，摩至小腹部有温热感为度。然后用一指禅推法作用于气海、关元、归来
背部操作	患者取俯卧位。医生站在患者侧方，在腰骶部广泛地按揉，使局部温热舒适。然后点揉命门、肾俞、关元俞、次髎等穴，以酸胀为度。最后在腰骶部做擦法，可上下擦，也可左右横擦，擦时用力要均匀，以透热为度

续表

治法	操作方法
点穴止痛	配合点按足三里、阴陵泉、三阴交，以通经活络止痛
扳法复位	部分痛经患者在腰4或骶髂关节的部位有压痛，个别患者可有腰4棘突偏歪，可采用腰部侧扳法调整腰椎及骶髂关节
拍法祛瘀	经血色暗有瘀块者，可在其腰骶部轻拍20~30次以活血祛瘀止痛

2）辨证治疗

证型	操作方法
气滞血瘀	配合按揉章门、期门、肝俞、膈俞
寒凝血瘀	延长直擦背部督脉，横擦腰部肾俞、命门的时间，按揉气海、三阴交
湿热瘀结	配合按揉中极、阴陵泉、三阴交、太白
肝肾亏损	延长直擦背部督脉、横擦左侧背部的时间，配合按揉太溪
气血虚弱	延长直擦背部督脉、横擦左侧背部的时间，摩腹时加揉中脘，按揉脾俞、胃俞、足三里

（3）耳针疗法：选子宫、内生殖器、交感、皮质下、内分泌、神门、肝、肾，每次选2~4穴，在所选的穴位处寻找敏感点，毫针刺，中等强度捻转数分钟，每次留针20~30分钟，每日或隔日1次。也可用揿针埋藏或王不留行籽贴压，每3~5日更换1次。

（4）皮肤针疗法：选下腹部任脉、肾经、脾经，腰骶部督脉、膀胱经、夹脊穴。消毒后，腹部从肚脐向下叩刺到耻骨联合，腰骶部从腰椎到骶椎，先上后下，先中央后两旁，以所叩部位出现潮红为度，每次叩刺10~15分钟，以痛止、腹部舒适为度。

（5）穴位注射疗法：选三阴交、地机、足三里、归来。每次选用1~2穴，选黄芪或当归、丹参等注射液，每穴注入药液0.5~1mL。

（6）皮内针疗法：选气海、阿是穴、地机、三阴交，穴位消毒后，取揿钉形或麦粒形皮内针刺入，外用胶布固定，埋入2天后取出。

5. **转归与预后**　功能性痛经，经及时、有效治疗，常能痊愈；属器质性病变所引起者，虽病程缠绵，难获速效，辨证施治，也可取得较好的消减疼痛的作用，坚持治疗亦有治愈之机。

6. **预防与调摄**　①注重经期、产后卫生；②经期保暖，避免受寒；③保持精神愉快；④勿为外邪所伤；⑤勿食寒凉、生冷或滋腻之品。

十一、经行泄泻

1. **定义**　每值行经前后或经期，大便溏薄，甚或水泻，日解数次，经净自止者，称为"经行泄泻"。

2. **病因病机**　经行之际，气血下注冲任，脾肾益虚，而致经行泄泻。

3. 辨证论治

证型	主症	治法	方剂	药物组成
脾虚	经行或经前后，便溏，经行量多，色淡质薄，神疲肢软，舌淡红，苔白，脉濡缓	健脾渗湿，理气调经	参苓白术散加减	参苓白术扁豆陈，山药甘莲砂薏仁，桔梗上浮兼保肺，枣汤调服益脾神
肾虚	经行或经后，大便泄泻，经色淡，质稀，腰膝酸软，头晕耳鸣，畏寒肢冷，舌淡苔白，脉沉迟	温阳补肾，健脾止泻	健固汤加减	党参、茯苓、白术、巴戟天、肉豆蔻、薏苡仁

4. 预防与调摄　①饮食清淡，经期慎食生冷；②忌劳累过度。

十二、经行浮肿

1. **定义**　每逢经行前后，或正值经期，头面四肢浮肿者，称为"经行浮肿"。

2. **病因病机**　脾肾阳虚、气滞血瘀。

3. **辨证论治**

证型	主症	治法	方剂	药物组成
脾肾阳虚	经行面浮肢肿，经迟量多，色淡质薄，腹胀纳减，腰膝酸软，便溏，舌淡，苔白腻，脉沉缓	温肾化气，健脾利水	肾气丸合苓桂术甘汤	《金匮》肾气治肾虚，地黄怀药及山萸，丹皮苓泽加桂附，引火归原热下趋；苓桂术甘痰饮主，桂枝甘草加苓术
气滞血瘀	经行肢体肿胀，色暗有块，脘闷胁胀，善叹息，舌紫暗，苔薄白，脉弦涩	理气行滞，养血调经	八物汤加减	当归、川芎、赤芍、黄芪、甘草、茯苓、白术、益母草、泽泻

4. **预防与调摄**

（1）调畅情志，避免精神紧张及过度劳累。

（2）经前适当控制水盐摄入量，经期慎食生冷。

（3）可采用食疗方法以利水消肿。

（4）虚者注意经前调理，以补脾肾为本。

十三、经行吐衄

1. **定义**　每逢经行前后，或正值经期，出现周期性的吐血或衄血者，称"经行吐衄"，亦有"倒经""逆经"之称。

2. **病因病机**　血热而冲气上逆，迫血妄行。

3. **辨证论治**

证型	主症	治法	方剂	药物组成
肝经郁火	经前或经期吐血、衄血，量较多，色鲜红，心烦易怒，口苦咽干，尿黄便结，舌红苔黄，脉弦数	清肝调经	清肝引经汤加减	当归、白芍、生地黄、牡丹皮、栀子、黄芩、川楝子、茜草、白茅根、牛膝、甘草

续表

证型	主症	治法	方剂	药物组成
肺肾阴虚	经前或经期吐血、衄血，量少，色暗红，手足心热，两颧潮红，潮热咳嗽，舌红，苔花剥，脉细数	滋阴养肺	顺经汤加减	当归、熟地黄、沙参、白芍、茯苓、黑荆芥、牡丹皮、牛膝

4. **预防及调摄**　①保持心情舒畅；②饮食宜清淡，忌食辛辣；③保持大便通畅。

十四、绝经前后诸证

1. **定义**　妇女在绝经前后出现烘热汗出、烦躁易怒、潮热面红、眩晕耳鸣，心悸失眠、腰背酸楚、面浮肢肿、情志不宁等，称"绝经前后诸证"。

2. **病因病机**　部分妇女由于体质因素、产育、疾病、营养、劳逸、社会环境、精神因素等原因，使肾阴阳平衡失调而导致本病。

3. **辨证论治**

证型	主症	治法	方剂	药物组成
肾阴虚	绝经前后月经紊乱，月经提前，色鲜红，头晕耳鸣，五心烦热，腰膝酸痛，舌红，少苔，脉细数	滋养肾阴，佐以潜阳	左归丸合二至丸加减	熟地黄、山药、山茱萸、枸杞、川牛膝、菟丝子、鹿角胶、旱莲草、女贞子、制首乌、龟甲
肾阳虚	经断前后，经行量多，经色淡暗，腰背冷痛，面浮肢肿，舌胖嫩，边有齿印，苔薄白，脉沉细弱	温肾扶阳	右归丸加减	右归丸中地附桂，山药茱萸菟丝归，杜仲鹿胶枸杞子，益火之源此方魁
肾阴阳俱虚	经断前后，月经紊乱，乍寒乍热，烘热汗出，头晕耳鸣，健忘，舌淡苔薄，脉沉弱	阴阳双补	二仙汤合二至丸加减	二仙汤将癥症医，仙茅巴戟仙灵脾，方中知柏当归合，调补冲任贵合机；二至丸用女贞子，配伍旱莲等分比

4. **其他疗法**

（1）体针疗法

1）治法：益肾宁心，调理冲任。取任脉、足太阴经穴及相应背俞穴为主。

2）主穴：关元、气海、三阴交、肝俞、脾俞、肾俞。

3）配穴：肝阳上亢+百会、风池、太冲。脾肾阳虚+足三里、命门。心肾不交+心俞、神门、内关。

4）操作：主穴用毫针平补平泻法，配穴按虚补实泻法操作。

5）方义：关元、气海补益元气，调和冲任。三阴交健脾、疏肝、益肾。肝俞、脾俞、肾俞调补肝、脾、肾三脏。

（2）耳针疗法：选内生殖器、皮质下、内分泌、肾、肝、脾，毫针刺，每次留针20~30分钟。或用王不留行籽贴压，每3~5日更换1次。

（3）电针疗法：选三阴交、太溪。针刺得气后接电针仪，用疏密波弱刺激，20～30分钟，每日1次。

5. **转归与预后**　本病持续时间长短不一，该阶段若未重视并施以必要的改善措施，或因长期失治或误治等，易发生情志异常、心悸、心痛、贫血、骨质疏松症等疾患。

6. **预防与调摄**

（1）定期进行体格检查、妇科检查等。

（2）若因癥瘕行开腹手术，应尽量保留或不损伤无病变的卵巢组织。

（3）适度的性生活，调畅情志。

（4）适当锻炼。

（5）劳逸结合。

（6）饮食适当限制高脂、高糖类物质的摄入。

（7）绝经前后期注重社会保健、全面体检。

第四单元　带下病

学 ▽ 前 ▽ 导 ▽ 航

重点掌握带下过多的病因病机、辨证论治、其他疗法。注意用药安全。体针疗法严格掌握腧穴进针的角度、深度。准确评估疾病的转归，以及时调整治疗方案。合理预防与调摄。

学 ▽ 习 ▽ 要 ▽ 点

一、概述

带下病是指带下量明显增多或减少，色、质、气味发生异常，或伴有全身或局部症状者。带下明显增多者称为带下过多，带下明显减少者称为带下过少。

二、带下过多

1. **病因病机**　湿邪伤及任带二脉，使任脉不固，带脉失约。

2. **治疗原则**　以除湿为主。

3. **辨证论治**

证型	主症	治法	方剂	药物组成
脾虚	带下量多，色白质稀薄，无臭，面色萎黄，四肢倦怠，纳少便溏，舌淡胖，苔白，脉细缓	健脾益气，升阳除湿	完带汤加减	完带汤中用白术，山药人参白芍辅，苍术车前黑芥穗，陈皮甘草与柴胡
肾阳虚	带下量多，绵绵不断，质稀，腰酸如折，畏寒肢冷，小便清长，便溏，舌淡苔白润，脉沉迟	温肾培元，固涩止带	内补丸加减	鹿茸菟丝内补丸，芪桂苁蓉附紫菀，潼白蒺藜桑螵蛸，温肾培元止带专

续表

证型	主症	治法	方剂	药物组成
阴虚夹湿	带下量多，赤白相兼，质稠，有气味，阴部灼热感，腰酸腿软，五心烦热，舌红苔黄腻，脉细数	滋肾益阴，清热利湿	知柏地黄汤加减	知母、黄柏＋六味地黄益肾肝，茱薯丹泽地苓专
湿热下注	带下量多，呈脓性，质黏稠，有臭气，外阴瘙痒，口苦口腻，胸闷纳呆，舌红苔黄腻，脉滑数	清利湿热，佐以解毒杀虫	止带方加减	止带方中猪茯苓，栀柏车前赤茵承；泽膝清热又利湿，湿热带下最相应
热毒蕴结	带下量多，黄绿如脓，质黏腻，臭秽难闻，腰骶酸痛，烦热头晕，便结溲赤，舌红，苔黄腻，脉滑数	清热解毒	五味消毒饮加减	五味消毒疗诸疗，银花野菊蒲公英，紫花地丁天葵子，煎加酒服效非轻

4. 其他疗法

（1）体针疗法

1）治法：补肾健脾，清热利湿，固摄止带。以足少阳经、任脉及足太阴经穴为主。

2）主穴：带脉、中极、白环俞、三阴交。

3）配穴：湿热下注＋次髎、行间、阴陵泉。肾虚＋关元、肾俞。脾虚＋足三里、脾俞。阴痒＋蠡沟、太冲。带下色红＋血海、三阴交。腰部酸痛＋腰眼、小肠俞。纳少便溏＋中脘、天枢。

4）操作：毫针刺，用平补平泻法。配穴按虚补实泻法进行操作。

5）方义：带脉穴固摄带脉，调理经气。中极利湿化浊，清理下焦。白环俞助膀胱之气化以化湿邪。三阴交健脾利湿，调理肝肾以止带。阴陵泉健脾利湿以止带。

（2）耳针疗法：选内生殖器、内分泌、膀胱、三焦、脾、肾、肝。每次选2～4穴，毫针用中等强度刺激，每次留针20～30分钟。亦可用揿针埋藏法或王不留行籽贴压法，每3～5日更换1次。

（3）穴位注射疗法：参照体针疗法选穴。每次选2～3穴，用当归注射液、鱼腥草注射液等，每穴注入药液0.5～1mL，隔日1次。

（4）刺络拔罐疗法：取十七椎、腰眼、八髎周围之络脉。三棱针点刺出血后拔罐。每3～5日治疗1次。用于湿热下注所致带下。

5. 转归及预后
带下过多及时治疗多可痊愈，预后良好。若治不及时或治不彻底，或病程迁延日久，致使邪毒上客胞宫、胞脉，可致月经异常、癥瘕和不孕症等。若带下病日久不愈，且五色带下秽臭伴癥瘕或形瘦者，要注意排除恶性变，预后差。

6. 预防及调摄

（1）保持外阴清洁干爽，注意卫生。

（2）经期勿冒雨涉水和久居湿地，不宜过食肥甘或辛辣之品。

（3）对具有交叉感染的带下病，在治疗期间需禁止性生活。

（4）计划生育，避免多次人工流产。

（5）定期进行妇科普查。

（6）妇科检查或手术操作时，应严格无菌操作。

第五单元 妊娠病

学 ▼ 前 ▼ 导 ▼ 航

本单元需重点掌握妊娠病的定义、病因病机、辨证论治以及妊娠用药禁忌。注意用药安全，治疗过程中既不可伤胎，又要顾护母体。准确评估疾病的转归，以及时调整治疗方案。合理预防与调摄。

学 ▼ 习 ▼ 要 ▼ 点

一、 概述

妊娠用药禁忌：凡峻下、滑利、祛瘀、破血、耗气、散气以及一切有毒药品，都应慎用或禁用。

二、 妊娠恶阻

1. **定义** 妊娠早期出现恶心呕吐，头晕倦怠，甚至食入即吐者，称为"恶阻"。亦称"子病""病儿""阻病"。

2. **病因病机** 冲气上逆，胃失和降。

3. **治疗原则** 调气和中、降逆止呕。

4. **辨证论治**

证型	主症	治法	方剂	药物组成
脾胃虚弱	妊娠早期，恶心、口淡、呕吐清涎，脘痞腹胀，舌淡苔白，脉缓滑无力	健脾和胃，降逆止呕	香砂六君子汤加减	党参、白术、茯苓、甘草、木香、砂仁、陈皮、法半夏、生姜、大枣
肝胃不和	妊娠早期，恶心、呕吐酸水，口干口苦，嗳气叹息，舌淡红，苔微黄，脉弦滑	清肝和胃，降逆止呕	橘皮竹茹汤加减	橘皮、竹茹、大枣、生姜、甘草、黄连、苏叶、白芍、枇杷叶、柿蒂、乌梅

5. **转归及预后** 及时治疗，多可治愈。若出现体温>38℃，心率>120次/分，出现持续黄疸或持续蛋白尿，精神萎靡不振等，应及时考虑终止妊娠。

6. **预防与调摄** ①保持乐观情绪；②清淡饮食；③服药时缓慢呷服。

三、 妊娠腹痛

1. **定义** 妊娠期，因胞脉阻滞或失养，发生小腹疼痛者，称为"妊娠腹痛"。亦名"胞阻"。也有称"痛胎""胎痛""妊娠小腹痛"。

2. **病因病机** 气郁、血瘀、血虚、虚寒，致胞脉、胞络阻滞或失养，气血运行失畅，"不通则痛"或"不荣则痛"。

3. 治疗原则　调理气血为主，佐以补肾安胎。

4. 辨证论治

证型	主症	治法	方剂	药物组成
血虚	妊娠后小腹绵绵作痛，面色萎黄，头晕目眩，舌淡，苔薄白，脉细滑弱	养血安胎止痛	当归芍药散加减	当归、芍药、川芎、茯苓、白术、泽泻、何首乌、桑寄生
气滞	妊娠后小腹胸胁胀痛，情志抑郁，烦躁易怒，苔薄黄，脉弦滑	疏肝解郁，养血安胎	逍遥散加减	逍遥散用当归芍，柴苓术草加姜薄
虚寒	妊娠后小腹冷痛，喜温喜按，形寒肢冷，舌淡，苔白滑，脉沉细滑	暖宫止痛，养血安胎	胶艾汤加减	阿胶、艾叶、当归、川芎、白芍、干地黄、甘草、巴戟天、杜仲、补骨脂
血瘀	妊娠后小腹常感刺痛，痛处不移，舌暗有瘀点，脉弦滑	养血活血，补肾安胎	桂枝茯苓丸合寿胎丸加减	金匮桂枝茯苓丸，桃仁芍药和牡丹；寿胎丸中用菟丝，寄生续断阿胶施

5. 转归与预后　妊娠腹痛，尚未损及胎元，及时有效治疗，预后良好。若痛久不止，病势日进损动胎元，变生胎漏、胎动不安，则可导致胎元离胞，发展为堕胎、小产。

6. 预防与调摄

（1）孕期注意避免过劳、持重、登高、剧烈运动，禁房事，保持心情舒畅。

（2）病后注意休息，积极治疗。

四、 胎漏、 胎动不安

1. 定义　妊娠期间阴道有少量出血，时出时止，或淋漓不断，而无腰酸、腹痛、小腹下坠者，称为"胎漏"，亦称"胞漏"或"漏胎"。妊娠期间出现腰酸、腹痛、小腹下坠，或伴有少量阴道出血者，称为"胎动不安"。

2. 堕胎、 小产、 暗产的定义　凡妊娠 12 周内，胚胎自然殒堕者，称为"堕胎"；妊娠 12～28 周内，胎儿已成形而自然殒堕者，称为"小产"，亦称"半产"。怀孕一月不知其已受孕而殒堕者，称为"暗产"。

3. 病因病机　冲任损伤，胎元不固。

4. 辨证论治

证型	主症	治法	方剂	药物组成
肾虚	妊娠期阴道少量出血，腰酸，腹痛，夜尿多，舌淡暗，苔白，脉沉细滑，尺脉弱	补肾健脾，益气安胎	寿胎丸加减	寿胎丸中用菟丝，寄生续断阿胶施
血热	妊娠期阴道少量出血，色深红，质稠，口苦咽干，便结溺黄，舌红苔黄，脉滑数	清热凉血，养血安胎	保阴煎或当归散加减	保阴煎方用白芍，生熟二地怀山药；当归、川芎、白芍、白术、黄芩

续表

证型	主症	治法	方剂	药物组成
气血虚弱	妊娠期少量阴道出血，色淡红，质清稀，腰酸、面白气短，舌淡苔薄白，脉细弱略滑	补气养血，固肾安胎	胎元饮加减	景岳全书胎元饮，八珍去芎与茯苓，加入陈皮杜仲炭，补血益气安胎灵
血瘀	宿有癥积，孕后常有腰酸腹痛下坠，阴道不时出血，色暗红，舌有瘀斑，脉或沉弦	活血化瘀，补肾安胎	桂枝茯苓丸合寿胎丸加减	金匮桂枝茯苓丸，桃仁芍药和牡丹；寿胎丸见上

5. **转归及预后** 本病积极治疗后，大多可继续正常妊娠，分娩。若安胎失败，原因复杂，或为父母遗传基因的缺陷或子宫畸形等，是非药物所能奏效的。故流产后须查夫妇双方原因，预防滑胎发生。

6. **预防与调摄** ①提倡婚前、孕前检查，未病先防；②孕后首忌交合，以静养胎；③调畅情怀，生活有节；④已病防变，及早安胎；⑤围产保健。

五、子肿

1. **定义** 妊娠中晚期，孕妇出现肢体面目肿胀者，称为"子肿"。亦称"妊娠肿胀"。

2. **病因病机** 脾肾阳虚，水湿不化，或气滞湿停。

3. **用药注意事项** 治疗以运化水湿为主，适当加入养血安胎之品，慎用温燥、寒凉、峻下、滑利之品，择用皮类利水药，以免伤胎。

4. **辨证论治**

证型	主症	治法	方剂	药物组成
脾虚	妊娠数月，面目四肢浮肿，按之凹陷不起，食欲不振，舌淡胖，边有齿痕，舌苔白润	健脾利水	白术散加减	白术、茯苓、桂枝、大腹皮、生姜皮、橘皮
肾虚	妊娠数月，面浮肢肿，下肢尤甚，腰酸乏力，小便不利，舌淡苔白润，脉沉迟	补肾温阳，化气行水	真武汤加减	真武汤壮肾中阳，茯苓术芍附生姜
气滞	妊娠三四月后，肢体肿胀，随按随起，胸闷胁胀，头晕胀痛，苔薄腻，脉弦滑	理气行滞，除湿消肿	天仙藤散加减	天仙藤、香附、陈皮、甘草、乌药、生姜、木瓜、紫苏叶

5. **转归与预后** 早发现早治疗，可控制病情发展、防止向子痫转化。

6. **预防与调摄**

（1）重视孕期保健，定期产前检查，注意体重、水肿、蛋白尿、血压的变化情况。

（2）病后予低盐饮食，控制饮水量，禁生冷油腻之品。

（3）浮肿严重者应休息，抬高两下肢，注意保暖。

第六单元　产后病

　　重点掌握产后三病、三冲、三急、三审、三禁及产后病的定义、辨证论治。注意产后用药禁忌，确保用药安全，遵循补虚不滞邪、攻邪不伤正的原则，勿犯虚虚实实之戒。注意产后血晕与产后郁冒、产后痉病、产后子痫的鉴别，防止误诊、误治。准确评估疾病的转归，以及时调整治疗方案。合理预防与调摄。

一、概述

　　1. **产后危重症**　①三病：病痉，病郁冒，大便难。②三冲：冲心、冲胃、冲肺。③三急：呕吐、盗汗、泄泻。

　　2. **产后三审**　先审小腹痛与不痛，以辨有无恶露停滞；次审大便通与不通，以验津液的盛衰；再审乳汁的行与不行和饮食多少，以察胃气的强弱。

　　3. **用药宜忌**　选方用药，须照顾气血，行气勿过于耗散，化瘀勿过于攻逐，时时顾护胃气，消导必兼扶脾，寒证不宜过用温燥，热证不宜过用寒凉；解表不过于发汗，攻里不过于削伐。掌握补虚不滞邪、攻邪不伤正的原则，勿犯虚虚实实之戒。同时应注意产后用药"三禁"，即禁大汗以防亡阳，禁峻下以防亡阴，禁通利小便以防亡津液。

二、产后血晕

　　1. **定义**　产妇分娩后突然头晕眼花，不能起坐，或心胸满闷，恶心呕吐，痰涌气急，心烦不安，甚则神昏口噤，不省人事，称为"产后血晕"。

　　2. **与产后血晕相鉴别的疾病**

　　（1）产后郁冒

病名	共同点	不同点
产后血晕	眩晕	由产后阴血暴亡，心神失养，或瘀血停滞，气逆攻心所致，晕来势急，病情严重，以不省人事、口噤甚则昏迷不醒为特点
产后郁冒		因产后亡血复汗感受寒邪所致，症见头眩目瞀，郁闷不舒，呕不能食，大便反坚，但头汗出

　　（2）产后痉病

病名	相同点	不同点
产后血晕	口噤不开	由产后阴血暴亡，心神失养，或瘀血停滞，气逆攻心所致，晕来势急，病情严重，以不省人事、口噤甚则昏迷不醒为特点
产后痉病		由产时创伤，感染邪毒，或产后亡血伤津，筋脉失养所致，其发病时间较产后血晕缓慢，其症状以四肢抽搐、项背强直、角弓反张为主

（3）产后子痫

病名	相同点	不同点
产后血晕	神志不清	晕来势急，病情严重，以不省人事、口噤甚则昏迷不醒为特点
产后子痫		除产前有头晕目眩、头面及四肢浮肿、高血压、蛋白尿等病史以外，尚有典型的抽搐症状

3. 病因病机

（1）虚证：阴血暴亡，心神失守。

（2）实证：瘀血上攻，扰乱心神。

4. 辨证论治

证型	主症	治法	方剂	药物组成
血虚气脱	产时或产后失血过多，突然晕眩，面色苍白，手撒肢冷，冷汗淋漓，舌淡无苔，脉微欲绝	益气固脱	参附汤加减	人参、附子、山茱萸、当归、黄芪
瘀阻气闭	产后恶露不下，少腹阵痛拒按，突然头晕眼花，气粗喘促，神昏口噤，面色青紫，唇舌紫暗，脉涩	行血逐瘀	夺命散加减	没药、血竭、当归、川芎

三、产后发热

1. 定义　产褥期内，出现发热持续不退，或突然高热寒战，并伴有其他症状者，称为"产后发热"。

2. 病因病机　产后胞脉空虚，邪毒乘虚直犯胞宫，正邪交争；正气亏虚，易感外邪；败血停滞，营卫不通；阴血亏虚，阳气浮散，均可致发热。

3. 治疗原则　调气血、和营卫。

4. 辨证论治

证型	主症	治法	方剂	药物组成
感染邪毒	产后高热寒战，热势不退，恶露色紫暗如败酱，气臭秽，尿少便结，舌红苔黄，脉数有力	清热解毒，凉血化瘀	五味消毒饮合失笑散加减	五味消毒疗诸疔，银花野菊蒲公英，紫花地丁天葵子，煎加酒服效非轻；五灵脂、蒲黄
外感	产后恶寒发热，鼻流清涕，头痛，肢体酸痛，无汗，舌苔薄白，脉浮紧	养血祛风，疏解表邪	荆穗四物汤加减	当归、白芍、川芎、白芷、荆芥、防风、苏叶
血瘀	产后寒热时作，恶露甚少，色紫暗有块，小腹疼痛拒按，舌质紫暗，脉弦涩	活血化瘀，和营退热	生化汤加减	生化汤宜产后尝，归芎桃草酒炮姜
血虚	产后低热不退，恶露量或多或少，色淡质稀，头晕心悸，舌淡苔薄白，脉细数	补血益气，和营退热	补中益气汤加减	补中益气芪术陈，升柴参草当归身

5. **转归与预后**　若属血虚、血瘀、外感发热者，病情较缓，经有效治疗，很快即愈。感染邪毒发热及时治疗抢救，可痊愈。若失治、误治可危及生命，预后不良。

6. **预防与调摄**

（1）加强孕期保健，注意均衡营养。

（2）产程中严格无菌操作。

（3）产褥期避风寒，慎起居，保持外阴清洁，禁房事。

（4）产后取半卧位，以利恶露排出。

（5）有产道感染可能者，予抗生素或清热解毒之品。

四、产后腹痛

1. **定义**　产妇在产褥期内，发生与分娩或产褥有关的小腹疼痛，称为产后腹痛。其中因瘀血引起者，称"儿枕痛"。

2. **病因病机**　气血运行不畅，不荣则痛或不通则痛。

3. **辨证论治**

证型	主症	治法	方剂	药物组成
气血两虚	产后小腹隐痛，喜按喜揉，恶露量少，色淡质稀，头晕眼花，舌淡，苔薄白，脉细弱	补血益气，缓急止痛	肠宁汤加减	当归、熟地黄、麦冬、党参、阿胶、山药、甘草、续断、肉桂、生姜
瘀滞子宫	产后小腹疼痛拒按，恶露量少，色紫暗有块，块下痛减，四肢不温，舌紫暗，脉弦涩	活血化瘀，温经止痛	生化汤加减	生化汤宜产后尝，归芎桃草酒炮姜

4. **转归与预后**　积极治疗大多能痊愈。若失治误治，瘀血日久而成瘀热，或感染邪毒致产后发热，或瘀血不去，新血不生，血不归经致产后恶露淋漓不尽，应引起重视。

5. **预防与调摄**

（1）做好计划生育。

（2）产后消除恐惧与紧张，注意保暖，忌饮冷受寒，密切观察子宫缩复情况。

（3）如疑有胎盘、胎衣残留，应及时检查处理。

五、产后恶露不绝

1. **定义**　产后血性恶露持续10天以上，仍淋漓不尽者，称为"产后恶露不绝"。

2. **病因病机**　冲任为病，气血运行失常。

3. **辨证论治**

证型	主症	治法	方剂	药物组成
气虚	恶露过期不尽，色淡质稀，无臭气，神疲懒言，小腹空坠，舌淡苔薄白，脉细弱	补气摄血固冲	补中益气汤加减	补中益气芪术陈，升柴参草当归身

续表

证型	主症	治法	方剂	药物组成
血瘀	恶露过期不尽，量时少时多，色暗有块，小腹疼痛拒按，舌紫暗，脉沉涩	活血化瘀止血	生化汤加减	生化汤宜产后尝，归芎桃草酒炮姜
血热	产后恶露过期不止，量多色紫红，质稠，有臭气，面色潮红，口燥咽干，舌红，脉细数	养阴清热止血	保阴煎加减	保阴煎方用白芍，生熟二地怀山药

4. 转归与预后　本病及时治疗，大多可愈。反之，出血日久可导致贫血，如有胎盘胎膜残留，可继发感染，严重者可因出血过多而昏厥。产后出血淋漓不止达 2~3 个月者，应警惕绒毛膜上皮癌，宜进行相关检查。

5. 预防与调摄

（1）加强早期妊娠检查及孕期营养调护。

（2）胎盘娩出后须检查胎盘胎膜是否完整。如有宫腔残留，应立即清宫。

（3）产后注意休息，注意产褥卫生。增加营养，提倡做产后保健操。

第七单元　妇科杂病

学▼前▼导▼航

重点掌握不孕症、阴痒、子宫脱垂的定义、病因病机、辨证论治、其他疗法。体针疗法严格掌握腧穴进针的角度、深度，推拿疗法需把握好治疗度。准确评估疾病的转归，以及时调整治疗方案。合理预防与调摄。

学▼习▼要▼点

一、不孕症

1. 定义　凡婚后未避孕、有正常性生活、同居 2 年而未受孕者，称为"不孕症"。从未妊娠者古称"全不产"；有过妊娠而后不孕者，古称"断绪"。

2. 病因病机　肾虚、肝气郁结、瘀滞胞宫、痰湿内阻。

3. 辨证论治

证型		主症	治法	方剂	药物组成
肾虚	肾气虚	婚久不孕，月经不调，量或多或少，色暗，头晕耳鸣，腰酸膝软，小便清长，舌淡苔薄，脉沉细	补肾益气，温养冲任	毓麟珠加减	毓麟珠中八珍汤（参术茯草＋芎地芍归），杜仲川椒菟鹿霜

续表

证型		主症	治法	方剂	药物组成
	肾阳虚	婚久不孕，月经迟发，小腹冷，头晕耳鸣，腰酸膝软，夜尿多，眼眶暗，舌淡暗，苔白，脉沉细尺弱	温肾暖宫，调补冲任	温胞饮或右归丸加减	人参、白术、巴戟天、杜仲、菟丝子、补骨脂、芡实、山药、肉桂、附子；右归丸中地附桂，山药茱萸菟丝归，杜仲鹿胶枸杞子，益火之源此方魁
	肾阴虚	婚久不孕，月经提前，量少色较鲜红，头晕耳鸣，腰酸膝软，五心烦热，舌质稍红略干，苔少，脉细数	滋肾养血，调补冲任	养精种玉汤加减	养精种玉女科方，归萸芍药熟地黄
肝气郁结		婚久不孕，月经或先或后，经量多少不一，胸胁乳房胀痛，善太息，舌暗红，脉弦细	疏肝解郁，理血调经	开郁种玉汤加减	开郁种玉傅氏方，归芍茯苓丹皮藏，白术香附天花粉，疏肝解郁功效彰
瘀滞胞宫		婚久不孕，月经多推后，经来腹痛，量多少不一，色暗有血块，块下痛减，舌紫暗，苔薄白，脉弦细涩	逐瘀荡胞，调经助孕	少腹逐瘀汤加减	少腹茴香与炒姜，元胡灵脂没芎当，蒲黄官桂赤芍药，调经种子第一方
痰湿内阻		婚久不孕，形体肥胖，月经常推后，带下量多，色白质黏，胸闷泛恶；舌淡胖，苔白腻，脉滑	燥湿化痰，行滞调经	苍附导痰丸加减	苍附导痰叶氏方，陈苓神曲夏姜南，甘草枳壳行气滞，痰浊经闭此方商

4. 其他疗法

（1）体针疗法

		治法	主穴	配穴	操作	方义
实证		理气化痰，行瘀通络。以相应背俞穴及足阳明、足太阴经穴为主	肝俞、归来、子宫、丰隆、三阴交	肝气郁结＋曲泉、太冲。痰瘀互结＋阴陵泉、膈俞。胸胁胀痛＋内关、膻中。经行涩滞＋血海、合谷。白带量多＋次髎、水分。纳差脘闷＋中脘、足三里	毫针泻法	肝俞疏肝理气。归来、子宫化瘀而通胞络。丰隆化痰祛浊。三阴交健脾疏肝，理气化痰
虚证		补益肝肾，温通胞脉。以任脉穴及相应背俞穴、足阳明经穴为主	关元、气海、归来、子宫、肾俞、三阴交	肾虚＋太溪、命门。头晕、耳鸣＋百会、然谷。腰膝酸软＋腰眼、阴谷	归来、子宫用平补平泻法，余穴用毫针补法。可用艾灸，或隔附子饼灸	关元、肾俞、气海益肾固本，调补冲任。归来、子宫化瘀而通胞络。三阴交补益肝脾肾

（2）耳针疗法：内生殖器、皮质下、肾、肝、内分泌，每次 2~3 穴，毫针刺法在月经周期第 12 天开始，每日 1 次，连续 3 天，中等刺激。亦可用揿针埋藏或用王不留行籽贴压。

（3）穴位注射疗法：关元、气海、肾俞、肝俞、足三里、大赫，每次选 2~3 穴，用胎盘注射液或 5% 当归注射液等，每穴注射药液 1~2mL。治疗从月经周期第 12 天开始，每天 1 次，连续 5 次。

（4）艾灸疗法：选熟附子、肉桂、白芷、川椒、桃仁、乌药、大青盐、冰片等共研细末，用黄酒调和制成药饼，置于神阙穴，上置大艾炷灸之，每日 3 壮，隔日 1 次。

5. **转归与预后**　年龄较轻、发育正常、功能性不孕、病程短者，预后较好；反之疗效较差。

二、阴痒

1. **定义**　妇女外阴瘙痒，甚则痒痛难忍，坐卧不宁，或伴带下增多等，称为"阴痒"。亦称"阴门瘙痒""阴䨥"等。

2. **病因病机**　内：脏腑虚损，肝肾功能失常。外：湿热或湿热生虫，虫毒侵蚀。

3. **辨证论治**

证型	主症	治法	方剂	药物组成
肝经湿热	阴部瘙痒难忍，外阴皮肤粗糙增厚，有抓痕，带下量多，味腥臭，心烦易怒，舌体胖大，色红，苔黄腻，脉弦数	清热利湿，杀虫止痒	内服龙胆泻肝汤或萆薢渗湿汤；外用蛇床子散	龙胆泻肝栀芩柴，生地车前泽泻偕，木通甘草当归合，肝经湿热力能排；萆薢、薏苡仁、黄柏、茯苓、牡丹皮、泽泻、通草、滑石；蛇床子、花椒、苦参、明矾、百部
肝肾阴虚	阴部瘙痒难忍，干涩灼热，夜间加重，眩晕耳鸣，五心烦热，腰酸腿软，舌红苔少，脉细数无力	滋阴补肾，清肝止痒	知柏地黄汤加减	知母、黄柏＋六味地黄山药萸，泽泻苓丹三泻侣

4. **其他疗法**

（1）熏洗盆浴：蛇床子 30g，百部 30g，苦参 30g，徐长卿 15g，黄柏 20g，荆芥（或薄荷）20g（后下）。亦可选用市售洁尔阴、洁身纯等中药制剂。

（2）阴道纳药：根据白带检查结果，针对病源选药纳入阴中。

5. **转归与预后**　本病经积极治疗，保持外阴部清洁卫生，多可治愈。部分患者因治疗不当，可发展成阴疮。因全身性疾病所致者，随原发病的进退，或愈或反复迁延日久。也有少数患者病情迁延日久，致使阴部长期失于滋养而转为恶证。

6. **预防与调摄**　保持会阴部的清洁卫生，及时更换内衣裤，瘙痒者避免肥皂水烫洗及搔抓等。

三、子宫脱垂

1. **定义**　妇女子宫下脱，甚则脱出阴户之外，或阴道壁膨出，统称为"阴挺"，又称

"阴脱""阴菌""阴痔""产肠不收""葫芦癫"等。

2. **病因病机**　产伤未复，中气不足，或肾气不固，带脉失约，日渐下垂脱出。亦见于长期慢性咳嗽、便秘、年老体衰之体，冲任不固，带脉提摄无力而子宫脱出。

3. 辨证论治

证型	主症	治法	方剂	药物组成
气虚	子宫脱出于阴道口外，阴道壁松弛膨出，小腹下坠，四肢乏力，小便频数，带下量多，质稀色淡，舌淡苔薄，脉缓弱	补中益气，升阳举陷	补中益气汤加减	补中益气芪术陈，升柴参草当归身
肾虚	子宫下脱，日久不愈，头晕耳鸣，腰膝酸软冷痛，小腹下坠，小便频数，带下清稀，舌淡红，脉沉弱	补肾固脱，益气升提	大补元煎加减	大补元煎益精方，人参草药培脾安，归地山萸滋真水，杜仲枸杞冲任藏

4. **其他疗法**

（1）外洗疗法：①鲜马齿苋 100g，蒲公英 50g，枯矾 10g，水煎，温洗，适用于黄水淋漓者；②蛇床子 50g，乌梅 30g，水煎熏洗，然后用猪油调藜芦末敷之。适用于子宫脱出破溃者。

（2）子宫托：适用于Ⅰ、Ⅱ度子宫脱出，且符合子宫托适应证者。常用的为塑料制的环状及喇叭形子宫托，放入阴道内将子宫上托，早放晚取，月经期、妊娠期停放。

（3）体针疗法

1）治法：补脾益肾，固摄胞宫。以督脉、任脉及足少阳经穴为主。

2）主穴：百会、气海、维道、子宫。

3）配穴：脾气虚陷＋足三里、气海。肾虚＋关元、肾俞。湿热下注＋阴陵泉、蠡沟。膀胱膨出＋曲骨、横骨。直肠膨出＋会阳、承山。

4）操作：毫针刺，用补法，可灸。湿热下注配穴阴陵泉、蠡沟可用泻法。

5）方义：百会振奋阳气，升阳举陷。气海益气固胞。维道加强维系带脉，固摄胞宫。子宫是治疗阴挺的经验穴。

（4）耳针疗法：选肾、脾、内生殖器、外生殖器、皮质下、交感，每次选2~3穴，毫针中度刺激，留针30分钟，10次1疗程，也可用耳穴压丸或埋针。

（5）穴位注射疗法：选穴参考基本治疗穴位。每次选2~3穴，用黄芪注射液、当归注射液等注入药液2mL。每日1次，7日为一疗程。

（6）电针疗法：选足三里、子宫。子宫穴向胞宫方向斜刺，足三里用补法，得气后接电针仪，用疏密波或断续波，每次治疗15~20分钟，每日或隔日1次，10次为一疗程。

（7）芒针疗法：选提托、气海、带脉。每次选用1个穴，以3.5寸长毫针，针尖朝向会阴方向，横刺，反复提插，以会阴和小腹有抽动感为度，隔日1次。

（8）手术治疗。

5. **转归与预后**　　轻度脱垂者，坚持卫生保健、中医药治疗，病情可好转或治愈。较重者，尤其是合并阴道前后壁膨出者，药物治疗效果欠佳。随着年龄的增长，子宫脱出常加重，易伴有小便失禁，影响身心健康。

第十一章

中医儿科学

章 ▽ 节 ▽ 提 ▽ 示 ....

　　本章涉及的儿科常见病中包含新生儿疾病、肺系疾病、脾系疾病、心系疾病、肝系疾病、肾系疾病、传染病、寄生虫病、其他疾病等病证，医者首先应通过中医四诊做出正确的病证诊断，再结合所学知识与临床经验施以内服、外治等对症治疗。小儿疾病治疗要及时、正确和谨慎，处方轻巧灵活，注意顾护脾胃，重视先证而治，不可乱投补益。此外，应注意患儿的预后及调护，以促进机体尽快恢复。

第一单元　小儿生长发育

学 ▽ 前 ▽ 导 ▽ 航 ....

　　掌握小儿年龄分期，体重、身高的测定方法及正常值，动作发育、语言发育要点。熟悉其余内容。

学 ▽ 习 ▽ 要 ▽ 点 ....

一、 年龄分期

分期	时间段
胎儿期	从男女生殖之精相合而受孕，直至分娩断脐，属胎儿期。国内将胎龄满 28 周至出生后 7 足天，定为围生期
新生儿期	从出生后脐带结扎开始，至生后满 28 天
婴儿期	出生 28 天后至 1 周岁
幼儿期	1 ~3 周岁
学龄前期	3 ~7 周岁
学龄期	7 周岁后至青春期来临（一般为女 12 岁，男 13 岁）
青春期	一般女孩自 11 ~12 岁到 17 ~18 岁、男孩自 13 ~14 岁到 18 ~20 岁

二、 生理常数

　　1. **体重正常值及临床意义**　出生时体重约为 3kg，出生后的前半年平均每月增长约 0.7kg，后半年平均每月增长约 0.5kg，1 周岁以后平均每年增长约 2kg。临床可按以下公式推算。

（1）<6个月体重（kg）=3 +0.7×月龄

（2）7 ~12个月体重（kg）=7 +0.5×（月龄 −6）

（3）1岁以上体重（kg）=8 +2×年龄

2. 身长测定方法及正常值　出生时身长约为50cm。生后第一年身长增长最快，约25cm。2岁后至12岁儿童的身高（cm）=70 +7×年龄。

3. 囟门闭合时间及病理意义　前囟出生后12 ~18个月闭合。后囟部分小儿出生时就已闭合，未闭合者生后2 ~4个月内闭合。囟门早闭并头围小于正常者，见于小头畸形；囟门晚闭并头围大于正常者，见于解颅、五迟等。

4. 乳牙萌出正常值　出生后4 ~10个月乳牙开始萌出，2 ~2.5岁出齐。6岁左右开始萌出第一颗恒牙，自7 ~8岁开始，乳牙按萌出先后逐个脱落，代之以恒牙，最后一颗恒牙一般在20 ~30岁时出齐。2岁以内乳牙颗数可用公式推算：乳牙数 =月龄 −4（或6）。

5. 呼吸、 脉搏、 血压与年龄增长的关系

（1）呼吸、脉搏

年龄	呼吸（次）	脉搏（次）
新生儿	45 ~40	140 ~120
≤1岁	40 ~30	130 ~110
1 + ~3岁	30 ~25	120 ~100
3 + ~7岁	25 ~20	100 ~80
7 + ~14岁	20 ~18	90 ~70

（2）血压：不同年龄小儿血压正常值可用公式推算：收缩压（mmHg）=80 +2×年龄，舒张压 =收缩压 ×2/3。

6. 动作发育、 语言发育要点

（1）运动发育：2个月扶坐或侧卧时能勉强抬头；4个月扶着两手或髋骨时能坐，能握持玩具；7个月能独坐片刻，能将玩具从一手换至另一手；8个月扶栏能站立片刻，会爬，会拍手；10 ~11个月扶栏能独脚站，搀扶或扶推车可走几步，能拇、食指对捏取物；12个月能独走，弯腰拾东西；18个月走得较稳，能倒退几步，能有目标地扔皮球；2岁能双足跳，能用杯子饮水，用勺子吃饭；3岁能跑，并能一脚跳过低的障碍，会骑小三轮车，会洗手；4岁能奔跑，会爬梯子，基本会穿衣；5岁能单脚跳，会系鞋带。

（2）语言发育：1个月能哭；2个月会笑，始发喉音；3个月能咿呀发音；4个月能发出笑声；7个月能发出"妈妈""爸爸"等；10个月"妈妈""爸爸"成为呼唤亲人之意，能开始用单词；12个月能叫出简单的物品名，能指出鼻子、耳朵；15个月能说出几个词及自己的名字；18个月能指出身体各部分；2岁能用2 ~3个字组成的名词表达意思；3岁能说儿歌，能数几个数字；4岁能认识3种以上颜色；5岁能唱歌，并能认识简单的汉字；6 ~7岁能讲故事，学习写字，准备上学。

第二单元　小儿生理、 病因、 病理特点

学 ▼ 前 ▼ 导 ▼ 航 ....

掌握小儿生理、病理特点。了解其余内容。

学 ▼ 习 ▼ 要 ▼ 点 ....

一、 生理特点

脏腑娇嫩，形气未充（稚阴稚阳）；生机蓬勃，发育迅速（纯阳）。

二、 病因特点

外感因素、乳食因素、先天因素、情志因素、意外因素、其他因素。

三、 病理特点

发病容易，传变迅速；脏器清灵，易趋康复。

第三单元　四诊概要

学 ▼ 前 ▼ 导 ▼ 航 ....

小儿疾病的诊断方法均用望、闻、问、切四种不同的诊查手段进行诊断和辨证。历代儿科医家对于小儿诊法，既主张四诊合参，又特别重视望诊。因此，重点掌握望诊内容。

学 ▼ 习 ▼ 要 ▼ 点 ....

一、 望诊

1. **望诊的主要内容**　分为总体望诊（望神色、望形态）和分部望诊（审苗窍、辨斑疹、察二便、察指纹）两个方面。

2. **望神态的要点与临床意义**

（1）五色主病：面呈白色为寒证、虚证；面呈红色为热证；面呈黄色为虚证或有湿浊；面呈青色为寒证、痛证、瘀证、惊痫；面呈黑色为寒证、痛证、瘀证、水饮证。

（2）五部配五脏：左腮为肝，右腮为肺，额上为心，鼻为脾，颏为肾。

3. **望苗窍的要点与临床意义**

（1）察舌

1）舌体：舌体胖嫩，舌边齿痕明显，为脾肾阳虚或水饮痰湿内停；舌体肿大，色泽青紫，可见于气血瘀滞；舌体强硬，多为热盛伤津；急性热病中出现舌体短缩、舌干绛者，则为热盛伤津，筋脉失养而挛缩；舌体肿大，舌板硬麻木，转动不灵，甚者肿塞满口，称为木舌，由心脾积热，火热循经上行所致；舌下红肿突出，形如小舌，称为重舌，属心脾火炽，上冲舌本所致；舌体不能伸出唇外，转动伸缩不灵，语言不清，称为连舌，因舌系

带过短所致；舌出唇外，来回掉动，称为弄舌，为心气不足，或惊风先兆；舌吐唇外，缓缓收回，称吐舌，常为心经有热所致；吐舌不收，心气将绝；时时用舌舔口唇，以致口唇四周色红，或有脱屑、作痒，称舔舌，多因脾经伏热所致。

2）舌质：正常舌质淡红。若舌质淡白色为气血虚亏；舌质绛红，舌有红刺，为温热并邪入营血；舌质红少苔，甚者无苔而干，为阴虚火旺；舌质紫暗或紫红为气血瘀滞；舌起粗大红刺，状如杨梅者，常见于猩红热。

3）舌苔：舌苔白腻为寒湿内滞，或有寒痰积食；苔黄腻为湿热内蕴，或乳食内停；热性病见剥苔，多为阴伤津亏所致；舌苔花剥，状如地图，时隐时现，为胃之气阴不足；若舌苔厚腻垢浊不化，状如霉酱，伴便秘腹胀者，为宿食内积，中焦气机阻滞。当出现异常苔色时，要询问是否吃过某种食物或药品，注意是否系染苔。

（2）察目：黑睛等圆，目珠灵活，目光有神，是肝肾气血充沛。眼睑浮肿，为水肿；眼睑开合无力，为元气虚惫；寐时眼睑张开，为脾虚气弱之露睛；上眼睑下垂不能提起，是气血两虚之睑废。两目呆滞，转动迟钝，是肾精不足，或为惊风之先兆；两目直视，瞪目不活，是肝风内动。白睛黄染，多为黄疸。目赤肿痛，是风热上攻。目眶凹陷，啼哭无泪，是阴津大伤。瞳孔缩小或不等或散大，对光无反应，病情危殆。

（3）察鼻：鼻塞流清涕，为风寒感冒；鼻流黄浊涕，为风热客肺；长期鼻流浊涕，气味腥臭，为肺经郁热；鼻孔干燥，为肺经燥热伤阴；鼻衄鲜红，为肺热迫血妄行；鼻翼扇动，伴气急喘促，为肺气郁闭。

（4）察口：唇白为气血不足；唇色淡青为风寒束表；唇红赤为热；唇紫红为瘀热互结；唇色樱红，为暴泻伤阴；唇白而肿为唇风；面颊潮红，唯口唇周围苍白为猩红热。

（5）察耳：耳壳丰厚，颜色红润为先天肾气充沛；耳壳薄软，耳舟不清为先天肾气未充。耳内疼痛流脓为肝胆火盛。以耳垂为中心的腮部漫肿疼痛为痄腮。

（6）察二阴：男孩阴囊松弛为体虚或发热；阴囊中睾丸肿大透亮不红为水疝；阴囊中有物下坠，可移动为狐疝；阴囊水肿为阳虚阴水。女孩前阴部潮红灼热见于湿热下注，亦须注意是否有蛲虫病。肛门潮湿红痛为尿布皮炎；肛门脱出为脱肛；肛门裂开出血为便秘热迫大肠，肛门撑裂。

4. 斑、疹的辨别与临床意义

斑、疹	临床表现
斑	形态大小不一，不高出皮面，压之不褪色
疹	高出皮面，抚之碍手，压之褪色
麻疹	疹细小状如麻粒，潮热3~4天出疹，口腔颊黏膜出现麻疹黏膜斑者
风疹	皮疹细小，呈浅红色，身热不甚
猩红热	肤红如锦，稠布疹点，身热，舌绛如草莓
水痘	丘疹、疱疹、结痂并见，疱疹内有水液色清
荨麻疹	斑丘疹大小不一，如云出没，痛痒难忍

5. 大便的望诊诊断及临床意义　新生儿出生后 3~4 天内，大便呈黏稠糊状，褐色，无臭气，日行 2~3 次。大便燥结为内有实热或阴虚内热；大便稀薄，夹有白色乳块为内伤乳食；大便稀薄，色黄秽臭，为肠腑湿热；下利清谷，洞泄不止，为脾肾阳虚；大便赤白黏冻，为湿热积滞；婴幼儿大便呈果酱色，伴阵发性哭闹，常为肠套叠；大便色泽灰白不黄，多系胆道阻滞。

6. 指纹诊察的方法及临床意义　自虎口向指端，第一节为风关，第二节为气关，第三节为命关。看指纹时要将小儿抱于光亮处，医生用左手食指、拇指固定患儿食指，用右手拇指在小儿食指桡侧命关向风关轻轻推几次，使指纹显露。临床意义：浮沉分表里，红紫辨寒热，淡滞定虚实，三关测轻重。

二、闻诊

1. 啼哭声　正常小儿哭声洪亮而常有泪液。因饥饿引起的啼哭多绵长无力，口作吮乳状。腹痛引起的啼哭声音尖锐，忽缓忽急，时作时止；肠套叠引起的啼哭声音尖锐阵作，伴呕吐及果酱样或血样大便；夜卧啼哭，睡眠不安，白天如常者为夜啼。

2. 咳嗽声　干咳无痰或痰少黏稠，多为燥邪犯肺，或肺阴受损；咳声清高，鼻塞声重，多为外感；咳嗽频频，痰稠难咳，喉中痰鸣，多为肺蕴痰热，或肺气闭塞。咳声嘶哑如犬吠状者，常见于白喉、急喉风。连声咳嗽，夜咳为主，咳而呕吐，伴鸡鸣样回声者为顿咳（百日咳）。

3. 大小便的闻诊　大便酸腐，多因伤食；臭味不著，完谷不化，多为脾肾虚寒。小便气味臊臭，多因湿热下注；小便清长如水，多属脾肾阳虚。

三、问诊

1. 个人史　包括胎产史、喂养史、生长发育史、预防接种史等。

2. 问病情的要点　包括询问疾病的症状及持续时间、病程中的病情变化、发病的原因等。着重询问寒热、出汗、头身、二便、饮食、睡眠情况。

3. 大便的问诊　若大便溏薄不化，或先干后溏，次数较多，或食后欲便者，多为脾虚运化失职；若便泻日久，形瘦脱肛者，多为中气下陷；若便时哭闹不安，多为腹痛。

4. 饮食的问诊　不思饮食，或所食不多，兼见面白神疲，为脾胃虚弱；若腹部胀满，纳呆恶食，或兼呕恶，为乳食积滞；能食而消瘦，或嗜食异物，多为疳证、虫证。热病时渴饮，为津伤；渴而不欲饮，或饮而不多，多为湿热内蕴。

四、切诊

1. 儿科脉诊的方法　一指定三关。

2. 儿科基本脉象　小儿脉象较成人软而稍数，年龄越小，脉搏越快。主要分浮、沉、迟、数、有力、无力等六种。

3. 囟门按诊的临床意义　囟门隆凸，按之紧张，为囟填，多为风火痰热上攻，肝火上六，热盛生风；囟门凹陷，为囟陷，常因阴津大伤，若兼头颅骨软者为气阴虚弱，精亏骨弱；颅骨按之不坚而有弹性感，多为维生素 D 缺乏性佝偻病；颅骨开解，头缝增宽，头大颈缩，囟门宽大者，为解颅，多为先天肾气不足，或后天髓热壅遏。

第四单元　儿科治法概要

学 ▼ 前 ▼ 导 ▼ 航

重点掌握内治法的用药原则、中药用量。熟悉其余内容。

学 ▼ 习 ▼ 要 ▼ 点

一、 中药内治疗法

1. **用药原则**　治疗要及时、正确和谨慎；处方轻巧灵活；注意顾护脾胃；重视先证而治；不可乱投补益。

2. **中药用量**　新生儿用成人量的1/6，乳婴儿用成人量的1/3，幼儿用成人量的1/2，学龄期儿童用成人量的2/3 或接近成人量。

3. **给药方法**　口服给药法、鼻饲给药法、蒸气及气雾吸入法、吹鼻法、直肠给药法、注射给药法。

4. **常用内治法**　疏风解表法、止咳平喘法、清热解毒法、凉血止血法、安蛔驱虫法、消食导滞法、镇惊开窍法、利水消肿法、健脾益气法、培元补肾法、活血化瘀法、回阳救逆法。

二、 中药外治疗法

包括熏洗法、涂敷法、罨包法、热熨法、敷贴法、擦拭法、药袋疗法。

三、 其他疗法

包括推拿疗法、刺四缝疗法。

第五单元　喂养与保健

学 ▼ 前 ▼ 导 ▼ 航

掌握母乳喂养的优点及基本方法、添加辅食的原则。熟悉其余内容。

学 ▼ 习 ▼ 要 ▼ 点

一、 新生儿期保健

包括拭口洁眼、断脐护脐、祛除胎毒、洗浴衣着、生后开乳。

二、 婴儿期保健

1. 喂养方式及选择原则　分为母乳喂养、人工喂养和混合喂养三种。

（1）母乳喂养：生后6个月之后以母乳为主要食品者。优点：①母乳营养丰富，最适合婴儿的生理需要；②母乳易为婴儿消化吸收；③母乳含优质蛋白质、必需氨基酸及乳糖较多，有利于婴儿脑的发育；④母乳可增强婴儿免疫力；⑤母乳喂哺最为简便而又经济；⑥母乳喂养利于增进母子感情；⑦产后哺乳可刺激子宫收缩早日恢复，推迟月经来潮不易怀孕，哺乳的妇女也较少发生乳腺癌、卵巢癌等。

（2）混合喂养：母乳不足而且无法改善，需喂牛、羊乳或其他代乳品者。

（3）人工喂养：母亲因各种原因不能喂哺婴儿时，可选用牛、羊乳或其他兽乳，或别的代乳品喂养婴儿。

2. 母乳喂养的基本方法　以按需喂给为原则。一般说来，第1、2个月不需定量。此时按照小儿睡眠规律可每2~3小时喂1次，逐渐延长到3~4小时1次，夜间逐渐停1次，一昼夜共6~7次。4~5个月后可减至5次。每次哺乳15~20分钟。根据各个婴儿的不同情况，适当延长或缩短每次哺乳时间，以吃饱为度。

3. 添加辅食的原则　由少到多，由稀到稠，由细到粗，由一种到多种。添加辅食的顺序可参照下表。

月龄	添加的辅食
1~3个月	鲜果汁，青菜水，鱼肝油制剂
4~6个月	米糊、乳儿糕、烂粥，蛋黄、鱼泥、豆腐、动物血，菜泥、水果泥
7~9个月	烂面、烤馒头片、饼干，碎菜，鱼、蛋、肝泥、肉末
10~12个月	稠粥、软饭、挂面、馒头、面包，碎菜，碎肉、油、豆制品等

4. 断奶时间及注意点　一般可在小儿10~12个月时断奶。断奶应逐渐减少以至停止哺乳，不可骤断。若正值夏季或小儿患病之时，应推迟断奶。

第六单元　胎黄

学 ▼ 前 ▼ 导 ▼ 航

胎黄为新生儿疾病中的常见病。掌握胎黄的病机、辨证论治、其他疗法。注意生理性胎黄与病理性胎黄的区别。合理调护。

学 ▼ 习 ▼ 要 ▼ 点

一、 概述

1. 胎黄的概念　婴儿出生后以皮肤面目出现黄疸为特征的病证，因与胎禀因素有关，故称"胎黄"或"胎疸"。

2. 生理性胎黄与病理性胎黄的区别

	生理性胎黄	病理性胎黄
出现与消退时间	生后 2~3 天出现，4~6 天达高峰，7~10 天消退，早产儿持续时间较长	生后 24 小时内即出现黄疸，或黄疸持续加深，或消退后复现，3 周后仍不消退
轻重	较轻	较深
是否伴临床症状	除轻微食欲不振外，一般无其他临床症状	足月儿血清总胆红素超过 205.2μmol/L，早产儿超过 256.5μmol/L。常伴不欲吮乳，口渴便秘，发热，或精神萎靡，肢凉纳呆，便溏，甚或右胁下痞块质硬，肚腹膨胀，青筋显露等。足月儿间接胆红素超过 307.8μmol/L，还可引起胆红素脑病（核黄疸），损害中枢神经系统，遗留后遗症

二、病因病机

1. **病因** 主要为胎禀湿蕴，如湿热郁蒸、寒湿阻滞，久则气滞血瘀。

2. **病机** 脾胃湿热或寒湿内蕴，肝失疏泄，胆汁外溢，而致发黄，日久则气滞血瘀。

三、辨证论治

证型	主症	治法	方剂	药物组成
湿热郁蒸	面目皮肤发黄，色鲜明如橘，口渴唇干，大便秘结，小便深黄，舌红苔黄腻	清热利湿	茵陈蒿汤加味	茵陈、栀子、大黄、泽泻、车前子、黄芩、金钱草
寒湿阻滞	面目皮肤发黄，色泽晦暗，四肢欠温，便溏，色灰白，小便短少，舌淡苔白腻	温中化湿	茵陈理中汤加减	茵陈蒿、干姜、白术、甘草、党参、薏苡仁、茯苓
气滞血瘀	面目皮肤发黄，颜色渐深，晦暗无华，右胁下痞块质硬，舌见瘀点，苔黄	化瘀消积	血府逐瘀汤加减	血府当归生地桃，红花枳壳膝芎饶，柴胡赤芍甘桔梗，血化下行不作痨

四、其他疗法

1. **外洗疗法**

（1）黄柏 30g，煎水去渣让患儿浸浴，反复擦洗 10 分钟，每日 1~2 次。

（2）茵陈蒿 20g，栀子 10g，大黄 2g，生甘草 3g。煎汤 20mL，保留灌肠。每日或隔日 1 次。

2. **推拿疗法** 用于胆红素脑病后遗症见肢体瘫痪、肌肉萎缩者。方法：在瘫痪肢体上以擦法来回擦 5~10 分钟，按揉松弛关节 3~5 分钟，局部可用搓法搓热，并在相应的脊柱部位搓 5~10 分钟。

3. **针灸疗法** 胆红素脑病后遗症患儿可配合针刺疗法，每日 1 次，补法为主，捻转提插后不留针。

主症	取穴
智力低下	百会、风池、四神聪、通里
语言障碍	哑门、廉泉、涌泉、神门
上肢瘫痪	肩髃、曲池、外关、合谷
下肢瘫痪	环跳、足三里、解溪、昆仑
肘关节拘急	手三里、支正
指关节屈伸不利	合谷透后溪
手足抽动	大椎、间使、手三里、阳陵泉

五、 预防与调护

1. 预防

（1）妊娠期注意饮食卫生，忌酒和辛热之品。不可滥用药物。如孕母有肝炎病史，或曾产育病理性黄疸婴儿者，产前应测定血中抗体及其动态变化，并采取相应预防性服药措施。

（2）注意保护新生儿脐部、臀部和皮肤，避免损伤，防止感染。

2. 调护

（1）婴儿出生后密切观察皮肤颜色的变化，及时了解黄疸的出现及消退时间。

（2）新生儿注意保暖，早期开奶。

（3）注意观察胎黄患儿的全身证候，以便对重症患儿及早发现和治疗。

第七单元　感冒

学 ▽ 前 ▽ 导 ▽ 航

　　感冒是儿科常见病，辨证论治、其他疗法均为重点掌握内容，针灸疗法注意不同腧穴的适应证，推拿疗法手法不宜过重，以免小儿不能耐受。合理预防与调护。

学 ▽ 习 ▽ 要 ▽ 点

一、 概述

　　感冒以发热恶寒、头痛鼻塞、流涕咳嗽、喷嚏为特征。本病发病率占儿科疾病首位。发病以冬春多见。小儿感冒因其生理病理特点，易于出现夹痰、夹滞、夹惊等兼夹证。

二、 病因病机

　　主要病因为感受外邪，以风邪为主，常兼杂寒、热、暑、湿、燥等，亦有感受时行疫毒所致者。正虚亦易感邪发病。

　　1. **夹痰**　小儿肺脏娇嫩，感邪之后，失于宣肃，气机不利，津液不得敷布而内生痰液，痰壅气道，则咳嗽加剧，喉间痰鸣。

2. **夹滞**　小儿脾常不足，感邪之后，脾运失司，稍有饮食不节，致乳食停积，阻滞中焦，则脘腹胀满，不思乳食，或伴呕吐、泄泻。

3. **夹惊**　小儿神气懦弱，肝气未盛，感邪之后，热扰心肝，易致心神不安，睡卧不实，惊惕抽风。

三、辨证论治

1. 主证

证型	主症	治法	方剂	药物组成
风寒感冒	发热恶寒，无汗头痛，鼻流清涕，咳嗽，舌淡红，苔薄白，脉浮紧或指纹浮红	辛温解表	荆防败毒散、葱豉汤加减	葱白、苏叶、豆豉、荆芥、防风、杏仁、前胡、桔梗、甘草
风热感冒	发热重，恶风，有汗，鼻流浊涕，痰稠色黄，咽红肿痛，舌红苔薄黄，脉浮数或指纹浮紫	辛凉解表	银翘散加减	银翘散主上焦医，竹叶荆蒡豉薄荷，甘桔芦根凉解法，风温初感此方宜
暑湿感冒	发热，汗出热不解，头晕头痛，胸闷泛恶，口渴心烦，舌红，苔黄腻，脉数或指纹紫滞	清暑解表	新加香薷饮加减	金银花、菊花、连翘、薄荷、牛蒡子、豆豉、桔梗、前胡

2. 兼证

证型	主症	治法	方剂	药物组成
夹痰	感冒兼见咳嗽较剧，痰多，喉间痰鸣	辛热解表，宣肺化痰；辛凉解表，清肺化痰	疏风解表基础上，风寒夹痰+三拗汤、二陈汤。风热夹痰+桑菊饮加减	麻黄、杏仁、半夏、陈皮；桑叶、菊花、瓜蒌皮、浙贝母
夹滞	感冒兼见脘腹胀满，不思饮食，呕吐酸腐，大便酸臭，舌苔厚腻，脉滑	解表兼以消食导滞	疏风解表基础上+保和丸加减	保和神曲与山楂，苓夏陈翘菔子加
夹惊	感冒兼见惊惕哭闹，睡卧不宁，甚至骤然抽风，舌红，脉浮弦	解表兼以清热镇惊	疏风解表的基础上+镇惊丸加减。另服小儿回春丹或小儿金丹片	钩藤、僵蚕、蝉蜕

四、其他疗法

1. 推拿疗法　疏风解表退热。

证型	处方	方义
风寒感冒	推攒竹、推坎宫、推太阳	疏风解表，发散外邪
	清天河水、掐揉二扇门	驱散风寒
	揉风门、推三关	宣通肺气
	拿风池	发汗解表

续表

证型	处方	方义
风热感冒	推攒竹、推坎宫、推太阳	疏风解表，发散外邪
	退六腑、清肺经	宣肺清热
	推脊	清热解表

2. 外治疗法　香薷30g，柴胡30g，扁豆花30g，防风30g，金银花50g，连翘50g，淡豆豉50g，鸡苏散50g（包），石膏50g，板蓝根50g。煎水3000mL，候温沐浴。每日1~2次。用于暑邪感冒。

3. 针灸疗法

（1）针法：取大椎、曲池、外关、合谷。头痛＋太阳，咽喉痛＋少商。用泻法，每日1~2次。用于风热感冒。

（2）灸法：取大椎、风门、肺俞。用艾炷1~2壮，依次灸治，每穴5~10分钟，以表面皮肤温热为宜，每日1~2次。用于风寒感冒。

五、 预防与调护

1. 预防

（1）经常户外运动，吸新鲜空气，多晒太阳，加强锻炼。

（2）随气候变化及时增减衣服。

（3）避免与感冒病人接触，感冒流行期间少去公共场所。

（4）按时接种流感疫苗。

2. 调护

（1）居室保持空气流通、新鲜。

（2）发热期间多饮热水，汤药应热服。饮食易消化、清淡，忌食辛辣、冷饮、油腻食物。

（3）注意观察病情变化。

第八单元　咳嗽

学 ▽ 前 ▽ 导 ▽ 航

咳嗽是儿科常见病，其病机、辨证论治、其他疗法为重点掌握内容。推拿疗法手法不宜过重，以免小儿不能耐受。合理预防与调护。

学 ▼ 习 ▼ 要 ▼ 点 ....

一、病因病机

1. 病因

（1）外因：感受外邪，以感受风邪为主。

（2）内因：肺脾虚弱。

2. 病机 肺失宣肃。

二、辨证论治

证型	主症	治法	方剂	药物组成
风寒咳嗽	咳嗽声重，痰白清稀，鼻塞流涕，恶寒，无汗，发热头痛，舌苔薄白，脉浮紧或指纹浮红	疏风散寒，宣肺止咳	金沸草散加减	金沸草、前胡、荆芥、细辛、半夏、茯苓
风热咳嗽	咳痰黄黏稠，口渴咽痛，鼻流浊涕，发热恶风，微汗出，舌红苔薄黄，脉浮数或指纹浮紫	疏风解热，宣肺止咳	桑菊饮加减	桑菊饮中桔梗翘，杏仁甘草薄荷饶，芦根为引轻清剂，热盛阳明入母膏
痰热咳嗽	咳嗽痰多，色黄黏稠，喉间痰鸣，发热口渴，舌红，苔黄腻，脉滑数或指纹紫	清肺化痰止咳	清金化痰汤加减	清金化痰黄芩栀，桔梗麦冬桑贝知，瓜蒌橘红茯苓草，痰火犯肺咳嗽止
阴虚咳嗽	干咳无痰，或痰中带血，不易咳出，口渴咽干，手足心热，舌红少苔，脉细数	养阴润肺，兼清余热	沙参麦冬汤加减	沙参麦冬扁甘桑，竹粉甘寒救燥伤

三、其他疗法

证型	处方	方义	加减
风寒咳嗽	推攒竹、推坎宫、运太阳	解表清热	风寒无汗、流清涕甚时＋拿风池、揉迎香；痰多喘咳＋揉丰隆；发热＋清天河水、退六腑
	揉耳后高骨	疏风解表	
	推三关	温散寒邪	
	掐揉二扇门	发汗	
	清肺经	清肺热	
	运内八卦、推揉膻中、揉乳根、揉乳旁、揉肺俞	宽胸理气止咳嗽	
风热咳嗽	开天门、推坎宫、运太阳	解表清热	高热＋推脊；痰多喘咳＋揉丰隆；肺部有干/湿性啰音分别＋推小横纹/揉掌小横纹
	清肺经、清天河水、推脊柱	清热	
	推揉膻中、运内八卦、揉肺俞、揉乳根、揉乳旁	宽胸理气止咳	
痰湿咳嗽	补脾经、揉脾俞、摩中脘、按揉足三里	健脾和胃，除湿化痰	腹泻＋补大肠、推上七节骨、揉龟尾；痰多＋揉丰隆
	补肺经、揉肺俞	补益肺气，化痰止咳	
	推揉膻中、揉乳旁、揉乳根、运内八卦、分推肩胛骨	宽胸理气，化痰止咳	

续表

证型	处方	方义	加减
肺虚咳嗽	补肺经、补肾经	补益肺肾，润肺止咳	阴虚甚＋揉二马；气虚甚＋揉气海；久咳体虚＋补肾经、推三关、捏脊；虚热＋清天河水、推涌泉；痰涎壅盛＋揉丰隆、揉天突、按弦走搓摩
	补脾经	培土生金	
	推揉膻中、揉乳旁、揉乳根	宽胸理气，化痰止咳	
	按揉肺俞、分推肩胛骨、运内八卦	宣肺化痰止咳	

四、预防与调护

1. **预防**　①经常户外活动，加强锻炼；②避免感受风邪；③避免与煤气、烟尘等接触，减少不良刺激。

2. **调护**

（1）保持室内空气新鲜、流通。

（2）注意休息，保证充足睡眠。

（3）经常变换体位及拍打背部，以促痰液排出。

（4）饮食易消化、富含营养之品；婴幼儿尽量不改变原有的喂养方法，咳嗽时应停止喂哺或进食，以防食物呛入气管；年长儿饮食宜清淡，忌食辛辣、油腻、生冷。

第九单元　肺炎喘嗽

学 ▼ 前 ▼ 导 ▼ 航

重点掌握肺炎喘嗽的概述、病机、辨证论治。合理预防与调护。

学 ▼ 习 ▼ 要 ▼ 点

一、概述

肺炎喘嗽以发热、咳嗽、痰壅、气急、鼻扇为主症。发病以冬春两季为多，好发于婴幼儿。

二、病因病机

1. **病因**

（1）外因：感受风邪，或其他疾病传变。

（2）内因：小儿形气未充，肺脏娇嫩，卫外不固。

2. **病机**　肺气郁闭。

三、 辨证论治

证型	主症	治法	方剂	药物组成
风寒郁肺	恶寒发热，无汗，呛咳不爽，痰白而稀，口不渴，咽不红，舌苔薄白，脉浮紧，指纹浮红	辛温宣肺，化痰止咳	华盖散加减	华盖杏甘配麻黄，苏子陈皮茯苓桑
风热郁肺	初起发热恶风，咳嗽气急，痰稠，口渴咽红，舌红苔薄黄，脉浮数。重证高热烦躁，咳嗽微喘，气急鼻扇，舌红苔黄，脉滑数，指纹紫滞	辛凉宣肺，清热化痰	银翘散合麻杏石甘汤加减	银翘散主上焦医，竹叶荆蒡豉薄荷，甘桔芦根凉解法，风温初感此方宜；麻杏石甘
毒热闭肺	高热咳剧，气急鼻扇，涕泪俱无，面赤唇红，溲赤便秘，舌红而干，舌苔黄腻，脉滑数	清热解毒，泻肺开闭	黄连解毒汤合三拗汤加减	炙麻黄、杏仁、枳壳、黄连、黄芩、栀子、石膏、甘草、知母
痰热闭肺	烦热，咳嗽喘促，呼吸困难，气急鼻扇，喉间痰鸣，泛吐淡涎，舌红苔黄，脉弦滑	清热涤痰，开肺定喘	五虎汤合葶苈大枣泻肺汤加减	麻黄、杏仁、前胡、生石膏、黄芩、鱼腥草、甘草、桑白皮、葶苈子、苏子、细茶
阴虚肺热	低热盗汗，干咳无痰，面色潮红，舌红乏津，苔花剥或无苔，脉细数	养阴清肺，润肺止咳	沙参麦冬汤加减	沙参麦冬扁甘桑，竹粉甘寒救燥伤
肺脾气虚	低热，面白少华，咳嗽无力，纳差，便溏，神疲乏力，舌偏淡，苔薄白，脉细无力	补肺健脾，益气化痰	人参五味子汤加减	人参、五味子、茯苓、白术、百部、橘红、生甘草

四、 其他疗法

1. 外治疗法

（1）支气管肺炎：天花粉、黄柏、乳香、没药、樟脑、大黄、生天南星、白芷各等分，共研细末，以温食醋调和成膏状，置于纱布上，贴在胸部两侧中府、屋翳穴，每日 1 ~ 2 次。

（2）肺部湿啰音持续不消：肉桂 12g，丁香 16g，制川乌 15g，制草乌 15g，乳香 15g，没药 15g，当归 30g，红花 30g，赤芍 30g，川芎 30g，透骨草 30g，制成 10% 油膏。敷背部湿啰音显著处，每日 1 次，5 ~ 7 日为一疗程。

2. 针灸疗法

（1）主穴：尺泽、孔最、列缺、合谷、肺俞、足三里。

（2）配穴：痰热闭肺 + 少商、丰隆、曲池、中脘；阳气虚脱 + 气海、关元、百会。

3. 拔罐疗法　肩胛双侧下部，拔火罐。每次 5 ~ 10 分钟，每日 1 次，5 日为一疗程。用于肺炎后期湿啰音久不消失者。

五、 预防与调护

1. 预防

（1）搞好卫生，保持室内空气新鲜。

（2）冬春季节带儿童外出，防止着凉。

（3）加强锻炼；气候冷暖不调时，随时增减衣服，感冒流行期间勿去公共场所。

2. 调护

（1）饮食宜清淡富有营养，多喂开水。

（2）保持安静，居室空气新鲜。

（3）呼吸急促时保持气道通畅，随时吸痰。

（4）重症肺炎患儿要密切观察病情变化。

第十单元　哮喘

学 ▼ 前 ▼ 导 ▼ 航

　　重点掌握哮喘发作期的病机、诊断要点、辨证论治、其他疗法。体针疗法中天突穴的操作，必须严格掌握针刺的角度和深度，以防刺伤肺和有关动、静脉。推拿疗法手法不宜过重，以免小儿不能耐受。合理预防与调护。

学 ▼ 习 ▼ 要 ▼ 点

一、 病因病机

1. 病因

（1）外因：感受外邪，接触异物、异味以及嗜食咸酸等。

（2）内因：肺、脾、肾三脏功能不足，导致痰饮留伏，隐伏于肺窍，成为哮喘之夙根。

2. 病机

（1）发作期：内有壅塞之气，外有非时之感，膈有胶固之痰，三者相合，闭拒气道，搏击有声，发为哮喘。

（2）缓解期：肺、脾、肾三脏不足。

二、 诊断要点

1. 常突然发作，发作前多有喷嚏、咳嗽等先兆症状。发作时喘促，气急，喉间痰鸣，咳嗽阵作，甚者不能平卧，烦躁不安，口唇青紫。

2. 有反复发作的病史。

3. 多有婴儿期湿疹史，家族哮喘史。

4. 肺部听诊　发作时两肺闻及哮鸣音，以呼气时明显，呼气时限延长。支气管哮喘如有继发感染，可闻及湿啰音。

5. 血象检查　一般情况下支气管哮喘的白细胞总数正常，嗜酸性粒细胞可增高；伴肺部细菌感染时，白细胞总数及中性粒细胞均可增高。

三、辨证论治

证型	主症	治法	方剂	药物组成
肺热	咳嗽喘息，咳痰稠黄，胸膈满闷，身热面赤，尿黄便秘，舌质红苔黄，脉滑数	清肺涤痰，止咳平喘	麻杏石甘汤合苏葶丸加减	麻黄、杏仁、生石膏、黄芩、前胡、葶苈子、苏子、桑白皮、射干、瓜蒌皮、枳壳
肺寒	咳嗽气喘，痰多白沫，形寒肢冷，鼻流清涕，恶寒无汗，舌淡红，苔白滑，脉浮滑	温肺散寒，化痰定喘	小青龙汤合三子养亲汤加减	小青龙汤治水气，喘咳呕哕渴利慰，姜桂麻黄芍药甘，细辛半夏兼五味；白芥子、苏子、莱菔子
外寒内热	喘促气急，咳嗽痰鸣，或恶寒发热，咳痰黏稠色黄，舌红苔白，脉滑数或浮紧	解表清里，定喘止咳	大青龙汤加减	大青龙汤桂麻黄，杏草石膏姜枣藏
肺脾气虚	反复感冒，气短自汗，神疲懒言，形瘦纳差，便溏，舌淡苔薄白，脉细软	健脾益气，补肺固表	人参五味子汤合玉屏风散加减	人参、五味子、防风、黄芪、白术、茯苓、百部、橘红
脾肾阳虚	动则喘促咳嗽，气短心悸，形寒肢冷，脚软无力，纳差便溏，舌淡苔薄白，脉细弱	健脾温肾，固摄纳气	金匮肾气丸加减	《金匮》肾气治肾虚，地黄怀药及山萸，丹皮苓泽加桂附，引火归原热下趋
肺肾阴虚	咳嗽时作，喘促乏力，咳痰不爽，盗汗，手足心热，夜尿多，舌红苔花剥，脉细数	养阴清热，补益肺肾	麦味地黄丸加减	麦冬、百合、五味子、熟地黄、枸杞子、山药、牡丹皮

四、其他疗法

1. **推拿疗法**　发作期以治标为主，降气平喘化痰，缓解期以治本为主，补肾健脾，养肺化痰。

证型	处方	方义
寒性咳嗽	清肺经	宽胸宣肺
	揉天突、按弦走搓摩	降气引痰
	推三关、揉外劳宫、运内八卦	温阳散寒，止咳平喘
热性咳嗽	清肺经	宽胸宣肺
	揉天突、掐总筋、分阴阳、清大肠、退六腑	清热平喘
	分推膻中、推天柱、推脊	降气平喘
	揉丰隆	化痰
阳虚咳嗽	补脾经、补肾经、补肺经、推小肠、推三关	补肾健脾，养肺化痰
	推三关、摩腹、摩中脘、揉丹田、揉肾俞	调中理气，补气血，提高免疫力

2. **外治疗法**　白芥子21g，延胡索21g，甘遂12g，细辛12g。共研细末，分成3份，每隔10天使用1份。用时取药末1份，加生姜汁调，捏成小饼如1分硬币大，分别贴在肺俞、心俞、

膈俞、膻中穴，2~4小时揭去。贴药时间为每年夏天的初伏、中伏、末伏3次，连用3年。

　　3. 针灸疗法

　　（1）发作期：取定喘、天突、内关。咳嗽痰多+膻中、丰隆。

　　（2）缓解期：取大椎、肺俞、足三里、肾俞、关元、脾俞。每次取3~4穴，轻刺加灸，隔日1次。

五、 预防与调护

　　1. 预防

　　（1）积极治疗和清除感染病灶，避免各种诱发因素。

　　（2）防寒保暖。

　　（3）发病季节避免活动过度和情绪激动。

　　（4）加强自我管理教育，多锻炼。

　　2. 调护

　　（1）居室空气流通，阳光充足，避免接触特殊气味。

　　（2）饮食清淡而富有营养，忌食生冷油腻、辛辣酸甜等。

　　（3）注意心率、脉象变化，防止哮喘大发作产生。

第十一单元　鹅口疮

学 ▼ 前 ▼ 导 ▼ 航 ....

　　重点掌握鹅口疮的概念、辨证论治、其他疗法。推拿疗法手法不宜过重，以免小儿不能耐受。合理预防与调护。

学 ▼ 习 ▼ 要 ▼ 点 ....

一、 概述

　　1. 概念　鹅口疮是以口腔、舌上满布白屑为主症的一种口腔疾病。因其状如鹅口，故称鹅口疮；因其色白如雪片，故又名"雪口"。

　　2. 发病特点　一年四季均可发生。多见于新生儿，久病体弱者，或长期使用抗生素及激素的患者。

二、 辨证论治

证型	主症	治法	方剂	药物组成
心脾积热	口腔满布白屑，周围焮红较甚，或伴发热，烦躁多啼，口干或渴，便干溲赤，舌红苔薄白，脉滑或指纹紫滞	清心泻脾	清热泻脾散加减	黄连、栀子、黄芩、石膏、生地黄、竹叶、灯心草、甘草
虚火上浮	口腔内白屑散在，周围红晕不著，形体瘦弱，颧红，手足心热，口干不渴，舌红苔少，脉细或指纹淡紫	滋阴降火	知柏地黄丸加减	知母、黄柏+六味地益肾肝，茱薯丹泽地苓专

三、其他疗法

1. 外治疗法

证型	操作方法
心脾积热	①生石膏2.5g，青黛1g，黄连1g，乳香1g，没药1g，冰片0.3g。共研细末，瓶装贮存。每次少许涂患处，每日4~5次；②用冰硼散，或青黛散，或珠黄散，每次适量，涂敷患处，每日3次
各种证型	吴茱萸15g，胡黄连6g，大黄6g，生南星3g。共研细末。1岁以内每次用3g，1岁以上可增至5~10g，用醋调成糊状，晚上涂于患儿两足心，外加包扎，晨起除去

2. 推拿疗法

证型	治法	处方	方义
心脾积热	清热解毒，通腑泻火	清胃经、揉板门、推四横纹	清泻胃热，治其根源
		清肺经、退六腑	调气行滞，通便泻热
		清补脾经	运脾健胃以消积滞
		揉总筋	清热散结治口疮
		打马过天河	清热通络，行气活血以消心脾积热
虚火上炎	滋补脾肾，引火归原	清胃经、揉总筋	清胃热，散郁结，治口疮
		清天河水	清热泻火以除烦
		揉二马	滋补阴液、壮水制火，配清天河水养阴清热
		运内八卦	健脾和胃，调和气血阴阳
		揉涌泉穴	引火下行以退虚热

四、预防与调护

1. 预防

（1）孕妇注意个人卫生，患阴道霉菌病者要及时治愈。

（2）注意口腔清洁，婴儿奶具要消毒。

（3）避免过烫、过硬或刺激性食物。

（4）注意营养，积极治疗原发病；长期用抗生素或肾上腺皮质激素者，尽可能暂停使用。

2. 调护

（1）母乳喂养时用冷开水清洗奶头，喂奶后给服少量温开水，清洁婴儿口腔。

（2）用银花甘草水轻搽患儿口腔，每日3次。

（3）保持大便通畅。

（4）注意观察口腔黏膜白屑变化，如发现患儿吞咽或呼吸困难，应立即处理。

第十二单元　口疮

学 ▼ 前 ▼ 导 ▼ 航 ....

重点掌握口疮的概念、辨证论治。合理预防与调护。

学 ▼ 习 ▼ 要 ▼ 点 ....

一、概述

口疮以齿龈、舌体、两颊、上颚等处出现白色溃疡，疼痛流涎，或伴发热为特征。若满口糜烂，色红作痛者，称为口糜；溃疡只发生在口唇两侧，称为燕口疮。

二、辨证论治

证型	主症	治法	方剂	药物组成
风热乘脾	以口颊、上颚、齿龈、口角溃烂为主，甚则满口糜烂，疼痛拒食，或伴发热，舌红苔薄黄，指纹紫，脉浮数	疏风散火，清热解毒	凉膈散加减	凉膈硝黄栀子翘，黄芩甘草薄荷饶，竹叶蜜煎疗膈上，中焦燥实服之消
心火上炎	舌上、舌边溃烂，色赤疼痛，心烦，口干欲饮，舌尖红，苔薄黄，指纹紫，脉细数	清心凉血，泻火解毒	泻心导赤散加减	黄连、生地黄、竹叶、木通、甘草
虚火上浮	口腔溃烂，周围微红，疼痛不甚，迁延不愈，神疲颧红，口干不渴，舌红苔少，指纹淡紫，脉细数	滋阴降火，引火归原	知柏地黄丸加减	知母、黄柏＋六味地黄益肾肝，茱薯丹泽地苓专

三、其他疗法

外治疗法

证型	操作方法
风热乘脾、心火上炎	冰硼散少许，涂敷患处，每日3次
心火上炎、虚火上浮	锡类散少许，涂敷患处，每日3次
虚火上浮	吴茱萸适量，捣碎，醋调敷涌泉穴，临睡前固定，翌晨去除

四、预防与调护

1. 预防

（1）保持口腔清洁，注意饮食卫生，餐具应经常消毒。

（2）多食新鲜蔬菜和水果，不宜过食肥甘厚腻。

（3）给初生儿、小婴儿清洁口腔时，动作宜轻，避免损伤口腔黏膜。

2. 调护

（1）用金银花、野菊花、板蓝根、大青叶、甘草煎汤，频频漱口。

（2）注意口腔外周皮肤卫生，颈项处可围上清洁毛巾，口中涎水流出及时擦干。

（3）饮食宜清淡，忌辛辣刺激、粗硬及过咸食品，忌饮食过烫。

（4）保持大便通畅。

第十三单元　泄泻

学 ▼ 前 ▼ 导 ▼ 航 ....

　　重点掌握泄泻的发病情况、辨证论治、其他疗法。注意用药安全。推拿疗法手法不宜过重，以免小儿不能耐受。合理预防与调护。

学 ▼ 习 ▼ 要 ▼ 点 ....

一、概述

　　1. **发病情况**　多发于夏秋季。2 岁以下小儿发病率高，因婴幼儿脾常不足，易于感受外邪、伤于乳食，或脾肾气阳亏虚，均可导致脾病湿盛而发生泄泻。

　　2. **转化与预后**　轻者治疗得当，预后良好；重者泻下过度，易见气阴两伤，甚至阴竭阳脱；久泻迁延不愈者，则易转为疳证。

二、病因病机

　　1. **病因**　感受外邪、伤于饮食、脾胃虚弱。

　　2. **病机**　脾胃运化失职，水谷不化，精微不布，合污而下，致成泄泻。

三、辨证论治

证型	主症	治法	方剂	药物组成
饮食泻	大便稀溏，夹食物残渣，气味酸臭，嗳气酸馊，不思乳食，舌苔厚腻，脉滑实，指纹滞	运脾和胃，消食化滞	保和丸加减	保和神曲与山楂，苓夏陈翘菔子加
风寒泻	大便清稀，夹有泡沫，臭气不甚，或伴恶寒发热，鼻流清涕，舌淡苔薄白，脉浮紧，指纹淡红	疏风散寒，化湿和中	藿香正气散加减	藿香正气大腹苏，甘桔陈苓术朴俱，夏曲白芷加姜枣，感伤岚瘴并能祛
湿热泻	大便水样，泻下急迫，气味秽臭，伴呕恶，小便短黄，舌红苔黄腻，脉滑数，指纹紫	清肠解热，化湿止泻	葛根黄芩黄连汤加减	葛根、黄芩、黄连、地锦草、豆卷、甘草
脾虚泻	大便稀溏，色淡不臭，多于食后作泻，面色萎黄，形体消瘦，神疲倦怠，舌淡苔白，脉缓弱，指纹淡	健脾益气，助运止泻	参苓白术散加减	参苓白术扁豆陈，山药甘莲砂薏仁，桔梗上浮兼保肺，枣汤调服益脾神
脾肾阳虚泻	久泻不止，大便清稀，完谷不化，形寒肢冷，睡时露睛，舌淡苔白，脉细弱，指纹色淡	温补脾肾，固涩止泻	附子理中汤合四神丸加减	党参、白术、甘草、干姜、附子；吴茱萸、补骨脂、肉豆蔻、五味子

续表

证型	主症	治法	方剂	药物组成
气阴两伤	泻下过度，质稀如水，精神委顿，目眶及囟门凹陷，啼哭无泪，口渴引饮，小便短小，唇红而干，舌红少苔，脉细数	健脾益气，酸甘敛阴	人参乌梅汤加减	人参、炙甘草、乌梅、木瓜、莲子、山药
阴竭阳脱	泻下不止，次频量多，精神萎靡，面色苍白，哭声微弱，啼哭无泪，尿少，四肢厥冷，舌淡无津，脉沉细欲绝	挽阴回阳，救逆固脱	生脉散合参附龙牡救逆汤加减	人参、麦冬、五味子、白芍、炙甘草、附子、龙骨、牡蛎

四、其他疗法

1. 推拿疗法

证型	治法	处方	方义	加减
寒湿泻	温中散寒，化湿止泻	推三关、揉外劳	温阳散寒	腹痛、肠鸣重＋拿肚角、揉一窝风；体虚＋捏脊；惊惕不安＋清肝经、掐揉五指节
		补脾经、摩腹、按揉足三里	健脾化湿，温中散寒	
		补大肠、推上七节骨、揉龟尾	温中止泻	
湿热泻	清利湿热，调中止泻	清脾胃	清中焦湿热	烦躁不安＋清肝经、掐揉小天心
		清大肠、揉天枢	清利肠腑湿热积滞	
		退六腑、清小肠	清热利尿除湿	
		揉龟尾	理肠止泻	
伤食泻	消食导滞，和中助运	补脾经、揉中脘、运内八卦、揉板门、摩腹	健脾和胃，行滞消食	呕吐＋推天柱骨、横纹推向板门
		清大肠、揉天枢	疏调肠腑积滞	
		揉龟尾	理肠止泻	
脾虚泻	健脾益气，温阳止泻	补脾经、补大肠	健脾益气，固肠实便	肾阳虚＋补肾经、揉肾顶；腹胀＋运内八卦；久泻不止＋按揉百会
		推三关、揉外劳、摩腹、揉脐、捏脊、按揉足三里	温阳补中	
		推上七节骨、揉龟尾	温阳止泻	

2. 外治疗法

证型	操作方法
风寒泻、脾虚泻	丁香2g，吴茱萸30g，胡椒30粒，共研细末。每次1~3g，醋调成糊状，敷贴脐部，每日1次
各种泄泻	鬼针草30g，加水适量。煎煮后倒入盆内，先熏蒸后浸泡双足，每日2~4次，连用3~5日

3. 针灸疗法

（1）针法：取足三里、中脘、天枢、脾俞。发热＋曲池；呕吐＋内关、上脘；腹胀＋

下脘；伤食＋刺四缝；水样便多＋水分。实证用泻法，虚证用补法，每日1~2次。

（2）灸法：取足三里、中脘、神阙。隔姜灸或艾条温和灸，每日1~2次。用于脾虚泻、脾肾阳虚泻。

五、 预防与调护

1. 预防

（1）注意饮食卫生，饭前便后要洗手，餐具要卫生。

（2）提倡母乳喂养，不宜在夏季及小儿有病时断奶，遵守添加辅食原则，科学喂养。

（3）加强户外活动，注意气候变化，避免腹部受凉。

2. 调护

（1）控制饮食。吐泻严重及伤食泄泻患儿暂禁食，忌油腻、不消化食物。

（2）保持皮肤清洁、干燥。便后用温水清洗臀部，并扑上爽身粉，防止发生红臀。

（3）密切观察病情变化，及早发现变证。

第十四单元　厌食

学 ▼ 前 ▼ 导 ▼ 航 ....

　　重点掌握厌食的病机、辨证论治、其他疗法。针灸疗法注意不同腧穴的适应证，推拿疗法手法不宜过重，以免小儿不能耐受。合理预防与调护。

学 ▼ 习 ▼ 要 ▼ 点 ....

一、 概述

厌食以较长时期厌恶进食、食量减少为特征。

二、 病因病机

喂养不当、他病伤脾、先天不足、情志失调致脾胃不和，纳化失职，造成厌食。

三、 辨证论治

证型	主症	治法	方剂	药物组成
脾失健运	食欲不振，厌恶进食，或伴胸脘痞闷，大便不调，精神正常，舌淡红，苔薄白，脉尚有力	调和脾胃，运脾开胃	不换金正气散加减	苍术、藿香、陈皮、砂仁、鸡内金、焦山楂
脾胃气虚	不思进食，食而不化，大便偏稀，夹不消化食物，面色少华，形体偏瘦，肢倦，舌淡苔薄白，脉缓无力	健脾益气，佐以助运	异功散加味	党参、茯苓、白术、甘草、陈皮、焦建曲
脾胃阴虚	不思进食，食少饮多，皮肤失润，便干，小便短黄，甚或烦躁少寐，手足心热，舌红少津，苔少，脉细数	滋脾养胃，佐以助运	养胃增液汤加减	沙参、石斛、玉竹、乌梅、白芍、甘草、香橼皮、谷芽、麦芽

四、其他疗法

1. 推拿疗法

证型	治法	处方	方义	加减
脾胃虚弱	健脾益气	补脾经、按揉脾俞、按揉胃俞、摩中脘、按揉足三里	健脾益气，和胃消食	大便不实 + 补大肠
		摩腹、运内八卦、捏脊	理气和中，补益气血	
		推三关、揉外劳宫	温阳益气	
		摩脐	补中益气，消食助运	
脾胃不和	和胃运脾	补脾经、补胃经、按揉足三里	和胃运脾	手足心热 + 清天河水、运内劳宫
		揉中脘	消食助运	
		摩腹、揉板门	健脾和胃，理气消食	
		运内八卦、推四横纹	调中和胃	
脾胃阴虚	滋养脾胃	补胃经、补脾经、揉胃俞、揉脾俞	开胃运脾	大便秘结 + 清大肠、摩腹、推下七节骨、揉龟尾
		揉二马	养阴清热	
		揉板门	健脾和胃，消食导滞	
		运内八卦	理气和中	
		运内劳宫、清天河水	滋阴退热	

2. 体针疗法

以下各型均用中等刺激不留针，每日 1 次，10 次为一疗程。

证型	处方	操作方法
脾失健运	脾俞、足三里、阴陵泉、三阴交	平补平泻法
脾胃气虚	脾俞、胃俞、足三里、三阴交	补法
脾胃阴虚	足三里、三阴交、阴陵泉、中脘、内关	补法

3. 耳针疗法

取脾、胃、肾、神门、皮质下。用胶布粘王不留行籽贴按于穴位上，隔日 1 次，双耳轮换，10 次为一疗程。每日按压 3~5 次，每次 3~5 分钟，以稍感疼痛为度。用于各证型。

五、预防与调护

1. 预防

（1）正确喂养，根据不同年龄予富含营养、易消化的食品。母乳喂养的婴儿 4 个月后应逐步添加辅食。

（2）食欲不振时及时查明原因并治疗。病后胃气刚恢复者逐渐增加饮食，切勿暴饮暴食。

（3）注意精神调护。

2. 调护

（1）纠正不良饮食习惯。

（2）遵照"胃以喜为补"的原则，从小儿喜欢的食物着手，诱导开胃，待其食欲增进后，再按营养的需要供给食物。

（3）保持良好情绪，饭菜多样化。

第十五单元　积滞

学 ▼ 前 ▼ 导 ▼ 航 ....

重点掌握积滞的概述、辨证论治、其他疗法。推拿疗法手法不宜过重，以免小儿不能耐受。合理预防与调护。

学 ▼ 习 ▼ 要 ▼ 点 ....

一、概述

积滞以不思乳食，食而不化，脘腹胀满，嗳气酸腐，大便溏薄或秘结酸臭为特征。

二、病因病机

乳食不节，伤及脾胃，致脾胃运化功能失调，或脾胃虚弱，腐熟运化不及，乳食停滞不化。

三、辨证论治

证型	主症	治法	方剂	药物组成
乳食内积	不思乳食，嗳腐酸馊，或呕吐食物、乳片，大便酸臭，烦躁啼哭，舌红，苔黄厚腻，脉弦滑，指纹紫滞	消乳化食，和中导滞	乳积者，选消乳丸加减；食积者，选保和丸加减	消乳香附草陈皮，砂仁麦芽熬神曲；保和神曲与山楂，苓夏陈翘菔子加
脾虚夹积	面色萎黄，不思乳食，腹满喜按，大便稀溏酸腥，夹乳片或不消化食物，舌淡苔白腻，脉细滑，指纹淡滞	健脾助运，消食化滞	健脾丸加减	健脾参术苓草陈，肉蔻香连合砂仁，楂肉山药曲麦炒，消补兼施不伤正

四、其他疗法

1. 推拿疗法

证型	治法	处方	方义	加减
积滞伤脾	消积导滞，调理脾胃	揉板门、揉中脘、分推腹阴阳、揉天枢	消食导滞，疏调肠胃积滞	便溏＋补大肠、揉龟尾；便秘＋清大肠、按揉膊阳池、推下七节骨
		推四横纹、运内八卦	加强以上作用，并理气调中	
		补脾经、按揉足三里	健脾开胃，消食和中	

续表

证型	治法	处方	方义	加减
气血两亏	温中健脾，补益气血	补脾经、推三关、揉中脘、捏脊	温中健脾，补益气血，增进饮食	五心烦热，盗汗，舌红光剥宜去推三关、揉外劳，＋清脾经、补肾经、揉二马、推涌泉、运内劳宫；烦躁不安，目赤多泪＋清肝经、掐五指节；若有咳嗽痰喘＋推肺经、推揉膻中、分推肩胛骨、按揉肺俞。另可单用捏脊配合针刺四横纹治疗。板门割治的效果也十分明显
		运内八卦、揉外劳	温阳助运，理气和血，并加强前四法的作用	
		掐揉四横纹	主治疳积	
		按揉足三里	调和气血，消导积滞	

2. 外治疗法

证型	治法
乳食内积	玄明粉3g，胡椒粉0.5g。研细粉拌匀，置于脐中，外盖纱布，胶布固定。每日换1次
食积腹胀	焦神曲30g，麦芽30g，焦山楂30g，槟榔10g，生大黄10g，芒硝20g。共研细末。以麻油调上药，敷于中脘、神阙穴，热敷5分钟后继续保留24小时。隔日1次，3次为一疗程
脾虚夹积	酒糟100g，入锅内炒热，分2次装袋，交替放腹部热熨。每次2~3小时，每日1次

3. 体针疗法

（1）治法：健脾和胃，化积消滞。以足阳明经穴为主。

（2）主穴：下脘、腹结、天枢、足三里。

（3）配穴：乳食内积＋中脘、胃俞。脾胃虚弱＋脾俞、胃俞。腹胀痛＋气海、太冲。呕吐＋内关。烦躁不安＋神门、三阴交。

（4）操作：天枢用毫针平补平泻法或泻法，腹结用泻法，足三里用补法。配穴按虚补实泻法操作。

（5）方义：天枢为大肠募穴，调理肠腑，荡积去滞。足三里配下脘通调肠腑，健脾和胃，以消积滞。腹结为消滞化积之效穴。

4. 皮肤针疗法　取脾俞、胃俞、夹脊穴（第7~12腰椎），从上到下轻轻叩刺，至局部潮红为度。

5. 耳针疗法　取胃、大肠、神门、交感、脾。每次选3~4穴，用王不留行籽贴压，左右交替，每日按压3~4次。

五、预防与调护

1. 预防

（1）乳食定时定量，富含营养，易消化，忌暴饮暴食、过食肥甘、生冷。

（2）根据生长发育需求，逐渐添加辅食，不可骤然添加过多，亦不可到期不给添加。

2. 调护

（1）积滞患儿应暂控饮食，给予药物调理，积滞消除后，逐渐恢复正常饮食。

（2）呕吐者可暂停进食，予生姜汁数滴加少许糖水饮服；腹胀者可揉摩腹部；便秘者可予蜂蜜 10～20mL 冲服，严重者可予开塞露外导；脾胃虚弱者常灸足三里穴。

第十六单元　疳证

学 ▼ 前 ▼ 导 ▼ 航 ......

　　重点掌握疳证的概述、病因病机、辨证论治、其他疗法。注意疳证与厌食、积滞的鉴别，以防误诊、误治。推拿疗法手法不宜过重，以免小儿不能耐受。合理预防与调护。

学 ▼ 习 ▼ 要 ▼ 点 ......

一、概述

　　疳证以形体消瘦、面色无华、毛发干枯、精神萎靡或烦躁、饮食异常为特征。

二、病因病机

　　1. **病因**　饮食不节、喂养不当、营养失调、疾病影响、先天禀赋不足。

　　2. **病机**　脾胃受损，津液消亡。

三、类证鉴别

　　1. **厌食**　由喂养不当，脾胃运化功能失调所致，以长期食欲不振、厌恶进食为主症，无明显消瘦，精神尚好，病在脾胃，不涉及他脏，一般预后良好。

　　2. **积滞**　以不思乳食、食而不化、脘腹胀满、大便酸臭为特征，与疳证以形体消瘦为特征有明显区别。但两者也有密切联系，若积久不消，影响水谷精微化生，致形体日渐消瘦，可转为疳证。

四、辨证论治

	证型	主症	治法	方剂	药物组成
主证	疳气	形体略瘦，面色少华，毛发稀疏，不思饮食，精神欠佳，大便干稀不调，舌质略淡，苔薄微腻，脉细有力	调脾健运	资生健脾丸加减	党参、白术、山药、茯苓、薏苡仁、泽泻、藿香、白蔻仁、山楂、神曲、麦芽
	干疳	形体极度消瘦，皮肤干瘪起皱，大肉已脱，貌似老人，毛发干枯，啼哭无力，便溏，舌淡嫩，苔少，脉细弱	补益气血	八珍汤加减	四君子汤（人参、白术、茯苓、甘草）＋四物汤（熟地黄、当归、芍药、川芎）
	疳积	形体明显消瘦，面色萎黄，肚腹膨胀，毛发稀疏结穗，夜卧不宁，嗜食异物，舌淡苔腻，脉沉细而滑	消积理脾	肥儿丸加减	人参、白术、茯苓、神曲、山楂、麦芽、鸡内金、大腹皮、槟榔、黄连、胡黄连、甘草

续表

证型		主症	治法	方剂	药物组成
兼证	疳肿胀	足踝浮肿，甚或颜面及全身浮肿，神疲乏力，四肢欠温，舌淡嫩，苔薄白，脉沉迟无力	健脾温阳，利水消肿	防己黄芪汤合五苓散加减	防己、黄芪、甘草；五苓散治太阳腑，白术泽泻猪苓茯，桂枝化气兼解表，小便通利水饮除
	眼疳	两目干涩，畏光羞明，眼角赤烂，甚则黑睛混浊，白翳遮睛或夜盲	养血柔肝，滋阴明目	石斛夜光丸加减	石斛、天冬、麦冬、生地黄、枸杞子、青葙子、菊花、黄连、牛膝、茯苓、川芎、枳壳
	口疳	口舌生疮，或满口糜烂，秽臭难闻，面赤心烦，夜卧不宁，小便短黄，舌红苔薄黄，脉细数	清心泻火，滋阴生津	泻心导赤散加减	黄连、灯心草、朱茯苓、甘草梢、木通、淡竹叶、连翘、生地黄、玄参、麦冬

五、 其他疗法

1. 外治疗法

主症	治法
疳积证腹部气胀	莱菔子适量研末，阿魏调和，敷于伤湿止痛膏上，外贴于神阙穴。每日1次，连用7日为一疗程
疳积证腹部胀实	大黄6g，芒硝6g，栀子6g，杏仁6g，桃仁6g，共研细末。加面粉适量，用鸡蛋清、葱白汁、醋、白酒少许，调成糊状，敷于脐部。每日1次，连用3~5日

2. 推拿疗法

证型	治法
疳气	补脾经，补肾经，运八卦，揉板门、足三里，捏脊
疳积	补脾经、清胃经、心经、肝经、捣小天心、分手阴阳、腹阴阳
干疳	补脾经、肾经，运八卦，揉二马、足三里

3. 捏脊疗法　用于疳气证、疳积证。极度消瘦，皮包骨头者不可应用此法。

4. 针灸疗法

（1）体针：用于疳气证、疳积轻证。

1）主穴：合谷、曲池、中脘、气海、足三里、三阴交。

2）配穴：脾俞、胃俞、痞根（奇穴，第一腰椎旁开3.5寸）。烦躁不安，夜眠不宁＋神门、内关；脾虚夹积，脘腹胀满＋刺四缝；气血亏虚重＋关元；大便稀溏＋天枢、上巨虚。

3）操作：中等刺激，不留针。每日1次，7日为一疗程。

（2）四缝点刺：取穴四缝，常规消毒后，用三棱针在穴位上快速点刺，挤压出黄色黏液或血少许，每周2次，为一疗程。用于疳积证。

六、 预防与调护

1. 预防

（1）提倡母乳喂养，按时按序添加辅食，供给多种营养物质。

（2）合理安排生活起居，保证充足睡眠，经常户外活动，多晒太阳，增强体质。

（3）纠正饮食偏嗜、过食肥甘滋补等。

（4）发现体重不增或减轻，食欲减退时，要尽快查明原因，及时治疗。

2. 调护

（1）加强饮食调护，按原则添加辅食。

（2）病室温度适宜，空气新鲜，患儿衣着要柔软，注意保暖。

（3）病情较重的患儿要加强全身护理，防止褥疮、眼疳、口疮等并发症。

（4）定期测量患儿体重、身高，及时了解和分析病情。

第十七单元 惊风

学 ▼ 前 ▼ 导 ▼ 航 ....

重点掌握惊风的概述、辨证论治、其他疗法以及急惊风的病机。注意用药安全，并及时随症加减药物。针灸疗法注意不同腧穴的适应证，推拿疗法手法不宜过重，以免小儿不能耐受。合理预防与调护。

学 ▼ 习 ▼ 要 ▼ 点 ....

一、 概述

惊风以抽搐、昏迷为主症。以1~5岁儿童发病率最高，四季都可发生。主要病位在心肝两经。可归纳为搐、搦、掣、颤、反、引、窜、视八种。一般分为急惊风和慢惊风。

二、 病因病机

1. 急惊风

（1）病因：外感时邪、内蕴湿热、暴受惊恐。

（2）病机：小儿外感时邪，易化热化火，火盛生痰，热盛生风，导致惊风发作；饮食不节或误食污染毒邪之物，滞于脾胃，痰浊内生，郁而化火，痰火内盛，蒙蔽心包，引动肝风；小儿多神气怯弱，暴受惊恐，惊则气乱，恐则气下，气机逆乱，引动肝风，而成惊厥。

2. 慢惊风

（1）病因：脾胃虚弱、脾肾阳虚、阴虚风动。

（2）病机：脾土既虚，则脾虚肝旺，肝亢化风，致成慢惊；胎禀不足，脾胃素虚，复因吐泻日久或误服寒凉，伐伤阳气，以致脾阳衰微，阴寒内盛，不能温煦筋脉，而致慢脾风；急惊风迁延失治，或温病后期，阴液亏耗，肝肾精血不足，阴虚内热，灼烁筋脉，致虚风内动而成慢惊。

三、 急惊风四证

痰、热、惊、风。

四、 治疗原则

清热、豁痰、镇惊、息风。

五、 辨证论治

1. 急惊风

证型	主症	治法	方剂	药物	加减组成
风热动风	发热，头痛，咳嗽，鼻塞流涕，咽红，烦躁、神昏、惊厥，舌苔薄黄，脉浮数	疏风清热，息风定惊	银翘散	银翘散主上焦医，竹叶荆蒡豉薄荷，甘桔芦根凉解法，风温初感此方宜	①高热不退，口渴欲饮 + 生石膏、知母；②喉间痰鸣 + 天竺黄、瓜蒌皮；③大便秘结 + 生大黄、芒硝、槟榔；④抽搐较频 + 羚羊角粉；⑤神昏抽搐较重 + 小儿回春丹
气血两燔	壮热口渴，头痛剧烈，烦躁抽搐，舌质深红，苔黄糙，脉弦数有力。甚则高热不退，反复抽搐，神志昏迷	清气凉营，息风开窍	清瘟败毒饮加减	清瘟败毒地连芩，丹石栀甘竹叶寻，犀角玄翘知芍桔，瘟邪泻毒亦滋阴	①昏迷较深用牛黄清心丸或紫雪丹；②大便秘结 + 大黄、玄明粉通；③呕吐 + 半夏、玉枢丹
邪陷心肝	高热不退，烦躁口渴，谵语，神志昏迷，反复抽搐，两目上视，舌质红，苔黄腻，脉数	清心开窍，平肝息风	羚角钩藤汤加减	俞氏羚角钩藤汤，桑叶菊花鲜地黄，芍草茯神川贝茹，凉肝增液定风方	①神昏抽搐较甚 + 安宫牛黄丸；②便秘 + 大黄、芦荟；③头痛剧烈 + 石决明、龙胆草
湿热疫毒	持续高热，频繁抽风，神志昏迷，谵语，腹痛呕吐，大便黏腻夹脓血，舌红苔黄腻，脉滑数	清热化湿，解毒息风	黄连解毒汤合白头翁汤加减	黄连、黄柏、栀子、黄芩、白头翁、秦皮、马齿苋、羚羊角粉、钩藤	①呕吐腹痛明显 + 玉枢丹；②大便脓血较重用生大黄水煎灌肠；③面色苍白，四肢厥冷，脉微细欲绝，用参附龙牡救逆汤灌服
惊恐受风	惊惕不安，身体颤栗，喜投母怀，夜间惊啼，甚至惊厥、抽风，大便色青，脉律不整，指纹紫滞	镇惊安神，平肝息风	琥珀抱龙丸加减	琥珀粉、远志、石菖蒲、胆南星、天竺、人参、茯苓、全蝎、钩藤、石决明	①呕吐 + 竹茹、姜半夏；②寐中肢体颤动，惊啼不安 + 磁朱丸；③气虚血少 + 黄芪、当归、酸枣仁

2. 慢惊风

证型	主症	治法	方剂	药物	加减组成
脾虚肝亢	精神萎靡，嗜睡露睛，面色萎黄，纳呆，便溏，抽搐无力，时作时止，舌淡苔白，脉沉弱	温中健脾，缓肝理脾	缓肝理脾汤加减	人参、白术、茯苓、炙甘草、白芍、钩藤、干姜、肉桂	①抽搐频发＋天麻、蜈蚣；②腹泻日久，干姜改炮姜，＋山楂炭、葛根；③纳呆食少＋焦神曲、焦山楂、砂仁；④四肢不温，大便稀溏，改用附子理中汤
脾肾阳虚	精神委顿，昏睡露睛，面白无华，四肢厥冷，溲清便溏，手足蠕动，舌淡苔薄白，脉沉微	温补脾肾，回阳救逆	固真汤合逐寒荡惊汤加减	人参、白术、山药、茯苓、黄芪、炙甘草、炮附子、肉桂、炮姜、丁香	①汗多＋龙骨、牡蛎、五味子；②恶心呕吐＋吴茱萸、胡椒、半夏
阴虚风动	精神疲惫，面色萎黄，手足心热，易出汗，便干，肢体拘挛，抽搐时轻时重，舌绛少津，苔少，脉细数	育阴潜阳，滋肾养肝	大定风珠加减	大定风珠鸡子黄，胶芍三甲五味囊，麦冬生地麻仁草，滋阴息风是妙方	①日晡潮热＋地骨皮、银柴胡、青蒿；②抽搐不止＋天麻、乌梢蛇；③汗出较多＋黄芪、浮小麦；④肢体麻木，活动障碍＋赤芍、川芎、地龙；⑤筋脉拘急，屈伸不利＋黄芪、党参、鸡血藤、桑枝

六、　其他疗法

1. 体针疗法

	治法	主穴	配穴	操作	方义
急惊风	醒脑开窍，镇惊息风。以督脉及足厥阴经穴为主	水沟、印堂、合谷、太冲	外感惊风＋风池、外关、曲池。痰热惊风＋大椎、丰隆、十宣。惊恐惊风＋神门、四神聪。口噤＋颊车。痰多＋丰隆。热盛＋大椎、十宣放血	毫针刺，用泻法。大椎、十宣点刺出血	水沟、印堂醒脑开窍、醒神镇惊。合谷、太冲相配，谓开"四关"，息风镇惊，擅长治惊厥
慢惊风	健脾益肾，息风镇惊。以督脉、任脉及足阳明经穴为主	印堂、筋缩、气海、肾俞、足三里、太冲	脾肾阳虚＋神阙、脾俞、肾俞。肝肾阴虚＋肾俞、肝俞、太溪	印堂、太冲、筋缩用毫针泻法，气海、肾俞、足三里用补法。配穴用补法；脾肾阳虚可施以温和灸或隔盐灸或隔附子饼灸。小儿不合作者也可不留针	印堂醒脑调神。气海益气培元。足三里补脾健胃。肾俞补益肾气。太冲平肝息风。筋缩舒筋止搐

2. 推拿疗法

	治法	处方	方义	加减
急惊风	急则治其标，先以开窍镇惊，然后予以清热、导痰、消食以治其本	掐人中、掐老龙、掐十宣、掐威灵、拿肩井、拿仆参	开窍醒神	肝风内动＋拿风池、推天柱骨、推脊息风止痉；痰湿内阻＋清肺经、推揉膻中、揉天突、揉中脘、揉肺俞清热导痰；乳食积滞＋补脾经、清大肠、揉板门、揉天枢、推下七节骨消积理气
		拿合谷、拿曲池、拿百虫、拿承山、拿委中	止抽搐	
慢惊风	培补元气，息风止搐，急性发作时可按急惊风处理	补脾经、补肾经、揉中脘、摩腹、揉足三里、捏脊	健脾和胃，培补元气	—
		清肝经、按揉百会、拿曲池	平肝息风，止抽搐	

3. **耳针疗法**　选交感、神门、皮质下、心、肝，急惊风毫针刺用强刺激，慢惊风毫针刺用中等刺激，间隔 5～10 分钟捻针 1 次，留针 30 分钟，每日 1 次。或用王不留行籽等在穴位上进行贴压。

4. **灯火灸法**　取印堂、承浆，用灯火灸，用于急惊风。

七、预防与调护

1. 预防

（1）加强锻炼；避免时邪感染。

（2）注意饮食卫生；避免跌仆惊骇。

（3）按时免疫接种。

（4）有高热惊厥史的患儿，在发热初期，及时给予解热降温药物，必要时加服抗惊厥药物。

（5）对于暑温、疫毒痢的患儿，要积极治疗原发病，防止惊厥反复发作。

2. 调护

（1）抽搐发作时，切勿强制按压，应将患儿平放，头侧位，并用纱布包裹压舌板，放于上下牙齿之间，以防咬舌。

（2）保持呼吸道通畅，痰涎壅盛者随时吸痰，同时注意给氧。

（3）保持室内安静。

（4）随时观察患儿面色、呼吸及脉搏变化。

第十八单元　遗尿

学▼前▼导▼航　 ......

重点掌握遗尿的概述、辨证论治、其他疗法。针灸疗法中注意腧穴的进针角度、深度，中极穴需在排尿后针刺，以免伤及深部膀胱。推拿疗法手法不宜过重，以免小儿不能耐受。合理预防与调护。

学 ▼ 习 ▼ 要 ▼ 点 ....

一、 概述

遗尿又称尿床，是指3周岁以上的小儿睡中小便自遗，醒后方觉的一种病证。发病男孩高于女孩，部分有明显的家族史。

二、 病因病机

肾气不固、脾肺气虚、心肾失交、肝经郁热。

三、 辨证论治

证型	主症	治法	方剂	药物组成
肺脾气虚	夜间遗尿，日间尿频量多，经常感冒，面色少华，神疲乏力，纳呆，便溏，舌淡红，苔薄白，脉沉无力	补肺益脾，固涩膀胱	补中益气汤合缩泉丸加减	补中益气芪术陈，升柴参草当归身；益智仁、山药、乌药
肾气不足	寐中多遗，小便清长，面白少华，神疲乏力，智力较差，肢冷畏寒，舌淡，苔白滑，脉沉无力	温补肾阳，固涩膀胱	菟丝子散加减	菟丝子、巴戟天、肉苁蓉、附子、山茱萸、五味子、牡蛎、桑螵蛸
心肾失交	梦中遗尿，寐不安宁，烦躁叫扰，多动少静，或五心烦热，舌红，苔薄少津，脉沉细而数	清心滋肾，安神固脬	交泰丸合导赤散加减	生地黄、竹叶、通草、甘草、黄连、肉桂
肝经湿热	寐中遗尿，小便量少色黄，性情急躁，夜梦纷纭，性情急躁，目睛红赤，舌红，苔黄腻，脉滑数	清热利湿，泻肝止遗	龙胆泻肝汤加减	龙胆泻肝栀芩柴，生地车前泽泻偕，木通甘草当归合，肝经湿热力能排

四、 其他疗法

1. 体针疗法

（1）治法：健脾益肺，温肾固摄。以足太阴经、任脉及相应背俞穴为主。

（2）主穴：关元、中极、膀胱俞、三阴交。

（3）配穴：肾气不足＋肾俞、命门、太溪。肺脾气虚＋气海、肺俞、脾俞、足三里。心肾失交＋通里、大钟。肝经郁热＋蠡沟、太冲。夜梦多＋百会、神门。小便频数＋灸列缺、百会。

（4）操作：毫针刺，用补法，可配合灸法。

（5）方义：关元为任脉与足三阴经交会穴，培补元气，益肾固本。中极配膀胱俞，俞募相配，可促进膀胱气化功能。三阴交为足三阴经交会穴，通调肝、脾、肾三经经气，可健脾益气，益肾固本而止遗尿。

2. 推拿疗法

证型	治法	处方	方义	加减
肺脾肾虚	温补脾肾	推三关、揉丹田、补肾经、按揉肾俞、擦腰骶部	温补肾气	食少便溏 + 揉板门、捏脊、按揉足三里、补大肠
		补肺经、补脾经	补肺脾气虚	
		按揉百会、揉外劳宫	温阳升提	
		按揉三阴交	通调水道	
		灸关元、灸百会、揉小天心	－	
肝经郁热	平肝清热	清肝经、清心经、清小肠	清心火以平肝	小便色黄,尿频 + 清补肾经
		补肾经、揉二马、推箕门	养阴清热	
		捣小天心	清热镇惊安神	
		揉三阴交、揉涌泉	－	

3. 耳针疗法　肾、膀胱、皮质下、尿道、神门,每次选 2~3 穴,毫针刺用轻刺激,每日 1 次,每次留针 20 分钟。亦可用揿针埋藏或王不留行籽贴压,于睡前按压以加强刺激。

4. 皮肤针疗法　选夹脊、气海、关元、中极、膀胱俞、八髎、肾俞、脾俞。每日睡前用皮肤针轻叩或中等强度叩刺,每次 20 分钟,使皮肤微微潮红,也可叩刺后加拔火罐,隔日 1 次。

5. 穴位注射疗法　中极、肾俞、膀胱俞、次髎、三阴交等穴。每次选 2 穴,用 5% 当归注射液或维生素 B_1、维生素 B_{12} 注射液等,每次每穴注入药液 1~2mL,隔日 1 次。

五、 预防与调护

1. 预防

(1) 勿使患儿白天玩耍过度,睡前饮水太多。

(2) 幼儿每晚按时唤醒排尿,逐渐养成自控的排尿习惯。

2. 调护

(1) 夜间尿湿后要及时更换裤褥,保持干燥及外阴部清洁。

(2) 白天可饮水,晚餐不进稀饭、汤水,睡前尽量不喝水,不在晚间服中药汤剂。

(3) 既要严格要求,又不能打骂体罚,消除紧张心理,积极配合治疗。

第十九单元　五迟、 五软

学 ▽ 前 ▽ 导 ▽ 航 ．．．．．．．．．．．．．．．．．．．．．．．．．．．．．．．．．．

　　重点掌握五迟、五软的概述、辨证论治、其他疗法。体针疗法注意腧穴的进针角度、深度。推拿疗法手法不宜过重,以免小儿不能耐受。合理预防与调护。

学 ▽ 习 ▽ 要 ▽ 点 ....

一、概述

1. **五迟**　立迟、行迟、发迟、齿迟、语迟。小儿 2～3 岁还不能站立、行走，为立迟、行迟；初生无发或少发，随年龄增长，仍稀疏难长为发迟；12 个月时尚未出牙以及此后牙齿萌出过慢为齿迟；1～2 岁还不会说话为语迟。

2. **五软**　头项软、口软、手软、脚软、肌肉软。小儿周岁前后头项软弱下垂为头项软；咀嚼无力、时流清涎为口软；手臂不能握举为手软；2～3 岁还不能站立、行走为足软；皮宽肌肉松软无力为肌肉软。

二、病因病机

1. **病因**　先天禀赋不足，后天失于调养。

2. **病机**

（1）正虚：五脏不足，气血虚弱，精髓不充。

（2）邪实：痰瘀阻滞心经脑络，心脑神明失主。

三、辨证论治

证型	主症	治法	方剂	药物组成
肝肾亏损	筋骨瘦弱，立、行、发、齿迟，头项痿弱，天柱骨倒，头形方大，反应迟钝，囟门宽大，易惊，夜卧不安，舌淡苔少，脉沉细无力，指纹淡	补肾填髓，养肝强筋	加味六味地黄丸加减	六味地黄益肾肝，茱薯丹泽地苓专＋鹿茸、五加皮
心脾两虚	发迟、语迟，智力低下，发稀萎黄，四肢痿软，肌肉松弛，口软，纳呆便结，舌胖苔少，脉细缓，指纹色淡	健脾养心，补益气血	调元散加减	调元散治禀赋弱，参苓白术干山药，芎归熟地共茯神，黄芪甘草同白芍
痰瘀阻滞	失聪失语，反应迟钝，意识不清，喉间痰鸣，或关节强硬，肌肉软弱，舌胖，有瘀斑，苔腻，脉沉涩，指纹暗滞	涤痰开窍，活血通络	通窍活血汤合二陈汤加减	半夏、陈皮、茯苓、远志、石菖蒲、桃仁、红花、郁金、丹参、川芎、赤芍、麝香

四、其他疗法

1. **推拿疗法**　取额、脊、腰部穴。上肢部取大椎、肩髃、肩髎、曲池、阳池、合谷；下肢部取肾俞、命门、腰阳关、居髎、环跳、殷门、委中、承山、解溪、昆仑、足三里、阳陵泉等。用推、拿、按、揉、搓、插等手法。每日 1 次，连做 6 日休息 1 日，3 个月为一疗程。用于运动功能发育迟缓者。

2. **体针疗法**　取大椎、百会、足三里、肾俞、脾俞、关元。智力低下＋四神聪、印堂；下肢瘫痪＋环跳、秩边、阳陵泉；腕下垂＋外关、阳池；足内翻＋绝骨、昆仑；足外翻＋三阴交、太溪。每次选主穴 2～3 个，配穴 4～5 个，予补法或平补平泻法，不留针。每日 1 次，3 个月为一疗程。

3. **艾灸疗法**　灸足踝 3 壮，或灸心俞、脾俞各 3 壮，每日 1 次。用于心脾两虚证。

4. **耳针疗法**　取心、肾、肝、脾、皮质下、脑干，隔日 1 次。用于各证。

5. **功能训练疗法**　脑性瘫痪功能训练包括躯体、技能、语言训练，运用矫形器。

五、 预防与调护

1. **预防**

(1) 大力宣传优生优育知识，禁止近亲结婚，婚前进行健康检查，避免发生遗传性疾病。

(2) 孕妇注意养胎、护胎，加强营养，不乱服药物。

(3) 婴儿应合理喂养，注意防治各种急慢性疾病。

2. **调护**

(1) 重视功能锻炼，加强智力训练教育。

(2) 加强营养，科学调养。

(3) 用推拿疗法按摩瘫软肢体，防止肌肉萎缩。

第二十单元　麻疹

学 ▼ 前 ▼ 导 ▼ 航 ···

麻疹为小儿常见传染病。重点掌握麻疹的概述、辨证论治、外治疗法。治疗前应先辨清顺证、逆证，以对症治疗。注意隔离观察的时间，合理预防与护理。

学 ▼ 习 ▼ 要 ▼ 点 ···

一、 概述

1. **概念**　麻疹是由外感麻毒时邪引起的急性出疹性传染病。以发热，咳嗽，鼻塞流涕，泪水汪汪，周身皮肤按序布发麻粒大小的红色斑丘疹，皮疹消退时皮肤有糠麸样脱屑和色素沉着斑等为特征。一年四季都有发生，多流行于冬春季。好发年龄为 6 个月至 5 岁。

2. **证候分类与预后**　病程分为初热期、见形期、收没期。若属顺证预后良好。但年幼体弱，正气不足，或护理不当，再感外邪或感染邪毒较重，正不胜邪，麻毒不能顺利外透，极易引起逆证、险证而危及生命。患病后一般可获得终身免疫。

二、 病因病机

1. **病因**　外感麻毒时邪。

2. **病机**

(1) 顺证：①初热期：顺证为麻毒时邪经口鼻而入，首先犯肺，邪侵肺卫，表卫失和，肺气失宣。②出疹期：邪毒由肺及脾，肺胃热盛，与气血相搏，正气抗邪，托毒外达，从肌肤透发。③收没期：疹随热出，毒随疹泄，疹点透齐后，热退疹回。但麻为阳毒，易伤阴液，热去津伤。

（2）逆证：麻毒炽盛，正气不支，无力托毒于外，或复感新邪，化火内陷入里，产生逆证。

三、辨证论治

1. 辨顺逆

（1）顺证：起病时患儿身热不甚，常有微汗，神气清爽，咳嗽而气不促。3~4 天后热势上扬，精神尚可，开始出疹，先见于耳后发际，渐次延及头面、颈部，而后急速蔓延至胸背、腹部、四肢，最后鼻准部及手心、足心均可见疹点。疹点色泽红活，分布均匀，无其他合并症。疹点约 3 天内透发完毕，之后依次隐退，热退咳减，精神转佳，胃纳渐增，渐趋康复。

（2）逆证：出疹期疹出不畅或疹出即没，或疹色紫暗，兼壮热咳剧，痰鸣辘辘，呼吸气急，甚则鼻扇胸高，口唇青紫，这是热毒闭肺，并发肺炎喘嗽的证候；若兼咽红肿痛，呛咳气急，声音嘶哑，咳如犬吠，是为邪毒攻喉；若神昏谵语，惊厥抽风，是热毒内陷心肝。

2. 分型论治

（1）顺证

	主症	治法	方剂	药物组成
邪犯肺卫（初热期）	发热，微恶风寒，鼻塞流涕，咳嗽，泪水汪汪。发热 2~3 天，口腔两颊黏膜红赤，近臼齿处可见麻疹黏膜斑，小便短黄，舌苔薄白，脉浮数	辛凉透表，清宣肺卫	宣毒发表汤加减	升麻、葛根、荆芥、防风、薄荷、连翘、前胡、牛蒡子、甘草、桔梗
邪入肺胃（见形期）	潮热，疹随外出，口渴引饮，剧咳。疹点始于耳后发际，继而头面、颈部、胸腹、四肢，至手心、足底、鼻准部。初期细小而稀少，渐次加密，疹色先红后暗，稍凸，触之碍手，压之褪色。便结尿少，舌红赤，苔黄腻，脉数有力	清凉解毒，透疹达邪	清解透表汤加减	金银花、连翘、桑叶、菊花、西河柳、葛根、蝉蜕、牛蒡子、升麻
阴津耗伤（收没期）	疹出齐后，发热渐退，咳嗽渐减，疹点依次渐回，皮肤呈糠麸状脱屑，有色素沉着，胃纳增加，精神好转，舌红少津，苔薄净，脉细数	养阴益气，清解余邪	沙参麦冬汤加减	沙参麦冬扁豆桑，玉竹花粉甘草襄

（2）逆证

证型	主症	治法	方剂	药物组成
邪毒闭肺	高热不退，面色青灰，烦躁不安，咳嗽气促，鼻扇，喉间痰鸣，口唇发绀，便结尿赤，皮疹稠密，疹点紫暗，舌红赤，舌苔黄腻，脉数有力	宣肺开闭，清热解毒	麻杏石甘汤加减	麻黄、杏仁、石膏、甘草

续表

证型	主症	治法	方剂	药物组成
热毒攻喉	咽喉肿痛，声嘶，或咳声重浊，声如犬吠，甚则吸气困难，胸高胁陷，烦躁不安，舌红，苔黄腻，脉滑数	清热解毒，得咽消肿	清咽下痰汤加减	玄参、射干、甘草、桔梗、牛蒡子、金银花、板蓝根、葶苈子、全瓜蒌、浙贝母、马兜铃、荆芥
邪陷心肝	高热不退，烦躁谵语，皮肤疹点密集成片，遍及周身，色泽紫暗，甚则神昏、抽搐，舌红绛，苔黄起刺，脉数有力	平肝息火，清心开窍	羚角钩藤汤加减	俞氏羚角钩藤汤，桑叶菊花鲜地黄，芍草茯神川贝茹，凉肝增液定风方

四、 其他治疗

1. 推拿疗法

分期	治法
初热期	推攒竹，分推坎宫，推太阳，擦迎香，按风池，清脾胃，清肺经，推上三关
见形期	拿风池，清脾胃，清肺金，水中捞月，清天河水，按揉二扇门，推天柱
收没期	补脾胃，补肺金，揉中脘，揉脾俞、胃俞，揉足三里

2. **外治疗法**　用于麻疹初热期或见形期，皮疹透发不畅者。

（1）芫荽子适量，加鲜葱、黄酒同煎取汁，趁热置于罩内熏蒸，然后擦洗全身，再覆被保暖，以取微汗。

（2）麻黄 15g，芫荽 15g，浮萍 15g，黄酒 60mL，加水适量，煮沸，让水蒸气满布室内，再用毛巾蘸取温药液，包敷、擦洗额部、胸背、四肢。

（3）西河柳 30g，荆芥穗 15g，樱桃叶 15g，煎汤熏洗。

五、 预防与护理

1. 预防

（1）按计划接种麻疹减毒活疫苗。

（2）麻疹流行期间尽量不去公共场所或流行区域。

（3）易感儿接触传染源后，应隔离观察 21 天。

（4）一旦与麻疹患者接触，应立即隔离观察，一般对接触者隔离观察 14 天，已经免疫接种者观察 4 周。

2. 护理

（1）卧室空气要流通。

（2）口腔、鼻孔、眼睛、皮肤要保持清洁。

（3）注意补足水分，多吃清淡、易消化食物，忌食油腻、辛辣厚味。

第二十一单元 猩红热

学 ▼ 前 ▼ 导 ▼ 航 ⋯⋯⋯⋯⋯⋯⋯⋯⋯⋯⋯⋯⋯⋯⋯⋯⋯⋯⋯⋯⋯⋯⋯⋯⋯⋯⋯⋯⋯⋯⋯⋯⋯

猩红热为小儿常见传染病。重点掌握猩红热的概述、辨证论治。注意猩红热与麻疹、幼儿急疹、风疹的鉴别，以防误诊、误治。注意隔离观察的时间，合理预防与护理。

学 ▼ 习 ▼ 要 ▼ 点 ⋯⋯⋯⋯⋯⋯⋯⋯⋯⋯⋯⋯⋯⋯⋯⋯⋯⋯⋯⋯⋯⋯⋯⋯⋯⋯⋯⋯⋯⋯⋯⋯⋯

一、概述

猩红热是感受猩红热时邪引起的急性传染病。以发热，咽喉肿痛或伴糜烂，全身布发弥漫性猩红色皮疹，疹后脱屑蜕皮为特征。多发于冬春季，以2~8岁儿童发病率高。

二、病因病机

1. 病因 感受猩红热时邪。

2. 病机

（1）猩红热时邪从口鼻而入，蕴于肺胃，邪正相搏，卫阳被遏，则见恶寒发热、头痛咽痛等证候。邪毒化火，上攻咽喉，则咽喉红肿疼痛，或起白腐糜烂。火热上熏舌本，则舌色红赤，灼津伤液，则舌生芒刺，状如草莓。肺主皮毛，胃主肌肉，热毒外泄，则皮疹发于肌膜之间。热毒炽盛，由气分窜于营分，则表现出气营两燔的证候，故见壮热，烦渴，皮疹如丹或紫红，融合成片。严重者邪毒炽盛，热闭心包，引动肝风，则出现抽搐、昏迷等危重证候。

（2）在本病的发展过程中或恢复期，因邪毒炽盛，伤于心络，耗损气阴，心失所养，心阳失主，则可导致心悸、脉结代等。余邪热毒流窜经络筋肉，关节不利，导致关节红肿热痛的痹证。余邪内归，损伤肺、脾、肾，导致三焦水液输化通调失职，水湿内停，外溢肌肤，则可见水肿、小便不利等。

三、类证鉴别

	麻疹	幼儿急疹	风疹	猩红热
潜伏期	6~21天	7~17天	5~25天	1~7天
初期症状	发热，咳嗽，流涕，泪水汪汪	突然高热，一般情况好	发热，咳嗽，流涕，枕部淋巴结肿大	发热，咽喉红肿疼痛
出疹与发热的关系	发热3~4天出疹，出疹时发热更高	发热3~4天出疹，热退疹出	发热1/2至1天出疹	发热数小时~1天出疹，出疹时高热
特殊体征	麻疹黏膜斑	无	无	环口苍白圈，草莓舌，帕氏线

续表

	麻疹	幼儿急疹	风疹	猩红热
皮疹特点	玫瑰色斑丘疹自耳后发际→额面、颈部→躯干→四肢，3天左右出齐。疹退后遗留棕色色素斑、糠麸样脱屑	玫瑰色斑疹或斑丘疹，较麻疹细小，发疹无一定顺序，疹出后1~2天消退。疹退后无色素沉着，无脱屑	玫瑰色细小斑丘疹自头面→躯干→四肢，24小时布满全身。疹退后无色素沉着，无脱屑	细小红色丘疹，皮肤猩红，自颈、腋下、腹股沟处开始，2~3天遍布全身。疹退后无色素沉着，有大片脱皮
血常规检查	白细胞总数↓，淋巴细胞↑	白细胞总数↓，淋巴细胞↑	白细胞总数↓，淋巴细胞↑	白细胞总数↑，中性粒细胞↑

四、辨证论治

证型	主症	治法	方剂	药物组成	加减
邪侵肺卫	发热骤起，头痛畏寒，无汗，咽喉红肿疼痛，影响吞咽，皮肤潮红，痧疹隐隐，舌红苔薄白，脉浮数有力	辛凉宣透，清热利咽	解肌透痧汤加减	甘草、桔梗、射干、牛蒡子、蝉蜕、浮萍、豆豉、荆芥、葛根、金银花、连翘、大青叶、僵蚕	乳蛾红肿+玄参、板蓝根；颈部口核肿痛+夏枯草、紫花地丁
毒炽气营	壮热不解，烦躁口渴，咽喉肿痛，伴糜烂白腐，皮疹密布，色红如丹。疹由颈、胸开始，继而弥漫全身，压之褪色，见疹后的1~2天舌苔黄糙，舌起红刺，3~4天后舌苔剥落，舌光红起刺，状如草莓，脉数有力	清气凉营，泻火解毒	凉营清气汤加减	水牛角、赤芍、牡丹皮、生石膏、黄连、黄芩、连翘、板蓝根、生地黄、石斛、芦根、玄参	丹痧布而不透，壮热无汗+淡豆豉、浮萍；苔糙便秘，咽喉糜烂+生大黄、元明
疹后阴伤	丹痧布齐后1~2天，身热渐退，咽部糜烂疼痛亦渐减轻，低热，唇干口燥，纳呆，舌红少津，苔剥落，脉细数。约2周后见皮肤脱屑蜕皮	养阴生津，清热润喉	沙参麦冬汤加减	沙参麦冬扁甘桑，竹粉甘寒救燥伤	—

五、预防与调护

1. 预防

（1）控制传染源：发现猩红热病人应及时隔离至症状消失，咽拭子培养链球菌阴性时解除隔离。对密切接触的易感人员应隔离7~12天。

（2）切断传播途径：对病人的分泌物和污染物及时消毒处理，接触病人应戴口罩。流行期间，小儿勿去公共场所。

（3）保护易感儿童：对密切接触病人的易感儿童，可服用板蓝根等清热解毒中药煎剂或成药。

2. 调护

（1）急性期卧床休息，注意居室空气流通。

（2）供给充足的营养和水分，饮食清淡、易消化流质或半流质为主。

（3）注意皮肤与口腔的清洁，可用淡盐水或一枝黄花煎汤含漱。皮肤瘙痒者不可抓挠，脱皮时不可撕扯。

第二十二单元　水痘

学 ▽ 前 ▽ 导 ▽ 航

水痘为小儿常见传染病。重点掌握水痘的概述、辨证论治、外治疗法。注意隔离观察的时间，水痘容易传染，流行期间少去公共场所，禁止搔抓，合理预防与护理。

学 ▽ 习 ▽ 要 ▽ 点

一、概述

水痘是由水痘时邪引起的一种传染性出疹性疾病。以发热，皮肤黏膜分批出现瘙痒性皮疹，丘疹、疱疹、结痂同时存在为主要特征。一年四季均可发生，以冬春季发病率高。任何年龄皆可发病，但以6~9岁儿童最多见。

二、病因病机

1. 病因　外感水痘时邪。

2. 病机　水痘时邪由口鼻而入，蕴郁于肺脾。时邪袭肺，且与内湿相搏，而出现发热、流涕、水痘布露等症。

三、辨证论治

证候	主症	治法	方剂	药物组成
邪伤肺卫	微热，鼻塞流涕，喷嚏，咳嗽，病后1~2天出疹，疹色红润，疱浆清亮，根盘红晕，皮疹瘙痒，分布稀疏，以躯干为多，舌苔薄白，脉浮数	疏风清热，利湿解毒	银翘散加减	银翘散主上焦医，竹叶荆蒡豉薄荷，甘桔芦根凉解法，风温初感此方宜
邪炽气营	壮热不退，烦躁不安，口渴欲饮，皮疹分布较密，疹色紫暗，疱浆混浊，甚见出血性皮疹，便结尿黄，舌红或绛，苔黄糙而干，脉数有力	清热凉营，解毒化湿	清胃解毒汤加减	升麻、石膏、黄芩、黄连、牡丹皮、生地黄

四、其他疗法

外治疗法

主症	治法
水痘皮疹较密，瘙痒明显	苦参30g，芒硝30g，浮萍15g，煎水外洗，每日2次

续表

主症	治法
水痘疱浆浑浊或疱疹破溃	青黛30g，煅石膏50g，滑石50g，黄柏15g，冰片10g，黄连10g，共研细末，和匀，拌油适量，调搽患处，每日1次

五、 预防与调护

1. 预防

（1）水痘流行期间少去公共场所。

（2）易感孕妇在妊娠早期接触水痘，应予水痘 - 带状疱疹免疫球蛋白被动免疫。如患水痘，则终止妊娠。

（3）控制传染源，隔离水痘病儿至疱疹结痂为止；学校、托幼机构中已接触水痘的易感儿，应检疫3周，并立即给予水痘减毒活疫苗。

（4）已被水痘病儿污染的被服及用具应消毒。

（5）对使用大剂量肾上腺皮质激素、免疫抑制剂患儿，及免疫功能受损、恶性肿瘤患儿，在接触水痘72h内可肌注水痘 - 带状疱疹免疫球蛋白，以防感染。

2. 调护

（1）保持室内空气流通、新鲜，注意避风寒。

（2）饮食宜清淡、易消化，多饮温开水。

（3）保持皮肤清洁，剪短手指甲，或带连指手套，以防抓破疱疹。

（4）正在使用肾上腺皮质激素治疗期间的患儿，若发生水痘，应立即减量或停用。

（5）水痘伴发热的患儿不可使用水杨酸制剂，以免发生瑞氏综合征。

第二十三单元　流行性腮腺炎

学 ▽ 前 ▽ 导 ▽ 航 ·······························

流行性腮腺炎为小儿常见传染病。重点掌握流行性腮腺炎的概述、主要病因病机、辨证论治、其他疗法。注意体针疗法腧穴的进针角度、深度，灯火灸单侧病者取患侧，双侧病者取双侧。

学 ▽ 习 ▽ 要 ▽ 点 ·······························

一、 概述

流行性腮腺炎是由腮腺炎时邪引起的一种急性传染病，以发热、耳下腮部漫肿疼痛为主要特征。中医学称为"痄腮""蛤蟆瘟"等。一年四季都有发生，冬春两季易于流行。好发于3岁以上儿童，2岁以下婴幼儿少见。

二、 病因病机

1. **主要病因病机**　感受腮腺炎时邪，邪毒壅阻足少阳经脉，与气血相搏，凝滞于耳下腮部。

2. **变证病因病机**　足少阳胆经与足厥阴肝经互为表里，热毒炽盛，邪盛正衰，邪陷厥阴，扰动肝风，蒙蔽心包，出现邪陷心肝变证。足厥阴之脉循少腹、络阴器，若邪毒内传，引睾窜腹，出现毒窜睾腹变证。

三、 辨证论治

证型	主症	治法	方剂	药物组成
邪犯少阳	轻微发热恶寒，一侧或两侧耳下腮部漫肿疼痛，咀嚼不便，或有头痛，咽红，纳少，舌红，苔薄白，脉浮数	疏风清热，散结消肿	柴胡葛根汤加减	柴胡、黄芩、牛蒡子、葛根、桔梗、金银花、连翘、板蓝根、夏枯草、赤芍、僵蚕
热毒壅盛	高热不退，耳下腮部肿痛，坚硬拒按，神昏嗜睡，头痛项强，呕吐，四肢抽搐，舌红苔黄，脉弦数	清热解毒，息风开窍	普济消毒饮加减	普济消毒芩连鼠，玄参甘桔蓝根侣，升柴马勃连翘陈，僵蚕薄荷为末咀
毒窜睾腹	腮部肿胀消退后，一侧或双侧睾丸肿胀疼痛，或少腹疼痛，痛时拒按，舌红苔黄，脉数	清肝泻火，活血止痛	龙胆泻肝汤加减	龙胆泻肝栀芩柴，生地车前泽泻偕，木通甘草当归合，肝经湿热力能排

四、 其他疗法

1. **外治疗法**　用于腮部肿痛。

外用药物	治法
如意金黄散	适量，以醋或茶水调，外敷患处，每日1~2次
玉枢丹	每次0.5~1.5g，以醋或水调匀，外敷患处，每日2次
鲜仙人掌	每次取一块，去刺，洗净后捣泥或切成薄片，贴敷患处，每日2次

2. **体针疗法**

（1）治法：清热解毒，消肿散结。手少阳、手足阳明经穴为主。

（2）主穴：翳风、角孙、颊车、外关、合谷。

（3）配穴：温毒在表+风池、少商。热毒蕴结+商阳、曲池、大椎。温毒内陷+劳宫、曲泉、大敦。睾丸肿痛+太冲、曲泉。高热+大椎、商阳。睾丸肿痛+蠡沟、太冲。神昏抽搐+水沟、十宣或十二井。

（4）操作：毫针刺，用泻法。角孙穴可用灯火灸法。

（5）方义：翳风、角孙属局部临近取穴，以宣散患部气血的蕴结。颊车可宣散局部气血。远取外关、合谷清泻少阳、阳明之郁热温毒，且外关通阳维脉，"阳维为病苦寒热"，与擅治头面之疾的合谷同用，更有疏风解表、清热消肿之功。

3. **灯火灸法**　选取角孙穴，单侧病者取患侧，双侧病者取双侧。先剪短穴区头发，穴位常规消毒，取灯心草蘸植物油点燃，迅速触点穴位，并立即提起，可闻及"叭"的一声。一般灸治1次即可，若肿势不退，次日再灸1次。

4. **耳针疗法**　取面颊、肾上腺、耳尖、对屏尖。毫针刺法，中强度刺激，耳尖可用点刺出血。

第二十四单元　寄生虫病

学 ▼ 前 ▼ 导 ▼ 航

　　寄生虫病为小儿常见病。重点掌握蛔虫病的概述、辨证论治、其他疗法、蛲虫病的概述。内服药中使君子量大可致呃逆、眩晕、呕吐、腹泻等反应，附子有毒，亦须严格把握用法用量。合理预防与护理。

学 ▼ 习 ▼ 要 ▼ 点

一、蛔虫病

1. **概述**　蛔虫病是感染蛔虫卵引起的小儿常见肠道寄生虫病，以脐周疼痛、时作时止、饮食异常、大便下虫，或粪便镜检有蛔虫卵为主要特征。多见于3~10岁的儿童。

2. **辨证论治**

（1）肠虫证、蛔厥证

证型	主症	治法	方剂	药物组成
肠虫	轻者可无症状，或时有绕脐腹痛，纳呆，大便不调；重者面黄消瘦，腹痛时作时止，面部白斑，白睛蓝斑，唇内粟状白点，夜寐齘齿，大便下虫，舌苔薄腻或花剥，脉滑数	驱蛔杀虫，调理脾胃	使君子散加减	使君子、芜荑、苦楝皮、槟榔、甘草
蛔厥	腹痛时发时止。突发剧痛，以右胁下及胃脘部为主，弯腰曲背，肢冷汗出，恶心呕吐，常吐蛔虫。重者腹痛时轻时剧，畏寒发热，甚见黄疸。舌红，苔厚腻，脉弦数或滑数	安蛔定痛，继之驱虫	乌梅丸加减	乌梅丸用细辛桂，人参附子椒姜继，黄连黄柏及当归，温脏安蛔寒厥剂

（2）驱蛔单方

1）使君子仁，文火炒黄嚼服，每岁1~2粒，最大剂量不超过20粒，晨起空腹时服用，连服2~3天。

2）驱虫粉：使君子肉8份，生大黄粉1份，和匀，每次剂量为（年龄+0.6）g，饭前1小时吞服，每日3次，连服3天。

3. 其他疗法

（1）推拿疗法

证型	操作方法
蛔厥	按压上腹部剑突下 3～4cm 处，手法先轻后重，一压一推一松，连续操作 7 次，待腹肌放松时，突然重力推压一次，若患儿腹痛消失或减轻，表明蛔虫已退出胆道，可停止推拿。如使用 1～2 遍无效，不宜再用
虫瘕	掌心以旋摩法顺时针方向按摩患儿脐部，手法由轻到重。如虫团松动，但解开较慢，可配捏法帮助松解。一般经 30～40 分钟按摩后，虫团即可开解，腹痛明显减轻，梗阻缓解。若推拿前 1 小时口服植物油 50～100mL，则效果更好

（2）针灸疗法

证型	操作方法
蛔厥	迎香透四白、胆囊穴、内关、足三里、中脘、人中，强刺激，用泻法
虫瘕	天枢、中脘、足三里、内关、合谷，强刺激，用泻法

4. 预防与调护

（1）预防

1）注意卫生，饭前便后洗手，不吃生菜及未洗净的瓜果，不饮生水。

2）不随地大便，妥善处理粪便，切断传染途径，保持水源及食物不受污染。

（2）调护

1）饮食清淡，少食辛辣、炙煿及肥腻之品。

2）服驱虫药宜空腹，服药后注意休息和饮食，保持大便通畅，注意服药后反应及排便情况。

3）蛔厥时，口服食醋 60～100mL 可安蛔止痛。

二、蛲虫病

1. 概述
蛲虫病是由蛲虫寄生人体所致的小儿常见肠道寄生虫病，以夜间肛门及会阴附近奇痒并见到蛲虫为特征。蛲虫色白，形细小如线头，俗称"线虫"。易传播，患儿是唯一传染源。2～9 岁儿童感染率最高。

2. 外治疗法

（1）驱杀蛲虫：百部 150g，苦楝皮 60g，乌梅 9g。加水适量，煎煮取汁 20～30mL，保留灌肠，连续 3 天为一疗程。

（2）杀虫止痒：①百部 50g，苦参 25g。共研细末，加凡士林调成膏状，每晚睡前用温水洗肛门后涂药膏，连用 7 天。②蛲虫栓：百部 294g，南鹤虱 294g，苦参 294g，大黄 147g，白矾 9g，樟脑 2g。将前 4 味药用水煎煮 3 次，干燥成干浸膏后，加入白矾粉、樟脑、可可豆脂、蜂蜜，制成 1000 粒，每粒 1.34g，含提取物 0.776g。每次 1 粒，夜间纳入肛门 2cm 处，连用 3 天。

3. 预防与护理

（1）加强卫生宣传，切断传播途径。

（2）养成良好的卫生习惯，饭前便后洗手，勤剪指甲，纠正吮手的不良习惯。

（3）被单及患儿衣裤应勤洗换，并用开水洗烫、煮沸以杀死虫卵。

（4）每日早晚用温水洗会阴部及肛门周围，不穿开裆裤；积极治疗，减少传播。

第二十五单元　夏季热

学 ▼ 前 ▼ 导 ▼ 航

　　重点掌握夏季热的概述、辨证论治。内服药中附子有毒，须严格把握用法用量。合理预防与调护。

学 ▼ 习 ▼ 要 ▼ 点

一、概述

　　夏季热是幼儿在暑天发生的特有的季节性疾病。以长期发热、口渴多饮、多尿、少汗或汗闭为特征。多见于6个月至3岁的婴幼儿。南方多见，有严格的发病季节，多集中在6、7、8月。

二、病因病机

　　1. 病因　先天禀赋薄弱、肾气不足，或病后失调、气阴不足，入夏后，暑热亢盛，不能耐受暑气熏蒸。

　　2. 病机

　　（1）暑热内蕴，灼伤肺胃之津，故发热，口渴多饮。暑气伤于肺胃，腠理开合失司，肌肤闭而失宣，又肺津为暑热所伤，津气两亏，水源不足，水液无以敷布，故见少汗或汗闭。暑伤脾气，中阳不振，气虚下陷，气不化水，使水液下趋膀胱而尿多。

　　（2）若病程迁延，或素体脾肾阳虚，真元受损，命门火衰，肾失封藏，膀胱固摄失职，小便清长无度；真阴不足，津亏不能上济于心，暑热熏蒸于上，则身热心烦。心胃之火并蒸于上，真阳独虚于下，形成热淫于上、阳虚于下的上盛下虚证。

三、辨证论治

证型	主症	治法	方剂	药物组成
暑伤肺胃	入夏后体温渐增，发热持续，气温越高，体温越高，少汗或无汗，口渴引饮，小便频数，甚则精神烦躁，口唇干燥，舌质稍红，苔薄黄，脉数	清暑益气，养阴生津	王氏清暑益气汤加减	王氏清暑益气汤，西瓜翠衣荷梗襄，知麦石斛西洋参，黄连竹叶草粳方

续表

证型	主症	治法	方剂	药物组成
上盛下虚	精神萎靡，面色苍白，下肢清冷，小便清长，频繁无度，大便稀溏，身热不退，朝盛暮衰，口渴多饮，舌淡，苔薄黄，脉细数无力	温补肾阳，清心护阴	温下清上汤加减	附子、黄连、龙齿、磁石、补骨脂、菟丝子、覆盆子、桑螵蛸、莲子、缩泉丸、石斛、蛤粉

四、其他疗法

1. **推拿疗法**　推三关，退六腑，分阴阳，推脾土，清天河水，揉内庭、解溪、足三里、阴陵泉，摩气海、关元。每日1次，7日为一疗程。用于暑伤肺胃证。

2. **针灸疗法**　取足三里、中脘、大椎、风池、合谷等穴，视病情行补泻手法。如下元不足＋肾俞，针后＋艾条灸。每穴2~3分钟，每日1次，7次为一疗程，一般治疗1~2个疗程。

五、预防与调护

1. **预防**

（1）改善居住条件，注意通风，保持凉爽。

（2）加强锻炼，防治泄泻、疳证、肺炎、麻疹等，已病者注意调理。

2. **调护**

（1）采用空调、冰块等降低病室温度，保持26~29℃为宜。

（2）饮食清淡，注意补充营养，少喝白开水，可用西瓜汁、金银花露等代茶，或以蚕茧、红枣、乌梅煎汤代茶饮。

（3）高热时可适当采用物理降温。常温水沐浴助发汗降温。注意皮肤清洁，防止合并症。

第十二章

中医眼科学

章 ▼ 节 ▼ 提 ▼ 示

　　本章涉及的临床常见病中包含暴风客热、圆翳内障、视瞻昏渺、针眼等病证，医者首先应通过四诊合参做出正确的病证诊断，再结合所学知识与临床经验施以内服、外治等对症治疗。学习与治疗的过程中切忌死记硬背，需学会辨证论治。此外，应注意患者的预后及调护，以促进机体尽快恢复。

第一单元　眼科概论

学 ▼ 前 ▼ 导 ▼ 航

　　本单元主要介绍眼与脏腑的关系、眼部常用外治法、五轮学说的内容和辨证，重点掌握五轮学说的内容和辨证。

学 ▼ 习 ▼ 要 ▼ 点

一、眼与脏腑的关系

1. 眼与五脏的关系

（1）肝：肝在窍为目。

（2）肾：眼的形成有赖于精，肾精充足，则目视睛明。

（3）心：心液濡养是目视睛明的重要条件。

（4）脾：目得精气营血之养则目光敏锐。

（5）肺：肺气旺盛，全身气机调畅，五脏六腑精气顺达于目，目得其养则明视万物。

2. 眼与六腑的关系

（1）胆：胆汁助脾胃消化水谷，化生气血以营养于目之功。

（2）胃：对眼有温煦濡养作用的清阳之气来源于胃气。

（3）小肠：小肠分清泌浊，其清者由脾输送到全身，从而使目得到滋养。

（4）大肠：大肠主司传导之责，与肺脏相合。

（5）膀胱：水液聚集膀胱之后，在肾的蒸化作用下，将其中清澈者气化升腾为津液，以濡润包括目窍在内的脏腑官窍。

二、 眼与经络的关系

1. 起止、 交接及循行于眼内眦的经脉　足太阳膀胱经、足阳明胃经、手太阳小肠经、手阳明大肠经。

2. 起止、 交接及循行于眼外眦的经脉　足少阳胆经、手少阳三焦经、手太阳小肠经。

3. 与目有联系的经脉　足厥阴肝经、手少阴心经、足太阳膀胱经。

三、 眼部常用外治法

1. 点眼药法

点眼药法	适应证	注意事项
点眼药水法	外障眼病、瞳神紧小、绿风内障、圆翳内障、眼外伤	①将眼药直接滴在角膜上容易引起反射性闭眼，将眼药水挤出。②滴用阿托品眼液时，务必用棉球压迫泪囊区 3～5 分钟。③同时用两种以上眼药水者，须间隔15分钟左右。④滴管勿接触病人眼部及睫毛，药物要定期更换、消毒
涂眼药膏法		注意勿使眼膏污染，验光当日勿用眼药膏

2. 熏洗法

（1） 适应证：胞睑红肿、羞明涩痛、眵泪较多的外障眼病。

（2） 使用方法

1） 熏法：将中药煎制后趁热气蒸腾熏眼部。

2） 洗法：将中药煎液滤渣，取清液冲洗眼。

（3） 注意事项：①温度不可过低；②药液必须过滤；③眼部有新鲜出血或患有恶疮者，忌用本法。

3. 敷法

敷法	适应证	注意事项
药物敷	外眼炎症，尤其是化脓性炎症	①用于药粉调成糊状敷眼时，注意保持局部湿润。②药物必须做到清洁无变质，无刺激性，无毒性。③注意药物切勿进入眼内，以免损伤眼珠
热敷法	眼睑疖肿、黑睛生翳、火疳、瞳神紧小、眼外伤 48 小时后的胞睑及白睛瘀血	热敷时温度不宜过高
冷敷法	挫伤性眼部出血之早期出血（24 小时内）	只可暂用，不宜久施

4. 异物取出法

（1） 结膜异物伤

1） 病因：飞扬的砂石、动物的虫毛、谷物壳以及金属或玻璃碎屑等引起。

2） 临床表现

①位于睑板下沟者，在瞬目动作时，可引起严重的刺激症状。

②位于穹窿部或半月皱襞及结膜下的异物，有的可直接引起感染化脓。

③植物性异物位于结膜处，不仅可引起刺激性炎症反应，局部水肿，分泌物增多，还可产生异物性肉芽肿，形成一个鸡冠状肿块。

3）处置

①大多数异物：局麻下用生理盐水冲洗或用湿棉签或镊子摘出，局部敷抗生素药膏。

②结膜内的金属异物：滴用1%地卡因后，在异物存留处，用剪刀将球结膜剪一小口，再用镊子将异物夹出。

③对结膜多发细小异物，对明显刺激症状的异物无须全部摘出。

（2）角膜异物伤

1）病因：机床、飞转的砂轮或敲击溅出的金属细屑，爆炸伤时金属或火药微粒，煤屑、石屑、玻璃屑及沙尘、谷壳、细刺等，偶有动物的虫毛和羽翼引起。

2）临床表现

①有明显的异物感，畏光、流泪、酸痛、眼睑痉挛等。

②铁质异物可形成棕色铁锈环。部分进入前房的异物，可形成铁质沉着症，有时在瞳孔缘下呈环形白内障形成。

③对于铜异物，若含铜量高者局部可产生无菌性炎症改变，异物多自动排出，含铜量低者可产生铜质沉着，裂隙灯可见异物周围金黄色颗粒堆积，部分进入前房的铜异物，可出现间接铜质沉着症，晶状体呈向日葵样白内障。

④化学性质稳定的异物不产生化学反应。

⑤植物性角膜异物不仅可引起刺激性炎症反应，还往往形成角膜溃疡。

3）处置

①角膜表层的异物：冲洗法。

②异物未露出角膜表面，或虽露出但嵌顿牢固：表麻下以细针头或异物针将其剔除。

③角膜层的异物：如为磁性可以用电磁针或恒磁针吸出。若不能吸出者，将异物处的浅层角膜切开，直达异物后再吸出。若为非磁性异物，应先做角膜瓣层间分离，露出异物，小心除去。

④细屑或粉尘状异物：随异物的前移，将露出者陆续剔除。如碎屑极多，严重影响视力，可做板层角膜移植术。

四、五轮学说的内容和辨证

1. 五轮学说的内容

（1）五轮学说：根据眼与脏腑密切相关的理论，将眼局部由外至内分为眼睑、两眦、白睛、黑睛和瞳神五个部分，分别命名为肉轮、血轮、气轮、风轮、水轮。

（2）五轮的部位及脏腑分属

五轮	解剖位置	脏腑分属	功能
肉轮	胞睑	脾、胃	司开合
血轮	两眦	心、小肠	涵养瞳神
气轮	白睛	肺、大肠	保护风水二轮
风轮	黑睛	肝、胆	涵养瞳神
水轮	瞳神及瞳神内各组织	五脏、六腑	司视觉

（3）五轮学说的临床意义

1）实质上是轮脏相关学说，是辨证论治的根本法则之一。

2）通过观察各轮外显症状，推断相应脏腑内蕴的病变。

3）指导临床实践的基本法则。

2. 五轮的临床辨证

（1）肉轮

	表现	辨证
胞睑肿胀	按之虚软，肤色光亮，不红不痛	脾肾阳虚，水气上犯
	红肿，触之灼热，压痛明显	外感风热，热毒壅盛
	红赤肿胀，触之质硬，表皮光亮紧张	火毒郁于肌肤
	局限性红肿，触之有硬结、压痛	邪毒外袭
	不红不痛，触之有硬核	痰湿结聚
	青紫肿胀，有外伤史	络破血溢，瘀血内停
睑肤糜烂	出现水疱、脓疱、糜烂渗水	脾胃湿热上蒸
	边缘红赤糜烂，痛痒并作	风、湿、热三邪互结
	睑缘皮肤时时作痒，附有鳞屑样物	血虚风燥
睑位异常	上睑下垂，无力提举	脾胃气虚
	胞睑内翻，睫毛倒入	椒疮后遗症
	胞睑外翻	局部瘢痕牵拉
胞睑瞤动	胞睑频频掣动	血虚有风
	上下胞睑频频眨动	津液不足，脾虚肝旺
	频频眨目或骤然紧闭不开，数小时后自然缓解	情志不舒，肝失条达
睑内颗粒	睑内颗粒累累，形小色红而坚	热重于湿兼有气滞血瘀
	形大色黄	湿重于热
	睑内红色颗粒，排列如铺卵石样，奇痒难忍	风、湿、热互结
	睑内黄白色结石	津液受灼，痰湿凝聚

（2）血轮

	表现	辨证
内眦	内眦红肿，触之有硬结，疼痛	心火上炎或热毒
	内眦不红不肿，指压泪窍出脓	心经积热
眦角	皮肤红赤糜烂	心火兼夹湿邪
	干裂出血	心阴不足
两眦	赤脉粗大刺痛	心经实火
	赤脉细小、淡红、稀疏、干涩不舒	心经虚火上炎
眦部	眦部胬肉红赤壅肿，发展迅速，头尖体厚	心肺风热
	胬肉淡红菲薄，时轻时重，涩痒间作，发展缓慢或静止不生长	心经虚火上炎

（3）气轮

	表现	辨证
颜色红赤	白睛表层红赤，颜色鲜红	外感风热或肺经实火
	赤脉粗大迂曲而暗红	热郁血滞
	抱轮红赤，颜色紫暗，眼疼痛拒按	肝火上炎兼有瘀滞
	抱轮淡赤，按压眼珠疼痛轻微	阴虚火旺
	白睛表层赤脉纵横，时轻时重	热郁脉络或阴虚火旺
	白睛表层下呈现片状出血	肺热伤络或肝肾阴亏
白睛肿胀	表层红赤浮肿，眵泪俱多	外感风热
	紫暗浮肿，眵少泪多，舌淡苔薄白	外感风寒
	表层水肿，透明发亮，伴眼睑水肿	脾肾阳虚，水湿上泛
	表层红赤肿胀，甚至脱于睑裂之外，眼珠突出	热毒壅滞
白睛结节	白睛表层有疱性结节，周围赤脉环绕，涩疼畏光	肺经燥热
	结节周围脉络淡红，病久不愈，反复发作	肺阴不足，虚火上炎
	白睛里层有紫红色结节，发红，触痛明显	肺热炽盛
白睛变青	局限性青蓝，高低不平	肺肝热毒
	青蓝一片，不红不痛，表面光滑	先天而成

（4）风轮

	表现	辨证
黑睛翳障	出生星翳	外感风邪
	翳大浮嫩或有溃陷	肝火炽盛
	黑睛浑浊，翳漫黑睛	肝胆湿热，兼有瘀滞
	翳久不敛，时隐时现	肝阴不足，气血不足

续表

表现	辨证
浅层赤脉密集，逐渐包满整个黑睛	肺肝热盛，热郁脉络，瘀热互结
深层赤脉，排列如梳	肝胆热毒蕴结，气血瘀滞
出现灰白颗粒，赤脉成束追随	肝经积热或虚中有实

黑睛赤脉（左侧纵向标题）

（5）水轮

	表现	辨证
瞳神大小	瞳神散大，色呈淡绿，眼胀欲脱，眼硬如石，头痛呕吐	肝胆风火上扰
	瞳神散大，眼胀眼痛，时有呕吐，病势缓和	阴虚阳亢或气滞血瘀
	瞳神散大不收，或瞳神歪斜不正，有明显外伤史	黄仁受伤
	瞳神紧小，甚至小如针孔，神水混浊，黑睛后壁沉着物多，或黄液上冲，抱轮红赤	肝胆实热
	瞳神紧小，干缺不圆，抱轮红赤，反复发作，经久不愈	阴虚火旺
瞳神气色改变	瞳神内色呈淡黄，瞳神散大，不辨明暗	绿风内障后期
	瞳神展缩不开，内结黄白色翳障	瞳神干缺后遗而成
	瞳神展缩自如，内结白色圆翳，不红不痛，视力渐降	年老肝肾不足，晶珠失养
	瞳神变红，视力骤减，红光满目	血热妄行，或肝阳上亢
	反复出血	阴虚火旺
	瞳神内变黄，白睛混赤，眼珠变软	火毒之邪困于睛中
	瞳神内变黄，状如猫眼，眼珠变硬	眼内有恶瘤

第二单元　暴风客热

学 ▼ 前 ▼ 导 ▼ 航

　　暴风客热是眼科常见的疾病，其临床特点、鉴别诊断、治疗均为重点掌握内容，注意用药安全。体针疗法中睛明穴的操作应紧靠眶缘直刺进针，不捻转，不提插。风池穴的操作应向鼻尖方向斜刺。此外需注意与天行赤眼暴翳的鉴别，防止误诊、误治。平素注意疾病预防。

学 ▼ 习 ▼ 要 ▼ 点

一、临床特点

　　1. 临床表现

　　（1）局部表现：患眼碜涩痒痛，眵多黏稠。胞睑红肿，胞睑内面红赤，眵多黏稠。严重者可见附有灰白色伪膜，易于擦去，但又复生。

　　（2）全身表现：恶寒发热、鼻塞头痛、溲赤便秘等症。

2. **实验室检查及特殊检查**　眼分泌物涂片及细菌分离培养可见肺炎双球菌、流感嗜血杆菌、Koch－Weeks杆菌、金黄色葡萄球菌等。结膜刮片可见多形核白细胞增多和细菌。

二、鉴别诊断

1. 天行赤眼

病名	相同点	不同点
暴风客热	白睛红赤、泪多	泪多黏稠
天行赤眼		眵稀

2. 天行赤眼暴翳

病名	相同点	不同点
暴风客热	白睛红赤	无黑睛生翳
天行赤眼暴翳		黑睛生翳

三、治疗

1. 辨证论治

证型	主症	治法	方剂	药物组成
风重于热	痒涩刺痛，眵多黏稠，白睛红赤；可兼见头痛、鼻塞，舌质红，苔薄白或微黄，脉浮数	疏风清热	银翘散加减	银翘散主上焦医，竹叶荆蒡豉薄荷，甘桔芦根凉解法，风温初感此方宜
热重于风	目痛较甚，怕热畏光，眵多黄稠，热泪如汤，胞睑红肿，白睛红赤浮肿；可兼口渴，尿黄便秘，舌红苔黄，脉数	清热疏风	泻肺饮加减	泻肺饮中用石膏，芩芍枳壳桑连翘，白芷羌活与木通，栀子甘草荆防风
风热并重	患眼焮热疼痛，泪热眵结，白睛赤肿；兼见头痛、鼻塞，恶寒发热，舌红苔黄，脉数	疏风清热，表里双解	防风通圣散加减	防风通圣大黄硝，荆芥麻黄栀芍翘，甘桔芎归膏滑石，薄荷芩术力偏饶

2. 其他治疗

（1）滴眼药水：0.5%熊胆眼药水、抗生素眼药水。

（2）涂眼膏：抗生素类眼膏。

（3）洗眼：桑叶15g，野菊花10g，玄明粉30g；或蒲公英15g，金银花20g，薄荷10g，加水1000mL，煎10分钟后纱布过滤洗患眼，每日2次。

（4）冷敷。

（5）验方：黄连、黄柏、菊花、连翘、赤芍、蔓荆子、甘草各9g，金银花、蒲公英、玄参、决明子各12g。水煎日服3次。

（6）针灸治疗

1）以针刺为主：取合谷、曲池、攒竹、丝竹空、睛明、瞳子髎、风池、太阳、外关、少商，每次选 3 ~4 穴，每日针 1 次。

2）放血疗法：点刺眉弓、眉尖、太阳穴、耳尖，放血 2 ~3 滴以泄热消肿，每日 1 次。

四、 预防保健

1. 保证睡眠充足，早睡早起。每天早起到户外舒展身体，做半个小时的有氧运动。

2. 应多吃营养丰富、气味清淡之品，忌食油腻、煎炸及热性的食物。

3. 应补充充足的水分。

4. 在红眼病流行期间，可用板蓝根、大青叶泡水代茶饮。

第三单元　圆翳内障

学 ▼ 前 ▼ 导 ▼ 航 ......

　　圆翳内障是眼科常见的疾病，其临床特点、鉴别诊断、治疗均为重点掌握内容，治疗前需辨清虚实，勿犯虚虚实实之戒，注意用药安全。体针疗法中需注意肝俞、肾俞、脾俞及胃俞的进针方向，承泣穴的进针深度。此外需注意与视瞻昏渺、青盲的鉴别，防止误诊、误治。平素注意疾病预防。

学 ▼ 习 ▼ 要 ▼ 点 ......

一、 临床特点

1. **概念**　圆翳内障是指随年龄增长而晶珠逐渐混浊，视力缓慢下降，终至失明的眼病。本病类似于西医学的年龄相关性白内障。

2. **临床表现**　自觉视物模糊，或视近尚清而视远模糊，或眼前可见固定不动的黑影，或视一为二，或可有虹视等。

二、 鉴别诊断

1. 视瞻昏渺

病名	相同点	不同点
圆翳内障	视力减退，最终失明	随年龄的增长，晶珠逐渐混浊
视瞻昏渺		眼外观无异常

2. 青盲

病名	相同点	不同点
圆翳内障	视力减退	晶珠混浊
青盲		视盘色淡，视野窄小

三、 治疗

1. **辨证要点**　本病多因年老体弱、气血不足，肝肾亏虚、晶珠失养所致，故以虚证为主。

2. **治疗原则**　初患圆翳内障者，可用药物治疗。晶珠混浊程度较甚或完全混浊时，应行手术治疗。

3. **辨证论治**

证型	主症	治法	方剂	药物组成
肝肾不足	视物昏花，视力缓降，晶珠混浊，头昏耳鸣，少寐健忘，舌红少苔，脉细	补益肝肾，清热明目	杞菊地黄丸加减	枸杞子、菊花、熟地黄、山茱萸、山药、泽泻、茯苓、牡丹皮
脾气虚弱	视物模糊，视力缓降，晶珠混浊，视近尚明而视远模糊等，伴面色萎黄，少气懒言，舌淡苔白，脉缓弱	益气健脾，利水渗湿	四君子汤加减	人参、白术、茯苓、甘草
肝热上扰	视物不清，视力缓降，晶珠混浊；时有头昏痛，便结，舌红苔薄黄，脉弦或弦数	清热平肝，明目退障	石决明散加减	石决明、草决明、赤芍、青葙子、麦冬、羌活、栀子、木贼、大黄、荆芥

4. **其他治疗**

（1）滴眼药水：初期时可用白内停、卡林－U、法可林。

（2）手术治疗：白内障囊外摘除术、白内障囊外摘除加人工晶体植入术。

（3）针灸治疗

证型	治法	取穴
肝热上扰	泻法	太冲、蠡沟、风池、阳白、攒竹、太阳
肝肾不足	补法	睛明、肝俞、肾俞、太溪、太冲
脾气虚弱	补法	三阴交、血海、承泣、脾俞、胃俞

（4）穴位按摩：采取坐式或仰卧均可，两眼自然闭合，按摩风池、承泣、太阳、睛明穴。每穴按摩3~5分钟，每日1~2次。

四、预防与调护

1. 可多食用含胡萝卜素、维生素C丰富的蔬菜、水果等。

2. 击穴法。用食指对丝竹空，中指对鱼腰穴，无名指对攒竹穴，轻轻叩击几次，早晚各1次。

3. 锻炼睫状肌。紧闭双眼，几秒钟后尽量睁开双眼，尽力望远，看远处目标几秒后，再看自己的脚尖，重复5~7次。

4. 发现本病应积极治疗，以控制或缓解晶珠混浊的发展。

5. 若患有糖尿病、高血压等全身疾病，应积极治疗原发病。

6. 注意饮食调养。

第四单元　视瞻昏渺

学 ▼ 前 ▼ 导 ▼ 航 ···

视瞻昏渺是眼科常见的疾病，其临床表现、鉴别诊断、辨证论治、其他治疗均为重点掌握内容，治疗前需辨清虚实，注意用药安全。应注意睛明、承泣、风池、球后、丝竹空、四白、阳白的进针操作，避免伤及眼球。此外需注意与视瞻有色、圆翳内障的鉴别，防止误诊、误治。平素注意疾病预防。

学 ▼ 习 ▼ 要 ▼ 点 ···

一、 临床特点

1. **概念**　视瞻昏渺是指患眼外观正常，视物昏朦，并可伴有视物变性，随年龄增长而视力减退日渐加重，终至失明的眼病。本病类似于西医学的年龄相关性黄斑变性。

2. **临床表现**　初起视物昏蒙，随年龄增长，眼前出现固定暗影，视物变形。或可一眼视力骤降，眼前暗影遮挡，甚至仅辨明暗。

二、 鉴别诊断

1. 视瞻有色

病名	相同点	不同点
视瞻昏渺	视力减退	多发于 50 岁以上的中老年，初期视力轻度下降，后期视力下降不能矫正，眼底可出现新生血管
视瞻有色		临床上青壮年多见，视力呈中度下降，用凸透镜部分可矫正

2. 圆翳内障

病名	相同点	不同点
视瞻昏渺	视力减退，终至失明	眼外观无异常，是眼底改变
圆翳内障		随着年龄的增长晶珠逐渐混浊，导致视力缓降

三、 辨证论治

1. **辨证要点**　年老体弱、饮食不节，致肝肾亏虚，气血不足，目失所养，以虚证居多。

2. **治疗原则**　虚者补之。气血不足者，补益气血；肝肾亏虚者滋补肝肾。

3. 辨证论治

证型	主症	治法	方剂	药物组成
痰湿蕴结	视物昏蒙，变形，黄斑区色素紊乱，散在玻璃膜疣，或黄斑区浆液样脱离；胸膈胀满，眩晕心悸，舌苔白腻或黄腻，脉沉滑或弦滑	燥湿化痰，软坚散结	二陈汤加减	半夏、橘红、茯苓、炙甘草
瘀血阻络	视力下降，视物变形，黄斑区色素紊乱，视网膜下血肿；头痛，失眠，舌质暗红，有瘀斑，苔薄，脉沉涩或弦涩	活血化瘀，行气消滞	血府逐瘀汤加减	血府当归生地桃，红花枳壳膝芎饶，柴胡赤芍甘桔梗，血化下行不作痨
肝肾阴虚	视物模糊，视物变形，眼前有黑影遮挡，甚至视力骤降，视物不见，心烦失眠，手足心热，舌红少苔，脉弦数或细数	滋养肝肾	杞菊地黄丸加减	枸杞子、菊花、熟地黄、山茱萸、山药、泽泻、茯苓、牡丹皮
气血亏虚	黄斑区色素紊乱，金箔样变，或晚期色素上皮萎缩及瘢痕形成；可伴神疲乏力，食少纳呆。舌淡苔白，脉细无力	益气补血	人参养荣汤加减	白芍、当归、陈皮、黄芪、桂心、党参、白术、炙甘草、熟地黄、五味子、茯苓、远志、生姜、大枣

4. 其他治疗

（1）针灸治疗：常用穴位有睛明、承泣、风池、球后、丝竹空、攒竹、四白、阳白、百会、合谷、足三里、光明、三阴交等。一般每次取眼周穴位 1~2 个，肢体穴位 1~2 个，分组交替应用，每日或隔日 1 次，10 次为一个疗程。

（2）激光治疗

1）适用于本病湿性者，视网膜下新生血管膜位于黄斑中心凹 200μm 以外，封闭新生血管膜。

2）光动力疗法及经瞳孔温热疗法，适用于封闭黄斑脉络膜新生血管膜的治疗。

四、预防与调护

1. 中老年人多吃鱼有助于预防老年性眼底黄斑退化和视网膜病变。

2. 要注意巧用目力，让眼睛得到调养休息。在阳光强烈的地方最好戴太阳镜。

3. 中药中的枸杞子、菊花等，可每日泡水代茶饮。

第五单元 针眼

学 ▼ 前 ▼ 导 ▼ 航 ....

针眼是眼科常见的疾病，其辨证论治为重点掌握内容，注意用药安全。针灸疗法中应注意太阳、风池、丝竹空、脾俞、胃俞的进针操作，避免伤及眼球及脏器。此外需注意与胞生痰核的鉴别，防止误诊、误治。平素注意疾病预防。

一、临床特点

1. **概念**　针眼是指胞睑边缘生疖,形如麦粒,以胞睑局部肿胀、疼痛、痒为主,易成脓溃破的眼病。针眼相当于西医学的睑腺炎,又称麦粒肿。

2. **临床表现**　一般初发多肿痒明显,中期以肿痛为主,脓成溃破后诸症减轻,红肿渐消。

二、与胞生痰核的鉴别诊断

病名	相同点	不同点
针眼	发病部位均在胞睑	位于胞睑边缘,胞睑局部肿胀、疼痛、痒为主,易成脓溃破
胞生痰核		位于胞睑深部,硬核凸起,压之不痛,与皮肤不粘连,睑皮肤正常,睑内面呈局限性灰紫色或紫红色隆起,病势较缓,病程长,一般不影响白睛

三、治疗

1. **治疗原则**　脓未成者内外兼治,促其消散;已成脓者切开排脓。

2. **辨证论治**

证型	主症	治法	方剂	药物组成	加减
风热客睑	初起胞睑局限性肿胀,痒甚,微红,可扪及硬结,压痛,舌苔薄黄,脉浮数	疏风清热,消肿散结	银翘散加减	银翘散主上焦医,竹叶荆蒡豉薄荷,甘桔芦根凉解法,风温初感此方宜 + 赤芍、牡丹皮、当归、菊花	—
热毒壅盛	胞睑局部红肿灼热,硬结渐大,疼痛拒按,或白睛红赤肿胀嵌于睑裂,或口渴喜饮,便秘溲赤,舌红苔黄,脉数	清热解毒,消肿止痛	仙方活命饮加减	仙方活命金银花,防芷归陈草芍加,贝母天花兼乳没,穿山皂刺酒煎佳	①大便秘结 + 大黄;②发热,恶寒,头痛 + 犀角地黄汤
脾虚夹实	针眼反复发作,或见面色无华,神倦乏力,舌淡,苔薄白	健脾益气,扶正祛邪	四君子汤加减	人参、白术、茯苓、炙甘草、当归、赤芍、山楂、神曲、白芷、防风	硬结小且将溃 + 薏苡仁、桔梗、漏芦、紫花地丁

3. **其他治疗**

(1) 滴眼药水:患眼滴 0.5% 熊胆眼药水或抗生素滴眼液,每日 4~6 次。

(2) 涂眼膏:晚上睡前可涂抗生素眼膏。

(3) 湿热敷:适用于本病初期。

(4) 手术:脓已成者,应行麦粒肿切开引流排脓术。

(5) 针灸治疗

1) 针刺法:以泻法为主。取穴太阳、风池、合谷、丝竹空。脾虚者可加足三里、脾俞、胃俞。每日 1 次。

2）放血法：耳尖或合谷、太阳穴用三棱针点刺放血。每日 1 次。

3）针挑法：适用于针眼反复发作者。在背部肺俞、膏肓俞及肩胛区附近寻找皮肤上的红点或粟粒样小点 1 个或数个，皮肤常规消毒后以三棱针挑破，挤出少许血水或黏液。隔日 1 次，10 次为一个疗程。

四、 预防与调护

1. 注意眼睑局部卫生，眼弦红赤者应及时治疗，不用脏手或不洁手帕揉眼。

2. 病变初期可用连翘 12g，金银花 15g，蒲公英 15g，煎水热敷或药渣湿敷。

3. 有屈光不正者，应及时适当矫正。

4. 已成脓者，切忌挤压排脓。

第六单元 白睛溢血

学 ▼ 前 ▼ 导 ▼ 航

白睛溢血是眼科常见的疾病，其临床特点、鉴别诊断、辨证论治均为重点掌握内容，注意用药安全，此外需注意与暴风客热的鉴别，防止误诊、误治。平素注意疾病预防。

学 ▼ 习 ▼ 要 ▼ 点

一、 临床特点

白睛溢血是指白睛表层下出现片状出血斑，甚至遍及整个白睛的眼病，初期色鲜红，逐渐变成棕黄色，最后吸收消退。本病相当于西医学之结膜下出血。

二、 鉴别诊断

病名	不同点
白睛溢血	自觉症状不甚明显，白睛浅层下出现点、片状出血斑，边界清楚，出血一般在 7 ~ 12 天内吸收消退
暴风客热	白睛红赤，灼热流泪，眵多黏稠，胞睑内面红赤，严重者可见附有灰白色伪膜

三、 治疗

1. 辨证论治

证型	主症	治法	方剂	药物组成
热客肺经	白睛表层血斑鲜红，或见咳嗽气逆，痰稠色黄，咽痛口渴，便秘尿黄，舌质红，苔黄少津，脉数	清肺凉血散血	退赤散加减	桑白皮、甘草、牡丹皮、黄芩、天花粉、桔梗、赤芍、当归尾、麦冬、丹参、赤芍、红花、郁金

续表

证型	主症	治法	方剂	药物组成
阴虚火旺	白睛溢血，血色鲜红，反复发作，或见头晕耳鸣，颧红口干，心烦少寐，舌红少苔，脉细数	滋阴降火	知柏地黄丸加减	知母、黄柏＋六味地黄益肾肝，荽薯丹泽地苓专
血热逆行	妇女每于月经之际，白睛溢血，经行不畅，舌质红苔薄黄，脉弦数	清热凉血，引血归经	调经散加减	香附、当归尾、大黄、黄芩、黄连、生地黄、赤芍、川芎、栀子、薄荷、木贼草、苏木、红花、甘草、牡丹皮、川牛膝
震伤眼络	白睛大片出血，色鲜红，并伴有眼周及胸部压痛，二便正常，舌脉无异常	理气活血，化瘀通脉	桃红四物汤加减	桃仁、红花、当归、川芎、生地黄、赤芍、生三七、丹参、血竭

2. 其他治疗

（1）敷法：本病初起宜冷敷以止血；48小时后无继续出血，则改为热敷。

（2）0.5%熊胆眼药水滴眼，每日3~4次。

（3）针对病因治疗：由外伤引起者，需及时缝合。如为高血压、动脉硬化引起者，给予降血压、抗动脉硬化治疗。若为凝血机制障碍等引起者，可用止血剂加支持疗法。

四、预防与调护

1. 注意劳动保护，避免用力过猛或眼外伤。

2. 老年人高血压、动脉硬化及感冒剧烈咳嗽等应积极治疗，防止本病的发生。

3. 年轻人或不明原因的反复球结膜下出血，应进一步查找原因。

第七单元　近视

学 ▼ 前 ▼ 导 ▼ 航

近视是眼科常见的疾病，其临床特点、鉴别诊断、治疗均为重点掌握内容，治疗前需辨清虚实，勿犯虚虚实实之戒。朱砂为有毒药物，使用时应注意用药安全。体针疗法中应注意承泣、翳明、四白、球后、头维、睛明、光明、鱼腰的进针操作。此外需注意与远视、散光、老视的鉴别，防止误诊、误治。平素注意疾病预防。

学 ▼ 习 ▼ 要 ▼ 点

一、临床特点

远距离视物模糊，近距离视物清晰。近视度数较高者，除远视力差外，常伴有夜间视力差，飞蚊症、闪亮感等症状。

二、 鉴别诊断

	特点
近视	近视力良好，远视力减退。需佩戴凹透镜矫正视力。
远视	远视力尚好，近视力减退。需佩戴凸透镜矫正视力。
散光	散光除有视力减退之外，还具有视疲劳。需佩戴柱镜矫正视力。
老视	视远如常，视近则模糊不清。并可伴有眼胀、干涩、头痛等症状。发作年龄多在 40 岁以上。佩戴凸透镜后近视力能提高。

三、 治疗

1. **辨证要点** 久视伤血，血伤气损，心阳衰弱，肝肾两虚，禀赋不足。故本病以虚证为多。

2. **治疗原则** 虚者补之。气血不足者，补心益气、安神定志；肝肾两虚，禀赋不足者，滋补肝肾。

3. **辨证论治**

证型	主症	治法	方剂	药物组成
心阳不足	视近清楚，视远模糊，全身明显不适，或面色㿠白，心悸神疲，舌淡脉弱	补心益气，安神定志	定志丸加减	远志、石菖蒲、人参、白茯苓、朱砂
气血不足	视近清楚，视远模糊，眼底或可见视网膜呈豹纹状改变，或兼见面色㿠白，体疲乏力，舌质淡，苔薄白，脉细弱	补血益气	当归补血汤加减	生地黄、熟地黄、当归身、川芎、牛膝、防风、炙甘草、白术、天冬、白芍
肝肾两虚	能近怯远，可有眼前黑花飘动，眼底可见玻璃体液化混浊，视网膜呈豹纹状改变，或有头晕耳鸣，腰膝酸软，寐差多梦，舌质淡，脉细弱或弦细	滋补肝肾	驻景丸加减	车前子、当归、熟地黄、楮实子、川椒、五倍子、枸杞子、菟丝子

4. 其他治疗

（1）体针：取穴承泣、翳明，或四白、肩中俞，或球后、头维，或晴明、光明，每天针刺 1 组，轮换取穴，10 次为一个疗程。

（2）耳针：采用王不留行子埋穴，取耳穴眼、目 1、目 2、肝、脾、肾、心、内分泌等处。

（3）推拿：主穴取攒竹下三分，配穴取攒竹、鱼腰、丝竹空、四白、晴明。

四、 预防与调护

1. **按摩保健** ①用双手大拇指轻轻揉按眉头下面、眼眶外上角处；②挤按晴明穴；③揉按四白穴；④按压太阳穴，轮刮眼眶。

2. **食疗** 常吃鱼类、粮食、柑橘类水果以及红色果实。尽量少吃甜食和全脂奶酪。多吃素食和富含维生素及含钙量高的食品，如猪肝、牛奶、鸡蛋等。

第八单元　椒疮

学 ▼ 前 ▼ 导 ▼ 航

椒疮是眼科常见的疾病，其临床表现、鉴别诊断、治疗均为重点掌握内容，注意用药安全。此外需注意与粟疮的鉴别，防止误诊、误治。平素注意疾病预防。

学 ▼ 习 ▼ 要 ▼ 点

一、临床特点

1. 临床表现

（1）概念：椒疮是指胞睑内面颗粒累累，色红而坚，状若花椒的眼病。椒疮相当于西医学的沙眼，由沙眼衣原体引起。

（2）沙眼分期表

分期	依据	分级	活动性病变占上睑结膜面积
Ⅰ期（进行期）	上穹窿部和上睑结膜有活动性病变	轻（+）	<1/3
		中（++）	1/3～2/3
		重（+++）	>2/3
Ⅱ（退行期）	有活动性病变，同时出现瘢痕	轻（+）	<1/3
		中（++）	1/3～2/3
		重（+++）	>2/3
Ⅲ（完全结瘢期）	仅有瘢痕而无活动性病变		

2. 并发症与后遗症

睑弦内翻及倒睫拳毛、赤膜下垂、黑睛星翳、睥肉黏轮、流泪症与漏睛、眼珠干燥、上胞下垂。

二、鉴别诊断

粟疮：西医学的滤泡性结膜炎，自觉症状为有异物感，微感痒涩，可有白睛红赤，眵泪黏稠，睑内血管模糊，分布以下睑为主，颗粒色黄、半透明，大小不均，排列整齐，愈后不留瘢痕，无赤膜下垂。

三、治疗

1. 辨证论治

证型	主症	治法	方剂	药物组成
风热客睑	眼微痒不适，干涩有眵，胞睑内面脉络模糊，眦部红赤，有少量颗粒，舌尖红，苔薄黄，脉浮数	疏风清热	银翘散加减	银翘散主上焦医，竹叶荆蒡豉薄荷，甘桔芦根凉解法，风温初感此方宜＋赤芍、牡丹皮、当归、菊花

续表

证型	主症	治法	方剂	药物组成
热毒壅盛	眼灼热痒痛，羞明流泪，睑内脉络模糊，红赤明显，颗粒丛生，赤脉下垂，舌红苔黄，脉数	清热解毒，除风散邪	除风清脾饮加减	陈皮、连翘、防风、知母、玄明粉、黄芩、元参、黄连、荆芥穗、大黄、桔梗、生地黄、金银花、大青叶、赤芍、地肤子
血热瘀滞	眼内刺痛灼热，胞睑厚硬，重坠难开，睑内红赤，颗粒累累成片或有白色条纹，舌质暗红，苔黄，脉数	清热凉血，活血化瘀	归芍红花散加减	当归、大黄、栀子仁、黄芩、红花、赤芍、甘草、白芷、防风、生地黄、连翘、桑叶、菊花

2. 其他治疗

（1）滴眼药水：可选用 0.5% 熊胆眼药水、0.1% 利福平眼药水、磺胺类的眼药水滴眼或氧氟沙星、妥布霉素等抗生素眼药水。

（2）涂眼膏：常于晚上睡前涂 0.5% 金霉素眼膏或四环素、磺胺类眼药膏等。

（3）海螵蛸棒摩擦法：将海螵蛸磨制成 1.5cm×3.5cm 左右棒状，棒端呈鸭嘴形。用黄连水煮沸消毒，取出待干备用。术眼清洁结膜囊后表面麻醉，翻开上睑持海螵蛸棒轻轻左右来回多次摩擦睑内颗粒密集处，以引起点状渗血为度，然后生理盐水冲洗，并涂眼膏。

（4）粟状颗粒多者，可行滤泡压榨术。

3. 并发症治疗

（1）眼珠干燥者，可点滴人工泪液等眼药水。

（2）睑弦内翻及倒睫拳毛严重者，可行睑内翻倒睫矫正术。

四、预防与调护

1. 大力开展卫生宣传教育。

2. 改善环境卫生和个人卫生，提倡一人一巾，水源充足的地方提倡流水洗脸。病人的洗脸用具要与健康人分开使用。重症病人不宜去游泳场馆游泳。

第九单元　聚星障

学　前　导　航

聚星障是眼科常见的疾病，其鉴别诊断、治疗均为重点掌握内容，注意用药安全。体针疗法中应注意睛明、四白、丝竹空、肝俞的进针操作，避免伤及眼球及脏器。此外需注意与凝脂翳的鉴别，防止误诊、误治。平素注意疾病预防。

学 ▽ 习 ▽ 要 ▽ 点 ··

一、 临床特点

聚星障是指黑睛骤生多个细小星翳，其形或联缀，或团聚。本病相当于西医学之单纯疱疹病毒性角膜炎。

二、 鉴别诊断

凝脂翳：多有黑睛损伤史，眵泪呈脓性，黑睛翳初起为单个米粒样混浊，常伴有黄液上冲，易引起黑睛穿孔。黑睛刮片或培养常可找到致病菌。

三、 治疗

1. 辨证论治

证型	主症	治法	方剂	药物组成	加减
风热客目	患眼碜痛，羞泪，抱轮红赤，黑睛浅层点状混浊；伴恶风发热，鼻塞，苔薄黄，脉浮数	疏风清热	银翘散加减	银翘散主上焦医，竹叶荆蒡豉薄荷，甘桔芦根凉解法，风温初感此方宜+柴胡、黄芩	①抱轮红赤，热邪较重+赤芍、牡丹皮等；②胞睑微红肿，羞明多泪+蔓荆子、防风、桑叶
肝胆火炽	患眼碜涩疼痛，白睛混赤，黑睛生翳，扩大加深，呈树枝状或地图状，或兼见胁痛，口苦咽干，溺黄，舌红苔黄，脉弦数	清肝泻火	龙胆泻肝汤加减	龙胆泻肝栀芩柴，生地车前泽泻偕，木通甘草当归合，肝经湿热力能排	小便黄赤+车前草、瞿麦、萹蓄
湿热犯目	患眼泪热胶黏，黑睛生翳，如地图状；伴头重胸闷，口黏纳呆，便溏，舌红苔黄腻，脉濡数	清热除湿	三仁汤加减	三仁杏蔻薏苡仁，朴夏通草滑竹伦	①抱轮红赤显著+黄连；②黑睛肿胀甚+金银花、秦皮、乌贼骨
阴虚夹风	眼内干涩不适，羞明较轻；常伴口干咽燥，舌红少津，脉细或细数	滋阴祛风	地黄丸加减	生地黄、熟地黄、牛膝、当归、枳壳、杏仁、羌活、防风、菊花、蝉衣	①气短乏力，眼干涩+太子参、麦冬；②抱轮红赤较明显+知母、黄柏

2. 其他治疗

（1）滴眼药水：①清热解毒类眼药水，如 0.2％鱼腥草眼药水；②抗病毒药物，如 0.15％更昔洛韦眼用凝胶或 0.1％阿昔洛韦眼药水等，亦可配合用干扰素滴眼液；③散瞳药物，可根据病情选用1％阿托品眼药水或眼膏；④黑睛深层翳呈圆盘状者，在用抗病毒药物治疗的同时，可滴用 1％醋酸泼尼松龙眼液。

（2）湿热敷：用金银花 15g，连翘 10g，蒲公英 15g，大青叶 15g，薄荷 6g，紫草 15g，柴胡 10g，秦皮 10g，黄芩 10g 等水煎后湿热敷，每日 2 ~3 次。

（3）针灸治疗：可选用睛明、四白、丝竹空、攒竹、合谷、足三里、光明、肝俞等穴，每次局部取两穴，远端取两穴，交替使用，根据病情虚实，酌情使用补泻手法。

四、 预防与调护

1. 避免感冒发烧及过度疲劳。感冒发烧时如有眼部不适，及时到医院就诊。

2. 黑睛呈现点状、树枝状、地图状等病变者，禁用糖皮质激素。

3. 病人饮食宜清淡而富有营养，忌食辛辣等刺激性食品。

第十三章

中医耳鼻喉科学

章 ▽ 节 ▽ 提 ▽ 示 ....

　　本章涉及的耳鼻喉常见病中包含脓耳、耳鸣、耳聋、鼻窒、鼻衄、喉痹、喉喑病证，医者首先应通过四诊合参做出正确的病证诊断，再结合所学知识与临床经验施以内服、外治等对症治疗。学习与治疗的过程中切忌死记硬背，需学会辨证论治。此外，应注意患者的预后及调护，以促进机体尽快恢复。

第一单元　耳鼻咽喉科概论

学 ▽ 前 ▽ 导 ▽ 航 ....

　　本单元内容较少，重点掌握耳鼻咽喉与脏腑和经络的关系。

学 ▽ 习 ▽ 要 ▽ 点 ....

一、　耳鼻咽喉与脏腑的关系

1. 耳与五脏六腑的关系

脏腑	所属关系	生理关系	病理关系	治疗关系
耳与肾	肾主耳，耳为肾之窍、为肾之官	肾之精气上通于耳，肾气充沛，耳窍得精气的滋养，功能健旺而聪敏	肾精亏损，不能上达于耳，耳窍失于濡养，则容易引起耳窍发生病变	滋肾填精、滋肾降火、温肾利水
耳与心	心寄窍于耳，耳为心之客窍	心肾相交，心火肾水相互调和，则听觉聪敏。耳受心之主宰。心血上奉，耳得心血濡养而功能健旺	心虚血耗，可致耳聋、耳鸣；心肾不交，亦能使听闻扰乱；邪热上犯耳窍，壅闭心包，则致黄耳伤寒	滋补心血、滋肾宁心、清心开窍、宁心安神
耳与肝胆	肝为肾之子，肾气既通于耳，则肝之气未尝不可相通者；肝肾同源，肾为耳窍，故肝与耳联系密切	耳的正常生理功能有赖于肝胆之气通达及肝血的濡养	耳的疾病，由于肝而发者，多为肝受损，气上逆而冲于耳。胆经有热，易上逆于耳而为病。胆经的病变往往兼有肝经病变，常因气机上逆，闭阻耳窍而导致耳病	清肝泻火、疏肝解郁、平肝息风、滋补肝肾；和解少阳、行气通窍、清利肝胆湿热

续表

脏腑	所属关系	生理关系	病理关系	治疗关系
耳与脾	足太阴脾经之络脉入于耳中	脾的功能正常，则清气上升，浊阴下降，耳为清窍，得清气濡养而健旺	脾虚清阳不升，致痰湿或痰火上壅，蒙蔽耳窍，可致耳病，如耳胀、脓耳、耳眩晕。脾虚气血不足，清气不能上奉，耳窍失养，易为邪毒所犯	补脾益气、健脾利湿、益气升阳
耳与肺	手足三阴经通过经别合于阳经而与耳相通，手太阴肺经别出的络脉亦循行于耳；肺为肾之母，而肾主耳	肺主气，肺气贯于耳；又肺与肾，金水相生	风邪犯肺，肺气不得宣肃，可导致耳胀痛、耳堵塞感、耳鸣耳聋、旋耳疮等病；肺气虚弱，不能上贯于耳，亦可导致耳病	疏风宣肺、补益肺气

2. 鼻与脏腑的关系

脏腑	所属关系	生理关系	病理关系	治疗关系
鼻与肺	肺主鼻，鼻为肺之窍，又为肺之官	肺鼻互相协调，完成其生理功能。肺主宣发肃降，肺气清利，则嗅觉灵敏	肺气失常，不能宣发肃降而上逆，则鼻窍壅塞，通气不畅而为病	疏风宣肺、益气固表、温补肺脏、养肺润燥
鼻与脾	鼻尖部属脾脏	脾的盛衰，影响着鼻的生理功能	脾不统血，脾胃湿热等，常循经影响鼻	补中益气、健脾祛湿、益气摄血、泻脾胃伏火
鼻与胆	胆通过髓海与鼻相互联系	胆之经气上通于脑。胆气和平，则脑、颃、鼻俱得安康	胆腑有热，可以循经直犯于鼻，亦可循经移热于脑，而下犯鼻窍。或肝胆有热，火热上迫而致鼻衄	清泻肝胆湿热、滋养肝肾
鼻与肾	督脉循行于鼻柱到鼻头，肾之经脉交会于督脉；肺肾同源，肺为鼻之窍	肺之气津濡养卫护鼻窍，有赖于肾之精气充养。鼻为肺之外窍，是呼吸气体之孔道，与肺协调而行呼吸，但这个功能需要肾的纳气作用来协助	肾气虚，肺失温煦，易为风寒之邪所犯而使鼻出现病证	温补肾阳、滋补肾阴
鼻与心	鼻之山根部属心，鼻为心肺之门户	嗅觉的功能在心的主宰下	心火亢盛或心肺有病可致鼻病	清心泻火、补益心脾、活血祛瘀

3. 咽喉与脏腑的关系

脏腑	所属关系	生理关系	病理关系	治疗关系
咽喉与肺	喉下接气道，与肺相通，为肺系之所属	肺与喉互相配合，共同完成"行呼吸，发声音"功能	喉病往往是肺经的病理变化所致	疏风宣肺、补肺敛气、养阴润肺
咽喉与脾胃	咽下接食道，与胃相通，为胃系之所属。足太阴脾之经脉上循咽喉夹舌本，脾与胃互为表里	咽为胃系之所属，其生理功能为司饮食吞咽	胃腑蕴热，可引致咽喉发生病证	清胃泻火、利膈通便、补中益气、养胃生津
咽喉与肾	足少阴肾经之脉入肺中，循喉咙	肾为藏精之脏，肾精充沛，咽喉得精气濡养而生理功能健旺	咽喉疾病因肾脏病理变化而致的多为肾虚之证	滋养肾阴、温补肾阳、引火归原
咽喉与肝	肝之经气上达咽喉	肝的疏泄功能正常，气机调畅，则咽喉通利	肝郁化火可致气血凝滞于咽喉而发病	清肝泻火、疏肝解郁、行气化痰

二、耳鼻咽喉与经络的关系

1. **耳与经络的关系**　耳为宗脉之所聚。其中直接循行于耳的经脉多属阳经，有足少阳胆经、手少阳三焦经、足阳明胃经、足太阳膀胱经。

2. **鼻与经络的关系**　十二经脉和经筋中，循行鼻及从鼻旁经过的有手阳明大肠经、足阳明胃经、手太阳小肠经、足太阳膀胱经、足少阳胆经、督脉、任脉、阴跷脉。

3. **咽喉与经络的关系**　在十二经脉中，除手厥阴心包经和足太阳膀胱经间接通于咽喉外，其余经脉皆直接通达。

第二单元　脓耳

学 ▽ 前 ▽ 导 ▽ 航　..

脓耳是临床常见的疾病，其特点、治疗为重点掌握内容，治疗前需辨清虚实，注意用药安全。注意侠溪的进针方向。此外需注意与外耳道炎、耳疖的鉴别，防止误诊、误治。

学 ▽ 习 ▽ 要 ▽ 点　..

一、特点

以鼓膜穿孔、耳内流脓、听力下降为主要特点。

二、诊断

1. **病史**　初发病者大多有外感病史，病久者有耳内反复流脓史。

2. **临床症状**　急发者，以耳痛逐渐加重，听力下降，耳内流脓为主要症状。全身可有发热、恶风寒、头痛等症状。病久者，以耳内反复流脓或持续流脓、听力下降为主要症状。

3. 检查　发病初期，鼓膜红赤、肿胀。初始穿孔甚小，或可见脓液从小孔闪动而出。病程迁延日久者，鼓膜穿孔较大。

三、鉴别诊断

1. **外耳道炎**　急性外耳道炎耳胀、痒、疼痛，可伴听力减退，轻者外耳道皮肤弥漫性充血，重者耳道充血及肿胀，表皮溃烂，有黏脓性分泌物。

2. **耳疖**　耳疖以耳痛、张口咀嚼疼痛加重，外耳道局限性红肿为症状表现。

四、治疗

1. 辨证论治

（1）辨证要点：早期多为实证、热证；流脓日久，多属虚证或虚中夹实。按其脓色，黄脓多为湿热，红脓多为肝胆火盛，白脓多为脾虚，流脓臭秽黑腐者，多为肾虚。

（2）治疗原则：实证宜祛邪为主；虚证宜扶正为主。

（3）证治分类

证型	主症	治法	方剂	药物组成	加减
风热外侵	发病急，耳痛，听力下降，伴发热、恶寒，舌质偏红，苔薄白或薄黄，脉弦数。检查见鼓膜红赤或饱满，传导性聋	疏风清热，解毒消肿	蔓荆子散	蔓荆子、生地黄、赤芍、甘菊、桑白皮、木通、麦冬、升麻、前胡、炙甘草、茯苓	①初起风热偏盛去生地黄、麦冬＋柴胡、薄荷；②耳痛剧烈＋野菊花、蒲公英、紫花地丁、板蓝根等
肝胆火盛	耳痛剧烈，痛引腮脑，舌质红，苔黄，脉弦数有力。小儿可有高热、烦躁不安、惊厥等症。检查见鼓膜红赤饱满。传导性聋	清肝泻火，解毒排脓	龙胆泻肝汤	龙胆泻肝栀芩柴，生地车前泽泻偕，木通甘草当归合，肝经湿热力能排	①火毒炽盛，流脓不畅选用仙方活命饮加减；②小儿＋钩藤、蝉蜕
脾虚湿困	间歇性发作，脓液清稀苔白腻，脉缓弱。检查见鼓膜浑浊、增厚或有白斑，多见中央性大穿孔，通过穿孔可见肉芽、息肉。呈传导性聋	健脾渗湿，补托排脓	托里消毒散	党参、茯苓、白术、炙甘草、黄芪、白芍、川芎、当归、金银花、桔梗、白芷、皂角刺	①纳差、便溏＋薏苡仁、砂仁；②脓液黄浊＋黄芩、蒲公英、野菊花；③脓水夹血＋生地黄、牡丹皮、石菖蒲；④痛如锥刺＋生牡蛎、珍珠母、夏枯草等；⑤小儿＋钩藤、蝉蜕
肾元亏损	脓量不多，脓液秽浊或呈豆腐渣样，舌淡红，苔薄白或少苔，脉细弱。鼓膜穿孔多在边缘部或松弛部，脓液为灰白色或豆腐渣样，传导性聋或混合性聋	补肾培元，化湿祛腐	肾气丸	《金匮》肾气治肾虚，地黄怀药及山萸，丹皮苓泽加桂附，引火归原热下趋	①湿热郁久，化腐成脓，气味臭秽，可在前方基础上用穿山甲、皂角刺、板蓝根、金银花、桃仁、红花、乳香、没药等；②伴虚烦失眠、耳鸣可用知柏地黄丸加减

2. 其他治疗

（1）外治法

1）清除脓液：用3%双氧水清洁外耳道。也可用负压吸引的方法。

2）滴耳：急性期鼓膜未穿孔者可用2%酚甘油滴耳剂滴耳。若耳膜穿孔有脓应立即停药。鼓膜穿孔后，清除脓液，再与抗生素水溶液如氧氟沙星滴耳液等滴耳，若鼓膜穿孔小，可采取加压滴药方法。

3）滴鼻：急性期鼻塞患者，可用芳香通窍的滴鼻剂或1%麻黄素滴鼻液滴鼻。

4）吹耳：慢性期鼓膜穿孔较大、脓液较少者，用可溶性药粉（如氯硼粉）吹布患处。

5）涂敷：脓耳并发耳前后红肿疼痛者，可用金黄膏、黄连膏、鱼石脂软膏或紫金锭磨水涂敷以清热解毒，消肿止痛。

（2）针灸疗法

1）体针：主穴选耳门、听会、翳风，配穴选外关、曲池、合谷、足三里、阳陵泉、侠溪、丘墟等。

2）灸法：虚寒者选用翳风穴悬灸，亦可配合足三里艾灸。

第三单元　耳鸣、耳聋

学 ▼ 前 ▼ 导 ▼ 航 ....

耳鸣、耳聋是临床常见的疾病，其辨证论治、针灸疗法为重点掌握内容，治疗前需辨清虚实，注意半夏、杏仁、地龙的用药安全。注意大椎、膈俞、肾俞、脾俞的进针方向。

学 ▼ 习 ▼ 要 ▼ 点 ....

一、特点

耳鸣的特点是外界无声源而患者自觉耳中鸣响。耳聋的特点是患者有不同程度的听力减退。

二、诊断

1. **病史**　如耳外伤史、爆震史、噪声接触史、耳毒性药物用药史、耳流脓史，其他全身疾病及治疗史等。

2. **临床症状**　耳鸣、耳聋。

3. **检查**

（1）外耳道及鼓膜检查。

（2）听力学检查：纯音测听、耳鸣音调与响度测试、声导抗测试、电反应测听等。

（3）影像学检查：颞骨及颅脑X线、CT、MRI等。

三、治疗

1. 辨证论治

（1）辨证要点：实证发病急，病程短，耳鸣声大，脉实有力。虚证发病缓慢，病程较长，听力减退逐渐加重，伴虚证表现，脉弱。

（2）治疗原则：实证宜祛邪为主；虚证宜扶正为主。

（3）证治分类

证型	主症	治法	方剂	药物组成	加减
风热侵袭	突起耳鸣，昼夜不停，听力下降，或伴耳胀闷感。鼻塞、流涕、咳嗽、头痛、发热恶寒等。舌红，苔薄黄，脉浮数	疏风清热	银翘散加减	银翘散主上焦医，竹叶荆蒡豉薄荷，甘桔芦根凉解法，风温初感此方宜	①无咽痛、口渴，去牛蒡子、竹叶；②伴鼻塞、流涕+苍耳子、白芷；③头痛+蔓荆子；④伴咳嗽+前胡、陈皮
肝火上扰	突发耳鸣高调且持续，听力下降，多在情志抑郁或恼怒之后加重，伴口苦，面红急躁，夜寐不宁，头痛或眩晕。舌红苔黄，脉弦数有力	清肝泄热，解郁通窍	龙胆泻肝汤	龙胆泻肝栀芩柴，生地车前泽泻偕，木通甘草当归合，肝经湿热力能排	①头痛眩晕+生龙骨、生牡蛎、白芍；②目红面赤+夏枯草、菊花、槐花
痰火郁结	耳鸣耳聋，耳中胀闷，头重头昏，或头晕目眩，痰盛呕恶，口苦，二便不畅。舌红，苔黄腻，脉滑数	化痰清热通窍	清气化痰丸	清气化痰星夏橘，杏仁枳实瓜蒌仁，芩姜汁为糊丸，气顺火清痰自失	苔黄腻而干，脉滑数有力宜用礞石滚痰丸+路路通、丝瓜络
气滞血瘀	耳鸣耳聋，病程可长可短，伴周麻木、堵塞感，或有爆震史。舌质暗或有瘀点，脉细涩	活血化瘀，行气通窍	通窍活血汤加减	桃仁、红花、赤芍、川芎、当归、丹参、地龙、石菖蒲、生姜、大枣	①气虚+黄芪、党参；②血虚+当归、何首乌，阴虚+耳聋左慈丸；③阳虚+补骨脂丸
肾精亏损	耳气血亏，虚鸣如蝉，听力逐渐下降，或见头昏，腰膝酸软，虚烦失眠，记忆减退。舌红少苔，脉细弱或细数	补肾填精，滋阴潜阳	耳聋左慈丸	熟地黄、怀山药、山萸肉、牡丹皮、泽泻、茯苓、五味子、磁石、石菖蒲	阴损及阳+附子、肉桂、补骨脂，或用附桂八味丸
气血亏虚	耳鸣耳聋，疲劳后加重。倦怠乏力，面色无华。舌质淡红，苔薄白，脉细弱	健脾益气，养血通窍	归脾汤	归脾汤用术参芪，归草茯神远志随，酸枣木香龙眼肉，煎加姜枣益心脾	气虚为主用益气聪明汤加减

2. 其他治疗

（1）针灸：局部可取<u>耳门、听宫、听会、翳风</u>为主，风热侵袭＋外关、合谷、曲池、大椎；肝火上扰＋太冲、丘墟、中渚；痰火郁结＋丰隆、大椎；气滞血瘀＋膈俞、血海；肾精亏损＋肾俞、关元；气血亏虚＋足三里、气海、脾俞。实证用泻法，虚证用补法，或不论虚实，一律用平补平泻法，每日针刺1次。

（2）耳针法：内耳、肾、肝、神门、皮质下等；亦可用王不留行籽贴压这些穴位，反复按压刺激。

（3）穴位注射法：选穴参照针刺穴位选用听宫、翳风、完骨、耳门等穴，药物可选用当归注射液、丹参注射液、维生素 B_{12} 注射液等，每次每穴注入0.5~1mL。隔日1次，各穴交替应用。

第四单元　鼻窒

学▼前▼导▼航

鼻窒是临床常见的疾病，各证型的主症、治法、方药、加减、其他方法均为重点掌握内容，治疗前需辨清虚实，注意杏仁的用药安全。注意迎香、鼻通、印堂、百会、风池的进针方向。此外需注意与鼻窦炎、鼻息肉的鉴别，防止误诊、误治。

学▼习▼要▼点

一、特点

鼻窒以经常性鼻塞为主要特点。

二、诊断

1. **病史**　可有反复发作的伤风鼻塞病史。
2. **临床症状**　以鼻塞为主要症状。
3. **检查**　早期鼻内肌膜肿胀，以下鼻甲为著。若日久则见下鼻甲肥厚、硬实、表面凹凸不平。

三、鉴别诊断

1. **鼻窦炎**　鼻窦炎多为患侧持续性鼻塞，如双侧同时患病，则为双侧持续性鼻塞，多因鼻腔黏膜黏性肿胀和分泌物积蓄所致。鼻窦X线或CT检查常显示鼻窦腔模糊、密度增高及混浊，或可见液平面。
2. **鼻息肉**　进行性鼻塞可发生于单侧或双侧鼻息肉，检查可见鼻腔单个或多个灰白或淡红色半透明样肿物。

四、治疗

1. 辨证论治

（1）辨证要点

1）实证：鼻涕黏黄或黏白，鼻甲肿大或肥大质硬，伴实证表现。

2）虚证：稍遇风冷则鼻塞加重，伴虚证表现，脉缓弱。

（2）治疗原则：实证以祛邪为主；虚证以扶正为主。

（3）证治分类

证型	主症	治法	方剂	药物组成	加减
肺经蕴热，壅塞鼻窍	鼻塞时轻时重，或交替性鼻塞，鼻涕色黄量少，鼻气灼热，舌尖红，苔薄黄，脉数。检查见鼻黏膜充血，下鼻甲肿胀，表面光滑、柔软有弹性	清热散邪，宣肺通窍	黄芩汤	酒黄芩、栀子、桑白皮、甘草、连翘、薄荷、荆芥穗、赤芍、麦冬、桔梗	①鼻塞，咳嗽痰多＋杏仁、紫菀、款冬花等；②鼻塞，涕多＋半夏、陈皮、苍耳子、辛夷等；③若鼻涕脓稠，带血＋白茅根、仙鹤草、茜草等
肺脾气虚，邪滞鼻窍	鼻塞时轻时重，或呈交替性，涕白而黏，遇寒冷时症状加重。恶风自汗，易患感冒，舌淡苔白，脉缓弱。检查见鼻黏膜及鼻甲淡红肿胀	补益肺脾，散邪通窍	温肺止流丹	细辛、荆芥、人参、甘草、诃子、桔梗、鱼脑石、五味子、白术、黄芪、辛夷、苍耳子	易患感冒或遇风冷则鼻塞加重＋玉屏风散
邪毒久留，血瘀鼻窍	鼻塞较甚或持续不减。舌质暗红，脉弦涩。检查见鼻黏膜暗红肥厚，鼻甲呈桑葚状	行气活血，化瘀通窍	通窍活血汤合苍耳子散加减	桃仁、红花、赤芍、川芎、白芷、薄荷、辛夷、苍耳子、老葱、生姜、大枣、石菖蒲、丝瓜络、浙贝	头胀痛、耳堵＋柴胡、升麻、菊花

2. 其他治疗

（1）针灸

1）耳针：取鼻、内鼻、肺、脾、内分泌、皮质下等穴，用耳针针刺或用王不留行籽贴压耳穴。

2）体针：主穴为迎香、鼻通、印堂。配穴为百会、风池、太阳、合谷、足三里。每次取主穴加配穴 2~3 个，针刺，辨证施用补泻手法。

3）艾灸：对于肺脾气虚、气血瘀阻证，取迎香、人中、印堂、百会、肺俞、脾俞、足三里等穴，温灸。

（2）滴鼻法：用芳香通窍的药物滴剂滴入鼻内。如滴通鼻炎水、1%麻黄素滴鼻液等。

（3）药液熏洗法：用苍耳子散、辛夷散、川芎茶调散等，放砂锅中，加水2000mL，煎至1000mL，倒入合适的容器中，先令患者用鼻吸入热气，从口中吐出，反复多次，待药液温度降至不烫手时，热敷印堂、阳白等穴位，每日早晚各 1 次，每天 1 次，7 天为一个疗程。

第五单元　鼻鼽

学 ▼ 前 ▼ 导 ▼ 航

鼻鼽是临床常见的疾病，各证型的主症、治法、方药、加减、其他治疗方法均为重点掌握内容，治疗前需辨清虚实，注意细辛的用药安全，此外需注意与伤风鼻塞的鉴别，防止误诊、误治。

学 ▼ 习 ▼ 要 ▼ 点

一、特点

突然和反复发作性鼻塞、鼻痒、喷嚏、鼻流清涕。

二、诊断

1. **病史**　过敏史及家族史。

2. **临床症状**　喷嚏、鼻涕、鼻塞、鼻痒、嗅觉减退。

3. **检查**　发作时可见鼻黏膜淡红、苍白或暗灰色、肿胀湿润，以下鼻甲为甚。鼻窍内可见清稀鼻涕，间歇期以上症状不明显。

三、与伤风鼻塞鉴别诊断

	鼻鼽	伤风鼻塞
病史	过敏史及家族史	受凉或疲劳史
发病特点	发病快、消失快，常数小时缓解	发病渐起，消失慢
全身症状	无	发热、恶寒、头痛
检查	鼻黏膜肿胀、色淡、湿润，滴水样涕	鼻黏膜充血、红肿，鼻涕水性变为黏性

四、治疗

1. 辨证论治

（1）辨证要点：本病发作期多为虚实夹杂证，缓解期多以脏腑亏虚为主，肺、脾、肾三脏虚损是本病之根本。

（2）治疗原则：补益肺、脾、肾是本病的主要治疗原则，或可辅以清降肺经郁热之品。

（3）证治分类

证型	主症	治法	方剂	药物组成	加减
肺气虚寒，卫表不固	鼻痒打喷嚏，鼻塞流清涕，嗅觉减退。舌淡，苔薄白，脉虚弱。检查见鼻腔黏膜苍白水肿，鼻内清稀分泌物	温肺散寒，益气固表	温肺止流丹加减	细辛、荆芥、人参、甘草、诃子、桔梗、鱼脑石	①鼻痒＋僵蚕、蝉蜕；②畏风怕冷，清涕如水＋桂枝、干姜、大枣等。临床上亦可用玉屏风散合苍耳子散加减
脾气虚弱，清阳不升	打喷嚏、流清涕、鼻塞重，鼻痒，舌胖淡边有齿印，苔白腻，脉弱无力。检查见鼻腔黏膜水肿淡白，或鼻甲息肉样变，有水样分泌物	健脾补气，升阳通窍	补中益气汤加减	补中益气芪术陈，升柴参草当归身	①病发＋泽泻、辛夷花、白芷、细辛；②腹胀便溏、清涕如水＋怀山药、干姜、砂仁等；③畏风怕冷＋防风、桂枝等，或参苓白术散加减；④脾阳虚甚，可用理中汤加减
肾阳不足，温煦失职	鼻塞鼻痒喷嚏，清涕长流。舌淡红，苔白润，脉细弱。检查可见双下鼻甲肿胀，黏膜淡白，分泌物清稀如水	温肾壮阳，补肺止涕	金匮肾气丸加减	《金匮》肾气治肾虚，地黄怀药及山萸，丹皮苓泽加桂附，引火归原热下趋	①鼻塞甚，清涕多＋半夏、陈皮、薏苡仁；②喷嚏兼有腹胀、便溏＋干姜、人参、吴茱萸；③鼻塞、鼻痒、怕风＋黄芪、防风
肺经伏热，上犯鼻窍	鼻塞鼻痒，流清涕，喷嚏频作，舌质红，苔黄，脉数。检查见鼻黏膜充血，鼻甲肿胀	清宣肺气，通利鼻窍	辛夷清肺饮加减	辛夷花、生甘草、石膏、知母、栀子、黄芩、枇杷叶、升麻、百合、麦冬	缓解期＋黄芪、山药

2. 其他疗法

（1）滴鼻法：可选用芳香通窍的中药滴鼻剂滴鼻。

（2）吹鼻法：用碧云散吹鼻，或用皂角研极细末吹鼻。

（3）塞鼻法：用棉裹细辛膏塞鼻。

（4）嗅法：可用白芷、川芎、细辛、辛夷共研细末，置瓶内，时时嗅之。

第六单元　喉痹

学 ▼ 前 ▼ 导 ▼ 航

　　喉痹是临床常见的疾病，辨证论治为重点掌握内容，注意用药安全，并及时随证加减药物。针灸治疗可根据实际情况施以补法、泻法。

学 ▽ 习 ▽ 要 ▽ 点

一、 特点

喉痹以咽部红肿疼痛、灼热、干痒作咳或异物感不适为主要特点。

二、 诊断

1. **病史**　外感病史，或咽痛反复发作史。

2. **临床症状**　急性者，以咽痛为主；慢性者，可出现咽部不适、咽干、咽痒、哽哽不利等。

3. **检查**　咽黏膜充血、肿胀；或见咽黏膜肥厚增生，咽后壁颗粒状隆起；或见咽黏膜干燥。

三、 治疗

1. **辨证论治**

（1）辨证要点

1）实证：起病急，咽部疼痛为主，伴实证表现。

2）虚证：病程较长，出现咽干、咽痒、咽部微痛及灼热感，伴虚证或虚热证表现，脉细。

（2）治疗原则：实证宜祛邪清热为主，虚证要兼顾气阴。

（3）证治分类

证型	主症	治法	方剂	药物组成	加减
外邪侵袭，上犯咽喉	咽部疼痛，吞咽不利。偏于风热者，咽痛较剧。舌苔薄黄，脉浮数。偏于风寒者，咽痛较轻，伴恶寒发热，咳嗽痰稀。舌质淡红，脉浮紧	疏风散邪，宣肺利咽	银翘散、六味汤	金银花、连翘、牛蒡子、荆芥、薄荷、桔梗、蝉衣、淡竹叶、芦根、甘草、荆芥、防风、桔梗、僵蚕、甘草	①+麻黄、杏仁发汗解表，宣降肺气；②+苏叶、桂枝疏散风寒；③+半夏、天南星、白附子等燥湿化痰；④+蝉衣祛风开音；⑤+茯苓、泽泻健脾祛湿；⑥+生姜疏风散寒，或配石菖蒲、蝉蜕通窍利喉
肺胃热盛，上攻咽喉	咽部疼痛较剧，吞咽困难。舌质红，舌苔黄，脉洪数。检查见咽部黏膜充血肿胀明显	清热解毒，利咽消肿	清咽利膈汤	荆芥、防风、薄荷、金银花、连翘、栀子、黄芩、黄连、桔梗、甘草、牛蒡子、玄参、生大黄、玄明粉	①咳嗽痰黄+射干、瓜蒌仁、夏枯草；②高热+水牛角、大青叶；③如有白腐或伪膜+蒲公英、马勃等

续表

证型	主症	治法	方剂	药物组成	加减
肺肾阴虚，虚火上炎	咽部干燥，灼热疼痛，或咽部不利，干咳痰少而稠。舌红少津，脉细数。检查可见咽部黏膜潮红	滋养阴液，降火利咽	养阴清肺汤合知柏地黄汤加减	玄参、生甘草、麦冬、生地黄、薄荷、贝母、山茱萸、牡丹皮、茯苓、知母、黄柏	喉底颗粒增多＋桔梗、香附、郁金、合欢花
脾胃虚弱，咽喉失养	咽喉哽哽不利或痰黏着感，口干而不欲饮或喜热饮。平素容易感冒。舌质淡红边有齿印，苔薄白，脉细弱。检查见咽黏膜淡红或微肿	益气健脾，升清利咽	补中益气汤	补中益气芪术陈，升柴参草当归身	①咽部脉络充血，咽肌膜肥厚＋丹参、川芎、郁金；②痰黏＋贝母、香附、枳壳；③咽干较甚＋玄参、麦冬、沙参、百合；④易恶心、呃逆＋法半夏、厚朴、佛手等；⑤纳差、腹胀便溏＋砂仁、藿香、茯苓、薏苡仁
脾肾阳虚，咽失温煦	咽部异物感，哽哽不利，痰涎稀白，面色苍白，形寒肢冷，腰膝冷痛，下利清谷，舌质淡嫩，舌体胖，苔白，脉沉细弱。检查见咽部黏膜淡红，咽后壁清稀痰涎	补益脾肾，温阳利咽	附子理中丸	党参、白术、干姜、炙甘草、炮附子	①腰膝酸软冷痛＋枸杞子、杜仲、牛膝等；②咽部不适，痰涎清稀量多＋半夏、陈皮、茯苓等；③腹胀纳呆＋砂仁、木香等
痰凝血瘀，结聚咽喉	咽部异物感、痰黏着感，或咽微痛。舌质暗红，或有瘀斑瘀点，苔白或微黄，脉弦滑。检查见咽黏膜暗淡或暗红	化痰散结，祛瘀利咽	贝母瓜蒌散	贝母、瓜蒌、橘红、天花粉、桔梗、茯苓	①＋赤芍、牡丹皮、桃仁活血；②咽部不适，咳嗽痰黏＋杏仁、紫菀、款冬花、半夏等；③咽部刺痛＋香附、枳壳、郁金等

2. 其他治疗

（1）针灸

1）体针：可选用合谷、内庭、曲池、足三里、肺俞、太溪、照海等为主穴，以尺泽、内关、复溜、列缺等为配穴。每次主穴、配穴可各选2~3穴，根据病情可用补法或泻法，每日1次，5~10次为一个疗程。

2）灸法：主要用于虚证，可选合谷、足三里、肺俞等穴，悬灸或隔姜灸，每次2~3穴，每穴20分钟，10次为一个疗程。

3）耳针：可选咽喉、肺、心、肾上腺、神门等埋针或用胶布埋压王不留行籽（六神丸亦可），两耳交替使用埋压法，隔日1次，5~10次为一个疗程。

4）穴位注射：可选人迎、扶突、水突等穴，以丹参注射液、川芎注射液或维生素 B_1

等每次一穴（双侧），每穴 0.5~1mL，每隔 3 日 1 次，5~10 次为一个疗程。

（2）含漱：①金银花、连翘、薄荷、甘草煎汤，漱口；②桔梗、甘草、菊花、岗梅根煎汤，漱口。

（3）吹喉：西瓜霜、喉风散等。

（4）涂敷：用棉签蘸复方碘甘油或硼酸甘油涂于咽部肌膜。

（5）含服：银黄含片、六神丸、草珊瑚含片等，每日 3~4 次，每次 1~2 片。

（6）蒸气或雾化吸入：可用内服之中药煎水装入保温杯中，趁热吸入药物蒸气；亦可用中药液置入超声雾化器中进行雾化吸入，如丹参注射液、川芎注射液或金银花、连翘、板蓝根、野菊花、蒲公英等煎水过滤。

（7）按摩：于喉结旁开 1~2 寸，用食指、中指、无名指沿纵向平行线上下反复、轻轻揉按，每次 10~20 分钟，10 次为一个疗程。亦可沿颈部第 1~7 颈椎棘突旁开 1~3 寸按摩。

第七单元　喉喑

学 前 导 航

　　喉喑是临床常见的疾病，各证型的主症、治法、方药、加减、其他治疗方法均为重点掌握内容，治疗前需辨清虚实，注意杏仁、半夏的用药安全。注意人迎、廉泉、新廉泉的进针操作。此外需注意与喉癌的鉴别，防止误诊、误治。

学 习 要 点

一、特点

声音不扬，甚至嘶哑失音。

二、诊断

1. **病史**　多有感冒或过度用声史，或声音嘶哑反复发作史。

2. **临床症状**　以声音嘶哑为主。

3. **检查**　喉黏膜及声带鲜红肿胀；或声带淡红、暗红；或喉黏膜及声带干燥、变薄。

三、鉴别诊断

　　喉癌：凡是原因不明的声哑或咽喉部异物感，经对症治疗后症状不减，尤其中年以上患者，因密切观察。借助 X 线、CT、喉镜检查、喉病灶局部细胞涂片、细胞病理学检查，结合实际检查，一般可明确诊断。

四、治疗

1. **辨证论治**

（1）辨证要点：本病初期多为实证；病久则多为虚证或虚实夹杂证。

（2）治疗原则：实证初期宜祛邪疏风清肺为主；虚证或久病要兼顾肺肾、肺脾。

（3）证治分类

证型	主症	治法	方剂	药物组成	加减
风寒袭肺	卒然声音不扬，甚则嘶哑，喉微痛微痒，舌苔薄白，脉浮紧。检查见喉黏膜微红肿，声门闭合不全	疏风散寒，利喉开音	三拗汤	麻黄、杏仁、生甘草	可加荆芥、防风、生姜疏风散寒，或配石菖蒲、蝉蜕通窍利喉
风热犯肺	声音不扬，甚则嘶哑，喉痛不适。舌边微红，苔薄黄，脉浮数。检查见喉窍黏膜及声带红肿，声门闭合不全	疏风清热，利喉开音	疏风清热汤	荆芥、防风、金银花、连翘、黄芩、赤芍、玄参、浙贝母、天花粉、桑白皮、牛蒡子、桔梗、甘草	①配蝉蜕、罗汉果清肺利喉开音；②痰黏难出＋瓜蒌皮、竹茹等
痰热壅肺	声音嘶哑，甚则失音，咽喉痛甚。舌质红，苔黄厚，脉洪数。检查见喉窍黏膜及室带、声带充血，深红肿胀	泄热涤痰，利喉开音	清咽利膈汤	荆芥、防风、薄荷、金银花、连翘、栀子、黄芩、黄连、桔梗、甘草、牛蒡子、玄参、大黄、玄明粉	酌加黄芩、竹沥、瓜蒌皮等清热化痰，或配木蝴蝶、蝉蜕利喉开音
肺肾阴虚	声音嘶哑日久，咽喉干涩微痛。舌红少津，脉细数。检查见喉窍黏膜及室带、声带微红肿，声带边缘肥厚	滋阴降火，利喉开音	百合固金汤	百合固金二地黄，玄参贝母桔甘藏，麦冬芍药当归配，喘咳痰血肺家伤	①＋凤凰衣、西藏青果生津润喉；②头晕耳鸣、五心烦热＋黄柏、知母、龟甲、鳖甲等
肺脾气虚	声嘶日久，语音低沉，高音费力。舌体胖有齿痕，苔白，脉细弱。检查见喉黏膜色淡不红	补益肺脾，益气开音	补中益气汤	补中益气芪术陈，升柴参草当归身	①＋诃子、五味子收敛肺气，以助开音；②湿重痰多，声带肿胀甚＋石菖蒲、半夏、薏苡仁、白扁豆
血瘀痰凝	声嘶日久，喉内异物感或痰黏着感。舌暗或有瘀点，苔薄白或薄黄，脉细涩。检查见喉窍黏膜及室带、声带、杓间暗红肥厚	活血化痰，利喉开音	会厌逐瘀汤加减	当归、赤芍、红花、桃仁、生地黄、枳壳、柴胡、桔梗、甘草、玄参、贝母、瓜蒌仁	可加贝母、僵蚕、海浮石等化痰散结，或配石菖蒲、诃子通窍利喉

2. 其他治疗

（1）针灸

1）体针：喉周取人迎、水突、廉泉、新廉泉（环甲膜正中点）。远端取穴：病初起者，可取合谷、少商、商阳、尺泽，每次取1~2穴，用泻法；病久者，若肺脾气虚可取足三里，若肺肾阴虚可取三阴交，用平补平泻法或补法。每日1次，留针20分钟。

2）刺血法：用三棱针刺两手少商、商阳、三商（奇穴，别名大指甲根）等穴，每穴放血 1~2 滴，每日 1 次，适用于喉喑热证。

3）耳针：取咽喉、声带、肺、大肠、神门、内分泌、皮质下、平喘等穴，脾虚 + 脾、胃，肾虚 + 肾，每次 3~4 穴，针刺 20 分钟；病初起，每日 1 次，久病隔日 1 次。也可用王不留行籽或磁珠贴压，每次选 3~4 穴，每穴按压 1 分钟，每日按压 3~4 次，贴压 3~5 日。

4）穴位注射：取喉周穴如人迎、水突、廉泉，每次选 2~3 穴做穴位注射，药物可选用复方丹参注射液、当归注射液、鱼腥草注射液、双黄连注射液，每次注射 0.5~1mL 药液，隔日 1 次。

（2）穴位磁疗：取喉周穴位，如人迎、水突、廉泉等，每次选 2~3 穴，贴放磁片，或加用电流，每次 20 分钟，每日 1 次。

（3）氦 - 氖激光穴位照射：取喉周穴位，如人迎、水突、廉泉等，每次选 2~3 穴，局部直接照射，输出功率为 2.5~5W，每次每穴照射 5 分钟，每日 1 次。

（4）含服：复方草珊瑚含片、西瓜霜润喉片、玄麦甘桔含片、余甘子喉片等。

（5）蒸气或超声雾化吸入：根据不同证型选用不同的中药水煎，取过滤药液 20mL 做蒸气吸入或超声雾化吸入，每次 15 分钟，每日 2 次。如风寒袭肺者，可用紫苏叶、香薷、蝉蜕等；风热犯肺或痰热壅肺者，可用柴胡、葛根、黄芩、生甘草、桔梗、薄荷等；肺肾阴虚者，可用乌梅、绿茶、甘草、薄荷等。

（6）离子导入疗法：用红花、橘络、乌梅、绿茶、甘草、薄荷水煎药液，做喉局部直流电离子导入治疗，每次 20 分钟，每日 1 次，有利喉消肿开音的作用，适于各证型喉喑。

（7）嗓音矫治：进行发声训练，缓解发声器官的紧张，有助于发声功能状态恢复正常。

第十四章

中医骨伤科学

　　本章涉及的骨伤科常见病中包含骨折、脱位和筋伤病证，医者首先结合临床表现和影像学检查做出正确的诊断，再结合所学知识与临床经验施以内服、外治等对症治疗。学习与治疗的过程中切忌死记硬背，需学会辨证论治。此外，应注意患者的预防及调护，以促进机体尽快恢复。

第一单元　骨折概论

　　骨折是骨伤科常见的疾病，骨折的病因病机、分类、诊断、并发症、愈合及治疗等均为重点掌握内容。平素注意疾病预防。

一、骨折的病因病机

　　1. 外因

　　（1）直接暴力：打伤、压伤、枪伤、炸伤及撞击伤等。多为横断骨折或粉碎性骨折，骨折处的软组织损伤较严重。

　　（2）间接暴力：传达暴力、扭转暴力等。多在骨质较弱处造成斜形骨折或螺旋形骨折，骨折处的软组织损伤较轻。

　　（3）筋肉牵拉：如跌倒时股四头肌剧烈收缩可导致髌骨骨折。

　　（4）疲劳骨折：多发生于长途跋涉后或行军途中，以第2、3跖骨及腓骨干下1/3疲劳骨折为多见。

　　2. 内因

　　（1）年龄和健康状况：年老体弱，平时缺少运动锻炼或长期废用者，其骨质脆弱、疏松，遭受外力作用容易引起骨折。

　　（2）骨的解剖部位和结构状况：幼儿易发生青枝骨折；18岁以下青少年易发生骨骺分离；老年人骨质疏松、骨的脆性增大，最易发生骨折。又如肱骨下端最易发生骨折。在骨质的疏松部位和致密部位交接处也易发生骨折。

（3）骨骼病变：如先天性脆骨病、营养不良、佝偻病、甲状腺功能亢进症、骨感染和骨肿瘤等。

3. 骨折的移位

（1）移位方式：成角移位、侧方移位、缩短移位、分离移位、旋转移位。

（2）移位程度和方向的因素

1）外在因素：与暴力的大小、作用方向及搬运情况等有关。

2）内在因素：与肢体远侧段的重量、肌肉附着点及其收缩牵拉力等有关。

二、 骨折的分类

1. 根据骨折处是否与外界相通分类 闭合骨折、开放骨折。

2. 根据骨折的损伤程度分类 单纯骨折、复杂骨折、不完全骨折、完全骨折。

3. 根据骨折线的形态分类 横断骨折、斜形骨折、螺旋形骨折、粉碎骨折、青枝骨折、嵌插骨折、裂缝骨折、骨骺分离、压缩骨折。

4. 根据骨折整复后的稳定程度分类

（1）稳定骨折：裂缝骨折、青枝骨折、嵌插骨折、横形骨折等。

（2）不稳定骨折：斜形骨折、螺旋形骨折、粉碎骨折等。

5. 根据骨折后就诊时间分类

（1）新鲜骨折：伤后2~3周以内就诊者。

（2）陈旧骨折：伤后2~3周以后就诊者。

6. 根据受伤前骨质是否正常分类 外伤骨折、病理骨折。

三、 骨折的诊断

1. 受伤史 应了解暴力的大小、方向、性质和形式（高处跌下、车撞、打击、机器绞轧等），及其作用的部位，打击物的性质、形状，受伤现场情况，受伤姿势状态等，充分地估计伤情。

2. 临床表现

（1）全身情况：轻微骨折可无全身症状。一般骨折，由于瘀血停聚，积瘀化热，常有发热（体温约38.5℃），5~7天后体温逐渐降至正常，无恶寒或寒战、脉浮数或弦紧、舌质红、苔黄厚腻。如合并外伤性休克和内脏损伤，则有相应的表现。

（2）局部情况

1）一般情况：疼痛、肿胀、活动功能障碍。

2）特有体征：畸形、骨擦音（感）和异常活动是骨折的特征，这三种特征只要有其中一种出现，即可在临床上初步诊断为骨折。

3. 影像学检查 X线检查、CT、MRI检查。

四、骨折的并发症

1. 早期并发症

（1）外伤性休克。

（2）感染。

（3）内脏损伤：肺损伤，肝、脾破裂，膀胱、尿道、直肠损伤。

（4）重要动脉损伤

1）如肱骨髁上骨折伤及肱动脉，股骨髁上骨折伤及腘动脉，胫骨上段骨折伤及胫前或胫后动脉。

2）动脉损伤可有下列几种情况：开放性骨折合并动脉破裂则鲜血从伤口喷射流出；导致血栓形成；动脉被骨折端刺破，形成局部血肿，后期可形成假性动脉瘤，若动、静脉同时被刺破，可形成动、静脉瘘。

3）重要动脉损伤后，肢体远侧疼痛麻木、冰冷、苍白或紫绀、脉搏消失或减弱。

（5）缺血性肌挛缩：上、下肢的重要动脉损伤后，血液供应不足或因包扎过紧超过一定时限，前臂或小腿的肌群因缺血而坏死。由于神经麻痹，肌肉坏死，经过机化后形成瘢痕组织，肢体逐渐挛缩而形成特有的爪形手、爪形足畸形，可造成严重的残废。

（6）脊髓损伤：多发生在颈段和胸、腰段脊柱骨折脱位时，形成损伤平面以下截瘫。

（7）周围神经损伤

神经损伤	临床表现
桡神经损伤	出现"腕下垂"畸形，拇指不能外展和背伸，第1、2掌骨背面皮肤感觉障碍
尺神经损伤	出现"爪形手"畸形，第4、5指屈伸不全，第4、5指不能外展和内收，第4、5指不能夹紧纸片，小指、环指尺侧的感觉障碍
正中神经损伤	第1、2指不能屈曲，第3指屈曲不全，拇指不能对掌、不能侧掌运动，桡侧三个半手指感觉消失
腓总神经损伤	出现"足下垂"畸形，小腿前外侧与足背皮肤感觉障碍

（8）脂肪栓塞：成人骨干骨折，髓腔内血肿张力过大，骨髓脂肪侵入血流，形成脂肪栓塞堵塞血管，可以引起肺、脑等重要脏器或组织的缺血，因而危及生命。

2. 晚期并发症

（1）坠积性肺炎：下肢和脊柱骨折，需长期卧床，致肺功能减弱，痰涎积聚，咳出困难，引起呼吸系统感染。老人常因此而危及生命，故患者在卧床期间应多做深呼吸，或主动按胸咳嗽帮助排痰，注意练功活动。

（2）褥疮：严重损伤昏迷或脊椎骨折并发截瘫者，某些骨突部（如骶尾、后枕和足跟等处）受压，而致局部循环障碍，组织坏死，形成溃疡，经久不愈。故应加强护理，早做预防。对褥疮好发部位要保持清洁、干燥，给予定时翻身、按摩，或在局部加棉垫、毡垫或空气垫圈等，以减少压迫。

（3）尿路感染及结石：骨折长期卧床或合并截瘫者，长期留置导尿管，若处理不当，可引起逆行性尿路感染，发生膀胱炎、肾盂肾炎等。故要在无菌条件下，定期换导尿管和冲洗膀胱，并鼓励患者多饮水，保持小便通畅。

（4）损伤性骨化（骨化性肌炎）：关节内或关节附近骨折脱位后，因损伤严重、急救固定不良、反复施行粗暴的整复手法和被动活动，致使血肿扩散或局部反复出血，渗入被破坏的肌纤维之间，血肿机化后，通过附近骨膜化骨的诱导，逐渐变为软骨，然后再钙化、骨化。在X线摄片上可能见到骨化阴影。临床上以肘关节损伤容易并发，常可严重影响关节活动功能。

（5）创伤性关节炎。

（6）关节僵硬。

（7）缺血性骨坏死。

（8）迟发性畸形。

五、骨折的愈合

1. 骨折愈合过程

（1）血肿机化期：骨折后，在骨折部形成血肿，血肿于伤后6~8小时即开始凝结成血块。骨折后2~3周内形成纤维性骨痂。同时，骨折端附近骨外膜的成骨细胞在伤后不久即活跃增生，1周后即开始形成与骨干平行的骨样组织，并逐渐向骨折处延伸增厚。骨内膜亦发生同样改变，只是为时稍晚。这一时期若发现骨折对线对位不良，尚可加以矫正，内服活血化瘀药物，以加强骨折断端局部血液循环，并清除血凝块以及代谢中的分解产物。

（2）原始骨痂形成期

1）骨内膜和骨外膜的成骨细胞增生，在骨折端内、外形成的骨组织逐渐骨化，形成新骨，称为膜内化骨。随着新骨的不断增多，紧贴在骨皮质内、外面逐渐向骨折端生长，彼此会合形成梭形，称为内骨痂和外骨痂。骨折断端及髓腔内的纤维组织亦逐渐转化为软骨组织，并随软骨细胞的增生、钙化而骨化，称为软骨内化骨，而在骨折处形成环状骨痂和髓腔内骨痂。两部分骨痂会合后，这些原始骨痂不断钙化而逐渐加强，当其达到足以抵抗肌肉的收缩及成角、剪力和旋转力时，则骨折已达临床愈合，一般需4~8周。此时，X线片上可见骨折处四周有梭形骨痂阴影，但骨折线仍隐约可见。

2）骨外膜在骨痂形成中具有重要作用，任何对骨外膜的损伤均对骨折愈合不利。如X线片上显示骨折线模糊，周围有连续性骨痂，则可解除外固定，加强患肢的活动锻炼。但若此时发现骨折复位不良，则手法整复已相当困难，调整外固定亦难以改善骨折位置。

（3）骨痂改造塑形期：原始骨痂中新生骨小梁逐渐增加，且排列逐渐规则和致密，骨折断端经死骨清除和新骨形成的爬行替代而复活，骨折部位形成骨性连接，这一过程一般需8~12周。随着肢体的活动和负重，应力轴线上的骨痂，不断地得到加强，应力轴线以外的骨痂逐渐被清除。并且骨髓腔重新沟通，恢复骨的正常结构，最终骨折的痕迹从组织学和放射学上完全消失。

2. 临床愈合标准和骨性愈合标准

（1）临床愈合标准

1）局部无压痛，无纵向叩击痛。

2）局部无异常活动。

3）X 线摄片显示骨折线模糊，有连续性骨痂通过骨折线。

4）功能测定：在解除外固定情况下，上肢能平举 1kg 达 1 分钟，下肢能连续徒手步行 3 分钟，并不少于 30 步。

5）连续观察两周骨折处不变形，则观察的第一天即为临床愈合日期。

第 2）、4）两项的测定必须慎重，以不发生变形或再骨折为原则。

（2）骨性愈合标准：①具备临床愈合标准的条件；②X 线摄片显示骨小梁通过骨折线。

3. 影响骨折愈合的因素

（1）全身因素

1）年龄：小儿骨折愈合速度较快，老年人则较慢。

2）健康状况：身体强壮，气血旺盛，对骨折愈合有利；反之，慢性消耗性疾病，气血虚弱，如糖尿病、重度营养不良、钙代谢障碍、骨软化症、恶性肿瘤或骨折后有严重并发症者，则骨折愈合迟缓。

（2）局部因素

1）断面的接触：断面接触大则愈合较易，断面接触小则愈合较难，故整复后对位良好者愈合快，对位不良者愈合慢。螺旋形、斜形骨折往往也较横断骨折愈合快。若有肌肉、肌腱、筋膜等软组织嵌入骨折断端间，或因过度牵引而断端分离，则妨碍了骨折断面的接触，愈合就更困难。

2）断端的血供：血供良好的松质骨部骨折愈合较快，而血供不良的部位骨折则愈合速度缓慢，甚至发生延迟连接、不连接或缺血性骨坏死。例如，胫骨干下 1/3 的血供主要依靠由上 1/3 进入髓腔的营养血管，故下 1/3 骨折后，远端血供较差，愈合迟缓；股骨头的血供主要来自关节囊和圆韧带的血管，故头下部骨折后血供较差，就有缺血性骨坏死的可能；腕舟骨的营养血管由掌侧结节处和背侧中央部进入，腰部骨折后，近段的血供就较差，愈合迟缓。一骨有数段骨折愈合速度也较慢。

3）损伤的程度：有大块骨缺损的骨折或软组织损伤严重、断端形成巨大血肿者，骨折的愈合速度就较慢。骨膜损伤严重者，愈合也较困难。

4）感染的影响：感染引起局部长期充血、组织破坏、脓液和代谢产物的堆积，均不利于骨折的修复，迟缓愈合和不愈合率大为增高。

5）固定和运动：如果能在保证骨折不再移位的条件下，进行上下关节练功，从而使患肢肌肉有一定的生理舒缩活动，局部循环畅通，则骨折可以加速愈合。

成人常见骨折临床愈合时间参考表

骨折名称	时间（周）
锁骨骨折	4~6
肱骨外科颈骨折	4~6
肱骨干骨折	4~8
肱骨髁上骨折	3~6
桡、尺骨干双骨折	6~8
桡骨下端骨折	3~6
掌、指骨骨折	3~4
股骨颈骨折	12~24
股骨转子间骨折	7~10
股骨干骨折	8~12
髌骨骨折	4~6
胫腓骨干骨折	7~10
踝部骨折	4~6
跖骨骨折	4~6

六、 骨折的治疗

1. 复位治疗

（1）手法复位：手法复位的要求是及时、稳妥、准确、轻巧而不增加损伤，力争一次手法整复成功。

1）复位标准

①解剖复位：骨折之畸形和移位完全纠正，恢复了骨的正常解剖关系，对位（指两骨折端的接触面）和对线（指两骨折段在纵轴上的关系）完全良好时，称为解剖复位。对所有骨折都应争取达到解剖复位。

②功能复位：骨折复位虽尽了最大努力，某种移位仍未完全纠正，但骨折在此位置愈合后，对肢体功能无明显妨碍者，称为功能复位。

功能复位的标准：

a. 对线：骨折部位的旋转移位必须完全矫正；成角移位若与关节活动方向一致，日后可在骨痂改造塑形期有一定的矫正和适应，但成人不宜超过10°，儿童不宜超过15°；成角若与关节活动方向垂直，日后不能矫正和适应，故必须完全复位；膝关节的关节面应与地面平行。上肢骨折在不同部位，要求亦不同，肱骨干骨折一定程度成角对功能影响不大；前臂双骨折若有成角畸形将影响前臂旋转功能。

b. 对位：长骨干骨折，对位至少应达1/3；干骺端骨折对位至少应达3/4。

c. 长度：儿童处于生长发育时期，下肢骨折缩短2cm以内，若无骨骺损伤，可在生长发育过程中自行矫正；成人则要求缩短移位不超过1cm。

2）复位前准备

①麻醉

a. 全麻。

b. 局部麻醉：四肢骨折用2%普鲁卡因注射液10～20mL。

②摸诊：在麻醉显效后、使用手法复位前，要根据肢体畸形和X线摄片的图像，先用手触摸其骨折部，手法宜先轻后重，从上到下，从近端到远端，了解骨折移位情况，以便进行复位。

3）复位基本手法：在复位时，应先将患肢所有关节放在肌肉松弛的位置，以利于复位。骨折复位必须掌握"以子求母"，即以远端对近端的复位原则。于复位时移动远断端（子骨）去凑合近断端（母骨）为顺，反之为逆，逆则难于达到复位的目的。常用的基本复位手法有：拔伸、旋转、屈伸、提按、端挤、摇摆、触碰、分骨、折顶、回旋等。

（2）切开复位：切开骨折部的软组织，暴露骨折段，在直视下将骨折复位。

2. 固定治疗

（1）外固定有夹板、石膏绷带和持续牵引等。

（2）内固定有钢板、螺丝钉、钢丝、克氏针、哈氏棒等。

3. 练功治疗

（1）骨折早期

1）时间：伤后1～2周。

2）目的：消瘀退肿，加强气血循环。

3）方法：使患肢肌肉做舒缩活动，但骨折部上下关节则不活动或轻微活动。健肢及身体其他各部关节也应进行练功活动，卧床患者并须加强深呼吸练习并结合自我按摩等。

4）原则：练功时以健肢带动患肢，次数由少到多，时间由短到长，活动幅度由小到大，以患处不痛为原则，切忌任何粗暴的被动活动。

（2）骨折中期

1）时间：两周以后。

2）目的：加强去瘀生新、和营续骨能力，防止局部筋肉萎缩、关节僵硬以及全身的并发症。

3）方法：除继续进行患肢肌肉的舒缩活动外，在医务人员的帮助下逐步活动骨折部上下关节。

4）原则：动作应缓慢，活动范围应由小到大，至接近临床愈合时应增加活动次数，加大运动幅度和力量。

（3）骨折后期

1）目的：尽快恢复患肢关节功能和肌力，达到筋骨强劲、关节滑利的目的。

2）练功的方法：常取坐位、立位，以加强伤肢各关节的活动为重点，如上肢着重各种动作的练习，下肢着重于行走负重训练。部分患者功能恢复有困难时，或已有关节僵硬者可配合按摩推拿手法以协助达到活血舒筋通络之目的。

4. 药物治疗

（1）外用药

分期	治法	外用药
骨折初期	活血化瘀、消肿止痛	消瘀止痛药膏、清营退肿膏、双柏散、定痛膏、紫荆皮散。红肿热痛时可外敷清营退肿膏
骨折中期	接骨续筋	接骨续筋药膏、外敷接骨散、驳骨散、碎骨丹
骨折后期	舒筋活络	万应膏、损伤风湿膏、坚骨壮筋膏、金不换膏、跌打膏、伸筋散。如折断在关节附近，可用海桐皮汤、骨科外洗一方、骨科外洗二方、舒筋活血洗方、上肢损伤洗方、下肢损伤洗方、伤筋药水、活血酒

（2）内服药

分期	治法	内服药
骨折初期	活血化瘀、消肿止痛	活血止痛汤、和营止痛场、新伤续断汤、复元活血汤、夺命丹、八厘散、肢伤一方，如有伤口者多吞服玉真散。如损伤较重，瘀血较多，则可用大成汤
骨折中期	接骨续筋	新伤续断汤、续骨活血汤，或桃红四物汤、肢伤二方、接骨丹、接骨紫金丹等，接骨药有自然铜、血竭、地鳖虫、骨碎补、续断等
骨折后期	壮筋骨、养气血、补肝肾	壮筋养血汤、生血补髓汤、六味地黄汤、八珍汤、健步虎潜丸、肢伤三方和续断紫金丹
	补益脾胃	健脾养胃汤、补中益气汤、归脾丸

5. 骨折畸形愈合、迟缓愈合、不愈合的处理原则

（1）畸形愈合：若骨折后仅2~3个月，因骨痂尚未坚硬，可在麻醉下，用手法折骨，再行整复，给予正确的局部固定，使骨折在良好的位置中愈合。但邻近关节与小儿骨骺附近的畸形愈合，不宜做手法折骨，以免损伤关节周围韧带和骨骺。畸形愈合如较坚固，手法折骨不能进行时，可手术切开，将骨折处凿断，并清除妨碍复位的骨痂做新鲜骨折处理矫正畸形，选用适当的外、内固定。对肢体功能无影响的轻度畸形，则不必行手术矫正。

（2）迟缓愈合

原因	措施
固定不恰当	做较大范围和较长时间的固定
感染	保持伤口的引流通畅和良好的制动，应用有效抗菌药物；感染伤口中，有死骨形成或其他异物存留的，应给予清除
过度牵引	立即减轻重量，使骨折断端回缩，鼓励患者进行肌肉舒缩活动
骨折断端牵开的距离较大	植骨手术

（3）不愈合常用的有效治疗方法：采用不同的植骨方法进行植骨术。术前应考虑：骨

折周围要有近乎正常的软组织覆盖，给骨折愈合创造生长条件；对感染伤口应控制感染 3 个月后方可手术；术前充分活动关节，便于术后功能恢复；术中清除骨折断端瘢痕，切除骨硬化端，打通髓腔。术后要有牢固的内固定或外固定。

第二单元　肱骨干骨折

学 ▼ 前 ▼ 导 ▼ 航 ······

　　肱骨干骨折是骨伤科常见的骨折部位，肱骨干骨折的概述、病因病机、诊断及治疗为重点掌握内容。整复时注意力度，避免加重病人痛苦。骨折用药多毒性药物，使用时应注意用药安全，严格掌握适应证，中病即止。平素注意疾病预防与调护。

学 ▼ 习 ▼ 要 ▼ 点 ······

一、概述

　　1. **解剖特点**　由肱骨外科颈下 1cm 至内外髁上 2cm 处的一段长管状坚质骨称为肱骨干。其上部较粗，自中 1/3 以下逐渐变细，至下 1/3 渐成扁平状，并稍向前倾。

　　2. **与桡神经的关系**　肱骨干中下 1/3 交界处后外侧有一桡神经沟，有桡神经通过，紧贴骨干，故中下 1/3 交界处骨折易并发神经损伤。

二、病因病机

　　1. **病因**

　　（1）间接暴力：骨折多发生在肱骨干的下 1/3 部，如投弹、掰手腕所致，常呈斜形、螺旋形骨折。

　　（2）直接暴力：骨折多发生在肱骨干的中上部，如棍棒打击等所致，多为横断或粉碎骨折。

　　2. **病机**

　　（1）上 1/3 骨折：骨折发生在三角肌止点以上。近端因胸大肌、背阔肌和大圆肌的牵拉而向前、向内移位；远端因三角肌、喙肱肌、肱二头肌和肱三头肌的牵拉而向上、向外移位。

　　（2）中 1/3 骨折：骨折发生在三角肌止点以下。近端因三角肌和喙肱肌牵拉而向外、向前移位；远端因肱二头肌和肱三头肌的牵拉而向上移位。

　　（3）下 1/3 骨折：移位可因暴力方向、前臂和肘关节的位置而异，多为成角、内旋移位。

三、诊断

　　1. **临床表现**

　　（1）病史：有明显的外伤史。

（2）症状体征：伤后局部有明显疼痛、压痛、肿胀和功能障碍。绝大多数为有移位骨折，上臂有短缩或成角畸形，并有异常活动和骨擦音。

2. **影像学检查**　拍摄肱骨干正侧位 X 线片。

3. **合并桡神经损伤的诊断**　检查时应注意腕和手指的功能，以便确定桡神经是否有损伤，可做肌电图测定。

四、治疗

1. **整复方法**　患者坐位或平卧位。一助手用布带通过腋窝向上，另一助手提持前臂在中立位向下，沿上臂纵轴对抗牵引。

骨折类型	整复方法
肱骨干上 1/3 骨折	在维持牵引下，术者两拇指抵住骨折远端外侧，其余四指环抱近端内侧，将近端托起向外，使断端微向外成角，继而拇指由外推远端向内，即可复位
肱骨干中 1/3 骨折	在维持牵引下，术者以两拇指抵住骨折近端外侧推向内，其余四指环抱远端内侧向外端提。纠正移位后，术者捏住骨折部，助手徐徐放松牵引，使断端互相接触，微微摇摆骨折远端或从前后内外以两手掌相对挤压骨折处，可感到断端摩擦音逐渐减小，直至消失，骨折处平直，表示基本复位
肱骨干下 1/3 骨折	多为螺旋或斜形骨折，仅需轻微力量牵引，矫正成角畸形，将两斜面挤按复正

2. **夹板固定**

（1）固定方法：上 1/3 骨折超肩关节固定，中 1/3 骨折则不超过上、下关节，下 1/3 骨折超肘关节固定。并应注意前夹板下端不能压迫肘窝。如果移位已完全纠正，可在骨折部的前后方各放一长方形大固定垫，将上、下骨折端紧密包围。固定后肘关节屈曲90°，以木托板将前臂置于中立位，患肢悬吊在胸前。

（2）固定垫应用：若仍有轻度侧方移位时，利用固定垫两点加压；若仍有轻度成角，利用固定垫三点加压，使其逐渐复位。若碎骨片不能满意复位时，也可用固定垫将其逐渐压回。

（3）定期检查：要定期检查以及时发现在固定期间骨折端是否有分离移位。若发现断端分离，术者可一手按肩，一手按肘部，沿纵轴轻轻挤压，加用弹性绷带上下缠绕肩、肘部，使断端受到纵向挤压而逐渐接近。

（4）固定时间：成人6~8周，儿童3~5周。

3. **手术治疗**

手术适应证：

（1）开放性骨折。

（2）合并血管损伤者。

（3）多段骨折手法不能达到满意复位者。

（4）合并同侧肘、肩关节骨折，需早期活动者。

（5）肱骨远端螺旋形骨折合并桡神经损伤，在固定或手法复位后桡神经麻痹加重，需手术探查者。

（6）继发于恶性肿瘤的病理性骨折，通过内固定以减轻骨折给患者带来的痛苦和护理上的不便。

4. 药物治疗 按骨折三期辨证用药。骨折迟缓愈合者，应重用接骨续损药，如土鳖、自然铜、骨碎补之类。闭合性骨折合并桡神经损伤，内服药还应加入行气活血、通经活络之品，如黄芪、地龙之类，选用骨科外洗二方、海桐皮汤熏洗。

5. 练功活动

（1）初期：骨折固定后即可做伸屈指、掌、腕关节活动，有利于气血畅通。

（2）中期，肿胀开始消退后，患肢上臂肌肉应用力做舒缩活动，逐渐进行肩、肘关节活动。

（3）后期：骨折愈合后应加强肩、肘关节活动，并配合药物熏洗，使肩、肘关节活动功能早日恢复。

五、 预防与调护

1. 加强两骨折端在纵轴上的挤压力，防止断端分离。

2. 手、前臂肿胀时，可嘱患者每日自行轻柔按摩手和前臂。

第三单元 肱骨髁上骨折

学 ▼ 前 ▼ 导 ▼ 航 ......

肱骨髁上骨折是骨伤科常见的骨折部位，肱骨髁上骨折的概述、病因病机、诊断及治疗为重点掌握内容。整复肱骨髁上骨折时，应特别注意纠正尺偏畸形，以防止发生肘内翻。骨折用药多毒性药物，使用时应注意用药安全，严格掌握适应证，中病即止。平素注意疾病预防与调护。

学 ▼ 习 ▼ 要 ▼ 点 ......

一、 概述

1. 解剖特点 肱骨下端较扁薄，髁上部处于疏松骨质和致密骨质交界处，后有鹰嘴窝，前有冠状窝，两窝之间仅为一层极薄的骨片。两髁稍前屈，并与肱骨纵轴形成向前30°~50°的前倾角。肱动脉和正中神经从肱二头肌腱膜下通过，桡神经通过肘窝前外方并分成深浅两支进入前臂。

2. 携带角 前臂完全旋后时，上臂与前臂纵轴呈10°~15°外翻的携带角，骨折移位可使此角改变，大于此角称为肘外翻畸形，小于此角称为肘内翻畸形。

二、 病因病机

1. 病因 肱骨髁上骨折多见于儿童，如爬高墙、攀树跌下，或嬉戏追逐跌倒所致。

2．病机

（1）伸直型骨折：伸肘位跌仆，容易合并神经、血管损伤。

（2）屈曲型骨折：屈肘位跌仆，此型很少并发神经、血管损伤。

根据骨折端侧方移位情况，每型又可分为尺偏型和桡偏型。

三、诊断

1．临床表现

（1）病史：有明显的外伤史。

（2）症状体征：无移位骨折肘部可有肿胀、疼痛，肱骨髁上处有压痛，功能障碍。骨折有移位者，肘部疼痛、肿胀较明显，甚至出现张力性水疱，肘部呈靴形畸形，但肘后肱骨内、外髁和鹰嘴三点关系仍保持正常，这一点可与肘关节后脱位相鉴别。

2．影像学检查　肘关节正侧位 X 线片。伸直型骨折远端向后上移位，骨折线多从前下方斜向后上方；屈曲型骨折远端向前上方移位，骨折线从后下方斜向前上方；粉碎性骨折两髁分离，骨折线呈 T 形或 Y 形。

3．并发症

（1）神经、血管损伤：注意检查桡动脉的搏动、腕和手指的感觉、活动、温度、颜色，以便确定是否合并神经或血管损伤。神经损伤表现为该神经支配范围的运动和感觉障碍，以桡神经、正中神经损伤为多见。

（2）缺血性肌挛缩：若肘部严重肿胀，桡动脉搏动消失，患肢剧痛，手部皮肤苍白、发凉、麻木，被动伸指有剧烈疼痛者为肱动脉损伤或受压，处理不当则前臂屈肌发生肌肉坏死，纤维化后形成缺血性肌挛缩。

4．后遗症　骨折畸形愈合的后遗症以肘内翻为多见，肘外翻少见。粉碎性骨折多后遗肘关节不同程度的屈伸活动功能障碍。

（1）肘内翻畸形：为髁上骨折最常见的后遗症，尺偏型骨折发生率高达 50%。

（2）关节活动障碍：切开复位采用创伤较大的后侧入路，手术操作粗暴，对正常组织剥离太多，由于止血不充分而术后关节内积血，外固定时间太长等都是导致关节活动障碍的重要因素。

四、治疗

1．整复方法

（1）基本手法：患者仰卧，两助手分别握住其上臂和前臂，做顺势拔伸牵引，术者两手分别握住远近段，相对挤压，纠正重叠移位。若远段旋前（或旋后），应首先纠正旋转移位，使前臂旋后（或旋前）纠正上述移位后进行下述操作：

1）整复伸直型骨折：以两拇指从肘后推远端向前，两手其余四指重叠环抱骨折近段向后提拉，同时用端挤手法矫正侧方移位，并令助手在牵引下徐徐屈曲肘关节，常可感到骨折复位时的骨擦感。

2）整复屈曲型骨折：手法与上述相反，应在牵引后将远端向背侧压下，并徐徐伸直肘关节。

（2）防止发生肘内翻：尺偏型骨折容易后遗肘内翻畸形，是由于整复不良或尺侧骨皮质遭受挤压，而产生塌陷嵌插所致。因此，在整复肱骨髁上骨折时，应特别注意矫正尺偏畸形，以防止发生肘内翻。

（3）开放性骨折：应在清创后进行手法复位，再缝合伤口。

（4）肿胀严重及不稳定骨折：若系粉碎性骨折或软组织肿胀严重，水疱较多而不能手法整复或整复后固定不稳定者，可在屈肘45°~90°位置进行尺骨鹰嘴牵引或皮肤牵引，重量1~2kg，一般在3~7天后再进行复位。初期局部水疱较大者可用针头刺破，或将疱内液体抽吸，并用酒精棉球挤压干净。

2. 固定方法

骨折类型	固定方法
无移位骨折	可置患肢于屈肘90°位，用颈腕带悬吊2~3周
伸直型骨折	复位后，应固定肘关节于屈曲90°~110°位置3周。夹板长度应上达三角肌中部水平，内外侧夹板下达（或超过）肘关节，前侧板下至肘横纹，后侧板远端呈向前弧形弯曲，并嵌有铝钉，使最下一条布带斜跨肘关节缚扎而不致滑脱。为防止骨折远端后移，可在鹰嘴后方加一梯形垫；为防止内翻，可在骨折近端外侧及远端内侧分别加塔形垫。夹缚后用颈腕带悬吊
屈曲型骨折	复位后，应固定肘关节于屈曲40°~60°位置3周，以后逐渐屈曲至90°位置1~2周。如外固定后患肢出现血液循环障碍，应立即松解全部外固定，置肘关节于屈曲45°位置进行观察

3. 手术治疗

手术适应证：

（1）手法复位失败：经手法整复，不能满意复位。

（2）伴有神经损伤：肱骨髁上骨折所造成的神经损伤一般多为挫伤，在3个月左右多能自行恢复，除确诊为神经断裂者外，不需过早地进行手术探查。

（3）伴有血管损伤：肱骨髁上粉碎性骨折并发血液循环障碍者，必须紧急处理，首先应在麻醉下整复移位的骨折断端，并行尺骨鹰嘴牵引，以解除骨折端对血管的压迫，如冰冷的手指温度逐渐转暖，手指可主动伸直，则可继续观察。如经上述处理无效，就必须及时探查肱动脉情况。

4. 药物治疗

（1）肱骨髁上骨折的患者以儿童占大多数，且骨折局部血液供应良好，愈合迅速。内服药早期重在活血祛瘀、消肿止痛。肿胀严重、血运障碍者加用三七、丹参，并重用祛瘀、利水、消肿药物，如白茅根、木通之类。中、后期内服药可停用。

（2）成人骨折按三期辨证用药。

（3）解除夹板固定以后，可用中药熏洗，有舒筋活络、通利关节的作用，是预防关节强直的重要措施。

5. 练功活动　固定期间多做握拳、腕关节屈伸等活动，粉碎性骨折应于伤后 1 周在牵引固定下开始练习肘关节屈伸活动，其他类型骨折应在解除固定后，积极主动锻炼肘关节伸屈活动，严禁暴力被动活动。

五、 预防与调护

1. 肱骨髁上骨折多数为伸直型骨折，初期换药、调整夹板松紧度或护送患者拍 X 线片检查等都不可使患肘伸直，否则易引起骨折再移位。

2. 若为屈曲型骨折，初期就不可随意做屈肘动作。骨折固定后，应密切观察患肢血运情况。

第四单元　尺、 桡骨干双骨折

学 ▼ 前 ▼ 导 ▼ 航 ···

尺、桡骨干双骨折是骨伤科常见的骨折部位，尺、桡骨干双骨折的概述、病因病机、诊断及治疗为重点掌握内容。骨折用药多毒性药物，使用时应注意用药安全，严格掌握适应证，中病即止。平素注意疾病预防与调护。

学 ▼ 习 ▼ 要 ▼ 点 ···

一、 概述

1. **前臂的旋转**　桡骨沿尺骨旋转，自旋后位至旋前位，回旋幅度可达 150°。

2. **前臂的肌肉**　前臂肌肉较多，有屈肌群、伸肌群、旋前肌和旋后肌等。

3. **前臂的骨间膜**　在处理桡、尺骨干双骨折时，为了保持前臂的旋转功能，应使骨间膜上下松紧一致，并预防骨间膜挛缩，故尽可能在骨折复位后将前臂固定在中立位。

二、 病因病机

1. **病因**　桡、尺骨干双骨折可由直接暴力、传达暴力或扭转暴力所造成。

2. **病机**

（1）**直接暴力**：重物打击、机器或车轮压榨、砍伤等，以粉碎、横断骨折较多；多伴有不同程度的软组织损伤，如肌肉肌腱断裂、神经血管损伤等。

（2）**传达暴力**：跌倒时手掌着地，暴力通过腕关节向上传达，由于桡骨负重多于尺骨，首先使桡骨在上方发生以横断、短斜形为多的骨折；残余暴力通过骨间膜向下方传导，引起尺骨在下方的斜形骨折。

（3）**扭转暴力**：跌倒时手掌着地，同时前臂发生旋转，导致不同平面的桡、尺骨螺旋形或斜形骨折。多为尺骨骨折线在上，桡骨骨折线在下，两骨骨折线向一侧倾斜。

三、诊断

1. 临床表现

（1）病史：有明显的外伤史。

（2）症状体征：伤后局部肿胀、疼痛，压痛明显，前臂功能丧失。完全骨折时多有成角畸形、骨擦音和异常活动，但儿童青枝骨折仅有成角畸形。

2. 影像学检查　X线摄片时应包括肘关节和腕关节，除确定骨折类型和移位方向外，还可确定有无上、下桡尺关节的脱位。

四、治疗

1. 整复手法　患者平卧，肩外展90°、肘屈曲90°，中、下1/3骨折取前臂中立位，上1/3骨折取前臂旋后位，由两助手做拔伸牵引，矫正重叠、旋转及成角畸形。桡、尺骨干双骨折均为不稳定时，骨折在上1/3，先整复尺骨；骨折在下1/3，则先整复桡骨；骨折在中段时，应根据两骨干骨折的相对稳定性来决定。

2. 固定方法

（1）若复位前桡尺骨相互靠拢，可采用分骨垫放置在两骨之间，若骨折原有成角畸形，则采用三点加压法。

（2）各垫放置妥当后，依次放置掌、背、桡、尺侧夹板。缚扎后，再用有柄托板固定。固定后，屈肘90°、三角巾悬吊，前臂原则上放置在中立位。固定至临床愈合，成人6～8周，儿童3～4周。

3. 手术治疗　手法整复失败、受伤时间较短、伤口污染不重的开放性骨折，合并神经、血管、肌腱的损伤，同侧肢体有多发性损伤，可切开整复、钢板或髓内钉内固定。

4. 药物治疗　按骨折三期辨证用药。若尺骨下1/3骨折愈合迟缓时，要着重补肝肾、壮筋骨；若后期前臂旋转活动仍有障碍者，应加强中药熏洗。

5. 练功活动　初期，鼓励患者做手指、腕关节屈伸活动及上肢肌肉舒缩活动；中期，开始做肩、肘关节活动，如弓步云手，活动范围逐渐增大；解除固定后做前臂旋转活动。

五、预防与调护

1. 在固定期间，应使前臂维持在中立位，要鼓励和正确指导患者做适当的练功活动。

2. 在更换外敷伤药、调整夹板松紧度及拍片复查时，应用双手托平患肢小心搬动。

第五单元　尺、桡骨干单骨折

学 ▼ 前 ▼ 导 ▼ 航 ....

尺、桡骨干单骨折是骨伤科常见的骨折部位，尺、桡骨干单骨折的概述、病因病机、诊断及治疗为重点掌握内容。骨折用药多毒性药物，使用时应注意用药安全，严格掌握适应证，中病即止。整复操作时注意力度适中，避免加重病人痛苦。平素注意疾病预防与调护。

一、 概述

单独桡骨干骨折，约占前臂骨折总数的12％，青壮年居多。单独尺骨干骨折，多系直接打击所引起。

二、 病因病机

1. **病因** 直接暴力与间接暴力。

2. **病机**

（1）成人桡骨干上1/3骨折：骨折线位于旋前圆肌止点之上时，由于附着于桡骨结节的肱二头肌以及附着于桡骨上1/3的旋后肌的牵拉，骨折近段向后旋转移位；因附着于桡骨中部及下部的旋前圆肌和旋前方肌的牵拉，骨折远段向前旋转移位。

（2）桡骨干中1/3或中、下1/3骨折：骨折线位于旋前圆肌止点以下时，因肱二头肌与旋后肌的旋后倾向，被旋前圆肌的旋前力量相抵消，骨折近段处于中立位，骨折远段因受旋前方肌的牵拉而向前旋转移位。

三、 诊断

1. **临床表现**

（1）外伤史：有明显的外伤史。

（2）症状体征：伤后局部肿胀、疼痛、压痛明显，完全骨折时，可有骨擦音，前臂旋转功能障碍，但不全骨折时，尚可有旋转功能。较表浅骨段，可触及断端。

2. **影像学检查** 拍摄桡、尺骨X线正侧位片。

四、 治疗

1. **整复手法**

（1）患者平卧、肩外展、肘屈曲，而助手行拔伸牵引。

（2）骨折在中或下1/3时前臂置中立位牵引3～5分钟，待断端重叠拉开后，若两骨靠拢移位，可采用分骨手法纠正；若掌背侧移位则用提按手法纠正；但在桡骨干上1/3骨折时，应逐渐由中立位改成旋后位牵引，桡骨干单骨折则将远段推向桡侧、背侧，术者用拇指挤按近段向尺侧、掌侧。手法复位失败可考虑切开整复内固定。

2. **固定方法**

（1）先放置掌、背侧分骨垫各一个，再放其他固定垫。

（2）桡骨干上1/3骨折，须在近端的桡侧再放一个小固定垫，以防止向桡侧移位。然后放置掌、背侧夹板并用手捏住，再放桡、尺侧板。

（3）桡骨干下1/3骨折，桡侧板下端超腕关节，将腕部固定于尺偏位，借紧张的腕桡侧副口带限制远端向尺偏移位，尺骨干下1/3骨折则尺侧板须超腕关节，使腕部固定于桡偏位。

夹缚固定后，一般屈肘90°、前臂中立位，用三角巾悬吊于胸前。

3. **药物治疗**　与桡、尺骨干双骨折相同。

4. **练功活动**　初期，鼓励患者做手指、腕关节屈伸活动及上肢肌肉舒缩活动；中期，开始做肩、肘关节活动，如弓步云手，但不宜做前臂旋转活动；后期，解除固定后做前臂旋转活动锻炼。

五、　预防与调护

同尺、桡骨骨干双骨折。

第六单元　桡骨下端骨折

学 ▽ 前 ▽ 导 ▽ 航 ....

桡骨下端骨折是骨伤科常见的骨折部位，桡骨下端骨折的概述、病因病机、诊断及治疗为重点掌握内容。骨折用药多毒性药物，使用时应注意用药安全，严格掌握适应证，中病即止。整复操作时注意力度，避免加重患者痛苦。平素注意疾病预防与调护。

学 ▽ 习 ▽ 要 ▽ 点 ....

一、　概述

1. **骨折范围**　桡骨下端，包括桡骨远侧端3cm以内的骨折。

2. **掌倾角**　桡骨下端与腕骨（舟状骨与月骨）形成关节面，其背侧边缘长于掌侧，故关节面向掌侧倾斜（掌倾角）10°~15°。

3. **尺倾角**　桡骨下端外侧的茎突，较其内侧长1~1.5cm，故其关节面还向尺侧倾斜（尺倾角）20°~25°。

4. **下尺桡关节**　桡骨下端内侧缘切迹与尺骨头形成下尺桡关节，切迹的下缘为三角纤维软骨的基底部附着，三角软骨的尖端起于尺骨茎突基底部。前臂旋转时桡骨沿尺骨头回旋，而以尺骨头为中心。

二、　病因病机

1. **病因**　多为间接暴力所致。直接暴力造成的骨折为粉碎型。在20岁以前，桡骨下端骨骺尚未融合，可发生骺离骨折。

2. **病机**　根据受伤姿势和骨折移位的不同，桡骨下端骨折的类型可分为3型，最常见的是伸直型和屈曲型。

（1）伸直型骨折：又称科雷斯（Colls's）骨折。骨折远段向背侧和桡侧移位，桡骨远端关节面改向背侧倾斜，向尺侧倾斜减少或完全消失，甚至形成相反的倾斜。

（2）屈曲型骨折：又称史密斯（Smith's）骨折。跌倒时，腕关节呈掌屈位，手背先着地。骨折远段向桡侧和掌侧移位。

（3）巴通骨折

1）巴通背侧缘骨折：多为间接暴力所致。

2）巴通掌侧缘骨折：多为摔倒时手背着地，应力沿腕骨冲击桡骨远端的掌侧缘造成。

三、诊断

1. 临床表现

（1）病史：有明显的外伤史。

（2）症状体征：伤后局部肿胀、疼痛、手腕功能部分或完全丧失。骨折远端向背侧移位时，可见"餐叉样"畸形；向桡侧移位时，呈"枪上刺刀状"畸形；缩短移位时，可触及上移的桡骨茎突；无移位或不完全骨折时，肿胀多不明显。

2. 影像学检查　拍摄腕关节正侧位 X 线片。

四、治疗

1. 整复手法　整复时，患者坐位，老年人则平卧为佳，肘部屈曲90°，前臂中立位。

（1）伸直型骨折

1）骨折线未进入关节、骨折段完整者：一助手把住上臂，术者两拇指并列置于远端背侧，其他四指置于其腕部，扣紧大小鱼际肌，先顺势拔伸2～3分钟，待重叠移位完全纠正后，将远段旋前，并利用牵引力骤然猛抖，同时迅速尺偏、掌屈，使之复位；若仍未完全复位，则由两助手维持牵引，术者用两拇指迫使骨折远段尺偏掌屈，即可达到解剖对位。

2）骨折线进入关节或骨折块粉碎者：在助手和术者拔伸牵引纠正重叠移位后，术者双手拇指在背侧按压骨折远端，双手余指置于近端的掌侧端提近端向背侧，以矫正掌背侧移位，同时使腕掌屈、尺偏，以纠正侧方移位。

（2）屈曲型骨折：由两助手拔伸牵引，术者可用两手拇指由掌侧将远段骨折块向背侧推挤，同时用食、中、环三指将近段由背侧向掌侧挤压，然后术者捏住骨折部，牵引手指的助手徐徐将腕关节背伸，使屈肌腱紧张，防止复位的骨折块移位。

（3）巴通骨折

1）巴通背侧缘骨折：牵引下，将移位的骨折块向掌侧及远端推挤，很易复位。

2）巴通掌侧缘骨折：拔伸牵引，术者可用两手拇指由掌侧将远段骨折块向背侧推挤，同时用示、中、环三指将近段由背侧向掌侧挤压，然后术者捏住骨折部，牵引手指的助手徐徐将腕关节背伸，使屈肌腱紧张，防止复位的骨折块移位。

2. 固定方法

骨折类型	固定方法
无移位骨折	仅用掌、背两侧夹板固定2～3周即可
伸直型骨折	先在骨折远端背侧和近端掌侧分别放一平垫，然后放上夹板，夹板上端达前臂中、上1/3，桡、背侧夹板下端应超过腕关节，限制手腕的桡偏和背伸活动

续表

骨折类型	固定方法
屈曲型骨折	在远端的掌侧和近端的背侧各放一平垫，桡、掌侧夹板下端应超过腕关节，限制桡偏和掌屈活动

扎上三条布带后，将前臂悬挂胸前，患肢保持在旋后15°或中立位，纠正骨折再移位倾向，固定4~5周。

3. **手术治疗**　对于一些不稳定及粉碎性的骨折，或整复后再次错位的骨折，可考虑行切开复位内固定术。

4. **药物治疗**　儿童骨折初期治则是活血祛瘀、消肿止痛，中后期内服药可减免。中年人骨折按三期辨证用药。老人骨折中后期着重养气血、壮筋骨、补肝肾。解除固定后，均应用中药熏洗以舒筋活络、通利关节。

5. **练功活动**　固定期间积极做指间关节、指掌关节屈伸锻炼及肩肘部活动。解除固定后，做腕关节屈伸和前臂旋转锻炼。

五、 预防与调护

复位固定后应观察手部血液循环，随时调整夹板松紧度；注意将患肢保持在旋后15°或中立位，纠正骨折再移位倾向；伸直型骨折固定期间应避免腕关节向桡偏与背伸活动。

第七单元　股骨颈骨折

学 ▽ 前 ▽ 导 ▽ 航

股骨颈骨折是骨伤科常见的骨折部位，股骨颈骨折的概述、病因病机、诊断及治疗为重点掌握内容。骨折用药多毒性药物，使用时应注意用药安全，严格掌握适应证，中病即止。对部分嵌入骨折、可短时站立或跛行的病人应特别注意，避免因漏诊而贻误病情。平素注意疾病预防与调护。

学 ▽ 习 ▽ 要 ▽ 点

一、 概述

1. **股骨头、 颈部的骨性解剖**

（1）内倾角：正常值在110°~140°。颈干角随年龄的增加而减小，儿童平均为151°，而成年男性为132°，女性为127°。

（2）前倾角：正常值在12°~15°。

2. **股骨头、 颈部的血供途径**　股骨头、颈部的血运主要来自三个途径：①关节囊的小动脉；②股骨干滋养动脉；③圆韧带的小动脉。

二、 病因病机

1. 股骨颈骨折常发生于老年人，女性略多于男性，随着人类寿命的延长，其发病率日渐增高。由于股骨颈部细小，处于疏松骨质和致密骨质交界处，负重量大，又因老年人肝肾不足，筋骨衰弱，骨质疏松，即使受轻微的直接外力或间接外力，如平地滑倒，髋关节旋转内收，臀部着地，即可发生骨折。

2. 青壮年、儿童发生股骨颈骨折较少见，且必因遭受强大暴力所致，如车祸、高处跌下等，常合并有其他骨折，甚至内脏损伤。

三、 诊断

1. 临床表现

（1）病史：有明显的外伤史。

（2）症状体征：有移位的骨折，伤肢外旋、缩短，髋、膝关节轻度屈曲畸形。囊内骨折足外旋45°~60°，囊外骨折则外旋角度较大，常达90°，并可扪及大转子上移。患髋功能障碍，不能站立行走，但有部分嵌入骨折仍可短时站立或跛行。

2. 影像学检查

（1）X线检查：拍摄髋关节正侧位X线照片。

（2）CT检查：对于严重粉碎骨折，X线片不能完全显示清楚，需行CT三维重建。

四、 治疗

1. 整复方法

整复方法	具体操作
屈髋屈膝法	患者仰卧，助手固定骨盆，术者握其腘窝，并使膝、髋均屈曲90°，向上牵引，纠正短缩畸形；然后伸髋、内旋、外展以纠正成角畸形，并使折面紧密接触
牵引复位法	若经骨牵引1周左右仍未复位，可采用上述手法整复剩余的轻度移位

2. 固定方法

骨折类型	固定方法
无移位或嵌插型骨折	可让患者卧床休息，将患肢置于外展、膝关节轻度屈曲、足中立位。为防止患肢外旋，可在患足穿一带有横木板的丁字鞋。亦可用轻重量的皮肤牵引固定6~8周。在固定期间应嘱咐病人做到"三不"，即不盘腿、不侧卧、不下地
有移位的新鲜股骨颈骨折	可采用股骨髁上骨牵引复位，患侧足穿丁字鞋，将患肢置于外展、膝关节轻度屈曲、足中立位

3. 手术治疗

对于年轻的患者，或移位、粉碎不严重的老年患者，可用多根加压螺钉内固定治疗。

4. 药物治疗

（1）内服药

分期	治法	方剂
初期	活血化瘀、消肿止痛	桃红四物汤加减
中期	接骨续筋	新伤续断汤、续骨活血汤、接骨紫金丹等，接骨之品有自然铜、血竭、地鳖虫、骨碎补、续断等
后期	补益气血、补养肝肾、强壮筋骨	八珍汤、壮筋养血汤、健步虎潜丸等

注意：初期对年老体衰、气血虚弱者，不宜重用桃仁、红花之类，宜用三七、丹参等活血止痛之品，使瘀祛而又不伤新血；若有大便秘结、脘腹胀满等症，可酌加枳实、大黄等通腑泄热。

（2）外用药：局部瘀肿明显者，可外敷消肿止痛药膏；肿胀消退后，外敷接骨续筋药膏。

5. 练功活动

（1）固定期间：应积极进行患肢股四头肌的收缩活动，以及踝关节和足趾关节的屈伸功能锻炼。

（2）解除固定和牵引后：逐渐加强患肢髋、膝关节的屈伸活动，并可扶双拐不负重下床活动。

五、预防与调护

1. 早期护理应及时观察生命体征的变化。

2. 固定期间，应加强护理，防止发生褥疮，并经常按胸、叩背，鼓励患者咳嗽排痰。

3. 要进行患肢股四头肌的收缩活动及踝关节和足趾关节的屈伸活动练习，患肢保持在外展中立位，防止内收和外旋，防止盘腿和侧卧。骨折坚固愈合，股骨头无缺血性坏死现象时，方可弃拐逐渐负重行走，对于骨质疏松者，大约6个月才能逐渐过渡到负重活动。

第八单元　股骨干骨折

学　前　导　航

股骨干骨折是骨伤科常见的骨折部位，股骨干骨折的概述、病因病机、诊断及治疗为重点掌握内容。股骨干骨折时应给予简单而有效的临时固定，避免造成二次伤害。骨折用药多毒性药物，使用时应注意用药安全，严格掌握适应证，中病即止。平素注意疾病预防与调护。

学 ▽ 习 ▽ 要 ▽ 点 ....

一、 概述

1. **骨性解剖**　股骨是人体中最长的管状骨，股骨干是指股骨转子下至股骨髁上的部分。股骨干的皮质厚而致密，骨髓腔略呈圆形，上、中 1/3 的内径大体均匀一致，下 1/3 的内径较膨大。

2. **周围组织解剖**

（1）肌肉：股骨干周围由三群肌肉包围，其中以股神经支配的前侧伸肌群（股四头肌）为最大，由坐骨神经支配的后侧屈肌群（腘绳肌）次之，由闭孔神经支配的内收肌群最小。

（2）神经血管：坐骨神经和股动脉、股静脉。

3. **好发人群**　股骨干骨折多见于儿童及青壮年，男性多于女性。

二、 病因病机

1. **病因**　损伤暴力多为直接暴力，其骨折多为横断或粉碎性；间接暴力引起的骨折多为斜形或螺旋形骨折。股骨干骨折均属不稳定性骨折。青枝型骨折仅见于小儿。骨折移位的方向主要是受肌肉牵拉所致。

2. **病机**

（1）上 1/3 骨折：骨折近端因受髂腰肌、臀中肌、臀小肌，以及其他外旋肌群的牵拉而产生屈曲、外展、外旋移位；骨折远端由于内收肌群作用则向后、向上、向内移位。

（2）中 1/3 骨折：两骨折段除有重叠畸形外，移位方向依暴力而定，但多数骨折近端呈外展、屈曲倾向，远端因内收肌的作用，其下端向内上方移位。无重叠畸形的骨折，因受内收肌收缩的影响有向外成角的倾向。

（3）下 1/3 骨折：因膝后方关节囊及腓肠肌的牵拉，骨折远端往往向后移位。严重者，骨折端有损伤腘动、静脉及坐骨神经的危险。

三、 诊断

1. **临床表现**

（1）病史：有明显的外伤史。

（2）症状体征：伤后局部肿胀、疼痛、压痛、功能丧失，患肢出现缩短、成角或旋转畸形，有异常活动，可扪及骨擦音。

2. **影像学检查**

（1）X 线检查：拍摄股骨正侧位 X 线片。

（2）血管 B 超、DSA 检查：考虑有血管损伤时需做的检查是血管 B 超或血管造影（数字减影 DSA），有确诊意义。

四、 治疗

应用简单而有效的方法给予临时固定，急速送往医院。采用手法复位、夹板固定的同时需配合持续牵引治疗，必要时还需切开复位内固定。

1. 整复方法

（1）手法整复：患者取仰卧位，一助手固定骨盆，另一助手用双手握小腿上段，顺势拔伸，并徐徐将伤肢屈髋屈膝各90°，沿股骨纵轴方向用力牵引，矫正重叠移位后，再按骨折的不同部位整复。

骨折类型	整复方法
上 1/3 骨折	将伤肢外展，并略加外旋，然后术者一手握近端向后挤按，另一手握住远端由后向前端提
中 1/3 骨折	将伤肢外展，术者以手自断端的外侧向内挤按，然后以双手在断端前、后、内、外夹挤
下 1/3 骨折	在维持牵引下，膝关节徐徐屈曲，并以紧挤在腘窝内的双手作支点将骨折远端向近端推迫

（2）牵引复位：对于成年人或较大年龄儿童的股骨干骨折，特别是对粉碎骨折、斜形骨折或螺旋形骨折，多采用较大重量的骨骼短期牵引逐渐复位。

2. 固定方法

（1）夹板固定：骨折复位后，在维持牵引下，根据上、中、下不同部位放置压垫，防止骨折的成角和再移位。股骨干上 1/3 段骨折，应将压垫放在近端的前方和外方；股骨干中 1/3 骨折，压垫放在骨折线的外方和前方；股骨干下/3 骨折，压垫放在骨折近端的前方。再按照大腿的长度放置四块夹板，后侧夹板上应放置一较长的塔形垫，以保持股骨正常的生理弧度，然后用四条布带捆扎固定。

（2）持续牵引：由于大腿部肌肉丰厚，肌力强大，加之下肢杠杆力量强，对骨折施行手法复位夹板固定术后，仍有可能使已复位的骨折端发生成角甚至侧方移位。因此，还应按照病人年龄、性别、肌力的强弱，分别采用持续皮肤牵引或骨牵引，才能维持复位后的良好位置。

3. 手术治疗　手术治疗存在着可能发生感染、骨痂生长慢、股四头肌粘连、骨折愈合时间偏长的缺点，所以必须严格掌握手术适应证。

（1）严重开放性骨折早期就诊者。

（2）合并有神经血管损伤，需手术探查及修复者。

（3）多发性损伤，为了减少治疗中的矛盾，便于治疗者。

（4）骨折断端间嵌夹有软组织者。

4. 药物治疗　按骨折三期辨证用药，初期可服新伤续断汤，中期服接骨丹，后期服健步虎潜丸。

5. 练功活动

（1）牵引期间：较大儿童、成人患者的功能锻炼应从复位后第 2 天起，开始练习股四头肌收缩及踝关节、跖趾关节屈伸活动，早期功能锻炼；从第 3 周开始，直坐床上，用健足蹬床，以两手扶床练习抬臀，使身体离开床面，以达到使髋、膝关节开始活动的目的；从第 5 周开始，两手提吊杆，健足踩在床上支撑，收腹、抬臀，臀部完全离床，使身体、大腿与小腿成一平线以加大髋、膝关节活动范围。经 X 检查，骨折端无变位，可从第 7 周开始扶床架练习站立。

（2）解除牵引后：对上 1/3 骨折加用外展夹板，以防止内收成角，在床上活动 1 周即可扶双拐下地，做患肢不负重的步行锻炼。当骨折端有连续性骨痂时，患肢可循序渐进地增加负重。经观察证实骨折端稳定，可改用单拐，1~2 周后才弃拐行走。此时再拍 X 线照片检查，若骨折没有重新变位，且愈合较好，方可解除夹板固定。

五、 预防与调护

骨折持续牵引时，要注意牵引的重量、牵引力线的方向、夹板及压垫位置、扎带的松紧度的调整。患肢放置在牵引架上，要注意股四头肌和踝、趾关节的功能锻炼，并防止皮肤发生压疮。

第九单元　踝部骨折

学 ▽ 前 ▽ 导 ▽ 航

踝部骨折是骨伤科常见的骨折部位，踝部骨折的概述、病因病机、诊断及治疗为重点掌握内容。骨折用药多毒性药物，使用时应注意用药安全，严格掌握适应证，中病即止。踝关节固定时应注意消肿时及时缩紧固定，避免扎带松脱，使骨折移位。平素注意疾病预防与调护。

学 ▽ 习 ▽ 要 ▽ 点

一、 概述

1. **踝关节的解剖特点**　踝关节由胫、腓骨下端和距骨组成。胫骨下端内侧向下的骨突称为内踝，其后缘向下突出者称为后踝，腓骨下端骨突构成外踝。内、外、后三踝构成踝穴，而距骨居于其中，呈屈戍关节。

2. **踝关节的活动特点**　当做背伸运动时，关节稳定，不易扭伤，但暴力过大仍可造成骨折；而踝关节处于跖屈位（如下楼梯或下坡）时，下胫腓韧带松弛，关节不稳定，容易发生扭伤。

二、 病因病机

踝部损伤原因复杂，类型很多。韧带损伤、骨折和脱位可单独或同时发生。

三、 诊断

1. 临床表现

（1）病史：有明显的外伤史。

（2）症状体征：局部瘀肿、疼痛和压痛，功能障碍，骨折时可有骨擦音。外翻骨折多呈外翻畸形，内翻骨折多呈内翻畸形。

2. 影像学检查

（1）X 线检查：拍摄踝关节正侧位 X 线片。

（2）CT 检查：对于远端严重粉碎骨折，需行 CT 三维重建。

四、治疗

1. 整复方法　患者平卧屈膝，助手抱住其大腿，术者握其足跟和足背做顺势拔伸，外翻损伤使踝部内翻，内翻损伤使踝部外翻。如有胫腓联合分离，可在内外两踝部加以挤压；如后踝骨折合并距骨后脱位，可用一手握胫骨下段向后推，另一手握前足向前提，并徐徐将踝关节背伸，利用紧张的关节囊将后踝拉下，或利用长袜套套住整个下肢，下端超过足尖 20cm，用绳结扎，做袜套悬吊滑动牵引，使后踝逐渐复位。

2. 固定方法

骨折类型	固定方法
无移位骨折	仅将踝关节固定在 0° 中立位 3 ~4 周即可
有移位骨折	整复后先在内、外踝的上方各放一塔形垫，下方各放一梯形垫，用五块夹板进行固定。夹板必须塑形，使内翻骨折固定在外翻位，使外翻骨折固定在内翻位。最后可加用踝关节活动夹板（铝制或木制），将踝关节固定于 0° 中立位 4 ~6 周

3. 手术治疗　若手法整复失败或系开放性骨折脱位，应考虑切开复位内固定术；陈旧性骨折脱位，则考虑切开复位植骨术或关节融合术。

4. 药物治疗　按骨折三期辨证用药。一般中期以后应注意舒筋活络、通利关节；后期局部肿胀难消，应行气活血、健脾利湿；关节融合术后则须补肾壮骨，促进愈合。

5. 练功活动　整复固定后，鼓励患者练习足趾和踝关节背伸活动。

五、预防与调护

1. 骨折整复固定后，早期应卧床休息并抬高患肢，同时常规检查外固定的松紧度，如踝关节出现进行性加重的疼痛、肿胀，局部麻木，趾端皮肤苍白，则提示局部压迫过紧，应及时予以松解。

2. 踝部肿胀一般于固定 4 ~6 天后逐渐消退，此时应及时缩紧固定，以免扎带松脱，使骨折移位。

第十单元　脱位概论

学　▽　前　▽　导　▽　航　⋯⋯⋯⋯⋯⋯⋯⋯⋯⋯⋯⋯⋯⋯⋯⋯⋯⋯⋯⋯⋯⋯⋯⋯⋯

脱位是骨伤科常见的疾病，脱位的病因病机、分类、诊断、并发症、愈合及治疗等均为重点掌握内容。平素注意疾病预防。

学 ▽ 习 ▽ 要 ▽ 点 ....

一、概述

1. **定义**　凡使构成关节的骨端关节面脱离正常位置，引起功能障碍者，称为脱位。历代有脱臼、出臼、脱骱、脱髎、骨错等多种称谓。

2. **关节的基本结构**

（1）关节面。

（2）关节囊。

（3）关节腔。

3. **关节的基本类型**

（1）单轴关节：如车轴关节、滑车关节（屈戌关节）、蜗状关节。

（2）双轴关节：如椭圆关节、鞍状关节。

（3）多轴关节：如球窝关节、杵臼关节、平面关节。

4. **脱位的好发关节**　在大关节脱位中，以肩关节为最多，其次为肘关节、髋关节及颞颌关节。上肢脱位较下肢脱位多见。

5. **脱位的发病机制**

（1）不同类型关节的稳定程度，因其关节臼窝深浅及关节周围韧带强弱而有所不同。杵臼关节较其他形式的关节更为稳定。

（2）关节的稳定和平衡主要依靠骨骼、韧带和肌肉维持。

1）当外来暴力超过维持关节稳定因素的生理保护限度，构成关节的骨端即可突破其结构的薄弱点而发生脱位。

2）韧带参与维持关节在运动状态下的稳定性，使关节的活动保持在正常的生理范围内。

3）四肢大部分肌肉的肌腹或腱性部分通过一个关节或两个关节，但其主要作用是维持关节的动力平衡，即通过肌肉间的拮抗和协同作用来维护关节的稳定。

（3）各关节的结构特点不同，故维持稳定的条件亦不同。某一结构的稳定性不足，可通过其他结构的强化而得到补偿。

二、病因病机

1. **外因**　损伤性脱位多由直接或间接暴力作用所致。其中间接暴力（传达、杠杆、扭转暴力等）引起者较多见。

2. **内因**

（1）生理特点：主要与年龄、性别、体质、局部解剖结构特点等有关。从生理特点看，男性脱位较女性多。儿童虽遭受暴力机会多，但不易脱位（小儿桡骨头半脱位例外）。老年人易发生颞颌关节脱位。

（2）病理因素：先天性关节发育不良，体质虚弱，关节囊和关节周围韧带松弛，较易发生脱位，如先天性髋关节脱位。过度膝外翻及股骨外髁发育不良等，是髌骨习惯性脱位的病理基础。关节内病变，或近关节的病变，可引起骨端或关节面损坏，引起病理性关节脱位，如化脓性关节炎、骨髓炎、骨关节结核等疾病的中、后期可并发关节脱位。习惯性脱位因关节囊和关节周围其他装置的损坏未得到修复，而变得薄弱，受轻微外力，即可发生关节脱位。

（3）病理变化：关节脱位后的病理变化，除关节本身失去正常位置外，同时还会伴有软组织的损伤。

三、分类

1. 按产生脱位的病因分类

（1）外伤性脱位：临床上最常见。

（2）病理性脱位：临床上常见的有髋关节结核、化脓性关节炎、骨髓炎等疾病，使关节破坏，继而导致病理性完全脱位或半脱位。

（3）习惯性脱位：两次或两次以上反复发生脱位者，称为习惯性脱位。这种脱位最常见于肩关节和髌骨。这类脱位采用手法复位容易，但常有复发。

（4）先天性脱位：如先天性髋关节脱位、先天性髌骨脱位及先天性膝关节脱位。

2. 按脱位的方向分类　分为前脱位、后脱位、上脱位、下脱位及中心性脱位。

3. 按脱位的时间分类

（1）新鲜脱位：脱位在 2 周以内。

（2）陈旧性脱位：脱位发生在 2 周以上。

4. 按脱位程度分类　①完全脱位；②不完全脱位；③单纯性脱位；④复杂性脱位。

5. 按关节脱位是否有创口与外界相通分类　可分为开放性脱位和闭合性脱位。

四、诊断

1. 一般症状　疼痛和压痛、肿胀、运动障碍。

2. 特有体征

（1）关节畸形

脱位类型	关节畸形
肩关节前脱位	"方肩"畸形
肘关节后脱位	"靴样"畸形
髋关节后脱位	黏膝征

（2）关节盂空虚。

（3）弹性固定。

（4）脱出骨端。

3. 影像学检查　X 线检查。

五、 并发症

1. **早期并发症** 骨折、神经损伤、血管损伤、感染。
2. **晚期并发症** 关节僵硬、骨化性肌炎、骨的缺血性坏死、创伤性关节炎。

六、 治疗

1. **麻醉的应用** 根据脱位关节的位置可选择全身麻醉、臂丛神经阻滞、硬膜外麻醉等。

2. **整复方法**

（1）脱位手法整复原理

1）欲合先离：在向远端牵引过程中，应先顺畸形方向牵拉，然后再逐步牵至所需要的位置。

2）原路返回：根据造成关节脱位的病理改变，使脱出的骨端沿原路返回。

3）杠杆作用：固定近端，牵拉远端，通过拔伸、伸屈、提按、端挤等手法，利用杠杆作用，将脱位的骨端轻巧地回纳，并恢复关节面的正常关系。

4）松弛肌肉：应用阻滞麻醉或肌肉松弛剂，使患肢肌肉松弛，骨端易于还纳。

（2）施用脱位手法整复注意事项

1）施行手法前要全面掌握病情，认真检查，明确诊断，做到心中有数。

2）整复前要充分准备，选好助手并做好分工，备妥复位与固定的用具，采取有效的麻醉止痛措施，摆好复位时所需要的体位，使肌肉能够充分放松。

3）做好患者的思想工作，须与患者配合默契，才能取得满意效果。

4）根据病情选择有效的复位方法，复位要求一次成功，不应反复整复。

5）操作过程中，精力要集中，手法要熟练、灵活，动作要轻巧，掌握用力大小和方向，同时在复位全过程，密切注意患者的反应及局部变化。

6）脱位如伴有骨折时，应先整复脱位，后整复骨折。

（3）脱位手法整复操作及适应证

1）手摸心会。

2）拔伸牵引。

3）屈伸回旋。

4）端提捺正。

5）足蹬膝顶法。

方法	操作人数	适用范围
足蹬法	一人	肩关节、肘关节、髋关节前脱位
膝顶法		肩、肘关节脱位

6）杠杆支撑法：亦称杠抬法。本法是利用杠杆原理，力量较大，多用于难以整复的肩

关节脱位或陈旧性脱位。

3. 切开复位

（1）多次手法复位失败者。

（2）须行血管、神经探查者。

（3）有骨折片嵌入关节腔内无法解脱者。

（4）合并肌腱、韧带断裂，复位后可能产生关节不稳定者。

（5）开放性脱位需要手术清创者，可在清创同时切开复位。

4. 固定治疗

固定是脱位整复后巩固疗效的重要措施之一。脱位固定的器材有牵引带、胶布、绷带、托板、三角巾、石膏等。一般上肢采用绷带固定，下肢采用牵引或夹板固定，将肢体固定在能防止造成再脱位的姿势，上肢固定在屈曲位，下肢固定在伸直位，个别需要固定在一种特殊体位。一般脱位应固定2~3周。

5. 药物治疗

分期	时间	治法	内服	外用
初期	伤后1~2周	活血祛瘀为主，佐以行气止痛	活血止痛汤、肢伤一方、云南白药	活血散、消肿止痛膏
中期	伤后2~3周	和营生新、接骨续筋	壮筋养血汤、肢伤二方	接骨续筋药膏、舒筋活络药膏
后期	受伤3周以后	补气养血、补益肝肾、强筋壮骨	补肾壮筋汤、肢伤三方	五加皮汤、海桐皮汤

6. 练功活动

（1）目的：促进血液循环，加快损伤组织的修复，预防肌肉萎缩、骨质疏松及关节僵硬等并发症的发生。

（2）原则：练功活动范围由小到大，循序渐进，持之以恒。

第十一单元　肩关节脱位

学 ▼ 前 ▼ 导 ▼ 航

肩关节脱位是骨伤科常见的脱位类型，肩关节脱位的概述、病因病机、诊断及治疗为重点掌握内容。脱位时所用药物多毒性药物，使用时注意用药安全，严格掌握适应证，中病即止。平素注意疾病预防与调护。

学 ▼ 习 ▼ 要 ▼ 点

一、概述

1. 解剖特点

（1）骨性结构：肩关节由肱骨头及肩胛盂构成。肱骨头大，肩胛盂面积小且浅，骨性结构的稳定性较差，而肩关节囊松弛薄弱。

（2）软组织结构：肩关节的稳定性主要依靠纤维关节囊、盂唇、盂肱上中下韧带、喙肱口带以及肩袖肌群和三角肌、胸大肌、喙肱肌、肱二头肌、肱三头肌及背阔肌等跨关节的肌肉结构。

2. **发病率** 肩关节脱位亦称肩肱关节脱位，在大关节脱位中为最多。

3. **脱位年龄** 好发于20～50岁的男性。

4. **脱位类型** 根据脱位的时间长短和次数多少分为新鲜性、陈旧性和习惯性脱位三种；根据脱位后肱骨头所在的部位分为前脱位、后脱位两种；而前脱位又可分为喙突下、盂下、锁骨下脱位，其中以喙突下脱位最多见。

二、 病因病机

1. **暴力机制**

（1）直接暴力：向后跌倒时，肩部着地，或因后方来的冲击力，使肱骨头向前脱位（常见）。

（2）间接暴力：临床最多见。

1）传达暴力：喙突下脱位、锁骨下脱位、胸腔内脱位。

2）杠杆作用力：盂下脱位、喙突下脱位。

2. **病理变化**

（1）肩关节前脱位：主要为肩关节囊的破裂和肱骨头的移位，也有关节盂唇处破裂不易愈合，成为习惯性脱位的原因。

（2）肩关节后脱位：主要为肩关节囊和关节盂后缘撕脱，同时伴有关节盂后缘撕脱骨折及肱骨头前内侧压缩性骨折，肱骨头移位于关节盂后，停留在肩峰下或肩胛冈下。

（3）习惯性肩关节脱位：首次脱位后常常导致关节囊松弛或破坏，盂唇撕脱，盂肱中韧带损伤。

3. **并发症** 常见骨折、血管神经损伤等。

三、 诊断

受伤后，局部疼痛、肿胀，肩部活动障碍。伴有骨折时，则疼痛、肿胀更甚。

1. **临床表现**

脱位类型	临床表现
肩关节前脱位	患者常以健手扶持患肢前臂，头倾向患侧以减轻肩部疼痛。上臂处轻度外展、前屈位。肩部失去正常圆钝平滑的曲线轮廓，形成"方肩"畸形。肩部软组织肿胀，肩峰至肱骨外上髁距离增长。触诊肩下空虚，常可在喙突下、腋窝处或锁骨下触到脱位的肱骨头。搭肩试验（Duga's征）阳性
肩关节后脱位	主要表现为有肩部前方暴力作用的病史，喙突突出明显，肩前部塌陷扁平，可在肩胛冈下触到突出的肱骨头，上臂呈现轻度外展及明显内旋畸形

续表

脱位类型	临床表现
习惯性肩关节前脱位	有外伤性肩关节脱位史或反复脱位史，肱骨头推挤试验存在前方不稳定征象，被动活动关节各方向活动度一般不受限，向下牵拉，存在下方不稳定表现。肩盂前方存在局限性压痛，当被动外旋后伸患臂时，患者出现恐惧反应

2. **影像学检查**　X 线检查可明确诊断。

（1）前脱位：肩关节正位和穿胸侧位 X 线片。

（2）后脱位：拍摄肩部上下位（头脚位）X 线摄片。

（3）习惯性脱位：前后位和肱盂关节轴位 X 线片可以明确显示肱骨头的前方或前下脱位，肱骨的内旋位摄片能显示肱骨头后上方缺损，轴位 X 线片可显示肱盂前方骨缺损。

四、 治疗

1. **整复方法**

（1）牵引推拿法

1）患者仰卧，用布带绕过胸部，一助手向健侧牵拉，另一助手用布带绕过腋下向上向外牵引，第三助手紧握患肢腕部，向外旋转，向下牵引，并内收患肢。

2）三助手同时徐缓、持续不断地牵引，可使肱骨头自动复位。若不能复位，术者可用一手拇指或手掌根部由前上向外下，将肱骨头推入关节盂内。第三助手在牵引时，应多做旋转活动，一般均可复位。

（2）手牵足蹬法：患者取仰卧位，以右肩为例，术者立于患侧，双手握住患肢腕部，右膝伸直用足掌蹬于患者腋下，做顺势用力牵拉伤肢，持续 1~3 分钟，先外展、外旋，后内收、内旋，伤肢有滑动感，即表明复位成功。

（3）拔伸托入法

1）患者取坐位，第一助手立于患者健侧肩后，两手斜形环抱固定患者做反牵引。

2）第二助手一手握肘部，一手握腕上部，外展、外旋患肢，向外下方牵引，用力由轻而重，持续 2~3 分钟。

3）术者立于患肩外侧，两手拇指压其肩峰，其余手指插入腋窝内，在助手对抗牵引下，术者将肱骨头向外上方钩托，同时第二助手逐渐将患肢向内收、内旋位牵拉，直至肱骨头有回纳感觉，复位即告完成。

（4）牵引回旋法：患者坐位或卧位，（以右肩前脱位为例）术者右手握住患肢肘部，左手握住腕部，患肢屈肘 90° 位，先沿上臂畸形方向牵引，在维持牵引下，内收、外旋上臂，使肘关节贴近胸壁，至肘接近体中线时，内收上臂使患手搭于对侧肩上，复位即告成功。但年老体弱者慎用此法，以免并发骨折。

（5）椅背复位法：让患者坐在靠背椅上，用棉垫置于腋部，保护腋下血管、神经，免受损伤。将患肢放在椅背外侧，腋肋紧靠椅背，一助手扶助患者和椅背，术者握住患肢，先外展、外旋牵引，再逐渐内收，并将患肢下垂，然后内旋屈肘，即可复位成功。此法是应用椅背作为杠杆支点整复肩关节脱位的方法，适应于肌力较弱的肩关节脱位者。

（6）悬吊复位法：患者俯卧床上，患肢悬垂于床旁，根据患者肌肉发达程度，在患肢腕部系布带并悬挂2~5kg重物（不要以手提重物），依其自然位牵引持续15分钟左右，多可自动复位。有时术者需内收患肩或以双手自腋窝向外上方轻推肱骨头，或轻旋转上臂，肱骨头即可复位。此方法安全有效，对于老年患者尤为适应。

肩关节脱位复位成功的标志："方肩"畸形消失，肩部丰满，与对侧外观相似，腋窝下、锁骨下、喙突下等摸不到肱骨头，搭肩试验阴性，直尺试验阴性，肩关节被动活动恢复正常功能。X线片显示肱骨头与关节盂的关系正常。

2. **固定方法** 一般采用胸壁绷带固定，将患侧上臂保持在内收、内旋位，肘关节屈曲60°~90°，前臂依附胸前，用绷带将上臂固定在胸壁2~3周。前臂用颈腕带或三角巾悬吊于胸前。一般原则是年龄越小，制动时间越倾向于较长。去除制动后，6周内禁止做强力外旋动作。

3. **药物治疗**

（1）新鲜脱位

分期	治法	内服	外敷
初期	活血祛瘀、消肿止痛	舒筋活血汤、活血止痛汤	活血散、消肿止痛膏
中期	舒筋活血、强壮筋骨	壮筋养血汤、补肾壮筋汤	舒筋活络膏
后期	–	八珍汤、补中益气汤	苏木煎、上肢损伤洗

（2）习惯性脱位：应内服补肝肾、壮筋骨汤剂，如补肾壮筋汤、健步虎潜丸等。

（3）合并骨折：按骨折三期辨证用药。

（4）合并神经损伤：应加强祛风通络，加用地龙、僵蚕、全蝎等。

（5）合并血管损伤：应加强活血祛瘀通络，可合用当归四逆汤加减。

五、 预防与调护

1. 年老体弱者易并发肩周炎，故治疗过程中，应注意"动静结合"的治疗原则。

2. 固定时，在腋下和肘部内侧放置纱布棉垫，将胸壁与上臂内侧皮肤隔开。

3. 复位固定后即可开始手指、腕关节的功能锻炼。1周后将固定上臂的绷带去除，并开始练习肩关节屈伸活动。2~3周解除外固定后，逐渐开始主动锻炼肩关节各方向的运动。

4. 在制动期间限制外展、外旋活动，以利于损伤的软组织修复，防止因关节囊修复不良而导致复发性脱位。

第十二单元　肘关节脱位

学 ▼ 前 ▼ 导 ▼ 航 ....

　　肘关节脱位是骨伤科常见的脱位类型，肘关节脱位的概述、病因病机、诊断及治疗为重点掌握内容。脱位时所用药物多毒性药物，用药时应严格掌握适应证，中病即止。平素注意疾病预防与调护。

学 ▼ 习 ▼ 要 ▼ 点 ....

一、概述

1. 解剖特点

（1）骨性结构：肘关节是屈戍关节，由肱桡关节、肱尺关节及上尺桡关节组成，构成这三个关节的肱骨滑车、尺骨上端的半月形切迹、肱骨小头、桡骨头共同包在一个关节囊内，有一个共同的关节腔。

（2）软组织结构：肘关节的关节囊前后壁薄弱而松弛；侧方有坚强的韧带保护，两侧的纤维层增厚形成桡侧副韧带和尺侧副韧带；关节囊纤维层的环行纤维形成一坚强的桡骨环状韧带，包绕桡骨头。

（3）关节结构特点：肘关节结构反映了手在三维空间上的活动要求与在处理重物时的稳定性要求所需的平衡。

（4）肘后三角：肘部的三点骨突标志是肱骨内、外上髁及尺骨鹰嘴突。伸肘时这三点成一直线，屈肘时这三点形成一等边三角形，故又称"肘后三角"。此三角关系可作为判断肘关节脱位和肱骨髁上骨折的标志。

2. 脱位年龄　肘关节脱位多发生于青壮年，儿童与老年人少见。

3. 脱位类型　根据上尺桡关节与肱骨远端所处的位置，分为后脱位、前脱位、侧方脱位及骨折脱位等；根据脱位的时间，分为新鲜脱位、陈旧脱位。

二、病因病机

1. 肘关节后脱位

（1）多因间接暴力（传达暴力或杠杆作用）所造成。患者跌倒时，肘关节伸直位、手掌撑地，外力沿前臂传导到肘部，形成肘关节后脱位。

（2）在引起肘关节后脱位的同时，由于暴力作用不同，可沿尺侧或桡侧向上传达，出现肘内翻或肘外翻，引起肘关节的尺、桡侧副韧带撕脱或断裂，但环状韧带仍保持完整，所以尺骨鹰嘴和桡骨小头除向后移位外，还同时向尺侧或桡侧移位，形成后内侧或后外侧脱位，骨端向桡侧严重移位者，可引起尺神经牵拉伤。

2. 肘关节前脱位　极少见，是因肘关节屈曲位跌仆，肘尖着地，暴力由后向前，先发生尺骨鹰嘴骨折，暴力继续作用，可将尺桡骨上部推移至肱骨下端的前方，成为肘关节前

脱位。不合并尺骨鹰嘴骨折的前脱位是罕见的。

三、诊断

具有外伤史，肘部肿胀、疼痛、畸形、弹性固定、活动功能障碍。

1. 临床表现

肘关节脱位	体征
后脱位	肘关节呈弹性固定于45°左右的半屈曲位，呈靴状畸形，肘窝前饱满，可触到肱骨下端，肘后空虚凹陷，尺骨鹰嘴后突，肘后三点骨性标志的关系发生改变。与健侧对比，前臂的掌侧明显缩短，肘关节的前后径增宽，左右径正常
侧后脱位	除具有后脱位的症状、体征外，可呈现肘内翻或肘外翻畸形，肘关节出现内收、外展等异常活动，肘部的左右径增宽
前脱位	肘关节过伸，屈曲活动受限，呈弹性固定，肘窝部隆起，可触及脱出的尺桡骨上端，在肘后可触到肱骨下端及游离的尺骨鹰嘴骨折片。与健侧对比，前臂掌侧较健肢明显变长

2. 影像学检查　肘关节正侧位X线片。

四、治疗

1. 非手术治疗

（1）后脱位的整复方法

整复方法	具体操作
拔伸屈肘法	患者取坐位，助手立于患者背侧，以双手握其上臂，术者站在患者前面，以双手握住腕部，置前臂于旋后位，与助手相对牵引，3～5分钟后，术者以一手握腕部保持牵引，另一手的拇指抵住肱骨下端向后推按，其余四指置于鹰嘴处，向前端提，并缓慢地将肘关节屈曲，若闻及入臼声，则说明脱位已整复
膝顶复位法	患者取坐位，术者立于患侧前面，一手握其前臂，一手握住腕部，同时一足踏在凳面上，以膝顶在患侧肘窝内，先顺势拔伸，然后逐渐屈肘，有入臼声音，患侧手指可摸到同侧肩部，即为复位成功
推肘尖复位法	患者取坐位，一助手双手握其上臂，第二助手双手握腕部，术者立于患者患侧，双拇指置于鹰嘴尖部，其余手指环握前臂上段，先拉前臂向后侧，使冠状突与肱骨下端分离，然后助手在相对牵引下，逐渐屈曲肘关节，同时术者由后向前下用力推鹰嘴，即可还纳鹰嘴窝而复位

（2）固定方法：脱位复位后，一般用绷带做肘关节"8"字固定，1周后采用肘屈曲90°前臂中立位，三角巾悬吊或直角夹板固定，将前臂横放胸前，2周后去固定。若合并骨折，可加用夹板固定。亦可采用长臂石膏后托在功能位制动3周。

2. 手术治疗　闭合复位失败、陈旧性脱位及习惯性脱位。

五、预防与调护

1. 脱位整复后，应鼓励患者早期进行功能锻炼，固定期间应做肩、腕及掌指关节的功能活动。解除固定后开始主动屈伸肘关节活动，严禁粗暴的被动活动，以防止骨化性肌炎的发生。一般2～3月，肘关节功能可恢复正常。

2. 陈旧性脱位及合并骨折的患者可在中药外用熏洗药的配合下，加强肘关节功能锻炼，否则肘关节残留功能障碍的可能性大。

第十三单元　小儿桡骨头半脱位

学 ▼ 前 ▼ 导 ▼ 航 ....

　　小儿桡骨头半脱位是骨伤科常见的脱位类型，小儿桡骨头半脱位的概述、病因病机、诊断及治疗为重点掌握内容。应嘱其家长多加注意，避免反复发作而形成习惯性脱位。平素注意疾病预防与调护。

学 ▼ 习 ▼ 要 ▼ 点 ....

一、概述

　　1. **发病年龄**　多发生于 5 岁以下幼儿，1~3 岁发病率最高。

　　2. **解剖特点**　因幼儿桡骨头发育不全，环状韧带松弛，故在外力作用下容易发生半脱位。

　　3. **中医病名**　小儿桡骨头半脱位又称"牵拉肘"，俗称"肘错环""肘脱环"。

二、病因病机

　　多因患儿肘关节在伸直位，腕部受到纵向牵拉所致。

　　1.5 岁以下的儿童桡骨小头和其颈部的直径几乎相等，环状韧带松弛，在肘部被牵拉时，有部分环状韧带被夹在肱桡关节的间隙中所致。

　　2. 小儿肘关节囊前部及环状韧带松弛，突然牵拉前臂时，肱桡关节间隙加大，关节内负压骤增，肘前关节囊及环状韧带被吸入关节内而发生嵌顿所致。

　　3. 当肘关节于伸直位受牵拉时，桡骨小头从围绕其周围的环状韧带中向下滑脱，由于肱二头肌的收缩，将桡骨小头拉向前方，形成典型的桡骨小头向前内方半脱位。

三、诊断

　　1. **临床表现**

　　（1）病史：幼儿的患肢有纵向被牵拉损伤史。

　　（2）症状：患者因疼痛而啼哭，并拒绝使用患肢，亦怕别人触动。

　　（3）体征：肘关节呈半屈曲位，不肯屈肘、举臂、前臂旋前和旋后。触及伤肢肘部和前臂时，患儿哭叫疼痛，桡骨小头处有压痛，局部无明显肿胀。

　　2. **影像学检查**　X 线检查的目的主要是排除桡骨头颈部骨骺损伤等肘部常见损伤。

四、治疗

　　1. 嘱家长抱患儿坐位，术者面对患儿而坐，一手握伤肘，以拇指于肘中部向外、向后捏压脱出之桡骨小头，同时用另一手握持伤肢腕部，并向下适当用力牵拉，使前臂旋后，然后屈肘，常可感到或听到轻微的入臼弹响声，使其手触及伤侧肩头。

2. 复位成功后，患儿疼痛立即消失，即能屈伸伤肢，有的患儿疼痛的紧张心理并未消除，患肢仍不敢活动，这时可在家长协助下，用玩具引诱患儿手臂上举，如能上举至头高水平，则证明复位成功。若复位未成，可再次用同样手法整复一次。

五、 预防与调护

1. 复位后，一般不需要制动，也可用三角巾悬吊前臂 2 ~3 天。嘱其家长避免用力牵拉伤臂，在小儿穿衣时多加注意。

2. 对反复多次脱位者，亦不需特殊处理，一般 5 岁后桡骨头发育趋于成熟后，即不会再发生牵拉性半脱位。

第十四单元　筋伤概论

学 ▼ 前 ▼ 导 ▼ 航

筋伤是骨伤科常见的疾病，筋伤的病因病机、分类、诊断、并发症、愈合及治疗等均为重点掌握内容。筋伤时所用药物多毒性药物，用药时应严格掌握适应证，中病即止。筋伤可引起多种并发症，临床上要全面、仔细地检查，避免漏诊。平素注意疾病预防。

学 ▼ 习 ▼ 要 ▼ 点

一、 筋伤的病因病机

1. **外因**　外因包括直接外力、间接外力和慢性劳损，是筋伤的主要致病因素。

（1）直接外力：外来暴力直接打击或冲撞肢体局部。

（2）间接外力：肌肉急骤、强烈而不协调地收缩和牵拉，引起肌肉、肌腱、韧带的撕裂或断裂。

（3）慢性劳损：长期、单调和反复的动作，作用于人体某一部位引起筋肉积劳成伤。

2. **内因**

（1）年龄

年龄	好发部位
儿童	扭伤
青壮年	扭挫伤、撕裂伤
中老年	颈椎病、腰椎病、肩周炎

（2）体质：体弱多病、气血虚弱、肝肾不足，筋骨则萎软，承受外界暴力和风寒湿邪侵袭的能力弱，则易发生筋伤。

（3）解剖结构

1）筋伤易发生于解剖结构薄弱的部位。

2）解剖结构异常常易引起筋伤疾患。

（4）病理因素：内分泌代谢功能障碍、骨关节疾病等，均可引起筋的病变。

二、诊断与鉴别诊断

1. 诊断

分期	临床表现
筋伤初期	局部剧烈疼痛、麻木感或电灼样放射性剧痛、瘀血斑、不同程度的功能障碍
筋伤中期	肿胀开始消退，瘀斑转为青紫，皮肤温热，疼痛渐减
筋伤后期	瘀肿大部分消退，瘀斑转为黄褐色，疼痛渐不明显，功能轻度障碍，经3~5周，症状全部消失，功能亦可恢复
慢性筋伤	或隐痛，或酸楚，或肿胀，或功能障碍

2. 鉴别诊断

（1）急性筋伤与风湿肿痛、湿热流注等相鉴别

病名	临床表现
风湿肿痛	多无明显的外伤史，局部红肿而无青紫，全身发热
湿热流注	有较重的全身症状，如发热、汗出而热不解、神疲纳呆等症状

（2）慢性筋伤与骨痨、骨肿瘤等骨关节疾病相鉴别：应对全身情况、局部症状及理化检查等全面考虑，争取早期明确诊断。

三、并发症

并发症	原因
小骨片撕脱	附着于关节骨突的肌腱骤然强烈的收缩，发生骨质的撕脱骨折
神经损伤	—
损伤性骨化	关节部严重的扭挫伤，损伤了关节附近的骨膜，软组织内血肿与骨膜下血肿互相沟通，若治疗不当、手法粗暴等，致使血肿吸收差，通过血肿机化、骨膜下化骨、关节周围组织的钙化、骨化的病理过程，导致关节功能障碍
关节内游离体	关节内的软骨损伤，软骨脱落、钙化而形成游离体
骨性关节炎	关节部位的筋伤，早期处理不当，后期关节软骨面发生退行性改变，承重失衡，出现关节疼痛，功能障碍

四、筋伤的治疗

1. 外治法

（1）理筋手法

1）原理和作用

①原理：术者运用手指、掌、腕、臂的劲力，直接作用于患者的损伤部位，通过各种手法的技巧及其力量以调节机体的生理、病理变化，达到治病疗伤、正复愈伤、强壮身体

的治疗目的。

②作用：活血化瘀、消肿止痛、整复错位、调正骨缝、消除狭窄、舒筋活络、松解粘连、软化瘢痕、温经散寒、滑利关节、调和气血等。

2）手法的种类

①舒筋通络法：按摩法、擦法、击打法、拿捏法、点压法、搓抖法。

②活络关节法：屈伸法、旋转摇晃法、腰部背伸法、拔伸牵引法、踩跷法。

3）手法适应证

①急性筋伤、慢性筋伤、劳损性筋伤。

②关节错缝、关节半脱位、滑膜嵌顿。

③创伤后关节僵硬、粘连及组织挛缩、痿软者。

④骨关节炎引起的肢体疼痛、活动不利等。

4）手法禁忌证

①诊断尚不明确的急性脊柱损伤伴有脊髓症状患者。

②急性筋伤局部肿胀严重的患者。

③有严重心、脑、肺疾患的患者。

④有出血倾向的血液病患者。

⑤可疑或已明确诊断有骨关节、软组织肿瘤的患者。

⑥骨关节感染性疾病（骨髓炎、骨结核等）的患者。

⑦妊娠期妇女。

⑧传染性皮肤病及精神病不能合作的患者等。

5）手法操作要求

①选用手法要以筋伤的主症为主，同时顾及兼症。新伤手法操作宜轻，陈伤手法宜较重。

②手法先轻后重，轻时不宜虚浮，重时切忌粗暴；活动范围由小到大，速度先慢后快；手法均匀、柔和、持久、深透有力，自始至终贯彻稳、准、巧的原则。

③每次手法治疗顺序分为准备手法（点穴、按压、镇痛等），治疗手法（展筋、拿筋、利节等），结束手法（舒筋、镇痛、捋顺等）三个阶段进行。

（2）外用药物

1）筋伤初、中期：宜消瘀退肿、理气止痛，常用药膏有消瘀止痛药膏、三色敷药、定痛散等。红热较明显者，宜消瘀清热、解毒退肿，可外敷四黄散、清营退肿膏等；症状较轻者，可用跌打万花油、茴香酒等搽擦局部，以舒筋活血。

2）筋伤后期及慢性伤筋

①疼痛持续不愈，活动功能欠利者，以活血止痛为主，用宝珍膏、万应膏等。

②患处苍白不温，肌筋肿硬拘挛，可用熏洗方煎汤熏洗患肢，有温经止痛、滑利关节的作用，常用的熏洗方有四肢损伤洗方、八仙逍遥汤、海桐皮汤等。

③陈伤隐痛及风寒痹痛，可用蒸熟的药物在患处做腾熨，有温经散寒、祛风止痛作用，常用方如腾药、熨风散等。

（3）针灸治疗

1）损伤初期：一般多"以痛为输"取穴与邻近部位取穴相结合，以泻法为主，留针5~10分钟，可收到止痛、消肿、舒筋等功效。

2）损伤中、后期与慢性劳损：主要是"以痛为输"取穴与循经取穴相结合，对症施治，用平补平泻法，或补法，可收到消肿止痛，舒筋活络等功效，促使血脉通畅，肌肉、关节的功能恢复正常。对于损伤后期而有风寒湿邪者，可在针刺后加用艾灸、拔火罐等以温经止痛，其疗效更佳。

（4）水针疗法

1）水针治疗是通过对筋伤的部位及邻近腧穴，直接注射药液进行治疗的一种方法，以达到抑制炎症的渗出、改善局部的营养状况、消肿止痛等作用，同时又起到了针刺穴位的作用。

2）常用的注射药物有复方丹参注射液2~6mL，复方当归注射液2~6mL，隔日1次，10次为一个疗程；0.5%~2%盐酸普鲁卡因2~10mL加醋酸泼尼松龙12.5~25mg，每周1次，3次为一个疗程。

3）水针疗法要严格无菌操作，防止感染发生，注射部位要准确，尤其是胸背部要防止损伤内脏。有高血压、溃疡病、活动性肺结核的患者禁用类固醇激素类药物，以防加重病情。

（5）固定治疗：常用的固定方法有绷带固定法、弹力绷带固定法、胶布固定法、纸板固定法、木夹板固定法和石膏固定法。

2. 内治法

分期	治法	方剂
筋伤初期	活血化瘀，行气止痛	桃红四物汤、复元活血汤、血府逐瘀汤、云南白药、七厘散、柴胡疏肝散
筋伤中期	舒筋活血，和营止痛	舒筋活血汤、和营止痛汤、定痛和血汤、补筋丸
筋伤后期及慢性筋伤	养血和络，补益肝肾，强壮筋骨，祛风宣痹	大活络丹、小活络丹、独活寄生汤、补肾壮筋汤、麻桂温经汤

3. 练功法   又称功能锻炼，是治疗筋伤不可缺少的重要组成部分，是加速损伤愈合过程，防止肌肉萎缩、关节粘连和骨质疏松，帮助肢体恢复正常功能活动的一项重要步骤。

第十五单元　落枕

学 ▼ 前 ▼ 导 ▼ 航 ···

　　落枕是骨伤科常见的筋伤类型，落枕的概述、病因病机、诊断及治疗为重点掌握内容。平素注意疾病预防与调护。注意嘱咐病人避免不良睡姿，枕头不宜过高、过低或过硬，睡眠时不要贪凉，注意保暖。

学 ▼ 习 ▼ 要 ▼ 点 ···

一、概述

　　(1) 落枕，古称失枕，是颈部软组织常见的损伤之一。

　　(2) 落枕好发于青壮年，以冬春季多见。

　　(3) 落枕病程较短，1 周左右即可痊愈，及时治疗可缩短病程，不经治疗者也有可能自愈，但容易复发。

二、病因病机

　　1. 颈筋受挫，气滞血瘀　落枕多因睡枕高低不适或睡眠时姿势不良，使颈部肌肉长时间受到过度牵拉而受损，肌肉气血凝滞而闭阻不通，不通则痛，出现僵凝疼痛而发病。

　　2. 风寒浸淫　夜间沉睡，颈肩外露，感受风寒致使颈筋气血凝滞，经络不舒。寒气凝滞，风为百病之长，风寒侵袭，气血闭阻、经络不通则痛，发生落枕。

三、诊断

　　1. 症状

　　(1) 起病突然，多在晨起后突感颈后部、上背部疼痛不适，以一侧为多，或有两侧均发病者，或一侧重，一侧轻者。疼痛可向肩背放射。颈项部活动受限，头不能自由转动后顾，旋头时常与上身同时转动，以腰部代偿颈部的旋转活动。病情严重者颈部的屈伸活动亦受限，颈项僵直，头偏向患侧。

　　(2) 风寒外束者，颈项僵痛的同时，可有淅淅恶风、头痛、微发热等表证。

　　2. 体征　颈部肌肉痉挛，尤其以胸锁乳突肌和斜方肌明显，触之如条索状或块状。颈部肌肉压痛阳性，压痛点多在乳突、肩胛骨内上角、冈上窝、冈下窝等处。椎间孔挤压试验及臂丛神经牵拉试验均为阴性。

　　3. 中医证候

证型	主症
气滞血瘀证	睡醒后突然颈部刺痛，痛有定处，转头不利，稍有活动即感疼痛加剧，颈项部压痛点固定、肌肉痉挛。舌质紫暗或有瘀斑，苔薄白，脉弦紧
风寒浸淫证	颈项强痛，痛引肩臂，或颈肩部麻木不仁，可伴有淅淅恶风，微发热，头痛身重，时有汗出，时而无汗。舌质淡，苔薄白，脉浮紧或浮缓

四、治疗

1. 理筋手法

（1）方法：手法种类包括揉捻法、点按法、滚法、弹拨法、捏拿法、牵引法、扳法。患者取端坐位，医者立于其后方：

1）先以轻柔的按揉手法在颈项部开始操作约数分钟以放松痉挛的颈项部肌肉，找到明确的压痛点和痉挛的条索状硬块后，以揉捻法施术，轻重交替并配以点按。

2）在揉捻过程中可配以局部的弹拨、力度适中，以患者能忍受为度。再捏拿颈项部、肩井，以掌根按揉颈肩部。

3）然后以点穴手法，分别点按阿是穴、风池、肩井、风门、大椎、天柱、肩髃、曲池等穴。再以力量稍重的滚法在颈项及肩背部操作，广泛地松解痉挛的肌肉。最后以颈椎的旋转扳法，扳动颈椎，左右各1次结束手法。

4）端项旋转法：患者坐在低凳上，嘱其尽量放松颈项部肌肉，术者一手托住患者下颌，一手托住枕部，两手同时用力向上端提，此时患者的躯干部重量起了反牵引的作用，在向上端提的同时，边提边摇晃头部，并将头部缓缓向左右、前后摆动与旋转2~3次后，慢慢放松提拉。此种手法可重复3~5次，以理顺筋络，活动颈椎小关节，常可收到较好效果。

（2）注意事项

1）落枕急性期手法操作宜轻柔，不可用重手法，操作时间不宜过长，以免加重损伤。

2）严重落枕、颈部不敢转动者，行手法治疗前可先按揉患侧天宗穴2~3分钟，并嘱患者轻缓转动颈项，当疼痛稍减后，再用上述手法治疗。

3）手法操作时的扳法不可强求弹响声，以免造成损伤。

2. 药物治疗

（1）内治法

证型	治法	方剂
气滞血瘀	活血化瘀，通络止痛	身痛逐瘀汤加减
风寒浸淫	祛风散寒，活血止痛	防风芎归汤加减；风湿偏盛可去乳香、没药，加藁本、独活

（2）外治法：外贴狗皮膏、风湿止痛膏等中成药对于落枕急性发病或日久不愈者均可起到辅助治疗作用。

3. 针灸疗法

针灸治疗对于落枕具有很好的疗效，临床上针灸常配合推拿疗法共同使用。落枕的临床表现多与督脉和太阳经关系密切，故治疗时选穴宜在督脉和太阳经上。治则以祛风散寒、调和气血、通络止痛为主。

4. 物理疗法

可选用电疗、磁疗、超声波等，以局部透热，缓解肌肉痉挛。

5. 练功活动

可做头颈的前屈后伸、左右旋转动作，以舒筋活络。

五、 预防与调护

避免不良的睡眠姿势，枕头不宜过高、过低或过硬。睡眠时注意颈项部保暖，不要贪凉，以免受风寒侵袭。落枕后尽量保持头部于正常位置，以松弛颈部的肌肉。

第十六单元　颈椎病

学 ▽ 前 ▽ 导 ▽ 航 ....

颈椎病是骨伤科常见的筋伤类型，颈椎病的概述、病因病机、诊断及治疗为重点掌握内容。注意患者的心理调护，帮助患者树立信心。平素注意疾病预防与调护。

学 ▽ 习 ▽ 要 ▽ 点 ....

一、 概述

1. **概念**　颈椎病是指颈椎间盘退行性变、颈椎骨质增生或颈部受伤等引起脊柱内外平衡失调，刺激或压迫脊神经、椎动脉、脊髓及交感神经而产生的以颈臂疼痛、麻木或眩晕为主要症状的病证。

2. **发病特点**　颈椎病是中老年人的常见病、多发病，与颈部的长期劳累有很大的关系。本病常见于长期伏案工作者，如会计、教师、打字员、文秘人员等。

二、 病因病机

1. 病因

（1）内因：肝肾不足，颈脊筋骨痿软。

（2）外因：颈部外伤、劳损及外感风寒湿邪。

2. 病机　风寒湿阻、气滞血瘀、痰湿阻络、气血亏虚、肝肾不足。

三、 诊断

1. 证型诊断

证型	主症
风寒湿阻	颈、肩、上肢串痛麻木，以痛为主，头有沉重感，颈部僵硬，活动不利，恶寒畏风，舌淡红，苔薄白，脉弦紧
血瘀气滞	颈肩部、上肢刺痛，痛处固定，伴有肢体麻木，舌质暗，脉弦
痰湿阻络	头晕目眩，头重如裹，四肢麻木不仁，纳呆，舌暗红，苔厚腻，脉弦滑
气血亏虚	头晕目眩，面色苍白，心悸气短，四肢麻木，倦怠乏力，舌淡苔少，脉细弱
肝肾不足	眩晕头痛，耳鸣耳聋，失眠多梦，肢体麻木，面红目赤，舌红少津，脉弦

2. 分型诊断

（1）颈型：多见于青壮年，也可见于个别的中老年。

1）症状：颈部酸、胀、痛不适。颈部活动受限或强迫体位，肩背部僵硬发板。

2）体征：颈部僵直，颈椎活动受限，椎旁肌、斜方肌、胸锁乳突肌有明显压痛，患椎棘突间亦有明显压痛。椎间孔挤压试验及臂丛神经牵拉试验均为阴性。

3）影像学检查：X线片显示颈椎生理弧度在病变节段中断，侧位X线片上出现椎体后缘一部分有重影，小关节也有重影，称双边双突。

（2）神经根型：多见于30岁以上发病，多见于颈5~6、颈6~7椎间。

1）症状：大多患者逐渐感到颈部单侧局限性痛，颈根部呈电击样向肩、上臂、前臂乃至手指放射。疼痛呈酸痛、灼痛或电击样痛，颈部后伸、咳嗽，或增加腹压时疼痛可加重。上肢沉重，酸软无力。

2）体征：颈部活动受限、僵硬，颈椎横突尖前侧有放射性压痛，腱反射异常，肌力减弱。颈5~6椎间病变时，刺激颈6神经根引起患侧拇指或拇、食指感觉减退；颈6~7椎间病变时，则刺激颈7神经根而引起食、中指感觉减退。椎间孔挤压试验阳性，臂丛神经牵拉试验阳性。

3）影像学检查

①颈椎正侧位、斜位或侧位过伸、过屈位X线片：可显示椎体增生，钩椎关节增生，椎间隙变窄，颈椎生理曲度减小、消失或反角，轻度滑脱，项韧带钙化和椎间孔变小等改变。

②CT检查：可清楚地显示颈椎椎管和神经根管狭窄，椎间盘突出及脊神经受压情况。

③MRI检查：可以从颈椎的矢状面、横断面及冠状面观察椎管内结构的改变，对脊髓、椎间盘组织显示清晰。

4）神经肌电图检查：受累的神经根支配肌节可出现低电压、多相运动电位等。正中神经、尺神经的传导速度可有不同程度降低。

（3）脊髓型：好发于40~60岁。

1）症状：早期双侧或单侧下肢发紧、无力、步态不稳或有踩棉花感；手部肌肉无力，发抖，活动不灵活，细小动作失灵。重症者可出现四肢瘫痪，小便潴留或失禁，卧床不起。患者常有头颈部疼痛、半边脸发烧、面部出汗异常等。

2）体征：四肢肌张力可增高，腱反射可亢进，霍夫曼征、巴宾斯基征等阳性，甚至踝阵挛和髌阵挛。浅反射如腹壁反射、提睾反射多减退或消失，肛门反射常存在。

3）影像学检查

①X线检查：颈椎正侧及双斜位片可见颈椎曲度变直或向后成角，多节椎间隙狭窄，椎体后缘骨质增生，钩椎关节增生致椎间孔变窄，项韧带钙化。侧位片上椎管矢状径与椎体矢状径比值小于0.75，可认为有椎管狭窄。椎管正中矢状径数值多在13.0mm以下。脊髓造影可以了解脊髓受压的部位和性质。

②CT检查：可见椎体后缘骨赘，或后纵韧带骨化、黄韧带肥厚或钙化，颈椎间盘突出。测量椎管正中矢状径，数值小于10.0mm，提示椎管绝对狭窄，脊髓受压。

③MRI检查：MRI对颈椎间盘退行性变以及脊髓受压迫程度均能较清晰地显示。此外，

MRI 亦能显示骨质增生及神经根和椎间孔改变。

（4）椎动脉型：头颈旋转时引起眩晕发作是本病的最大特点。

1）症状：患者常有头痛、头晕，颈后伸或侧弯时眩晕加重，甚至猝倒，猝倒后颈部位置改变而立即清醒，可有耳鸣、眼花、记忆力下降。

2）体征：颈肌、斜方肌及胸锁乳突肌紧张、痉挛，病变椎体节段处棘旁可有压痛。颈部不敢活动，否则会使头晕、头痛明显加重。若病变累及脊髓或神经根时则会出现相应的体征。旋转试验可加重患者的头晕、头痛症状。

3）影像学检查

①X 线检查：侧位片可见椎间关节增生，椎间隙变窄，颈曲变直或反张，椎间节段失稳；正位片可见椎体棘突偏歪向一侧；斜位片可见钩椎关节增生，椎间孔变窄、变形。注意要常规摄张口位片，观察寰枢椎是否有移位。

②椎动脉造影检查：可见椎动脉扭曲、狭窄（骨赘压迫），对诊断有所帮助，但有一定危险性，除个别诊断困难者或拟行手术的病例外，一般不做椎动脉造影检查。

4）经颅多普勒检查：可见椎－基底动脉供血不全或障碍的表现，对本型颈椎病的诊断有重要意义。

5）脑血流图检查：对椎动脉型颈椎病的诊断有参考价值。多在颈椎自然位置和转颈位置分别检查，如出现主波峰角变圆、重搏波峰低或消失，主波上升时间延长、波幅降低，则可提示椎－基底动脉区缺血性改变。

（5）交感型

1）症状：以交感神经兴奋的症状为主，如头痛或偏头痛，有时伴有恶心、呕吐；颈部疼痛，有支持不住头部重量的感觉；眼部的症状表现为视物模糊，视力下降，眼窝胀痛，流泪，眼睑无力，瞳孔扩大或缩小；常有耳鸣、听力减退或消失；还可有心前区痛、心律不齐、心跳过速和血压升高等心血管症状。如为交感神经抑制症状，主要表现为头晕、眼花、流泪、鼻塞、心动过缓、血压下降及胃肠胀气等。

2）体征：头颈部转动时颈部和枕部不适与疼痛的症状可明显加重。压迫患者不稳定椎节的棘突可诱发或加重交感神经症状。

3）影像学检查

①X 线检查：除显示颈椎常见的退行性改变外，颈椎屈、伸位有颈椎节段不稳，其中以颈 3~4 椎间不稳最常见。

②CT、MRI 检查：结果与神经根型颈椎病相似。

（6）混合型：多见于中老年人，体力劳动者多见。

1）症状体征：同时具有两型或两型以上颈椎病的症状体征。

2）影像学检查：可见颈椎广泛骨质增生、椎间隙变窄、钩椎关节增生、椎间孔变窄，或椎体节段失稳、项韧带钙化等。

四、 鉴别诊断

1. **神经根型**　应与尺神经炎、胸廓出口综合征、腕管综合征等疾病做鉴别。
2. **脊髓型**　应与脊髓肿瘤、脊髓空洞症等疾病做鉴别。
3. **椎动脉型**　应除外眼源性、耳源性眩晕及脑部肿瘤等疾病。
4. **交感型应**　注意与冠状动脉供血不全、神经官能症等疾病做鉴别。

五、 治疗

1. 药物治疗

（1）内治法

证型	治法	方剂
风寒湿阻	祛风除湿，温经通络	羌活胜湿汤加减
气滞血瘀	行气活血，化瘀通络	活血舒筋汤加减
痰湿阻络	除湿化痰，蠲痹通络	天麻钩藤饮加减
肝肾不足	补益肝肾，活血通络	六味地黄丸加减
气血亏虚	益气养血，活血通络	黄芪桂枝五物汤加减

（2）外用药物：选用具有活血化瘀、通络止痛、祛风散寒的中药外贴患处，可改善局部肌肉痉挛，促进血液循环，缓解局部症状。可用狗皮膏、麝香壮骨膏、风湿止痛膏等外贴颈部病变节段处。

2. 理筋手法　操作时手法宜轻柔沉稳，切忌粗暴。治疗时常可配合颈牵、理疗等，可收到较好的疗效。

（1）颈型

理筋手法	具体操作
牵引揉捻法	①患者端坐位，术者立于患者背后，先以㨰法放松颈肩部、上背部约5分钟，再按揉捏拿颈项部；②然后以牵引揉捻法，双手拇指分别置于两侧枕骨乳突处，余四指环形相对，托住下颌，双前臂压住患者双肩，双手腕立起，牵引颈椎，保持牵引力约1分钟，同时环转摇晃头部及做头部的前屈后伸运动数次；③术者改为左手托住下颌部，同时用肩及枕部顶在患者右侧颞枕部以固定头部，保持牵引力下以右手拇指按在痉挛的颈部肌肉处做自上而下的快速揉捻，同时将患者头部缓缓向左侧旋转；④最后以散法和劈法结束治疗
拔伸推按法	①患者坐位，术者站于患者侧前方，一手扶住患者头部，另一手握住患者右手2~5指，肘后顶住患者肘窝部；②令患者屈肘，然后术者一手推按头部，另一手将患者上肢向相反方向用力；③最后以劈法和散法放松软组织结束治疗。对侧施术相同

（2）神经根型

1）放松手法

①患者取端坐位，医者立于其身后，先以轻柔的按揉手法，或用拇、食指相对揉，或用掌根揉，在颈项肩背部操作5~10分钟，以充分放松痉挛的肌肉。

②找到局部的痛点或筋结后，以拇指做轻重交替的按揉顶压和弹拨手法，以局部产生

酸、胀感为宜，此手法不宜过重。

③然后点揉肩中俞，提拿肩井数次，再以拇指点按风池、风府、大杼、大椎、肩髃、肩外俞、曲池、手三里、合谷、内关、外关等穴；拿揉颈项部、三角肌及上臂、前臂肌肉数次，再以擦法在颈项肩背部大范围操作，松解粘连、镇痉止痛；最后以食、中指搓揉两侧颈肌、斜角肌、胸锁乳突肌、斜方肌、肩胛提肌。

2）颈椎扳法

①待颈部肌肉完全放松后，行扳法。医者以左肘置于患者颌下，右手托扶枕部，在牵引力下轻轻摇晃数次，使颈部肌肉放松。

②保持牵引力，使患者头部转向左侧，当达到有固定感时，在牵引下向左侧用力，此时可听到一声或多声弹响。对侧施术相同。最后以劈法和拍法结束操作。

（3）椎动脉型

1）患者取端坐位，医者立于患者身后，先以轻柔的擦、按、揉等手法在颈项肩部施术，放松局部痉挛的肌肉。

2）然后在颈项部痛点明显的硬性筋结处用揉捻法操作，力度宜轻柔。

3）将筋结揉开后，以中、食指在两侧分别同时搓揉胸锁乳突肌和斜方肌。

4）再以揉拿的手法按揉捏拿颈项及肩井，并以拇指分别点按风池、风府、大椎、天宗等穴。

5）颈项部肌肉已放松后可行颈椎扳法。

（4）交感型

1）患者取端坐位，医者立于患者身后，先以掌根揉，拇、食指揉拿等在患者颈项肩背部操作5分钟，放松项肩部肌肉。

2）然后重点揉捻痉挛的胸锁乳突肌，自上而下往复揉捻、推揉，在胸锁乳突肌找到筋结或痛点后即重点施以揉捻点按等手法。

3）再以点穴手法分别点按百会、风池、风府、大椎、大杼等穴位，以擦法、揉捏等手法在颈项、肩背等处再重复操作数次。

4）最后以颈椎扳法结束治疗。

（5）脊髓型

1）患者取端坐位，术者立于其身后，先以轻柔的滚、按、揉手法在颈部操作，放松颈部肌肉2~3分钟。

2）触及颈项部的压痛点及痛性筋结后以持续、有力、沉稳的揉捻手法施术，同时配以点按和弹拨手法。

3）拿揉颈项、肩背部的同时做头颈部的前屈、后伸、侧屈及左右旋转活动。

4）点按风池、风府、天柱、大杼、大椎、肩井、肩中俞等穴位致局部产生酸、麻、胀的感觉。脊髓型颈椎病应禁用颈椎扳法，以免发生危险。

3. **牵引疗法** 可行坐位或卧位的颈椎牵引，多采用枕颌带牵引。颈牵重量宜在5~

10kg，牵引角度可采用中立位或略屈曲约15°位，每次牵引30~40分钟，每日2次，15天为一个疗程。

4. **针灸疗法**　治疗方法有毫针、梅花针、耳针、电针、灸法等，可舒筋活络，调和气血，改善微循环，提高痛阈，消除炎症，增强机体的免疫功能，促进损伤修复，从而恢复机体功能。

5. **物理治疗**　可采用超短波、磁疗、蜡疗、红外线疗法，及低、中频脉冲电刺激疗法、水疗等疗法治疗。也可采用中药离子导入疗法。

6. **局部制动**　在颈椎病急性发作期可适当固定颈部，以限制颈椎活动和保护颈椎，巩固疗效，防止复发。常用的颈部固定工具是围领和颈托，一般固定于颈椎中立位，硬纸板围领可连续应用1~2周。而石膏围领主要用于手术治疗后的患者。

7. **练功疗法**　在颈椎病的急性发作期应以静为主，动为辅；在慢性期以动为主，做与项争力、左顾右盼、哪吒探海、回头望月等活动，各做3~5次。此外，还可做体操、打太极拳、练八段锦等运动。

8. **手术治疗**　颈椎病手术仅适应于极少数经过严格的、正规的非手术治疗无效，且有明显的颈脊髓受压或有严重的神经根受压的症状体征患者。

六、 预防与调护

1. 伏案工作者，可做颈部的前屈后伸、左右旋转动作，以舒筋活络。

2. 人到中年，应避免颈椎疲劳，要改变长期睡高枕的习惯。防止肩颈部受凉，注意保暖。

3. 急性发作期应注意休息，以静为主，以动为辅，也可用颈围或颈托固定1~2周；慢性期以锻炼为主。

4. 自我按摩方法是用自己两拇指的指腹，顶住两侧颈后风池穴，其他手指固定在头顶部，右拇指做顺时针、左拇指做逆时针按摩，每日2次，每次5分钟。

第十七单元　肩关节周围炎

学 ▼ 前 ▼ 导 ▼ 航 ....

　　肩关节周围炎是骨伤科常见的筋伤类型，肩关节周围炎的概述、病因病机、诊断及治疗为重点掌握内容。注意嘱患者平时注意保暖，避免受凉而引起病情加重。平素注意疾病预防与调护。

学 ▼ 习 ▼ 要 ▼ 点 ....

一、概述

1. **定义**　肩关节周围炎，是一种以肩痛、肩关节活动障碍为主要特征的筋伤，简称肩周炎。

2. **病名**　因睡眠时肩部受凉引起的称"漏肩风"或"露肩风"；因肩部活动明显受限，形同冻结而称"冻结肩"；因该病多发于 50 岁左右，又称"五十肩"；此外，还称"肩凝风""肩凝症"等。

3. **特点**　肩关节周围炎好发于 50 岁左右的中老年人，女性多于男性，有自愈的倾向，预后良好。

二、 病因病机

1. **病因**

（1）内因：五旬之人，肝肾渐衰、肾气不足、气血虚亏、血不荣筋、筋肉失于濡养。

（2）外因

1）在肩关节周围软组织退行性变的基础上，肩部的外伤劳损、风寒湿邪侵袭等因素的作用后，未能及时治疗和注意功能锻炼，肩部功能活动减少，以致肩关节粘连，出现肩痛、活动受限。

2）肩部的骨折、脱位，上肢的骨折，因固定时间太长或在固定期间不注意肩关节的功能锻炼亦可诱发肩周炎。

2. **病机**　由于肩部肌腱、肌肉、关节囊、滑液囊、韧带充血水肿，炎性细胞浸润，组织液渗出而形成瘢痕，造成肩周围组织挛缩，肩关节滑膜、关节软骨间粘连，肩周软组织广泛性粘连，进一步造成关节活动严重受限。根据不同病理过程和病情状况，可分为急性疼痛期、粘连僵硬期和缓解恢复期。

分期	病程	临床表现
急性疼痛期	1 个月，亦可延续 2~3 个月	肩部疼痛、肩关节活动受限
粘连僵硬期	2~3 个月	肩关节活动严重受限
缓解恢复期	2~3 个月	随疼痛的消减而恢复正常功能

三、 诊断

1. **临床表现**

（1）症状：主要症状为肩周疼痛，肩关节活动受限或僵硬。疼痛可为钝痛、刀割样痛，夜间加重，甚至痛醒，可放射至前臂或手部、颈背部，亦可因运动加重。

（2）体征：常见肩部广泛压痛而无局限性压痛点。肩关节各方向活动受限，但以外展、外旋、后伸障碍最显著，如不能梳理头发、穿衣等。肩周软组织间发生广泛性粘连，而使所有活动均受到限制，此时用一手触摸肩胛下角，一手将患肩外展，感到肩胛骨随之向外上转动，说明肩关节已有粘连。病程较长者，可见肩胛带肌萎缩，尤以三角肌萎缩明显。

（3）中医证候

证型	主症
风寒湿阻	肩部窜痛，畏风恶寒，或肩部有沉重感，肩关节活动不利，复感风寒之邪痛增，得温痛减。舌质淡，苔薄白或腻，脉弦滑或弦紧
气血瘀滞	外伤筋络，瘀血留著，肩部肿胀，疼痛拒按，或按之有硬结，肩关节活动受限，动则痛甚。舌质暗或有瘀斑，苔白或薄黄，脉弦或细涩
气血亏虚	肩部酸痛日久，肌肉萎缩，关节活动受限，劳累后疼痛加重，伴头晕目眩、气短懒言、心悸失眠、四肢乏力。舌质淡，苔少或白，脉细弱或沉

2. **影像学检查**　X线检查多属阴性，但可以排除骨与关节疾病，有时可见骨质疏松、冈上肌肌腱钙化，或大结节处有密度增高的阴影。

四、 鉴别诊断

本病需与肩部骨、关节、软组织的损伤，及由此而引起的肩关节活动受限的疾患相鉴别。此类患者都有明显的外伤史，且可查到原发损伤疾患，恢复程度一般较本病差。

要注意与颈椎病相区别，颈椎病虽有肩臂放射痛，但在肩部往往无明显压痛点，仅有颈部疼痛和活动障碍，肩部活动尚好。

五、 治疗

1. 理筋手法

（1）推拿手法：患者正位，术者用右手的拇、食、中三指对握三角肌束，做垂直于肌纤维直行方向拨动5~6次，再拨动痛点附近的冈上肌、胸肌各5~6次，然后按摩肩前、肩后、肩外侧；继之，术者左手扶住肩部，右手握患者手腕部，做牵拉、抖动、旋转活动；最后患肢做外展、上举、内收、前屈、后伸等动作。要注意用力适度，以患者能忍受为宜。隔日治疗1次，10次为一疗程。

（2）振动手法：患者卧位，术者以一手握住肘关节，另一手握住肩部，同时助手抵住肩胛骨，先使肱骨头慢慢内外旋转，然后再按下列步骤进行：

1）前屈、外旋、上举：患者仰卧，肘关节伸直，牵引的同时使肩前屈、外旋，再使患肢上举过头。

2）外展、外旋、上举：患者仰卧，屈肘，先将上臂被动外展，当达到90°后，再外旋、外展患肢，最后患肢上举过头，要求手指能触及对侧耳朵。

3）后伸、内旋、摸背：患者取健侧卧位，术者站在患者背侧，逐渐使肩关节后伸、内旋，缓慢屈肘使手指能触及对侧肩胛骨下角。

手法振动的范围由小到大，在振动的过程中常能听到粘连组织被撕裂的声音，经过反复多次的运作，直至肩关节能达到正常活动范围。操作中要轻柔，防止暴力活动而造成肩部骨折或脱位。

2. 药物治疗

（1）内服药：治以补气血、益肝肾、温经络、祛风湿为主。

证型	治法	方剂
风寒湿阻	祛风散寒、通经宣痹	三痹汤、蠲痹汤
气血瘀滞	活血化瘀、行气止痛、舒筋通络	身痛逐瘀汤
气血亏虚	补气养血、舒筋通络	黄芪桂枝五物汤加鸡血藤、当归

（2）外用药：急性期疼痛、触痛敏感、肩关节活动障碍者，可选用海桐皮汤热敷熏洗或寒痛乐热熨，外贴伤湿止痛膏等。

3. 练功活动

（1）早期：患者肩关节的活动减少，主要是由于疼痛和肌肉痉挛所引起，此时可加强患肢的外展、上举、内旋、外旋等功能活动。

（2）粘连僵硬期：可在早晚反复做外展、上举、内旋、外旋、前屈、后伸、环转等功能活动，如"内外运旋""叉手托上""手拉滑车""手指爬墙"等动作。

4. 其他疗法

（1）封闭疗法：一般用强的松龙25~50mg加1%利多卡因10mL，每周1次，3次为一疗程。

（2）针灸疗法：取穴肩髎、肩髃、肩外俞、巨骨、臑俞、曲池、合谷等，并可"以痛为输"取穴，用泻法，可结合灸法、拔火罐等，每日1次。

（3）物理疗法：可采用超短波、磁疗、蜡疗、光疗、热疗等，以减轻疼痛，促进恢复。

六、预防与调护

1. 中老年人平时肩部要注意保暖，并经常进行肩关节的自我锻炼活动。
2. 急性期以疼痛为主，应减轻持重，减少肩关节活动。
3. 慢性期关节已粘连，关节活动功能严重障碍，肩部肌肉萎缩，要加强功能锻炼。
4. 要鼓励患者树立信心，配合治疗，加强自主练功活动，以缩短病程，加速痊愈。

第十八单元 踝关节扭挫伤

学 ▼ 前 ▼ 导 ▼ 航

踝关节扭挫伤是骨伤科常见的筋伤类型，踝关节扭挫伤的概述、病因病机、诊断及治疗为重点掌握内容。踝关节扭挫伤治疗药物多毒性药物，用药时注意严格掌握适应证，中病即止。嘱患者避免反复扭伤，以免形成习惯性踝关节扭挫伤。平素注意疾病预防与调护。

学 ▼ 习 ▼ 要 ▼ 点　···

一、 概述

1. 解剖特点

韧带	解剖位置	解剖特点
内侧副韧带	起于内踝，向下呈扇形止于足舟状骨、距骨前内侧、下跟舟韧带和跟骨的载距突	相对坚强，不易损伤
外侧副韧带	起自外踝，止于距骨前外侧的为距腓前韧带，止于跟骨外侧的为跟腓韧带，止于距骨后外侧的为距腓后韧带	保持踝穴间距、稳定踝关节的重要韧带

2. 损伤特点　可发生于任何年龄，但以青壮年居多。

二、 病因病机

1. 损伤暴力

（1）扭伤：多因踝关节突然受到过度的内翻或外翻暴力引起，如行走或跑步时踏在不平的地面上，上下楼梯、走坡路时不慎失足踩空，或骑车、踢球等运动中不慎跌倒，使踝关节突然过度内翻或外翻而产生踝部扭伤。

（2）挫伤：直接的外力打击，除韧带损伤外，多合并骨折和脱位。

2. 损伤类型

（1）内翻扭伤：以跖屈内翻扭伤多见。

（2）外翻扭伤：较少发生损伤，但可引起下胫腓韧带撕裂。

三、 诊断

1. 临床表现

（1）病史：有明显的外伤史。

（2）症状：受伤后踝关节骤然出现肿胀、疼痛，不能走路或尚可勉强行走，但疼痛加剧。

（3）体征：局部压痛，韧带牵提试验阳性。伤后 2~3 天局部可出现瘀斑。

1）内翻扭伤：外踝前下方肿胀、压痛明显，若将足部做内翻动作时，则外踝前下方发生剧痛。

2）外翻扭伤：在内踝前下方肿胀、压痛明显，若将足部做外翻动作时，则内踝前下方发生剧痛。

2. 影像学检查　严重扭伤疑有韧带断裂或合并骨折脱位者，应做与受伤姿势相同的内翻或外翻位 X 线摄片检查。一侧韧带撕裂往往显示患侧关节间隙增宽，下胫腓韧带断裂可显示内外踝间距增宽。

四、 治疗

1. **理筋手法**

（1）适应证：单纯韧带扭伤或韧带部分撕裂者。

（2）禁忌证：瘀肿严重者。

（3）理筋手法：患者平卧，医者一手托住足跟，一手握住足尖，缓缓做踝关节的背伸、跖屈及内翻、外翻动作，然后用两掌心对握内外踝，轻轻用力按压，有散肿止痛作用。并由下而上理顺筋络，反复进行数遍，再于商丘、解溪、丘墟、昆仑、太溪、足三里等穴按摩。

2. **药物治疗**

分期	治法	内服药	外用药
初期	活血祛瘀，消肿止痛	七厘散、舒筋丸	五黄散、三色敷药
后期	舒筋活络，温经止痛	小活络丹	四肢损伤洗方

3. **固定方法** 内翻扭伤采用外翻位固定，外翻扭伤采用内翻位固定，并抬高患肢，暂时限制行走。一般固定3周左右，若韧带完全断裂者，固定4~6周。

4. **练功活动** 固定期间做足趾屈伸活动；解除固定后开始锻炼踝关节的屈伸功能，并逐步练习行走。

五、 预防与调护

1. 忌穿高跟鞋；避免反复扭伤以免形成习惯性踝关节扭伤。

2. 踝部扭挫伤早期，瘀肿严重者可局部冷敷，忌手法按摩。

3. 踝关节固定解除后进行适度的动静结合练功。

第十九单元 腰部扭挫伤

学 ▼ 前 ▼ 导 ▼ 航 ....

腰部扭挫伤是骨伤科常见的筋伤类型，腰部扭挫伤的概述、病因病机、诊断及治疗为重点掌握内容。腰部扭挫伤治疗药物多毒性药物，应严格掌握适应证，中病即止。平素注意疾病预防与调护。

学 ▼ 习 ▼ 要 ▼ 点 ....

一、 概述

1. **定义** 腰部扭挫伤指腰部筋膜、肌肉、韧带、椎间小关节、腰骶关节的急性损伤，俗称闪腰、岔气。

2. **特点** 多发于青壮年和体力劳动者。

二、 病因病机

腰部扭挫伤可分为扭伤与挫伤两大类,扭伤者较多见。

1. 扭伤　多因突然遭受间接暴力致腰肌筋膜、腰部韧带损伤和小关节错缝。

2. 挫伤　多为直接暴力所致,如车辆撞击,高处坠跌,重物压砸等,致使肌肉挫伤,血脉破损,筋膜损伤,引起瘀血肿胀、疼痛、活动受限等,严重者还可合并肾脏损伤。

三、 诊断

1. 临床表现

(1) 病史:有明显的外伤史。

(2) 症状:伤后腰部即出现剧烈疼痛,其疼痛为持续性,深呼吸、咳嗽、喷嚏等用力时均可使疼痛加剧,常以双手撑住腰部,防止因活动而发生更剧烈的疼痛,休息后减轻但不消除,遇寒冷加重。

(3) 体征:脊柱多呈强直位,腰部僵硬,腰肌紧张,生理前凸改变,不能挺直,俯仰转侧均感困难,严重者不能坐立、行走或卧床难起,有时伴下肢牵涉痛。

分类	体征
腰肌及筋膜损伤	腰部各方向活动均受限制,在棘突旁骶棘肌处、腰椎横突或髂嵴后部有压痛
棘上、棘间韧带损伤	在脊柱屈曲受牵拉时疼痛加剧,压痛多在棘突或棘突间
髂腰韧带损伤	压痛点在髂嵴部与第 5 腰椎间三角区,屈曲旋转脊柱时疼痛加剧
椎间小关节损伤	腰部被动旋转活动受限并使疼痛加剧,脊柱可有侧弯,有的棘突可偏歪,棘突两侧较深处有压痛
挫伤合并肾脏损伤	血尿

2. 影像学检查　X 线检查主要显示腰椎生理前凸消失和肌性侧弯,不伴有其他改变。

四、 鉴别诊断

病名	不同点
腰部扭挫伤	无下肢痛,直腿抬高试验阳性,但加强试验为阴性
腰椎间盘突出症	腰痛伴有下肢坐骨神经放射痛

五、 治疗

1. 理筋手法

(1) 患者俯卧位,术者用两手在脊柱两侧的骶棘肌,自上而下进行按揉、拿捏手法,以松解肌肉的紧张、痉挛。接着按压揉摩阿是穴、腰阳关、命门、肾俞、大肠俞、次髎等穴,以镇静止痛;最后术者用左手压住腰部痛点用右手托住患侧大腿,同时用力做反方向振动,并加以摇晃拔伸数次。如腰两侧俱痛者,可将两腿同时向背侧振动;在整个手法过程中,痛点应作为施术重点区。急性期症状严重者可每日推拿 1 次,轻者隔日 1 次。

（2）对椎间小关节错缝或滑膜嵌顿者：用坐位脊柱旋转复位法。患者端坐方凳上，两足分开与肩等宽。以右侧痛为例。助手面对患者，用两腿夹住患者左大腿，双手压住左大腿根部以维持固定患者的正坐姿势。术者坐或立于患者之右后侧，右手自患者右腋下伸向前，绕过颈后，手指夹在对侧肩颈部，左手拇指推按在偏右棘突的后下角。当右手臂使患者身体前屈60°~90°，再向右旋转45°，并加以后仰时，左拇指用力推按棘突向左，此时可感到指下椎体轻微错动，或可闻及复位的响声。最后使患者恢复正坐，术者用拇、食指自上而下理顺棘上韧带及腰肌。

（3）对患者不能坐位施术者：可用斜扳法。患者侧卧位，患侧在上，髋、膝关节屈曲，健侧在下，髋、膝关节伸直，腰部尽量放松。术者立于患者前侧或背侧，一手置于肩部，另一手置于臀部，两手相对用力，使上身和臀部做反向旋转，即肩部旋后，臀部旋前，活动到最大限度时，用力做一稳定推扳动作，此时往往可听到清脆的弹响声，腰痛一般可随之缓解。

2. 药物治疗

分期	治法		内服药	外用药
初期	挫伤	活血化瘀	桃红四物汤加土鳖虫、血竭	活血止痛类膏药
	扭伤	行气止痛	舒筋汤加枳壳、香附、木香，兼便秘腹胀者，加番泻叶10~15g代茶饮	
后期	舒筋活络、补益肝肾		补肾壮筋汤	跌打风湿类膏药，亦可配合中药热熨或熏洗

3. 物理疗法 超短波、磁疗、中药离子导入等。

4. 固定方法 初期宜卧硬板床休息，或佩戴腰围固定。

5. 练功活动 损伤后期宜做腰部前屈后伸、左右侧屈、左右回旋等各种功能锻炼，以促进气血循行、防止粘连、增强肌力。

六、预防与调护

要经常锻炼腰背肌，弯腰搬物姿势要正确；伤后注意休息与腰部保暖，腰围保护。

第二十单元　腰椎间盘突出症

学 ▼ 前 ▼ 导 ▼ 航

腰椎间盘突出症是骨伤科常见的筋伤类型，腰椎间盘突出症的概述、病因病机、诊断及治疗为重点掌握内容。腰椎间盘突出症治疗药物多毒性药物，用药时注意严格掌握适应证，中病即止。平素注意疾病预防与调护。

学 ▽ 习 ▽ 要 ▽ 点 ┈┈┈┈┈┈┈┈┈┈┈┈┈┈┈┈┈┈┈┈┈┈┈┈

一、概述

1. **定义**　腰椎间盘突出症系因腰椎间盘发生退行性变，并在外力的作用下，使纤维环破裂、髓核突出，刺激或压迫神经根而引起以腰痛及下肢坐骨神经放射痛等症状为特征的腰腿痛疾患。

2. **发病年龄**　好发于 20~40 岁青壮年。

3. **发病部位**　下腰部。其中以腰 4、5 椎间盘发病率最高，腰 5 骶 1 次之。

二、病因病机

1. **发病原因**

（1）内因：椎间盘受脊柱纵轴的挤压、牵拉和扭转等外力作用，使椎间盘不断发生退行性变，髓核含水量逐渐减少，而失去弹性，形成腰椎间盘突出。

（2）外因：急性或慢性损伤，当腰椎间盘突然或连续受到不平衡外力作用时，发生纤维环破裂、髓核向后侧或后外侧突出。

2. **引起腰腿痛的原因**　纤维环破裂时，突出的髓核压迫和挤压硬脊膜及神经根，是造成腰腿痛的根本原因。

3. **突出的类型**

类型	病理改变	症状
侧突型	多数髓核向后侧方突出	出现同侧下肢症状
两侧突型	髓核自后纵韧带两侧突出	出现双下肢症状，多为一先一后，一轻一重，似有交替现象
中央型	髓核向后中部突出，有的偏左或偏右，压迫马尾甚至同时压迫两侧神经根	马鞍区麻痹及双下肢症状

三、诊断

1. **症状**　腰痛和下肢坐骨神经放射痛。中央型突出造成马尾神经压迫症状为会阴部麻木、刺痛、二便功能障碍，阳痿或双下肢不全瘫痪。

2. **体征**

（1）腰部畸形：腰肌紧张、痉挛，腰椎生理前凸减少或消失，甚至出现后凸畸形。有不同程度的脊柱侧弯，突出物压迫神经根内下方时（腋下型），脊柱向患侧弯曲，突出物压迫神经根外上方（肩上型），则脊柱向健侧弯曲。

（2）腰部压痛和叩痛：突出的椎间隙棘突旁有压痛和叩击痛，并沿患侧的大腿后侧向下放射至小腿外侧、足跟部或足背外侧。沿坐骨神经走行有压痛。

（3）腰部活动受限：急性发作期腰部活动可完全受限，绝大多数患者腰部伸屈和左右侧弯功能活动呈不对称性受限。

（4）皮肤感觉障碍

分类	皮肤感觉障碍
腰 4、5 椎间盘突出，压迫腰 5 神经根	小腿前外侧、足背前内侧和足底皮肤感觉异常
腰 5、骶 1 椎间盘突出，压迫骶 1 神经根	小腿后外侧、足背外侧皮肤感觉异常
中央型突出	马鞍区麻木，膀胱、肛门括约肌功能障碍

（5）肌力减退或肌萎缩：受压神经根所支配的肌肉可出现肌力减退，肌萎缩。腰 5 神经根受压，引起伸踇肌力减退；骶 1 神经根受压，引起踝跖屈和立位单腿翘足跟力减弱，跟腱反射减弱或消失。

（6）腱反射减弱或消失：腰 4 神经根受压，引起膝腱反射减弱或消失；腰 5 神经根受压，引起跟腱反射减弱或消失。

（7）直腿抬高试验、加强试验、屈颈试验、仰卧挺腹试验、颈静脉压迫试验阳性。

3. 影像学检查

（1）X 线检查：腰椎正位片可显示腰椎侧凸，椎间隙变窄或左右不等，患侧间隙较宽；侧位片显示腰椎前凸消失，甚至反张后凸，椎间隙前后等宽或前窄后宽，椎体可见休默结节等改变，或还有椎体缘唇样增生等退行性改变。

（2）CT、MRI 检查：可清晰地显示出椎管形态、髓核突出的解剖位置和硬膜囊神经根受压的情况。

四、鉴别诊断

病名	症状	实验室检查
骶髂关节劳损	一侧腰臀部及股外侧疼痛或不适，跛行以及直腿抬高受限。无明显放射痛，无肌力、感觉和反射改变，压痛部位在骶髂关节处	—
腰椎结核	腰痛，少数有神经根激惹症状，也可合并截瘫。低热、盗汗、消瘦、血沉加快等。	X 线片有骨质破坏、椎间隙变窄等改变
椎管肿瘤	椎管内肿瘤出现神经根或马尾神经损害症状，椎管外肿瘤对马尾神经和脊神经造成压迫损害。神经损害症状严重而广泛，病程发展为进行性，休息不能缓解症状	腰穿脑脊液检查或行 CT 及脊髓造影检查
腰椎管狭窄症	间歇性跛行，严重的中央型椎管狭窄可出现大小便功能障碍	CT 检查或脊髓造影

五、治疗

1. 理筋手法

（1）按摩法：患者俯卧，术者用两手拇指或掌部自上而下按摩脊柱两侧膀胱经，至患肢承扶处改用揉捏，下抵殷门、委中、承山。

（2）推压法：术者两手交叉，右手在上，左手在下，手掌向下用力推压脊柱，从胸椎至骶椎。

（3）搓法：从背、腰搓至臀腿部，着重于腰部，缓解、调理腰臀部的肌肉痉挛。

（4）推扳法：推扳法可调理关节间隙，松解神经根粘连，或使突出的椎间盘回纳。推扳手法要有步骤有节奏地缓缓进行，绝对避免使用暴力。中央型椎间盘突出症不适宜用推扳法。

推扳法	操作要点
俯卧位推髋扳肩法	术者一手掌于对侧推髋固定，另一手自对侧肩外上方缓缓扳起，使腰部后伸旋转到最大限度时，再适当推扳1~3次，对侧相同
俯卧位推腰扳腿法	术者一手掌按住对侧患椎以上腰部，另一手自膝上方外侧将腿缓缓扳起，直到最大限度时，再适当推扳1~3次，对侧相同
侧卧位推髋扳肩法	在上的下肢屈曲，贴床的下肢伸直，术者一手扶患者肩部，另一手同时推髂部向前，两手同时向相反方向用力斜扳，使腰部扭转，可闻及或感觉到"咔塔"响声，换体位做另一侧
侧卧位推腰扳腿法	术者一手掌按住患处，另一手自外侧握住踝上，使之屈膝，进行推腰牵腿，做腰髋过伸动作1~3次，换体位做另一侧

（5）牵抖法：患者俯卧，两手抓住床头。术者双手握住患者两踝，用力牵抖并上下抖动下肢，带动腰部，再行按摩下腰部。

（6）滚摇法：患者仰卧，双髋膝屈曲，术者一手扶两踝，另一手扶双膝，将腰部旋转滚动，1~2分钟。

2. **药物治疗**

分期	治法	方剂
急性期或初期	活血舒筋	舒筋活血汤加减
慢性期或病程久者	补养肝肾，宣痹活络	补肾壮筋汤
兼有风寒湿	温经通络	大活络丹

3. **牵引疗法** 患者仰卧床上，在腰胯部缚好骨盆牵引带后，每侧各用10~15kg重量做牵引，并抬高床尾增加对抗牵引的力量，每天牵引1次，每次约30分钟，10次为一个疗程。

4. **练功活动** 可采用飞燕式、拱桥式练功，经常后伸、旋转腰部，做直腿抬高或压腿等动作。

5. **手术疗法** 巨大突出及中央型突出为手术指征，出现马鞍部麻木应做急诊手术，可行椎板切除及髓核摘除术或经皮穿刺髓核透出术等。

六、 预防与调护

1. 急性期应严格卧硬板床3周，手法治疗后应卧床休息。

2. 疼痛减轻后，应注意加强锻炼腰背肌，以巩固疗效。

3. 久坐、久站时可佩戴腰围保护腰部，避免腰部过度屈曲或劳累或受风寒。

4. 弯腰搬物姿势要正确，避免腰部扭伤；避免咳嗽、打喷嚏等增加腹压的动作。

5. **手术患者术后卧床 3~4 周**，卧床时间稍长术后疗效好，腰腿痛的残存症状及并发症少。

6. 如果术中同时植骨融合者，术后卧床时间还会更长，约 3 个月，待植骨块完全融合后才能下床活动。

第二十一单元　骨性关节炎

学 ▼ 前 ▼ 导 ▼ 航

　　骨性关节炎是骨伤科常见的疾病，骨性关节炎的概述、病因病机、诊断及治疗为重点掌握内容。同时注意与类风湿关节炎、风湿性关节炎、骨关节结核、色素性绒毛结节性滑膜炎、痛风性关节炎的鉴别，避免因误诊而贻误病情。平素注意疾病预防与调护。

学 ▼ 习 ▼ 要 ▼ 点

一、概述

1. **概念**　骨性关节炎是一种多发于中年以后的最常见的慢性关节疾病，又称退行性关节炎、增生性关节炎、肥大性关节炎、老年性关节炎、骨关节炎等。

2. **好发年龄**　患者多在 50 岁以上，女性稍多于男性。

3. **好发部位**　好发于负重大、活动多的滑膜关节，如脊柱、膝关节、髋关节等处。

4. **发病特点**　关节疼痛、变形和活动受限。所引起的功能障碍，是老年人致残及生活质量下降的主要原因之一。

二、病因病机

　　肝肾亏损、慢性劳损。

三、诊断

1. 临床表现

（1）主要症状

1）起病缓慢，呈渐进性病程，时常有间歇性发作。

2）初起关节疼痛为钝性，以后逐渐加重，或为持续性钝痛；可出现典型的"休息痛"与"晨僵"。

3）颈椎发生本病时，可有颈项疼痛不适，或上肢放射性疼痛。

4）腰椎发生本病时，腰部疼痛不适，常伴有下肢放射性疼痛。

（2）主要体征：检查时可见患病关节肿胀及触压痛，病久者有肌肉萎缩、肌力减弱，关节主动或被动活动时可有软骨摩擦音、碾轧音，有不同程度的关节活动受限和其周围的肌肉痉挛，关节骨性突起和肥大以及关节畸形、半脱位。

2. 中医证候

证型		主症
肝肾亏损	肾阳虚	面色无华，精神疲倦，气短乏力，腰膝酸软，手足不温，小便频多，舌淡苔薄，脉沉细而弱
	肝肾阴虚	心烦失眠，口燥咽干，面色泛红，五心烦热，耳鸣耳聋，小便短赤，舌红苔少，脉细弱而数
慢性劳损		早期可出现气血虚弱之症，精神萎靡，神情倦怠，面色苍白，少气懒言。后期可出现肝肾不足的表现

3. 影像学检查

（1）X 线检查：对临床评价是最有价值的诊断，为临床诊断和治疗提供了重要的依据。X 线平片可见关节间隙变狭窄，软骨下骨质硬化，关节边缘有骨赘形成；关节面不光整，软骨面下可见散在的囊性变透亮区及关节内可有游离体；后期可出现关节半脱位、骨端变形和对线不良。脊椎发生骨性关节炎时，椎间隙变窄，椎体边缘变尖，可见唇形骨质增生。

（2）CT、MRI、关节镜检查：除对骨性关节炎的诊断和鉴别诊断有意义外，对详细了解骨性关节炎的病变进展及药物疗效都有参考价值。

四、 鉴别诊断

病名	临床表现
类风湿关节炎	关节僵硬、肿胀、畸形和活动受限，血清类风湿因子阳性。X 线检查有其特有征象
风湿性关节炎	游走性的多关节炎，常呈对称性，关节局部可出现红肿热痛，但不化脓，炎症消退后关节功能恢复，不遗留关节强直畸形，皮肤可有环形红斑和皮下结节。风湿性心脏炎是最严重的并发症
骨关节结核	单关节发病，常伴有低热、盗汗、恶心、厌食等全身结核中毒症状，患部可见脓肿，X 线可显示骨与关节面破坏
色素性绒毛结节性滑膜炎	膝关节周围结节状柔韧肿块，甚至侵蚀骨组织而疼痛，活动受限或有弹响声与交锁现象，关节有积液征，穿刺有血性液体；病理检查见滑膜增厚，为棕褐色苔藓状绒毛；X 线检查若侵犯骨质时可见关节面毛糙
痛风性关节炎	关节红肿热痛，多累及第 1 跖趾关节，缓解时则诸症消失，恢复正常，不留畸形；实验室检查血尿酸浓度增高；晚期 X 线可显示骨端关节面虫蚀样或穿凿样骨质破坏

五、治疗

1. 非手术治疗

（1）中医证候治疗

证型			治法	方剂
肝肾亏损			滋补肝肾	左归丸
慢性劳损	早期	气血虚弱	补气补血	八珍汤、十全大补汤
	晚期	肝肾不足	滋补肝肾	左归丸
		肾阳虚	温补肾阳	肾气丸
		肾阴虚	滋补肾阴	六味地黄丸

（2）中药外治：外用药主要分为中药熏洗法、熏蒸法、中药离子导入法或药膏敷贴法，多选用祛风除湿散寒、活血通络止痛类中药组方。可用桃红四物汤加伸筋草、透骨草煎汤，用毛巾湿热敷，或熏洗局部。

（3）理筋手法：根据病情，可选用点穴拨筋法、捏揉推髌法、活络关节法等手法。

（4）封闭治疗：有局限性压痛者，可局部注射 0.5%～1% 普鲁卡因 5mL 加醋酸氢化强的松 12.5mg，每周 1 次，3 次为 1 个疗程。

（5）针灸治疗：能缓解疼痛、改善症状。可分为毫针刺法、刺络拔罐法、火针温灸拔罐法、水针穴位注射法等。多以局部取穴为主，如常取血海、梁丘、膝眼、委中、阳陵泉等。

（6）练功疗法：加强膝关节周围肌群的锻炼是预防和治疗膝骨性关节炎，改善膝关节功能的一个重要方面，如直腿抬高运动、髋关节外展运动、屈膝蹬空运动及机械性关节持续被动运动（CPM）等。但要注意休息调理，减少膝关节的负荷。

2. 手术治疗

手术方法包括关节镜下关节清理术、软骨修复手术、关节成形术、截骨术和人工关节置换术等。

六、预防与调护

1. 增强体质，延缓衰老。防止过度劳累及关节受凉，避免超强度劳动和运动造成损伤。适度适量进行体育锻炼，增强体能，以改善关节的稳定性。

2. 对患病的关节应妥善保护，防止再度损伤，病情严重时应注意休息，或患病关节制动、固定，防止畸形。若身体过胖者，应当减轻体重；若发病与职业有关，应调整工种。

3. 积极进行系统规范化、个体选择性治疗，要避免长期或滥用皮质类固醇激素，在防治骨性关节炎的同时还应重视并存疾病，如骨质疏松症的防治。

第二十二单元　骨质疏松症

学 ▽ 前 ▽ 导 ▽ 航 ....

　　骨质疏松症是骨伤科常见的疾病，骨质疏松症的概述、病因病机、诊断、鉴别诊断及治疗为重点掌握内容。骨质疏松症患者应特别注意防护，避免发生骨折。平素注意疾病预防与调护。

学 ▽ 习 ▽ 要 ▽ 点 ....

一、概述

　　1. **定义**　骨质疏松症是以骨量减少、骨的微细结构退化为特征的，致使骨的脆性增加以及易于发生骨折的全身性骨骼疾病。

　　2. **类型**

　　（1）原发性骨质疏松症：是随着年龄增长而发生的一种生理性退行性病变，可分为两型：Ⅰ型为绝经后骨质疏松症，是高转换型骨质疏松症；Ⅱ型是老年骨质疏松症，属低转换型骨质疏松症。

　　（2）继发性骨质疏松症：是由其他疾病或药物等因素诱发的骨质疏松症。

　　（3）特发性骨质疏松症：多见于8~14岁的青少年，多数有家族遗传史，女性多于男性。

　　3. **中医范畴**　该病属中医"痿证"范畴，病变在骨，其本在肾。

二、病因病机

　　肾虚精亏、正虚邪侵、先天不足。

三、诊断

　　1. **临床表现**　①疼痛：以腰背痛最多见。②身长缩短、驼背。③易骨折。

　　2. **骨密度测定**　诊断的主要手段。

　　3. **X线检查**　X线检查准确性差，灵敏度不高。X线平片主要表现为骨密度减低，骨皮质变薄，骨小梁减少、变细、分支消失，脊椎骨小梁以水平方向的吸收较快，进而纵行骨小梁也被吸收，残留的骨小梁稀疏排列呈栅状，长管状骨骨髓腔变宽。

　　4. **证候分型与治疗**

证型		临床表现	治法	方剂
肾虚精亏	肾阳虚	腰背疼痛，腿膝酸软，易出现胸、腰椎压缩骨折。驼背弯腰，身高变矮。畏寒喜暖，小便频多且夜尿多	补肾填精	左归丸加淫羊藿、鹿衔草、仙灵骨葆、骨松宝
	肾阴虚	腰背疼痛，腿膝酸软，易发生骨折，手足心热，咽干舌燥		

续表

证型		临床表现	治法	方剂
正虚邪侵		骨痛，腰背疼痛，腿膝酸软，易发生骨折	扶正固本	鹿角胶丸
先天不足	青少年期	背部下端、髋部和足部的隐痛→行走困难。常见膝关节和踝关节痛和下肢骨折。胸腰段脊柱后凸、后侧凸，鸡胸。头到耻骨与耻骨到足跟的比小于1.0，身高变矮，长骨畸形，跛行。最终胸廓变形可影响心脏和呼吸	填精养血、助阳益气	龟鹿二仙胶汤
	成人期	以腰背疼痛为主，脊椎椎体压缩性骨折，楔形椎、鱼椎样变形→脊椎缩短。除脊椎椎体外，肋骨、耻骨、坐骨骨折也可发生		

四、预防与调护

1. 骨质疏松症的预防，要注意饮食营养，加强体育锻炼。

2. 重视绝经后和随年龄增大而发生的骨量丢失。

3. 严重骨质疏松症可并发骨折，常见的有桡骨远端骨折、髋部骨折和椎体压缩性骨折。其中，髋部骨折和椎体压缩性骨折，可因长期卧床而出现各种并发症，危及生命，应特别注意防护。